图书在版编目（CIP）数据

超声临床诊断新思维 / 曲晓燕等主编. -- 哈尔滨：
黑龙江科学技术出版社，2022.9
ISBN 978-7-5719-1648-0

Ⅰ. ①超… Ⅱ. ①曲… Ⅲ. ①超声波诊断 Ⅳ.
①R445.1

中国版本图书馆CIP数据核字（2022）第180417号

超声临床诊断新思维
CHAOSHENG LINCHUANG ZHENDUAN XINSIWEI

主　　编	曲晓燕　吴　桐　张传书　耿伏果　李　松　董晓辉　王　丽
责任编辑	包金丹
封面设计	宗　宁
出　　版	黑龙江科学技术出版社
	地址：哈尔滨市南岗区公安街70-2号　邮编：150007
	电话：（0451）53642106　传真：（0451）53642143
	网址：www.lkcbs.cn
发　　行	全国新华书店
印　　刷	山东麦德森文化传媒有限公司
开　　本	787 mm×1092 mm　1/16
印　　张	26
字　　数	659千字
版　　次	2022年9月第1版
印　　次	2023年1月第1次印刷
书　　号	ISBN 978-7-5719-1648-0
定　　价	238.00元

编委会

◎ **主 编**

曲晓燕 吴 桐 张传书 耿伏果

李 松 董晓辉 王 丽

◎ **副主编**

贺 玲 郭 莉 修 宇 李 娟

王云花 黄 涛

◎ **编 委**（按姓氏笔画排序）

王 丽（怀来县医院）

王云花（聊城市退役军人医院）

曲晓燕（玲珑英诚医院）

李 松（微山县人民医院）

李 娟（德州市中医院）

吴 桐（山东中医药大学附属医院）

张传书（微山县人民医院）

修 宇（淄博市中心医院）

贺 玲（新疆医科大学附属肿瘤医院）

耿伏果（山东省桓台县妇幼保健院）

郭 莉（新疆医科大学附属肿瘤医院）

黄 涛（金乡中医院）

董晓辉（山西省中医院）

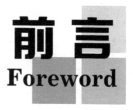

前言
Foreword

　　超声医学是指将超声综合成像技术用于临床诊断，是理论性和实践性很强的学科。由于超声检查具有无创、诊断正确率高、操作简便快捷、经济、重复性好等特点，可做全身各部位的检查，深受临床医师的重视，且受到患者的欢迎，在临床医学中的应用越来越广泛。随着超声影像技术临床应用范围的日益扩大，超声专业医务工作者运用超声诊断和治疗技术的能力必须不断提升，为此，我们在参考了大量国内外文献的基础上编写了此书。

　　本书共14章。首先在简单介绍了超声基础理论和诊断技术后，对经颅多普勒超声和介入超声技术进行了详细论述。然后分章节论述了超声医学在甲状腺疾病、乳腺疾病、心血管疾病、周围血管疾病、胃肠疾病、肝脏疾病、胆道疾病、脾脏疾病、胰腺疾病及女性生殖系统疾病诊断中的应用。针对不同疾病，逐一介绍了超声检查方法、声像图特点、诊断与鉴别诊断要点、临床价值等内容。本书内容丰富翔实，阐述清晰明了，并配有大量图像资料，且融入了编者们丰富的临床经验，力求更贴近临床实际工作场景，方便读者理解和掌握，是一本较好的超声专业参考读物。

　　本书邀请了在超声医学领域中临床实践经验丰富、技术水平较高的专家参与撰写。各编者在繁忙的工作中克服各种困难，完成了本书的撰写工作，在此向他（她）们表示崇高的敬意和真诚的感谢。

　　由于知识水平和写作能力有限，加之编写时间紧张，书中难免存在不足和错误之处，恳请读者批评指正。

《超声临床诊断新思维》编委会

2022 年 6 月

目 录
Contents

第一章

绪　论

第一节　超声波的反射和透射

超声波从一种介质传播到另一种介质时,若在界面上介质声阻抗突变或界面的线度远大于声波波长和声束直径,那么在界面上一部分能量反射回来(形成反射波),另一部分能量透过界面在另一种介质中传播(形成透射波),在界面上,声能(声压、声强)的分配和传播方向遵循一定的变化规律。

一、超声波垂直入射到平面界面上的反射和透射

当超声波垂直入射到足够大的光滑平面时,将同时发生反射和透射,如图 1-1 所示。反射波和透射波的声压(声强)由声压反射率(声强反射率)和声压透射率(声强透射率)表示。

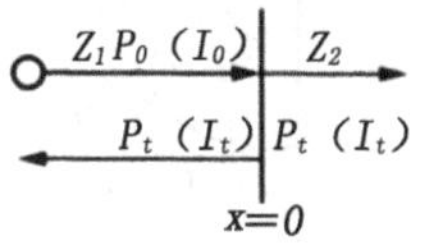

图 1-1　超声波垂直入射到平面界面上的反射和透射

设入射波的声压为 p_0(声强为 I_0),反射波的声压为 p_r(声强为 I_r),透射波的声压为 Vp_t(声强为 I_t)。界面上反射波的声压 p_r 与入射波声压 p_0 之比为界面的声压反射率,用 r 表示:

$$r = \frac{p_r}{p_0} = \frac{Z_2 - Z_1}{(Z_2 + Z_1)}$$

式中,Z_1 为介质 1 的声阻抗,Z_2 为介质 2 的声阻抗。

界面上反射波的声强 I_r 与入射波声强 I_0 之比为界面的声强反射率,用 R 表示:

$$R = \frac{I_r}{I_0} = \frac{\left(\frac{p^2 r}{2Z_1}\right)}{\left(\frac{p_0^2}{2Z_1}\right)} = \frac{p^2 r}{p_0^2} = r^2 = \left[\frac{(Z_2 - Z_1)}{(Z_2 + Z_1)}\right]^2$$

界面上透射波的声压 p_t 与入射波声压 p_0 之比为界面的声压透射率,用 t 表示:

$$t = \frac{p_t}{p_0} = \frac{2Z_2}{(Z_2 + Z_1)}$$

界面上透射波的声强 It 与入射波声强 I_0 之比为界面的声强透射率,用 T 表示:

$$T = \frac{I_t}{I_0} = \frac{(\frac{p_t^2}{2Z_2})}{(\frac{p_0^2}{2Z_1})} = \frac{Z_1}{Z_2} \times \frac{p_t^2}{p_0^2} = \frac{4Z_1 Z_2}{(Z_2 + Z_1)^2}$$

可知,$R + T = 1$。在理想情况下,超声波垂直入射到界面上时,声压和声强的分配与界面两侧介质的声阻抗有关,下面做进一步讨论。

(1)当 $Z_2 > Z_1$ 时,r>0,反射波声压与入射波声压同相位,界面上反射波与入射波叠加,类似驻波,合成声压振幅增大为 $p_0 + p_r$。

(2)当 $Z_2 < Z_1$ 时,r<0,即反射声压与入射声压相位相反,反射波与入射波合 r 成声压振幅减小为 $p_0 + p_r$。

(3)当 $Z_2 << Z_1$ 时,声压反射率趋于 -1,透射率趋于 0,即声压几乎全反射,无透射。在超声诊断时,探头与患者皮肤之间的空气将阻碍超声波传入人体。为获得高质量的图像,需要用液性传导介质来连接探头与患者体表,同时超声波不能检测含气组织。

(4)当 $Z_2 \approx Z_1$ 时,$r \approx 0$,$t \approx 1$,超声波几乎全透射,无反射(图 1-2)。

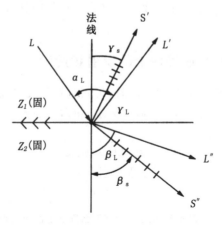

图 1-2　超声波倾斜入射到平界面上的反射和折射

二、超声波倾斜入射到平面界面上的反射和透射

(一)波形转换
当超声波斜入射到界面时,在反射波和透射波中除了与入射波同类型的成分外,还会产生不同类型的波成分,这种现象即为波形转换。

(二)反射、透射定律
反射、透射定律(斯涅尔定律)可通过以下特征描述。

(1)反射、透射波线与入射波线分别在法线的两侧。

(2)任何一种反射波或透射波所对应角度的正弦与相应的声速之比恒等于一个定值。

(3)同种波形的反射角与入射角相等。发生透射时,声速大的介质,对应的角度也较大。

(三)临界角

超声波由声速较慢的第一介质向声速较快的第二介质入射时,使第二介质中的透射角等于90°的入射角称为临界角,此时声波完全不能透射(全反射)。若第二介质为固体,则在固体中出现透射的纵波和横波。使纵波透射角为90°的入射角称为第一临界角,使横波透射角为90°的入射角称为第二临界角。实际中,超声探头的探测角度一般不超过$-24°\sim24°$,这样既保证了一定的信号强度,也可避免全反射。

(四)反射率与透射率

超声波纵波斜入射到声阻抗为Z_1和Z_2两种介质的界面上,声压反射率为:

$$r=\frac{p_r}{p_0}=\frac{(Z_2\cos\alpha_L-Z_1\cos\beta_L)}{(Z_2\cos\alpha L+Z_1\cos\beta_L)}$$

声压透射率为:

$$t=\frac{p_t}{p_0}=\frac{2Z_2\cos\alpha_L}{(Z_2\cos\alpha_L+Z_1\cos\beta_L)}$$

$$R=\frac{I_r}{I_0}=\frac{(Z_2\cos\alpha L-Z_1\cos\beta L)}{(Z_2\cos\alpha L+VZ1\cos\beta L)^2}$$

声强透射率为:

$$T=\frac{I_t}{I_0}=\frac{4Z_1Z_2\cos\alpha_L\cos\beta_L}{(Z_2\cos\alpha_L+Z_1\cos\beta_L)^2}$$

且$R+T=1$。界面声阻抗差越大,反射波幅度越大。

三、超声波在曲面界面上的反射和透射

超声波入射在曲面界面上时会发生聚焦或发散现象,其取决于曲面形状和界面两侧介质的声速。一般而言,曲面的凹凸形状以第二介质的界面形状为基准。

(一)反射波

当界面为球面时,具有焦点,反射波波阵面为球面。凹球面上的反射波好像是从实焦点发出的球面波,凸球面上的反射波好像是从虚焦点发出的球面波。界面为柱面时,具有焦轴,反射波波阵面为柱面。凹柱面上的反射波好像是从实焦轴发出的柱面波,凸柱面上的反射波好像是从虚焦轴发出的柱面波,如图1-3所示。

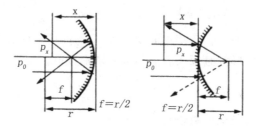

图1-3 平面波在曲面界面上的反射

(二)透射波

透射波产生聚焦还是发散,不仅与曲界面的凸、凹有关,而且与两种介质的声速c_1和c_2有关。由折射定律知,平面超声波入射到$c_1<c_2$的凹曲面和$c_1>c_2$的凸曲面上时,其透射波将聚焦;平面超声波入射到$c_1>c_2$的凹曲面和$c_1<c_2$的凸曲面上时,其透射波将发散,具体可参见

图 1-4 所示。

当界面为球面时,透射波波阵面为球面,透射波好像是从焦点发出的球面波;界面为柱面时,透射波波阵面为柱面,透射波好像是从焦轴发出的柱面波。

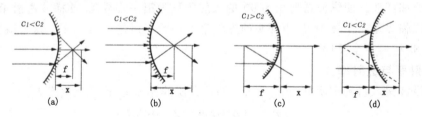

图 1-4　平面波在曲面界面上的透射

四、超声波多层透射与声耦合

(一)声耦合

在超声医学应用中,超声换能器与被探测对象之间存在空气界面,如图 1-5 所示,由于空气声阻抗很小,这时,$r=-1$,$t=0$,产生全反射,难以使超声波进入组织。因此需要用适当的耦合介质来填充这些空气,这样,探头、耦合剂与人体构成了一个多层声波传播介质。

(二)超声波垂直入射到多层平面界面上的反射及透射

应用超声波垂直入射到单一平面界面上反射和透射的公式,可知透射入第三层介质中的超声声强透射系数:

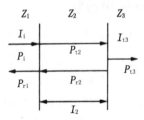

图 1-5　超声波在多层介质中的反射与透射

$$T_{13}=\frac{I_{t3}}{I_{t1}}=\frac{4Z_3Z_1}{\left[(Z_3+ZV_1)^2\cos^2 k_2l_2+(Z_2+\frac{Z_1Z_3}{Z_2})^2\sin^2 k_2l_2\right]}$$

式中,l_2 是中间层厚度,$k_2=2\pi/\lambda$。根据中间层厚度 l_2 与波长 λ 的关系,可知:

(1)如果 $l_2\ll\lambda$,无耦合剂时,且探头表面与体表紧密接触。

$$T_{13}\approx\frac{4Z_3Z_1}{(Z_3+Z_1)^2}$$

(2)如果 $l_2=n\lambda/2$(半波长的整数倍)。

$$T_{13}\approx\frac{4Z_3Z_1}{(Z_3+Z_1)^2}$$

(3)如果 $l_2=(2n+1)\lambda/4$(四分之一波长的奇数倍)。

$$T_{13}\approx\frac{4Z_3Z_1}{(Z_2+\frac{Z_1Z_3}{Z_2})^2}$$

当超声耦合剂声阻抗 $Z_2 = \sqrt{(Z_1 + Z_3)}$ 时,可以推得 $T_{13} = 1$。此时,所有超声波能量可全透入人体组织内。所以,当耦合剂厚度为 $\lambda/4$ 的奇数倍且声阻抗 $Z_2 =$ 时,效果最佳。

(三)超声波斜入射到多层平面界面上的反射与透射

当 $Z_1 = Z_3$ 时,求得的声强透射系数 T_{13} 为:

$$T_{13} = \frac{I_{t3}}{I_{t1}} = \frac{4}{\left[4\cos^2\alpha_2 l_2 + (\frac{1}{Z} + Z)\sin^2\alpha_2 l_2\right]}$$

式中,$\alpha_2 = k_2\cos\theta_2$,$k_2 = 2\alpha/\lambda$,$Z = Z_2\cos\theta_1/Z_1\cos\theta_2$,$\theta$ 为超声波从第一介质入射到第二介质的入射角,以为超声波从第一介质入射到第二介质的折射角。

同样,当超声耦合剂声阻抗 $Z_2 = \sqrt{(Z_1 + Z_3)}$ 时,可以推得 $T_{13} = 1$。此时,所有超声波能量可全透入人体组织内。

(贺　玲)

第二节　人体组织超声成像

超声在人体组织中的传播,回声的强弱取决于两种介质的声阻之差、入射超声与界面的角度,并与组织成分有关。

现代超声诊断仪显示实时动态图像,二维超声显示动态切面图、M 型显示实时幅度-时间曲线、频谱多普勒显示实时频移-时间曲线。

一、二维超声成像

二维超声包括线阵、凸阵或相控阵(扇形)等为电子扫描,每秒成像 30 帧以上。探头发射多数扫描线,入射人体,快速扫描被检部位,每条扫描线遇不同声阻的组织界面产生反射、散射回声,由浅入深的回声按序显示在监视器上即成二维图像(图 1-6)。

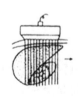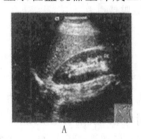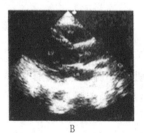

图 1-6　二维超声成像示意

(一)正常人体组织及脏器的结构与回声规律性

正常人体组织从声学特性上分为 3 类:①人体软组织的声学特性(声速、声衰减等)与水近似属一类;②骨骼;③空气。

1.皮肤及皮下组织的回声规律

皮肤及皮下组织均为实性软组织,皮肤深部依次为皮下脂肪、肌肉;胸、腹部深层为胸、腹膜壁层及胸腹腔间隙;四肢及外周则深部为骨膜及骨骼。超声束在经过皮肤-皮下脂肪-肌肉-胸、腹膜壁层-胸、腹腔间隙等上述两种组织间的界面时,产生强弱不等的反射与散射,在声像图上显示界面回声,在一种组织内部根据组织声阻均匀性,决定回声的强弱。

2.实质性组织或脏器的回声规律

实质性脏器如肝、脾、肾、甲状腺、子宫、脑等脏器,表面均有致密的结缔组织包膜,内部结构均匀一致的组织回声弱,如脑及神经组织、淋巴结等;内部结构不均匀的各有一定结构特点,如肝脏呈楔形,外有包膜,内以肝细胞为主,有汇管区,门静脉、肝静脉、肝动脉、胆道各自成树枝状有序分布;超声束经腹腔间隙-肝包膜-肝实质-肝内管道之间的各个界面反射,肝内细小结构间有散射,显示肝声像图。肾脏声像图显示低回声的肾脂肪囊,较强回声的细线状肾包膜,低回声的肾皮质、锥体,较强回声的肾盏及肾盂与肾门。横纹肌由肌纤维、肌束组成,肌束外均有肌膜包裹,形成无数声阻不同的界面,回声明显不均匀。

3.含液体脏器的回声规律

含液脏器如眼球、胆囊、膀胱、心脏、血管等,结构特点为有实性组织为壁,壁厚薄不一,正常脏器壁整齐,腔内液体各脏器密度不一,尿液密度小,依次为胆汁、眼玻璃体(1.010 g/cm^3)、血液(1.055 g/cm^3)。胆囊、膀胱壁,由外向内为浆膜、肌层及黏膜层,腔内为声阻均匀的胆汁、尿液。经腹超声束先经腹壁各层-肝脏前-肝后缘-胆囊前壁-胆汁-胆囊后壁,声像图上分别显示各界面回声,腔内为无回声区(图1-7)。心脏壁较厚,有特定的结构,腔内血液为较黏稠液体。超声束经前胸壁-胸腔间隙-右室前壁(心外膜-心肌-心内膜)-血液-室间隔-血液-心后壁,各界面均有回声,血液通常为无回声,灵敏度高的仪器可显示血液中的极低回声。

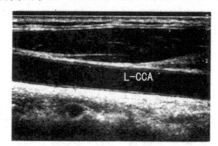

图1-7 含液脏器声像

正常左颈总动脉(L-CCA)显示动脉壁及腔内无回声区

4.含气脏器的回声规律

含气脏器如肺,肺表面有包膜、肺泡壁,肺泡内充气,超声束经胸壁、胸膜到达肺泡壁与气体交界处,因声阻相差悬殊,两者的声强反射系数为0.9989,即99.89%的能量被反射,几乎无能量进入肺内。回声能量在探头—空气之间往返反射多次,反射波在组织中传播能量逐渐衰减,声像图中显示距离相等(胸壁)的多次反射,回声强度逐渐减弱(图1-8)。即超声不能穿透肺内气体,不能显示正常肺内结构及被正常肺遮盖的深部结构与病变。同理,胃、肠胀气时,超声亦无法显示胃肠深部组织。

5.正常骨骼回声规律

正常骨由骨密质构成骨板,含钙质多,与周围肌肉声阻相差数倍,超声束经软组织一颅骨界面声强反射系数为0.32,即32%的能量被反射,二维图上显示强回声。骨板下为骨松质,由骨小梁交织排列成海绵状,超声进入骨松质后在海绵状结构中来回反射、折射,能量被吸收衰减,不能穿透骨骼(除头颅颞侧骨板最薄处外),骨骼后方无超声,称声影(图1-9)。即超声不能显示骨组织的内部结构及骨髓腔,也不能显示骨骼后方的组织或脏器。

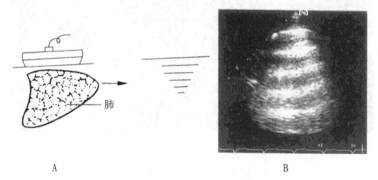

图1-8 含气脏器的超声成像

图A为正常肺的多次反射示意图;图B为声像图

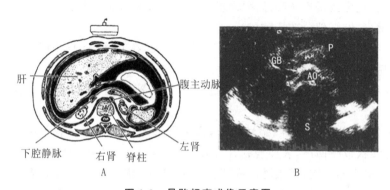

图1-9 骨骼超声成像示意图

图A为骨组织结构示意图;图B为骨回声及声影的声像图

GB:胆囊;P:胰腺;AO:主动脉;PV:门静脉;S:声影

(二)病理组织的声学特性与回声规律

病理组织的声学特性可分为液性、实质性、钙化、气体。同一疾病在病程中不同时期的声学特性可不同,回声亦不相同,但不同疾病在病程中某一时期可能出现声学特性类似的病变,如肝脓肿早期炎症为实质性占位病变表现,声像图相似,肝脓肿化脓期为肝内液性占位病变,肝癌巨块型中心可液化、坏死、出血,超声图显示亦为肝内液性占位病变。

1.液性病变

液性病变包括囊肿、积液、脓肿、液化等。单纯囊肿通常液体稀,壁薄、光滑,二维超声显示清晰无回声区,边界清楚,伴有光滑、较强线状回声,呈圆形或椭圆形(图1-10)。积液可为浆液、黏液、血性液或脓液,为清晰或不清晰的无回声区,形状与所在部位有关。脓液与坏死液化如坏死完全为无回声区,坏死不完全则无回声区内常有多少不等的低回声,边界多不整齐,形态不规则。

2.实质性病变

实质性病变,病理上可有水肿、炎性浸润、纤维化、瘢痕、肿瘤、结石、钙化、血栓、斑块等,可以发生在各种组织或脏器内。

(1)水肿:局部组织或脏器水肿,声像图显示局部组织增厚或脏器各径增大,内部回声较正常部位低。

7

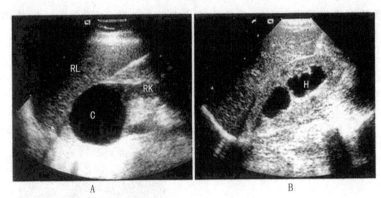

RL:肝右叶;RK:右肾;H:肾积水;C:囊肿;箭头示侧壁声影

图 1-10　肾液性病变图

图 A 为肾上极囊肿;图 B 为中量肾积水

(2)炎性浸润:轻度或慢性炎症超声图像可无异常,急性炎症常局部肿大,炎症局限时如脓肿早期,局部回声增多、增强伴分布不均匀。

(3)纤维化:纤维组织较致密,含胶原较多,声阻较大,在其他组织中有纤维组织增生或局部纤维化,声像图显示局部回声增强,但无声影。

(4)瘢痕:为胶原纤维组织收缩成瘢痕,超声显示局部斑块状强回声。大的瘢痕后方可有声影。

(5)肿瘤:占位性病变,有良性、恶性之分,多呈圆形。良性肿瘤多有包膜,内部结构多较均匀。超声显示有线状包膜回声,表面规则,内部回声多均匀。恶性肿瘤生长快,多无包膜,向周边浸润生长,小肿瘤多为瘤细胞,稍大肿瘤内部有坏死、出血,超声显示肿瘤边界不平或有伪足样伸展,小肿瘤内部多为低回声,稍大者内部回声强弱不一。含液脏器如胆囊、膀胱壁发生肿瘤,多突向腔内(图 1-11)。

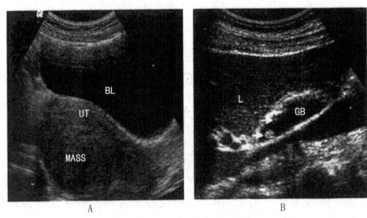

图 1-11　实性肿物声像图

图 A 为子宫内圆形实性肿物,内部回声均匀,图中 BL 为膀胱,UT 为子宫,Mass 为肿物;图 B 为胆囊内实性小突起(箭头所示),分别来自前、后壁,表面光滑。图中 L 为肝,GB 为胆囊

(6)结石:结石以胆道系统及泌尿系统多见,多含钙盐,超声显示强回声伴后方声影(图 1-12)。

(7)钙化:钙盐沉积常可见于结核病灶、风湿性瓣膜病、肿瘤内、动脉粥样硬化斑块中。声像图表现局部回声明显增强并伴后方明显声影。

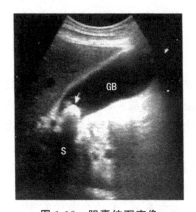

图1-12 胆囊结石声像

胆囊(GB)颈部有一强回声团(↓),边界清楚,其旁有数个小团,伴后方声影(S)

(8)血栓:可发生在心腔及血管内,由于血栓发生时间不同,内部组成成分不一,声像图显示早期新鲜血栓为很低回声,不易发现,陈旧血栓内有纤维增生或机化,回声明显增强。

(9)斑块:发生于动脉粥样硬化的血管壁,声像图显示斑块回声强弱不一(与组成成分有关),并向腔内突起(图1-13)。

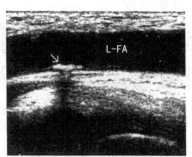

图1-13 动脉斑块声像

左股动脉(L-FA)后壁强回声为钙化斑块,伴后方声影

3.含气病变

(1)含气脏器内病变:肺内任何病变,位于肺边缘,表面无正常肺遮盖者超声均能显示,如肺脓肿、肿瘤等。肺外病变如大量胸腔积液将肺压缩萎陷,超声可穿过少气或无气(实变)的肺组织检查病变。胃内空腹时有气体影响检查,可饮水充盈胃腔后检查观察全胃,肠管亦可充液驱气后检查,不仅可显示胃、肠壁病变,还可显示胃肠后方的胰腺、腹膜后组织及输尿管等病变。

(2)含气脏器穿孔、破裂:胃肠穿孔,胃肠内气体逸出至腹腔,积存在腹腔的高位处,仰卧位可进入肝前间隙,左侧卧位进入肝右间隙,超声检查局部各肋间均显示气体,无肝脏回声,但在低位或改变体位后检查,肝位置正常,表明腹腔有游离气体,超声十分敏感。肺泡破裂,气体进入胸膜腔,超声无法与肺内气体回声区分。含气病变如巨结肠,肠管内充满气体,压力大,触诊似实性肿块,超声从前方(高位)或侧方检查均为强烈气体回声。

4.骨骼病变

骨骼(除颅骨颞侧外)诊断超声无法穿透。骨折即骨组织折断即使是裂缝超声即可从裂缝中穿过,显示骨折线。骨质因病变被破坏如化脓性骨髓炎、骨肿瘤等,超声可显示病变的大小及声学性质及周围软组织受侵犯情况。

二、M 型成像

(一)M 型超声

以单声束经皮肤-皮下组织-胸膜腔-心包-心室壁-血液-室间隔-血液-二尖瓣-血液-心脏后壁，在两种结构界面处产生反射，自前向后形成一纵列回声点，随心脏的收缩、舒张而前后运动，此列在监视器上自左向右等速移动，使这列回声随时间展开成为曲线。

(二)正常 M 型曲线

正常心脏各部位结构如主动脉、心房壁、心室壁、室间隔、二/三尖瓣、主/肺动脉瓣等运动曲线各有其特点，形态、幅度、速度不同，各曲线间的距离随心脏运动时相而变化。心脏收缩期右室前壁及室间隔向后运动，左室后壁向前运动，上述各曲线间距离变小，舒张期则相反。正常二、三尖瓣前叶呈细线样曲线，舒张早期开放最大，形成尖峰，随心室充盈迅速后退至半关闭状态，心房收缩又略开放并迅即关闭，形成第二峰(图 1-14A)。

(三)病理性曲线

各种心脏疾病受累的部位不同，风湿性心脏病常使瓣膜受损，增厚，纤维化，弹性明显减退，活动僵硬等。M 型超声显示二尖瓣曲线增粗，舒张期尖峰消失呈平顶、城墙样改变(图 1-14B)。心肌缺血时心室壁回声曲线幅度降低，速度下降。心脏扩大时室间隔与室壁间距离增大等。

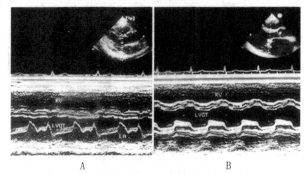

A   B

图 1-14 正常与异常 M 型超声心动图

图 A 为二尖瓣平面取样，正常 M 型曲线；图 B 为二尖瓣狭窄 M 型曲线。
RV:右室;IVS:室间隔;LVOT:左室流出道;LA:左房

三、超声多普勒成像

超声多普勒接收血流中细胞的散射信号频率，减去发射波频率，获得差频(频移)，显示血流(血细胞)运动速度(由频移转换成的)，称速度显示，以频谱曲线(PWD、CWD，一维)或彩色多普勒血流成像(CDFI，二维)方式显示。接收血细胞散射的能量成像，显示能量多普勒成像(PDI，二维)。

(一)正常血流显示

(1)速度显示:正常心脏及动、静脉内各部位血流速度有一定测值范围。超声多普勒可显示心脏、血管内血流速度、血流方向(动脉系统为离心性、静脉系统为向心性)、血流性质(层流)。血流速度频谱曲线分析，心动周期中瞬间血流速度、加速度、减速度、血流持续时间等参数。

(2)能量显示:低速血流敏感性高，主要用于显示小血管、迂曲血管、正常脏器血管树及末梢微小血管，不能显示血流方向。

（二）病理性血流显示

（1）血流方向异常：各瓣膜口反流、先天性心内外分流及动静脉瘘、窃血（为血管闭塞致远侧血流逆向）。

（2）血流性质异常：湍流产生于血流通过异常狭窄口，如瓣口狭窄、反流、分流、血管腔狭窄，PWD 频谱曲线呈充填型，CDFI 呈多彩镶嵌。涡流产生于血管腔突然膨大的部位，如动脉瘤及假性动脉瘤等，局部血流呈漩涡状。

（3）血流速度异常：频谱多普勒可显示在上述反流、分流及重度狭窄部位远侧血流速显著加快。在狭窄部位近侧血流速度缓慢，静脉血栓形成的远侧血流速度极慢。

（4）能量显示：可显示肿瘤内微小血管。

（曲晓燕）

第三节 多普勒效应

当声源与反射界面或散射体之间存在相对运动时，接收到的声波信号频率与入射波频率存在差别（产生频移），频差的幅值与相对运动速度成正比，这一现象称为多普勒效应。

在生物医学超声学中，常遇到运动脏器的反射界面，如心脏房室壁或散射体（如红细胞）运动。设反射界面以速度 v 向着或背离发射器运动，与声束发射方向成夹角 θ（多普勒角），用同一换能器作为发射器和接收器测得的多普勒频移为：

$$f_D = \pm \frac{2v\cos\theta f V_0}{Vc} \text{ 或 } v = \pm \frac{cfV_D}{2\cos\theta f_0} = kf_D$$

式中，k 为常数。由此可见，频移的幅值与相对运动速度成正比，只要测出多普勒频移 f_D，就可计算出反射界面运动速度 v 及方向，这正是医学超声多普勒测血流的原理。

正常生理情况下，通过心室腔、瓣膜口的血流中，各红细胞流速及流向相近，产生同正负的多普勒频移，音调平稳，称为层流。由于疾病使心内血流受干扰，各红细胞流速及流向产生较大差异，产生的多普勒频移有正有负，且频谱波动范围很大，出现频谱较宽，音调粗糙，即为湍流。这些生理现象均可利用多普勒效应进行方便的检测（图 1-15）。

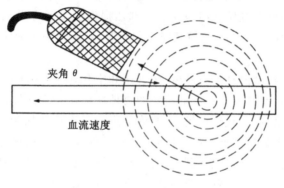

夹角 θ

血流速度

图 1-15　多普勒效应原理

应用多普勒测量时,频谱是重要的信息载体,其重要参数如下。

(1)以频谱图中央基线为零位,基线以上的频移信号为正值,表示血流方向朝向探头;基线以下的频移信号为负值,表示血流方向背离探头。

(2)频谱宽度(频谱离散度)为频移在频谱垂直方向上的宽度,表示某瞬间取样容积中粒子运动速度的分布范围。

(3)频谱幅度用纵坐标的数值表示,代表血流速度的快慢。

(4)频谱相位用横坐标的数值表示。

(5)频谱辉度(亮度)反映了取样容积内具有相同运动速度的粒子数量的多少,数量越多频谱辉度越亮。

(王　丽)

第四节　超声波的生物效应

一、超声生物效应的产生机制

超声波的安全性,一直是人们关注的热点。近年来,国内外学者对超声波生物效应的机制和安全性进行了大量的研究。目前认为,超声波生物效应的机制主要是热效应、空化作用和应力机制。

(一)热效应

当超声束通过组织介质时,超声波使介质中的分子振动,而产生摩擦力,在此过程中部分声能被吸收并转换成热能。产生的热量决定于产热和散热的平衡。发射超声的振幅、介质的声阻特征和声波的吸收系数控制产热的量,散热则取决于局部血流的灌注。

控制超声产热的因素包括热耐受、声学参数和组织特征。

引起产热的声学参数有探头的发射能量、发射频率、脉冲重复频率和聚焦等。组织对产热的影响主要是吸收和衰减系数。假设骨质的吸收系数为 3 Np/cm,探头频率为 3 MHz,中等程度的血流灌注,发射声能为 $30 \ mW/cm^2$ 时,骨质的温度可升高 1 ℃。

人体在不同的生理环境下对温度升高有一定的耐受力。然而,动物实验表明,在迅速复制和分化细胞形成器官期间,胚胎和胎儿组织易于受到热损伤。温度升高 2.5～5 ℃ 时,可能导致发育畸形和胎儿死亡。温度升高<1 ℃,持续时间很短时,对胎儿一般无任何损害。

(二)机械效应

声波在媒体内传播时,会出现谐波滋生、辐射压和空化作用,影响作用于生物组织即产生机械效应。空化效应是超声在液体中引起的特殊的物理现象,在不同声场条件下,空化气泡的运动形式也各不相同。一般来说,在线性声场中,气泡随声场频率作小振幅波的球形脉动,这通常称为"稳态空化"。而在有限振幅波声场中,气泡做多模式的复杂运动:随着声强的增加,首先会依次产生二次以上的高阶谐波;在声强达到一定阈值时,还会依次产生 1/2 次分谐波等;当声强更高时,气泡会发生剧烈压缩乃至泡壁完全闭合,此即为"瞬态空化"。此时,气泡将在瞬间产生各种局部极端效应(高压、高温、发光、放电、射流、冲击波等)可能造成生物组织的最大损伤。所以,在考虑与安全性相关的问题时,机械效应实际上主要是指空化效应。

与机械效应密切相关的声学变量主要是声压负压峰值,机械指数(MI)则是评价空化效应发生可能性和影响程度的主要参数,在声波频率不太高时,MI 与声波发射频率基本呈线性关系。

空化阈值是指液体出现空化现象的负压临界值。纯净不含气体的液体的空化阈取决于液体分子之间的内聚力所形成的结构强度,常温下水的结构强度为 -100 MPa。若液体内部存在气体(微小气泡,即空化核)时,空化阈值大大下降。在生物组织内,空化阈值还受许多因素影响而难以简单计算。现有资料表明,无空化核的状态下,人体软组织中的空化阈值约为 8 MPa,有空化核时约为 1 MPa。

近年来,随着超声造影技术的发展,高分子聚合物包膜微泡造影剂已经广泛应用于临床。这种微泡可作为空化核降低液体的空化阈值,为超声诊断安全带来新的隐患。幸好目前研究认为,这种微泡和以往的无包膜微泡(自由微泡)在声场下的行为有很大不同,安全性较高。这种现象产生的原因可能是因为高聚物包膜具有较好的弹性,要使其发生瞬态崩解需要很强的声压才行。

二、超声生物效应的影响

(一)对细胞结构和功能的影响

近年来研究表明:低强度超声通过空化产生的微流使细胞膜通透性增加,促进离子和代谢产物的跨膜扩散,引起细胞电生理和生化方面的改变,从而调节细胞信号传递、基因表达。在此基础上,采用超声破坏微泡的方法,其空化效应在瞬间产生的振动波使细胞膜表面出现可逆性小孔,大幅度增加细胞膜的通透性(声孔效应),外源基因因此能较容易地经细胞膜上的小孔进入细胞内,从而增强外源基因的摄取、转染和表达。

此外超声波能够促进或者抑制细胞增殖,也可以诱导细胞凋亡,超声辐照剂量是主要影响因素。一般情况下,小剂量超声可以促进细胞增殖,大剂量则会出现抑制效应。而超声诱导凋亡可能有两种机制:①热效应:低强度超声被组织吸收后可产生少量热能,使其在不破坏酶的同时通过增强对温度变化敏感的酶的活性,促进细胞代谢。而较高剂量超声使组织细胞过热导致酶的活性破坏,抑制细胞代谢,从而影响基因表达,导致细胞凋亡。②空化效应:较高强度超声通过空化效应使细胞膜、DNA 和其他细胞结构损伤,抑制细胞增殖,诱导细胞凋亡。

(二)对生物大分子和细胞的效应

超声对生物大分子的影响已被证实,主要是超声被大分子吸收所引起。分子量>10^4 的大分子只记录到去极化作用,而没有腔化作用的发生。分子量<10^4 的大分子,只观察到腔化作用。分子量愈大,愈容易发生去极化作用。超声强度为 $3\sim5$ W/cm² 时,显示水溶性的碱基发生降解。可能的机制是释放的自由基作用于碱基。在溶液中,20 mW/cm² 的声强可以使 DNA 发生降解。根据超声照射条件的不同,溶液中的酶可以被激活或失活。

培养基中的细胞和微生物,在声波的作用下,可以显示细胞从功能失调到细胞破坏的全过程。细胞死亡的主要机制似乎是腔化作用和热效应。在细胞分裂期细胞最易受损。超声照射同样可改变细胞表面的电荷、增加细胞膜对钾离子的通透性,并可引起细胞膜的结构崩解。声波作用诱发的超微结构的损伤可累及内质网、线粒体、溶酶体、微管和微丝。这些作用的最大可能的机制是腔化作用、热效应和剪切力作用的结果。

(三)对组织、器官和各系统的影响

1.对眼睛的作用

动物实验超声所致的眼损伤包括晶状体浑浊、虹膜水肿、眼内压增高、玻璃体溶解、视网膜萎缩、视神经受损等。损伤的类型、部位和范围由多种因素决定,其中包括声强、时间-强度关系、照射的频率和超声的方式,如连续波和脉冲波等。这些作用的机制似乎是热效应。

2.对肝脏的作用

在哺乳动物的肝脏,实验性声波作用可产生多方面的损伤。这些损伤包括细胞的损害、超微结构的崩解如:线粒体的损害、DNA的减少、RNA的增加、脂肪的降解、葡萄糖的损耗等。重庆医科大学王智彪等经实验研究证明高强度超声照射动物肝脏,聚焦区可出现肝组织块状坏死。

3.对肾脏的作用

声强在 1 W/cm^2,频率为 880 kHz～6 MHz,照射时间为 1 秒～20 分钟,对肾脏的损害包括肾小球和肾小管的功能改变、出血、水肿和肾脏体积缩小等。热效应机制可能是其主要因素。

4.甲状腺

动物甲状腺在 0.8 MHz 频率,0.2～2 W/cm^2 声强的作用下证实其摄碘率减低、滤泡减小和甲状腺素水平降低。

5.中枢神经系统

动物实验表明脉冲波超声可引起神经系统损伤和出血。哺乳动物的胚胎神经组织和白质较成年动物的神经组织和灰质易于受损。较低的声强和较长时间的照射可产生热效应,腔化作用在高声强和短时间照射时产生。0.5 W/cm^2 声强的连续波可以引起神经系统传导速度和动作电位的变化。

6.血液

足够的声强可以影响所有的血细胞和血小板,离体超声照射时其形态出现改变、水肿和聚集。红细胞经高声强照射后,显示红细胞功能减低、膜的通透性发生改变、表面抗原的丢失和氧合血红蛋白离解曲线的位移。白细胞则表现为吞噬细菌、溶解细菌和氧的利用能力下降。

7.胎儿发育的影响

许多学者对诊断用超声对胎儿发育的影响进行了研究,发现由于超声强度较小,无明显的不良反应,未导致胎儿生长迟缓、流产、胎儿畸形(骨、脑和心脏)和行为异常等。重庆医科大学经实验研究证明:治疗用的高强度超声照射猴的妊娠子宫,可引起流产。

(贺　玲)

第二章

超声诊断技术

第一节　实时二维超声成像

实时二维超声仪通称 B 型超声仪,是当前超声成像检查的主体部分,应用极为广泛。随着科技的进步,超声成像在技术上有过三次重大的突破。第一次为 B 型超声双稳态显示到"灰阶"(gray scale)显示,使图像具有更丰富的层次,提高了对病变的分辨力。第二次为"实时"(real time)技术的出现,使图像由静态到动态,不仅能显示动态结构,而且使成像检查更加方便和快捷,扩大了超声的应用范围。第三次突破即是微型电子计算机更广泛地与超声技术相结合,实现了超声设备的全数字化和多功能超声仪的成功应用,推动超声诊断技术向更高水平发展。

一、实时二维超声的工作原理

实时二维超声仪实属亮度调制型,是将回声信号以光点亮度或辉度形式加以显示,故名B型超声。

(一)实时二维超声仪的结构与工作原理

B 型超声仪主要由超声换能器即探头和主机(包括脉冲信号发射和接收系统、显示与记录),以及电源等部分组成。将仪器发射系统产生的短促高频电脉冲信号转化成高频机械振动,即由逆压电效应产生超声信号,并通过体表向人体组织器官内发射。探头随即接收体内多种不同界面反射回来的强弱不同的信号(机械振动),即由正压电效应转换成高频电信号。超声仪的接收系统将高频电信号加以接收和放大,通过对信号放大器压缩动态范围,经过时间增益补偿(TGC)、灰阶变换等前处理和后处理,并经过数字扫描转换器(DSC),将探头扫描获得的系列回声信号变成视频信号,同时在荧光屏上显示出来。这种人体内部组织器官系列回声通过超声扫描构成反映人体局部断层切面图,即声像图。

实时二维超声仪的基本电路结构如图 2-1 所示。

1.主控电路

主控电路即同步触发信号发生器,由它周期性地产生同步触发脉冲信号,分别去触发发射电路与扫描发生器中的时基扫描电路。其触发脉冲的重复频率即决定其超声脉冲发射的重复频率。

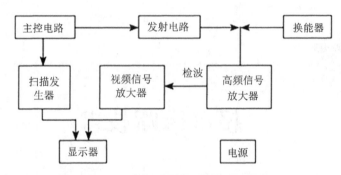

图 2-1 B 型超声仪工作原理示意

2.发射电路

当受主控电路触发后,便产生高频电脉冲去激发换能器(探头),换能器受到激发后,即发射一定频率和宽度的脉冲超声波。发射频率通常由压电晶片的材料特性和厚度决定,而频宽则取决于探头的结构及发射电路的阻力。

3.高频信号放大电路

当换能器向人体发射出脉冲超声波之后,即接收其来自人体内的超声回波并将其转换为高频电信号,继而通过高频信号放大电路放大。高频信号放大电路一般具有 120 dB 以上的增益和足够大的带宽。在该电路中设有时间增益补偿(TGC)电路等。

4.视频信号放大器

B 型超声成像的主要原理是将单条声束传播途径中遇到各个界面所产生的一系列散射和反射信号,在示波屏时间轴上以光点辉度(灰度)表达。声束顺序扫切脏器时,每一单条声束线上的光点群按次分布连成一切面声像图。

B 型超声仪器的工作过程:首先由探头内的压电晶体,回波电信号经高频信号放大器放大后,再由检波器进行检波。回波信号中含有返回目标的多种信息,包括幅度、频率、相位等。一般多采用幅度检波,但随着电子技术的发展,现多采用多声束形成技术,即利用接收声束间的相位信息等,从而提高成像质量。检波后的视频包括信号,频率较低,需经过视频信号放大器做适当放大,然后加至显示器的极上进行图像的亮度调制(DSC),即在其信号合成及 A/D 转换后,经视频放大调节显示器的亮度。

5.扫描发生器

扫描发生器产生的扫描电压加至显示器的偏转系统上,使电子束按一定的规律扫描。

6.显示器

通常采用的为阴极射管(CRT)或液晶显示器。从人体反射回来的超声信息最终从显示器荧光屏幕上展示为图像,高分辨率的彩色显示器一般采用逐行扫描,无闪烁,图像稳定、清晰。

根据成像和显示方式不同,分为静态成像、动态或实时成像及灰阶或双稳态(bistable)显示。静态成像图像展示范围较广,图像较清晰,但成像速度慢,检查时间长,现已很少使用。目前应用最为广泛的是实时(帧频大于 30 f/s)及灰阶(灰阶数大于 64)仪器。

(二)超声换能器

超声换能器根据晶片的个数,分为单晶片和多晶片,前者用于 A 超、M 超及机械的扇扫 B 超仪中,但目前已很少应用,后者即用于线阵、凸阵、相控阵和环阵等电子扫描换能器中。

1.线阵探头

将多个晶体片组成若干个阵元沿一直线排列,并用电子开关按一定时序将激励电压加至某些阵元上,发射出一束超声,同时由电子开关按一定时序去接通某些阵元接收反射回的超声信息,由此形成声束扫描。高频的线阵探头主要适用于浅表小器官的检查。

2.凸阵探头

晶片是沿圆弧排列并按一定组合和顺序工作,向外发射并按超声脉冲的换能器阵,其内部结构类似线阵,只是各窄条晶片均匀分布在凸形圆弧上,其振动面的法线是呈扇形辐射状的,其波束以扇面扫描,故呈扇面显示图像。凸阵扫描介于线阵扫描和相控阵扫描之间,故应用范围较广。

3.相控阵探头(扇形探头)

利用雷达天线的相控阵扫描原理,通过适当调整,控制各单元激励信号的时相,以实现声束偏转的换能器阵为主体的超声探头。其扫描声束呈扇面,接触面小,远区视野广阔,故适用于心脏的超声检查。

还有根据不同需要设计的各种专用探头,如经食管、经直肠、经阴道等特殊的腔内探头,以及为了借助声像图指导穿刺用的穿刺和术中探头,尤其是超高频探头的应用(20～40 MHz)。采用20 MHz频率的体表探头,可以进行皮肤的厚度、层次及弹性的测定。导管式的腔内微型探头,外径仅 2 mm,可作心脏冠状动脉、胆管和胰管内成像。有的甚至不用机械传动方式,而在人体外用磁场控制其旋转,从而进行管腔内无线超声成像。

(三)二维图像的分辨力与二次谐波成像

近年来随着高新超声工程技术的发展,诸如全数字化声束形成技术、信息处理技术及二次谐波成像等新技术的应用,大大地提高了图像的分辨力与清晰度。

二维图像的分辨力包括如下 3 种。

1.空间分辨力

空间分辨力即细微分辨力,它与声束特性和像素的数量有关,纵向半波长越短发射频率越高,其轴向分辨力越好;侧向声束(长轴、短轴)越窄或越细,其侧向分辨力越好,亦即细微分辨力越高。

2.对比分辨力

对比分辨力指能显示器官组织回声信号间微小差别的能力,其与灰阶级数有关,灰阶级数越多,其对比分辨力越好。常用的有 64 级、128 级和 256 级灰阶等。

3.时间分辨力

时间分辨力即单位时间成像的帧速率,其帧速率越高(一般为 30 帧/秒),时间分辨力越好,越能真实地反映活动脏器的瞬间变化情况。

二次谐波成像技术即利用超声波在人体组织中传播、反射(和散射)均具有非线性效应,使发射的基波 f_0 出现谐波频率。当接收时提取 $2f_0$ 的谐波回声信号,包括自然组织谐波与造影剂的谐波信号。在实际的谐波接收过程中,采取多种技术措施使二次谐波与基波相分离,而提取纯净的谐波成分。

谐波成像在成像困难的患者中,可提高信/噪比,改善组织的对比分辨力、空间分辨力,消除近场伪像,提高图像的清晰度。

二、检查方法

(一)检查前的准备

一般超声检查不需特殊准备,但在腹部检查时为了避免胃肠内容物或气体的干扰,一般应在空腹时进行。必要时需饮用温开水充盈胃腔,以此做"透声窗"进行检查。在经腹或盆腔部位检查时亦同样适度充盈膀胱,以避免气体干扰。

(二)检查时的体位及常用的扫查切面

超声探测时常规采取仰卧位,也可根据需要取侧卧位或俯卧位、半卧位或站立位。露出皮肤,涂布耦合剂,探头紧贴皮肤进行扫查,常用的扫查切面如下。

(1)矢状面扫查(纵切面的一种),以扫查面由前向后并与人体的长轴平行。

(2)横向扫查(横切面,水平切面),即扫查面与人体的长轴垂直。

(3)斜向扫查,即扫查面与人体的长轴成一定角度。

(4)冠状扫查(冠状切面或额状切面,属纵切面的一种),即扫查面与腹壁和背部平行或与人体额状面平行。

(三)扫查的手法

在操作过程中,使用探头常采用以下四种手法。

1.顺序连续平行断面法

顺序连续平行断面法即"编织"式扫查法,在选定某一成像平面后,依次将探头沿该平面平行移动作多个平行的断面图像,可从各个连续的图像中,观察分析脏器轮廓、内部结构及病灶的整体情况。

2.立体扇形断面法

立体扇形断面法即定点摆动扫查法,在选定某一成像平面后,不移动探头在体表的位置,而以顺序改变探头与体表之间的角度时,可在一个立体的扇形范围内,观察分析脏器及病灶的整体情况。

3.十字交叉法

十字交叉法即纵横平面相交扫查法。对某一切面为圆形的图像,为了鉴别是圆球形还是管状,可采用十字交叉法的纵横切面相交予以鉴别。此外,在对病灶中心定位穿刺引导时,亦可采用此法,即十字交叉中心定位法。

4.对比加压扫查法

对比加压扫查法即利用探头加压腹部观察回声有无变化,并对两侧腹部对应部位进行对比,以鉴别真假肿块。各种特制的腔内探头使用时,除应严格选择适应证外,须按一定的操作规程进行(图 2-2)。

(四)回声的描述与命名

超声图像是由许多像素所构成,像素的亮暗反映了回声的强弱。反映在荧光屏上从最亮到最暗的像素变化过程即从白到灰再到黑的过程,称为灰度。将灰度分为若干等级,即为灰阶。在荧光屏上一侧用格数表示灰阶的标志,称为灰标。人体被测脏器与病灶的断面图像即是根据各种不同界面的灰阶强度、回声的空间范围和几何形状来加以描述。

1.回声强弱的命名

根据图像中不同灰阶强度将其回声信号命名如下。

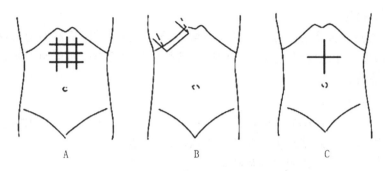

图 2-2 各种扫查手法示意

A.顺序连续平行断面法;B.立体扇形断面法;C.十字交叉法

(1)强回声:强回声反射系数大于 50%,灰度明亮,后方常伴声影,如结石和各种钙化灶等即是(图 2-3)。

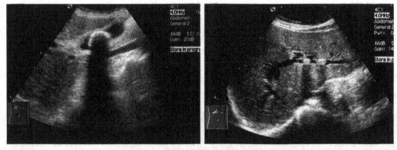

图 2-3 强回声光团伴后方声影图像

左图示胆囊内结石,右图示肝内胆管结石

(2)高回声:高回声反射系数大于 20%,灰度较明亮,后方不伴声影,如肾窦和纤维组织等为此类回声。

(3)等回声:等回声灰阶强度呈中等水平,如正常肝、脾等实质脏器的回声即是。

(4)低回声:呈灰暗水平的回声,如肾皮质等均质结构即表现为此类回声。

(5)弱回声:弱回声表现为透声性较好的暗区,如肾锥体和正常淋巴结的回声即属此类。

(6)无回声:均匀的液体内无声阻差异的界面,即呈无回声暗区,正常充盈的胆囊、膀胱和肝肾囊肿等即呈典型的无回声区(图 2-4)。

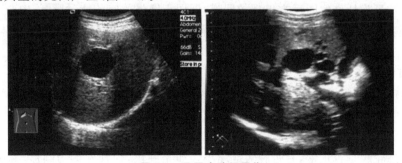

图 2-4 无回声暗区图像

左图示肝内单个囊肿,右图示肝内多发性囊肿

2.回声分布的描述

按其图像中光点的分布情况分为均匀或不均匀,不均匀者:①随机性不均,包括点状、线状和小区性分布不均;②规律性的深度递减。此外,在病灶内部的回声分布可用均质或非均质表述。

3.回声形态的命名

(1)点状回声:回声呈细小亮点状。

(2)斑片状回声:回声聚积呈明亮的小片状,其大小在 0.5 cm 以下,有清晰的边界。

(3)团状回声:回声光点聚集呈明亮的光团,有一定的边界。

(4)环状回声:回声光点排列呈圆环状。

(5)带状或线状回声:回声光点排列呈明亮的带状或线状。

4.某些特殊征象的描述

某些病变呈现某种特殊征象,即形象化的命名为某征,用以突出或强调这些征象的特点,常用的有"靶环"征及"牛眼"征。即在某些病灶中心呈强回声区而其周围形成圆环状低回声,称为晕圈或声晕。在结节外周呈1～2 mm无回声环形围绕者称为"暗环"(图 2-5)。肝脏肿瘤自肝表面隆起者,称为"驼峰"征;肝门部肝外胆管因阻塞扩张后在声像图上形成与肝门部门静脉平行,且管径相近或略宽,即所谓"双筒枪"征。肝内胆管扩张与相应的门静脉构成平行"管道"征。又如胃肠肿瘤时壁增厚与残腔形成的"假肾"征。宫内避孕环强回声后方出现狭长带状强回声即"彗星尾"征。乳房内或肝内小囊肿无回声区后方回声增强所出现的"蝌蚪尾"征等。

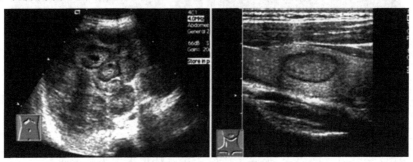

图 2-5 "靶环"征声晕图像

左图示转移性肝癌,右图示甲状腺实质性结节(腺瘤)

5.病灶后方回声的描述

在某些圆球形病灶声像图后方出现的回声,即回声增强效应和侧后声影、中心声影等。

在超声图像命名时,既要反映回声的差异,又要具有形态学特点并与大体病理改变相联系。

(五)超声图像分析的内容

观察分析声像图时,首先应了解切面方位,以便于认清所包括的解剖结构,并注意分析以下内容。

1.外形

脏器的形态轮廓是否正常,有否肿大或缩小。如是肿块,则其外形为圆形、椭圆形或不规则形,呈分叶状或条索形等。

2.边界和边缘回声

肿块有边界回声且显示光滑完整者为有包膜的证据,无边界回声和模糊粗糙,形态不规则者多为无包膜的浸润性病变。除观察边缘回声光滑或粗糙、完整或有中断等征象外,边缘回声强度也有重要区别,某些结节状或团块状肿块周边环绕一圈低回声暗圈,即"暗环"征或周边为高回声的边缘,即"光轮"征等。仔细地观察病变的形态和边缘,在病变性质的鉴别及了解肿瘤的生物学活性等方面均有一定意义。

3.内部结构特征

内部结构特征可分为结构如常、正常结构消失、界面增多或减少、界面散射点的大小与均匀度,以及其他各种不同类型的异常回声等。

4.后壁及后方回声

由于人体各种正常组织和病变组织对声能吸收衰减不同,则表现为后壁与后方回声的增强效应或减弱乃至形成后方"声影",如衰减系数低的含液性囊肿或脓肿,则出现后方回声增强,而衰减系数高的纤维组织、钙化、结石、气体等则其后方形成"声影"。另外,某些质地均匀、衰减较大的实质性病灶,内部可完全表现为低回声,在声像图上酷似液性病灶,但无后壁及后方回声增强效应可作区别。

5.周围回声强度

当实质性脏器内有占位性病变时,可致病灶周围回声的改变,如是膨胀性生长的病变,则其周围回声呈现较均匀性增强或有血管挤压移位;如是浸润性生长病变,则其周围回声强弱不均或血管走行中断。肝脓肿则在其边缘与正常组织之间出现从高回声向正常回声过渡的"灰阶梯度递减区"。

6.邻近关系

根据局部解剖关系判断病变与邻近脏器的连续性,有无压迫、粘连或浸润。如胰头癌时可压迫胆总管致肝内外胆管扩张、胆囊肿大及周围血管的挤压移位,淋巴结或远隔脏器转移灶等。

7.量化分析

量化分析包括测量病变所在位置、数目、范围、大小等,即应用电子游标测量其径线、面积、体积(或容量)和时距四种基本时空度量。另外,还有谱分析,包括灰阶直方图、视频密度分析及超声多普勒频差分析,对有关血流动力学参数的定量检测等。

8.功能性检测

根据声像图上的形态改变、活动、搏动等进行生理学上的功能检测分析,如应用脂餐试验观察胆囊的收缩功能,空腹饮水后测定胃的排空功能、收缩和蠕动状态及心脏的各种复杂功能等。

通过以上内容的观察分析,以达到对病变进行定位、定量和定性诊断的目的。但在诊断分析中需要注意以下事项。

(1)对超声成像过程中某些伪回声或伪像要注意识别和避免,如多次反射或旁瓣效应所致的假界面等。

(2)注意临床思维,不能单纯地"看图论病"。因在影像检查中常有"同图异病"或"异图同病"的表现。故必须结合有关临床资料,综合分析。

(3)注意动态观察,以了解其不同病理阶段的变化,同时注意各项影像技术的互补作用,以达到正确诊断的目的。

三、应用的范围与局限性

实时二维超声是超声成像检查的主体和基础。它可提供人体各部位软组织器官、病变及管腔结构高清晰度断层图像,准确地反映其解剖结构和病变的形态学变化。由于成像速度快,对心血管等活动器官,能实时地观察其活动状态,反映其生理功能。在高清晰度断层图像上,叠加显示彩色血流信息,便可无创地检测有关血流动力学参数及观察组织器官血流灌注状态等。因此,实时二维超声已广泛应用于内科、外科、妇产科、儿科和眼科等临床各科。它已成为许多内脏、软组织器官首选的影像学检查方法。尤其对肝、肾等实质性脏器内局限性病变的诊断,以及胆囊内微小的隆起性病变和结石的诊断均有很高的敏感性。在妇产科领域对早期妊娠的诊断和围产医学中的应用均有一定价值。在计划生育、健康体检或防癌普查工作中,超声亦已成为重要的检查方法。

借助于多种腔内探头、术中探头对某些微小病变的早期发现,肿瘤侵犯范围的精确定位,观察有无周围淋巴结的转移等,用以进行肿瘤的分期和制订合理的治疗方案。

超声引导定位穿刺技术即介入性超声诊断与治疗,进一步提高临床诊断与治疗水平。

应当指出,超声诊断也有其局限性,由于超声的物理性质,使其对骨骼、肺和肠道的检查易受到气体的干扰,使图像显示不清楚,在应用上受到一定限制。另外,声像图表现所反映的器官和组织声阻抗差的改变只有一定的规律性而缺乏病原学上的特异性,需注意结合其他资料综合分析。此外,超声成像中的伪像亦较多,需注意识别。超声每一切面所显示范围较小,图像的整体性不如 CT 和 MRI。因此,有选择地联合应用或有针对性地选择 CT、MRI 等其他影像技术相互补充也是十分必要的。

(王　丽)

第二节　三维超声成像

人体脏器繁多,组织结构各异,检查者为了解其形态、厚度、腔径、空间位置及毗邻关系,需要进行多方位二维超声扫查,在自己的头脑中"构想"出一幅立体图像,才能作出正确的判断。随着计算机及超声探测技术的飞速发展,超声不仅能显示器官的立体形态和动态变化,还可以直接观察血管分布和血流状况,此即三维超声成像。现就其成像种类、图像采集与显示、临床应用价值等介绍如下。

一、三维超声成像的分型

自 1961 年 Baun 提出了三维超声成像的概念,许多学者相继进行了三维超声的理论和实验研究,随着计算机技术的发展,20 世纪 80 年代后期,三维超声应用于临床。三维超声成像大致可分为三大类。

(一)静态三维超声成像

超声扫查时,将不同方位所获取的二维图像按对应的空间位置关系彼此横向连接组合,即为静态三维超声成像。肝、肾、子宫等脏器屏气时活动幅度较小,不同二维图像上各结构位移很少,易于叠加而组成精确清晰的三维图像。这种成像方式简便,发展成熟,在临床上主要用于妇产科及腹部脏器的检查。根据不同需要,可选择多种三维显示方式,表面显示法观察感兴趣结构的表面轮廓,如胆囊、膀胱及胎儿面部等;透明显示法观察实质性脏器内的管道分布及胎儿骨骼等。

(二)动态三维超声成像

如欲显示心脏各结构的活动和毗邻关系,可将多个心动周期中同一时相、不同方位上的二维图像重建为单帧三维图像,再将不同时相的三维图像按心动周期先后顺序显示,即形成动态三维超声成像。此图像像素密集、画面清晰,但因图像采集及重建耗时长,且图像质量受心律、呼吸、肋骨、肺等多因素影响,临床应用有很大的局限性。

(三)实时三维超声成像

为了使三维超声真正应用于临床常规检查,研究者进一步开始了实时三维超声成像的研究。采用专用的三维容积或矩阵探头,采图时无须摆动或移动探头即可直接获取三维图像立体数据库,采样受外界环境因素影响小,成像及重建处理速度大大加快,因而可实现实时显示三维图像,故在临床上的应用得到快速发展。实时三维超声技术帧频虽有大幅度提高,但用于心脏超声成像时在改善图像的分辨力方面仍有待进一步提高。

(四)实时立体三维超声成像

近年来,有研究者提出"立体三维超声成像"的设想,它突破了以往三维超声成像的局限性,不再使用二维成像方式显示三维图像,而显示真正的立体三维图像。矩阵型换能器采集到三维图像后,在原图旁侧复制另一与其视角稍有差异的三维图,并将两图编码和叠加,如戴上相应的滤色眼镜观察,不同视角的两幅画面分别成像于左右侧视网膜,信息传入视觉中枢后,根据二者视角差异的大小,将会在观察者头脑中形成一幅立体三维超声图像。这样的超声成像远近层次分明,立体感有了明显改进。

二、三维图像的采集方法

三维图像的获取有两种基本方法,第一种就是采集一系列二维图像并存储,再依据位置及时将信息按顺序重建成三维图像。第二种方法更为简便、快捷,检查时采用矩阵型三维探头直接采集三维立体容积数据库。

(一)三维超声重建的图像采集

三维超声重建的首要步骤是扫查时采集多个二维图像,三维成像效果取决于二维图像的质量。常用的图像采集方式如下。

1.机械驱动扫查

将探头固定于一机械臂装置上,计算机控制步进马达驱动探头以特定的形式运动,同时采集图像。可做平行、扇形及旋转扫查,前者已少用(图2-6)。

(1)扇形扫查:探头固定,远场沿 Z 轴做扇形运动,采集一系列等夹角呈扇形分布的二维图像,建立金字塔形的数据库,而后插补三维像素,该法主要用于静态三维重建,但远场空间分辨力降低,影响图像质量。

(2)旋转扫查:探头前端换能器晶片围绕某一中轴自动旋转180°,获得一系列等夹角、轴心恒定的锥形分布二维图像。该法采集速度较快,图像非常清晰。如行静态成像,每一旋转方位上只需采图一幅;如欲显示动态三维心脏结构,在每一方位上需采集一个完整心动周期的二维图像,再按心电图所示时序选取 10~20 帧图像,由此建立动态三维锥体形数据库。

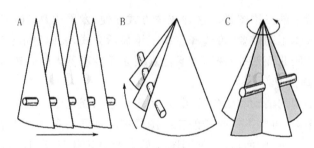

图 2-6　机械驱动扫查方式示意

A.平行扫描法,在某一方向平行移动扫描,等距离采集二维切面图像,此法现已基本废弃;B.扇形扫描
法,探头位置固定,在某一方向上改变探头扫查角度,使声束以一定夹角间隔进行扇形扫描;C.旋转扫
描法,探头固定在某一位置,声束方向以一定的角度间隔在 360°的范围进行扫描

　2.自由臂扫查

　　该法利用声学、光学或者电磁遥控装置探测扫查探头的位置与角度,从而确定所获二维图像
的空间坐标及方位信息并贮存之,供三维重建用。最常用的自由臂装置为电磁位置感受器和微
型磁场接收器。此法扫查范围和角度可调,适合做一次性较大范围复合形式的扫查取样,但易受
周围环境磁铁材料和磁场的影响(图 2-7)。

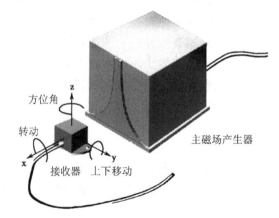

图 2-7　自由臂扫查示意

主磁场产生器置于检查床的旁侧;微型磁场接收器贴附于探头的侧面。探头沿 X、Y、
Z 三轴进退、上下或旋转时,主机能探知扫描平面的位置、方向与动态变化

(二)三维探头的实时图像采集

　　随着探头工艺及计算机技术的发展,目前的三维超声多采用专用三维超声探头获取图像,它
无须摆动或移动探头即可获取三维数据,成像速度快,可实时获取并显示三维图像。三维超声探
头大体上分为两种。

　1.机械驱动容积探头

　　它将超声探头和机械驱动装置组合成完整的组件,机械马达驱动晶片做扇形或旋转扫查获
得三维立体数据库。成像方式同上述需重建的三维超声,但由于成像及三维重建处理速度快,可
达到实时显示三维超声图像,多用于腹部及妇产科三维超声检查。

　2.实时三维矩阵探头

　　21 世纪初由美国 Duke 大学提出,经 Philips 和 GE 等公司精心研发而成。换能器晶片被纵向、横向多线均匀切割为矩阵排列的多达 60×60＝3 600(或 80×80＝6 400)个微小阵元。后者由计算机控制,发射声束沿 X 轴前进,并按相控阵方式沿 Y 轴进行方位转向形成二维图像,再使二维图像沿 Z 轴方向扇形移动进行立体仰角转向,瞬时之间形成一个立体结构的金字塔形三维图像数据库。因三维扫描速度极快,免除了呼吸和位移的干扰,每秒能建立 20 帧以上的三维图像,故能实时观察运动中的心脏,主要用于经胸或经食管的心脏三维超声检查。

三、三维图像的显示

(一)静态三维超声图像的建立

目前,静态结构的三维超声成像在临床应用中可采用多种显示模式,并可根据需要通过平移、旋转、切割等方式显示局部感兴趣结构。

1.表面成像模式

三维表面成像是利用灰阶差异的变化或灰阶阈值法自动勾画出感兴趣区组织结构的表面轮廓。此法已广泛地应用于含液性结构及被液体环绕结构的三维成像,如胆囊、膀胱、胎儿面部等(图 2-8)。由于组织结构与液体灰阶反差大,因此,三维表面成像清晰,可显示感兴趣结构的立体形态、表面特征和空间关系,并可单独提取和显示感兴趣结构,精确测量其面积或体积等。

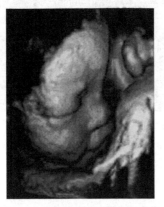

图 2-8　静态三维超声表面成像

静态三维超声表面成像模式清晰显示羊水包围下的胎儿颜面部立体
形态,可清晰显示胎儿的额头、眼睛、鼻梁、鼻子及上下唇

2.透明成像模式

这种模式是用透明算法实现三维重建,淡化周围组织结构的灰阶信息,使之呈透明状态,而着重显示感兴趣区域的结构,同时保留部分周围组织的灰阶信息,使重建结构具有透明感和立体感,从而显示实质性脏器内部感兴趣区的结构及其空间关系。按照不同的计算方法,透明成像又可分为最小回声模式、反转模式、最大回声模式、X 线模式及混合模式。

(1)最小回声模式:仅接收容积数据库中声束方向上最小回声信息,适用于观察血管、扩张的胆管等无回声或低回声病灶结构。

(2)反转模式:在最小回声模式的基础上,反转低回声与高回声的显示(类似于胶片的正片和负片),使低(无)回声结构的显示及测量更加清晰和准确。

(3)最大回声模式:仅接收声束方向的最大回声信息,适用于观察实质性脏器内强回声结构,譬如肝内强回声的肝癌或血管瘤,胎儿的骨性结构(包括颅骨、脊柱、胸廓、四肢骨骼等),子宫腔内高回声的子宫内膜层、宫内节育器等。

(4)X线模式:接收声束方向上所有灰阶信息总和的平均值,其成像效果类似于X线平片的效果。

(5)混合模式:为以上模式的混合,有利于观察病变组织与周围结构的空间毗邻关系,譬如肝内占位病变与周围血管的空间毗邻关系。

3.多平面显示

多平面显示通常可获得互相垂直的 A、B、C 三平面,A 平面为直接扫查所获纵切面,B、C 平面为重建的横切面和冠状面,其中 A 平面图像质量最好,C 平面常规超声无法扫查到。三个平面可任意平移和旋转,对病灶及周围结构关系行细致观察。也可采取类似 CT 逐层扫描的断层超声成像(tomographic ultrasound imaging,TUI),采集到全部三维超声图像数据库后,可自定义断层成像的间隔宽度及数目,同时获得多个平行切面的超声图像(图 2-9)。

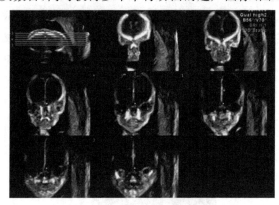

图 2-9　超声断层显像显示胎儿颅脑

采集三维超声图像数据库后,选取断层显像的间隔宽度及数目,瞬间可获得多个相互平行的颅脑横切面超声图像

4.彩色多普勒血流显示

彩色多普勒血流显示通过将能量(彩色)多普勒信号及组织信号的复合使用,对组织结构内血管行三维成像,明确其分布、走行、方向及与周围组织关系。

(二)动态三维超声图像的建立

1.三维锥体数据库的建立

动态三维超声图像重建时采用总体显示法,信息量显著增多,其图像质量有很大改进。成像时使用三维图像重建系统将各个方向扫查时所获的数以千计的二维图像上的全部信息尽皆收集,数字化后予以储存,再根据心电图提取心动周期中同一时相各方位上的二维图像重建,并插补立体方位像素,形成单帧静态三维图像,而后汇总各个时相点的图像信息,建立起心脏某一扫查区域内的可以动态连续显示的三维锥体数据库。

2.切割剖析与动态显示

三维锥体数据库建成之后,并不能在荧光屏上直接观察到心脏的立体图像,而仅显示为几个新组成的二维切面。利用平行切割或任意方向切割功能,根据所需观察方位选出基准参考平面,调出其前或其后各层结构的数据,恰当调节阈值、透明度、切面数和旋转角度等三维图像重建参数,并依次累加,建成多层次、多结构、具有灰阶的心脏立体图像,按照各时相的先后顺序依次显示各帧三维图像,此即"动态三维超声心动图"(图 2-10)。

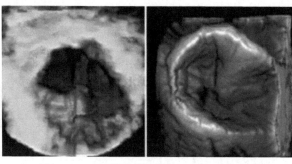

图 2-10　二尖瓣脱垂的动态三维超声鸟瞰图

二尖瓣前叶脱垂患者,经胸检查二尖瓣口,左图是从左室侧向左房侧观察,显示部分

二尖瓣前叶(AMV)向左房凹陷,其部位、范围及程度显示非常清楚,二尖瓣后叶

(PMV)形态正常;右图是从左房侧向左室侧观察,见脱垂的二尖瓣前叶向左房膨出

此外,二维图像上的彩色多普勒血流信号也可按原来的彩色编码转入三维成像系统,实现动态三维彩色多普勒血流显示。直接观察心内分流与反流的位置、时相、轮廓、范围、周径、行程、长度等,并可准确显示间隔缺损、瓣膜关闭不全及狭窄处血流束的横断面大小与剖面形态。另外,彩色组织多普勒图像也可转入三维成像系统,显示心肌活动的规律、心肌兴奋的起搏点、心电传导的顺序与方向,称为动态三维组织多普勒显示。

(三)实时三维超声图像的建立

1.实时三维金字塔数据库的建立

矩阵探头顶端的换能器由计算机以相控阵方式控制声束的发射和接收。调节各脉冲发射延迟时间,可改变波阵面方向,从而改变声束的倾斜角度及焦距深浅,实现声束的自动转向。当发射的声束沿预定方向 X 轴前进时,可形成一条扫描线(即一维显示);随即沿 Y 轴进行方位转向形成二维图像;再使二维图像沿 Z 轴方向扇形移动进行立体仰角转向,由于声束在互相垂直的三个方向进行扫描,故最后形成一个覆盖靶区各个部位立体结构的金字塔形三维图像数据库。

与此同时,设计者采用全新的 16:1 并行处理方式获得图像,16 条声束并行扫描,能够在较大容积内提供相当于二维图像扫描线密度的三维心脏图像,同时发射声束的脉冲重复频率大幅度提高,三维图像的帧频亦随之增加。

2.实时三维图像的显示方式

根据实时三维超声心动图的不同扫描方式,可有多种图像显示模式,在每种显示模式下均可通过旋转和切割图像,从多方位实时观察心脏结构(图 2-11)。

(1)实时窄角成像(live 3D):声束扫描线在 Y 轴上做 60°方位转向、Z 轴上做 30°仰角转向扫描,获取结构大小为 60°×30°的立体数据库及三维超声心动图。这种方法为真正的实时三维成像,快速清晰,图像直观,伪像很少。缺点是图像显示范围偏小,观察范围较大的结构会出现图像缺失。部分超声仪器中,也可根据需要调整该显示模式的宽度与深度,但保持立体数据库的总体大小不变。

(2)全容积宽角成像(full volume 3D):由紧邻的四个 15°×60°实时窄角图组合相加,形成 Y 轴与 Z 轴方向转向均为 60°,即 60°×60°的"金字塔形"数据库。这种成像方式获取的数据范围大,能包含较大范围的结构,对观测心搏量、心肌质量、心壁动态、心肌灌注造影等有很大帮助。缺点是图像由先后4个心动周期的实时三维图像组合,属于"准实时显示",受检者心脏移动及呼吸幅度大、心律不齐时可出现衔接错位。

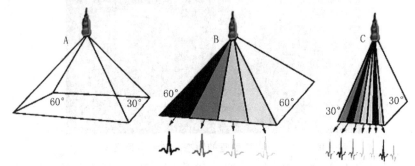

图 2-11　实时三维超声心动图的三种显像方式原理

A.实时窄角成像,直接多方位转向扫描获取 60°×30°的实时三维容积数据库;B.全容积宽角成像,由四个 15°×60°实时窄角图组合相加,形成 60°×60°的"金字塔形"数据库;C.三维彩色多普勒血流显像,由 7 个紧邻的 30°×4.3°的实时窄角数据库组合形成 30°×30°的"方锥形"数据库

最近,有超声厂家采用瞬间四维容积采集法,实时三维图像采集速度快,一个心动周期即可收集 20 幅以上 90°×90°心脏动态数据。因无须多幅组合,故无缝隙与错位现象,观察时不受心律失常的影响。

(3)三维彩色多普勒血流窄角成像(3D color):三维彩色多普勒窄角显示方法与"全容积"成像类似。采图时在连续心动周期中选取相间的 7 个紧邻的纵宽 30°、厚度约 4.3°的实时窄角数据库,组合成大小为 30°×30°的"方锥形"数据库。此种准实时显示方式能在三维空间中同时显示彩色多普勒血流信号及周围组织灰阶信息,反映心内异常血流的位置、时相、方向、长度、宽度、面积、流量、起止点和严重程度,并能用三维图像处理软件对反流和分流进行比较精确的定量。但此成像方式成像范围亦小,且可出现衔接错位。三维彩色多普勒血流也可采用瞬间四维容积法成像,一个心动周期即可采集一幅宽角三维彩色多普勒血流图像。

(4)实时三平面成像:该成像方式使用矩阵型换能器实时采集并显示心脏相互交叉的三个切面,获得同一周期、同一时相、不同切面上的心脏解剖信息,而后在夹角之间插补数据,建立三维超声图像数据库。三平面之间可以相互调整角度,以获得操作者理想的结构显示。该成像法虽含有众多插补信息,精确度有所降低,但因能实时成像,在较大范围内快速显示心脏整体形态及心壁运动,在检测心脏功能和室壁活动方面具有重要意义,尤其在存在心律失常的情况下。实时三平面成像还可以在彩色多普勒模式下实现,多平面观察心内异常血流。结合组织多普勒、组织同步化成像、组织应变(应变率)、组织追踪成像模式还可多参数评价心脏室壁运动状态及激动顺序。

(5)立体三维成像(stereo 3D imaging):该成像方式参照立体电影的原理,使用单个矩阵型换能器获取单幅实时窄角或全容积宽角三维图像,同时复制出另一稍有视角差异的三维图,并模拟人双眼视差叠加两个三维图,形成一全新的立体视觉超声图像。裸眼视之,觉图像模糊,双影重叠,但配上左红右绿滤色眼镜观察,将会在观察者头脑中形成一组轮廓结构清晰、远近层次分明、立体感极强的新型三维超声图像。

其他的实时三维成像方式还包括三维超声与其他超声技术的结合,如三维室壁运动斑点追踪成像、心肌声学造影的实时三平面成像等。

四、三维超声的临床应用

三维超声成像提出之后,已经在诊断上发挥了良好的作用,现就此法在临床上的主要应用对象、诊断价值及潜在功能予以说明。

(一)静态脏器的检查

1.静态脏器的三维超声定性诊断价值

(1)脑部疾病:婴幼儿及胎儿囟门开放,透声良好,三维超声可显示大脑镰、大脑、小脑与脑室的形态、对称性、径线等参数,在诊断脑积水、实质病变方面有重要作用。彩色多普勒三维检查时对 Willis 动脉环的构成、血管分布、血流走向与缺血部位等均能清晰显示。

(2)眼球:眼球内含液体,使三维成像效果非常理想。临床业已证明三维超声对眼内外肿物与异物、晶状体浑浊与脱位、玻璃体病变,特别是对视网膜脱离诊断准确,而且有助于对手术效果的判定,受到临床的重视。清晰显示眼动脉及视网膜动脉立体彩色三维血流,将可精细地确定缺血与出血的部位与范围。

(3)胃:为空腔脏器,充盈液体后超声易于探测。将胃腔黏膜的鸟瞰图和胃壁断面图相结合,不仅能观察黏膜表面溃疡的大小、深度、边缘形态,而且可以了解病变厚度、浸润的范围和层次,这些数据在诊断上有重要意义。三维彩色血流成像对溃疡出血和静脉曲张也可能有所帮助。

(4)胆囊:亦为充满液体的空腔结构,故用三维超声检查囊壁厚度、黏膜表面状况,囊腔是否萎缩或扩张,其内有无结石、息肉、肿瘤等有较大作用。以三维图像观察增粗的胆管树,能更容易地识别扩张分支的归属,判断阻塞的部位。

(5)肝脏:肝囊肿与脓肿超声诊断早已成熟,而对肝癌等占位性病变的超声诊断有时仍感困难。三维超声能从不同方位观察肝脏表面和边界轮廓,肿物的立体形态、径线、数目和邻近关系。彩色三维多普勒成像可显示的肝内血管分支或属支较灰阶方式显示的肝内血管级别更高,同时可观察血管的粗细、分布及其对邻近动静脉的压迫,为诊断提供重要的参考意见。

(6)肾脏:探测肾脏的整体大小形态,观察实质内有无肿物,特别在显示珊瑚树样肾盂积水时,三维超声能清晰显示扩张肾盂的轮廓、鹿角状外突的肾盏,并有可能显示结石的部位。

(7)膀胱:充盈的膀胱呈椭圆形,内壁平滑,当出现占位性病变时能清晰显示肿物的位置、轮廓、形态、大小、数目、内部结构、浸润的层次与深度,对了解肿瘤性质有较大帮助。

(8)子宫与附件:对于子宫实质性肿瘤的诊断,三维超声有一定辅助作用。三维超声宫腔造影尚可直观显示子宫内膜息肉、黏膜下肌瘤的形态。对早期妊娠可根据三维图像上宫腔大小、羊水多少、胚胎形状作出诊断。卵巢和输卵管病变(特别是存在液体时)可显示其立体外形、内部结构、肿物分隔、囊壁突起和液体浑浊度等。三维超声显示子宫冠状面能更清晰地描述子宫及内膜形状,明确双角子宫、纵隔子宫等子宫先天畸形,显示宫内节育器的形状及位置。

(9)胎儿及其附属物:胎儿与脐带浮游于羊水之中,形成良好的超声界面,故三维超声能清晰显示其头部轮廓(有无脑积水或是否无脑儿)、面部形态(有无眼、耳、鼻、唇、上腭畸形);用透明显示法可观察脊柱与脊髓有无畸形、弯曲或膨出。可全面立体地检查胎盘的大小、厚度、钙化程度、血管分布与供血情况,另外对前置胎盘或胎盘剥离的诊断也有价值。

三维彩色多普勒及能量多普勒成像可清晰显示脐带在羊水内的空间结构与形状,观察脐带有无过长过短,有无项链样的彩色脐带绕颈现象,并可显示胎儿的 Willis 环和颅内循环情况。

(10)血管：利用三维彩色多普勒技术，可以扫查全身血管的形态、走行及与周围组织的空间关系。如显示夹层动脉瘤的立体形态、波及范围、程度，分辨真假腔，判断血流是否通畅；显示门静脉、肝静脉两组血管树的分布与相互关系，有无受压现象，对诊断占位病变、门静脉高压、指导TIPPS手术的进行可能有所裨益；观察大静脉腔内有无血栓形成及占位肿物，其效果优于二维图像；检查肿瘤区域血管网的形态、分布、供血量，了解肿瘤的部位、大小及其血流循环状况。

2.静态脏器的三维超声定量分析

三维超声不仅能够多方位全面扫查静态脏器的形态结构，还能够结合相应的在线或脱机分析软件进行定量分析，如使用容积测量技术，能够测量感兴趣区的体积，如移植肾、肿块及监测发育中的卵泡体积等。使用能量多普勒模式的三维彩色直方图可以显示正常和新生血管的血管形成指数(VI)、血流指数(FI)及血管-血流指数(VFI)，使组织内的血管及血流得以量化。

（二）心脏的三维超声检查

1.三维超声心动图的定性诊断

(1)观察心脏形态：采集到心脏的三维容积数据库后，可结合图像的切割与旋转，从不同方位了解心脏各个结构的形态、位置、大小、腔室内径、走向、空间关系、立体方位与活动状态，观察心壁、间隔与大血管的连续状态。

(2)瓣膜疾病诊断：三维超声心动图中能动态观察瓣膜装置的立体结构及与周围组织的关系，同时还可适当转动图像方位，观察二维超声无法显示的瓣口沙盘样立体活动图。宛如将摄像机置于瓣口上侧或下侧观察其瓣膜的整体立体结构，显示瓣膜的形态、厚度及关闭和开放时的活动情况。如风湿性心脏病患者可直观显示狭窄二尖瓣口的形态及动态变化。可准确显示瓣膜畸形，如二尖瓣裂、双孔二尖瓣等。也可区分瓣膜置换术后的反流起于人工瓣环内还是瓣周漏。

(3)先天性心脏病诊断：可多方位显示房、室间隔缺损的有无、位置、形状、直径、周长、面积、类型及与邻近结构的空间关系。如沿间隔附近平行切割，从与之垂直的方向观察，可获得相应部位的房间隔或室间隔的平面图。对于复杂先天性心脏畸形患者，三维超声检查通过剖切，对多个非标准切面观察，能完整显示出病变的复杂空间关系和异常血流走向。

(4)心脏占位病变诊断：对心腔内黏液瘤、附壁血栓、Valsalva窦瘤及其他肿物，三维超声空间分辨力高，可更准确地检测其位置、形态、大小，确定与心壁结构的关系。

(5)冠心病诊断：实时三维超声心动图结合负荷超声心动图，能够获取同一心动周期内室壁各节段的运动图像，更全面、准确评价心肌缺血和梗死。实时三维超声心动图结合心肌声学造影，能在造影剂注射后短期内获取三维数据库，完成全部心肌灌注区的声学造影成像，从而可全面评价及定量分析各节段心肌的造影灌注情况。三维超声心动图结合组织多普勒技术可形象立体地观察室壁异常活动的部位、幅度、方向和范围。

(6)心脏血流的显示：应用三维彩色多普勒成像可显示瓣膜反流、心内异常分流的起源、时相、方向、长度、宽度、面积、流程、起止点及与周围结构的关系。观察冠状动脉主干、前降支、回旋支、左缘支、右缘支、间隔支及心肌内血管的立体走向，帮助了解冠状动脉血供情况。

(7)胎儿超声心动图：三维超声能够多角度立体观察心脏各结构及空间位置关系，使用空间-时间相关技术(spatial and temporal image correlation,STIC)获得容积数据后，可对胎儿心脏进行多平面观察和三维重建，可获得较常规二维胎儿超声心动图检查更多的切面及信息，且较少依赖于胎儿位置或检查者经验(图 2-12)。

(8)心脏手术和介入治疗的监测：最近，随着探头工艺的改进，经食管实时三维矩阵探头已投入市场使用,可近距离、高质量地采集心脏形态和血流的三维图像。用于监测房、室间隔缺损封堵及修补术、二尖瓣整形术及置换术等。

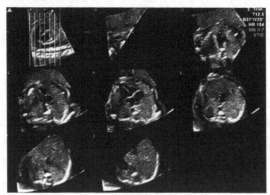

图2-12 STIC技术显示胎儿心脏的多个切面

使用空间-时间相关技术(STIC)获得容积数据后,可对胎儿心脏进行多平面观察

2.三维超声心动图的定量诊断

三维超声技术采集全部左室容积数据后,使用三维图像脱机分析软件,可无须几何假设直接测量心腔容积和收缩功能,尤其是对于形态不规则的右室与变形的左室腔容积的测量,较常规二维超声心动图更具优势。同时还可结合左室16或17节段的观察,得出各左室节段的容积及容积-时间变化曲线,进一步评价节段左室收缩功能及左室机械同步性。容积计算法同样可用于计算心肌肥厚时和心脏占位时病变的体积与重量。对于风湿性二尖瓣狭窄的患者,还可在三维数据库中调整、寻找真正的二尖瓣口图像,准确测量狭窄的二尖瓣口面积。对于存在瓣膜反流和心内异常分流的患者,可通过计算三维彩色多普勒血流信号的容积,了解心内异常血流量。

(吴 桐)

第三节 血管内超声成像

血管内超声技术是无创性的超声技术和有创性的心导管技术结合诊断心血管病变的新方法,通过心导管将微型化的超声换能器置入心血管腔内,显示心血管断面的形态和/或血流图形,主要包括超声显像技术和多普勒血流测定两方面。前者主要有血管内超声显像(intravascular ultrasound imaging,IVUS)和心腔内超声显像(intracardiac ultrasound imaging,ICUS),而后者主要为冠状动脉(冠脉)内多普勒血流速度描记。超声显像技术能反映血管和心脏内膜下各层的解剖形态,而多普勒血流描记技术则记录血管内的血流速度,并通过不同情况下血流速度的改变情况反映冠脉循环的病理生理功能。由于血管腔内超声技术将换能器直接置于血管腔内探测,声能衰减小,因此换能器的频率可达到9～40 MHz,分辨力明显提高。

一、血管内和心腔内超声显像

(一)仪器和成像原理

IVUS仪器由超声导管和图像处理系统两个主要部分组成,根据设计的不同,IVUS导管分为两种主要类型：机械旋转型和相控阵型，前者又分为换能器旋转型和反射镜旋转型，两种类型 IVUS 的图像质量无显著的差别。血管腔内超声导管的直径从 2.6~9.0F(0.86~2.97 mm)，可适用于冠脉或周围血管(如腹主动脉)的成像需要。用于冠脉内的超声导管直径多为 2.6~3.5F(0.96~1.17 mm)，一般来说，换能器发放的超声频率越高，其分辨率越高，但穿透力就降低。用于冠脉成像的超声探头频率较高(20~40 MHz)，适用于近距离成像，轴向和侧向的分辨率分别为 0.08~0.10 mm 和 0.20~0.25 mm。用于周围血管和心腔内成像的超声导管频率多为 9 MHz。

　　换能器旋转型的轴心顶端安置微型超声换能器，末端与驱动器连接，其外面包围有保护鞘管，工作时驱动器带动换能器以一定的速度(通常为 1 800 rpm)做 360°旋转，可以每秒 30 帧的速度成像。反射镜旋转型的结构与换能器旋转型超声导管相似，只是换能器固定于导管上，旋转轴心的顶端带有倾斜 45°的反射镜。目前所应用的机械旋转型超声仪器主要为美国波士顿科学公司(Boston Scientific)的 ClearView 和 Galaxy 2 系统，新型的有 iLAB 系统。

　　相控阵型导管顶端环行安置有 32~64 个换能器，其优点是稳定性很好，没有旋转伪像和导丝伪像，导引导丝的轨道作用较好，导管的推送能力较优。目前由美国 Valcano 公司生产。该型导管没有活动的部分，易于与其他的一些介入器械如支架、定向旋切等结合在一起。

　　图像处理系统将接收到的超声信号经处理后在荧光屏上实时显示图像，新型的 IVUS 图像处理系统可以进行血管图像的实时三维重建，须采用经马达控制的自动回撤系统，以一定的速度匀速回撤导管以采集系列的图像。图像处理系统还提供定量分析功能，可配合专用的 IVUS 分析软件，一般均配备打印设备。

　　目前大多 IVUS 图像处理系统提供的是黑白图像，不同回声的组织以不同灰阶表示，可根据回声强弱的不同判断病变的性质。VALCANO 公司开发的虚拟组织学血管内超声成像(VH-IVUS)采用新的后处理技术，利用反向散射的超声射频信号，通过功率频谱的处理进行比较分析，把不同性质的斑块标注成不同的颜色，把原来的黑白图像以彩色显示，并进行定量分析。

(二)操作方法

　　在血管造影检查的基础上，选定所需检查的血管和病变部位，以冠脉为例，采用 6F 及以上的指引导管放置到冠脉口，0.014 英寸的指引导丝送至靶血管的远端，将 IVUS 导管沿指引导丝送至需要进行检查的病变部位的远端，一般采用从靶血管的远端往近端以一定的速度连续回撤(手动或自动)的方法进行检查，然后对感兴趣的部位再进行重点检查，自动回撤是进行三维重建所必需的。冠脉内注射 200 μg 硝酸甘油可减少导管刺激可能诱发的血管痉挛，加用 3 000 U 肝素可预防血栓的形成。周围血管和心腔内超声显像检查方法与冠脉相似。

(三)图像判断

1.正常冠脉

　　正常的冠脉管腔呈圆形，管腔内的血液呈低回声或无回声，采用较高频率的换能器时(30~40 MHz)可表现为弱而纤细、无特定结构的回声，能随血流移动和蠕动。管壁由具有不同回声特性的层状结构组成，正常血管壁有时可表现为三层结构：①内层，代表内膜和内弹力膜，此层与中层和管腔比，相对回声较强；②中层，为中间无回声层，代表中膜；③外层，有特征性的"洋葱皮"样表现，代表外膜和外膜周围的组织，在 IVUS 图像上，外膜和血管周围组织之间没有明确的界限。大约 50% 的正常冠脉表现为单层结构(图 2-13)。须指出：IVUS 图像上的三层结构并不等同于组织学上的内膜、中膜和外膜，而是由不同的声学界面所致。

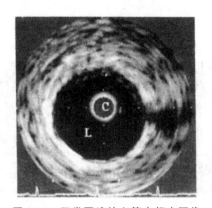

图 2-13 正常冠脉的血管内超声图像

管腔呈圆形,无回声。从 11 点至 3 点部位,管壁呈现"三层结构",其余部分为单层结构。导管周围的白色晕圈即为环晕伪像(L:管腔,C:血管内超声导管)

2.冠脉粥样硬化病变

冠脉粥样硬化病变的 IVUS 表现为管壁上不同程度的斑块形成,可见到内膜和内膜下组织明显增厚,占据部分管腔,IVUS 可评价粥样硬化病变的分布范围、严重程度和病变的组成成分。

(1)IVUS 图像的定性分析:IVUS 图像根据所显像组织的回声特性进行定性判断。回声的特性与纤维组织的含量有关,纤维组织含量越多,斑块的回声越强,钙化病变的回声最强。

IVUS 图像上通常将斑块内的回声与血管周围代表外膜或外膜周围组织的回声比较来确定斑块的"软硬"程度。"软"斑块指斑块的回声较其周围的外膜组织要低,通常软斑块内脂质含量较多(图 2-14A),然而斑块内的坏死带、斑块内容物溢出后留下的空腔、壁内出血、血肿或血栓等也可表现为低回声,应结合临床情况进行判断。"纤维化"斑块的回声强度中等,与外膜相似(图 2-14B),回声密度介于软斑块和钙化斑块之间。"钙化"病变回声更强,并伴有下方的声影(图 2-14C),钙化病变可分表浅和深部钙化。一般将纤维性斑块和钙化斑块均称为硬斑块。混合性斑块指的是斑块含有一种以上回声特性的组织,也有将其描述为纤维钙化斑块或纤维脂质斑块。血栓性病变在 IVUS 上常表现为管腔内的团块,可表现为分层、分叶,回声较弱,通常不均匀,有斑点状或闪烁状回声,血栓组织与原有的斑块组织可呈分层现象,两者的回声密度可有明显的差异(图 2-15)。

IVUS 图像上还根据斑块在管壁上的分布将病变分为偏心性和向心性,如斑块最厚部分的厚度超过最薄部分的 2 倍,或存在无斑块的管壁,则视为偏心性斑块,否则就为向心性斑块。

VH-IVUS 采用四种颜色代表四种不同性质的病变:深绿色代表纤维性病变,浅绿色代表纤维-脂质性病变,白色代表钙化性病变,红色代表坏死组织。与病理研究比较,有良好的相关性。VH-IVUS 在帮助识别不同性质的病变方面更直接,且可定量,尤其在不稳定性斑块的识别和研究中有特殊的应用价值。

(2)IVUS 图像的定量测定:IVUS 图像上有两个非常清晰的声学界面,一是内膜和管腔之间,二是中层和外膜之间,代表外弹力膜(EEM),这两个分界线是进行测量的主要参考。IVUS 上将内膜表面所包含的面积定义为管腔面积,而外弹力膜内包含的面积(EEM CSA)定义为血管面积。由于 IVUS 图像上很难确定内弹力膜的位置,因此无法测定组织学上斑块的面积(即以内膜表面和内弹力膜为边界的面积),常利用 EEM CSA 和管腔 CSA 计算得到的面积(斑块+中膜)来替代斑块面积,由于中膜面积在其中占的比例很小,因此很少影响对实际斑块面积的测定。

最小和最大管腔直径分别指经管腔中心测定的直径的最小值和最大值,同样方法测定最小和最大血管直径(以 EEM 为界)。

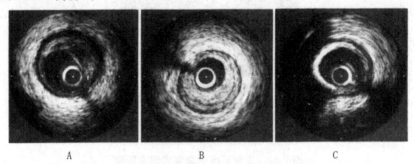

图 2-14 不同类型的斑块的血管内超声图像

图 A 为软斑块,病变内 2 点部位为低回声区,回声密度低于外膜及周围组织;图 B 为纤维性斑块,回声密度和外膜及周围组织相似;图 C 为钙化病变,从 6 点到 12 点强回声伴有后方的声影,钙化病变后方血管壁无法显示,往往影响血管的精确测定

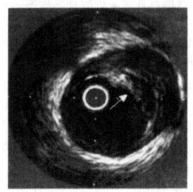

图 2-15 斑块破裂后继发血栓形成的血管内超声图像

图中从 10 点至 5 点之间为一偏心性软斑块。实线箭头所指为斑块破裂后形成的血栓,可见血栓的回声密度与原斑块回声密度不同,且不均匀

斑块负荷与管腔的面积狭窄率有所不同,前者指同一截面上斑块在血管面积(EEM CSA)中占的比例,而后者指与参照节段比较得出的管腔狭窄程度。当病变部位发生明显的正性重构,即血管发生代偿性扩张时,通过 IVUS 测定得到的斑块负荷要大于面积狭窄率。评价血管重构的 IVUS 参数为重构指数(remodeling index,RI),RI 的定义为病变处 EEM CSA 与参照血管平均面积之比。一般将病变处近端和远端 10 mm 内最接近正常的部位(管腔面积最大处)作为近端和远端参照血管,病变处和参照血管之间无大的血管分支汇入,参照血管平均面积为近端参照血管 EEM CSA 和远端参照血管 EEM CSA 之和的平均数。RI>1 为正性重构,RI<1 为负性重构。

对钙化病变可依据钙化组织在周长上占的象限进行半定量测定(图 2-16)。钙化分度:0 度为无钙化;Ⅰ度为 1°～90°范围;Ⅱ度为 91°～180°范围;Ⅲ度为 181°～270°范围;Ⅳ度为 271°～360°范围。

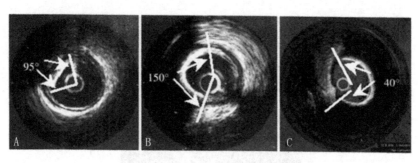

图 2-16　不同程度钙化病变的测定

（3）心肌桥的 IVUS 图像：心肌桥是比较常见的先天性冠脉解剖变异，它是冠脉或其分支的某个节段走行于室壁心肌纤维之间，在心脏收缩时出现暂时性管腔狭窄甚至闭塞，舒张时冠脉管腔的受压减轻，造影上呈现挤奶现象。走行于心肌下的冠脉称为壁冠状动脉，行走于其上方的心肌为心肌桥。有学者报道了心肌桥的 IVUS 特征，壁冠状动脉收缩期管腔缩小，舒张期增加，且发现心肌桥在 IVUS 图像上均有特征性的围绕壁冠状动脉一侧的半月形低回声或无回声区，该无回声区具有高度特异性和敏感性，存在于几乎所有的心肌桥部位，称为半月现象（图 2-17）。

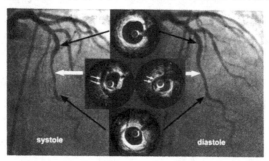

图 2-17　前降支心肌桥的冠脉造影和血管内超声图像

黑色箭头所指分别为近端和远端参照节段的血管内超声图像；白色箭头所指为收缩期和舒张期心肌桥节段壁冠状动脉的血管内超声图像；白色双箭头为围绕壁冠脉一侧的半月形低回声区

（4）IVUS 图像的伪像：IVUS 图像上可因导管本身或冠脉的特殊解剖特征等因素引起一些伪像，常见的伪像包括：①环晕伪像，表现为围绕超声导管的较亮回声，有不同的厚度，使图像上导管的大小大于其实际的大小。②导丝伪像，只见于单轨很短的机械旋转型 IVUS 导管，表现为超声导管周围的管腔内强回声的点状影，后方可出现声影。③不均匀旋转伪像（NURD），会引起图像的"伸展"或压缩（图 2-18）。④血液回声，血液的回声密度随超声换能器频率的增加和血流速度的降低而增加，须与一些回声较低的组织如软斑块、新生的内膜和血栓鉴别。当病变高度狭窄，或发生夹层分离或壁内血肿，血液发生淤滞或形成"缗线"状时此现象更显著。⑤图像的几何扭曲，当超声导管在血管内呈倾斜的角度，超声束不垂直于血管壁时，圆形的管腔可成像为椭圆形，在实际应用中，应尽可能将导管放于同轴的位置。进行实时三维重建时，往往将弯曲的血管重建成直的血管，在进行图像分析时须注意。

（四）临床应用

1.诊断方面的应用

血管内超声显像可提供通过精确的定性和定量诊断。

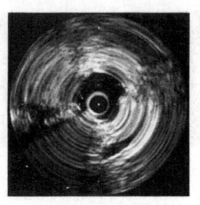

图 2-18　不均匀旋转伪像

（1）造影未能检出的病变：由于大部分冠脉在发生粥样硬化病变时出现正性重构代偿管腔的丢失，导致病变早期管腔可无明显狭窄。因此，冠脉造影检出早期病变的能力有限，而 IVUS 能在看似正常的部位检出早期的内膜增厚和斑块形成。

当造影结果不能解释临床症状时，如造影无明显狭窄的急性冠脉综合征等，应对临床怀疑的病变血管进行 IVUS 检查，常能识别发病原因，避免误诊和漏诊。IVUS 也可用于鉴别血管的痉挛和斑块，尤其对造影显像不满意的部位如血管的开口处等。病变的偏心性和正性重构是导致造影无法识别或低估病变狭窄程度的主要原因。

（2）严重程度不明确的病变：IVUS 不受投照位置的影响，能检出造影无法作出明确判断的病变，如某些特殊部位如开口、分叉处等的病变，并可阐明造影上所见的临界性病变的性质和狭窄程度。对左主干病变而言，一般认为最小管腔面积界限值为 $6.0~mm^2$，最小管腔直径的界限值为 3.0 mm，小于此测值时可认为狭窄有临床意义，而其他主要分支近端血管的最小管腔面积界限值为 $4.0~mm^2$。分叉病变的处理方案可因分支血管累及程度不同而不同，造影常不能充分暴露分叉部位的病变，IVUS 导管可分别送入不同的分支血管，以确定分叉病变的程度和累及范围。

（3）不稳定性（易损性）斑块的检出：由于斑块发生破裂并引发严重的临床事件前其管腔的狭窄程度常并不严重，因此人们期待能有新的技术提高对易损性斑块的识别能力。一般认为病理上，易损性斑块的主要特征包括：①薄的纤维帽；②斑块内含有丰富的脂质；③巨噬细胞的含量丰富，代表病变内炎症反应过程。

血管内超声不稳定的斑块多为偏心性软斑块，一般有薄的纤维帽，斑块内有面积较大的低回声或无回声暗区，代表脂核。纤维帽可完整，发生破裂者则纤维帽不完整，表面可出现溃疡或糜烂，一旦发生破裂，则可继发血栓的形成。血管内超声上判断易损性斑块的定量特征包括斑块内脂核的面积＞1 mm²，或脂核占斑块的面积比＞20%，且斑块的纤维帽厚度＜0.7 mm。

（4）斑块进展、消退的研究：IVUS 的三维重建图像可用于进行斑块容积的定量测定，并根据与邻近结构如分支血管等的关系进行定位，从而可用于对病变进行进展和消退的定量研究。有报道经 IVUS 研究证实，采用他汀类药物进行强化降脂治疗后，粥样硬化斑块可能发生消退。

（5）移植心脏血管病：移植心脏的血管病变进展可能与慢性排异有关，影响患者的预后。对这些患者进行导管检查时常规进行 IVUS 检查，可以检出病变并确定其严重程度，指导临床预后的判断和治疗。

（6）主动脉疾病：评估主动脉夹层情况（图2-19）和破口位置，定量分析主动脉缩窄的部位和程度。

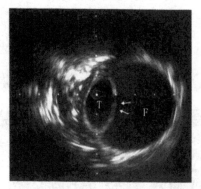

图2-19　主动脉夹层的血管内超声图像

箭头所指处为剥离的内膜。T：真腔；F：假腔

（7）评估慢性肺栓塞病变。

2.在介入治疗中的应用

IVUS通过对病变程度、性质、累及范围的精确判断，可用于指导介入治疗的过程，帮助监测并发症。

（1）确定斑块性质和范围以帮助治疗方法的选择：IVUS对病变性质的判断对治疗方案的选择是非常重要的，如严重的表浅钙化病变用球囊扩张不仅效果不佳，且可能发生严重的夹层分离，而高频旋磨是治疗表浅钙化病变最佳的治疗方法。对开口部位的软斑块，较适合定向旋切治疗，且IVUS可指导手术的进行。对分叉病变主支和分支血管病变累及范围的精确判断可用于指导手术方案的确定。

精确定量血管直径是IVUS指导介入治疗的重要依据。IVUS可对管腔直径、狭窄程度、"正常"参考血管的直径和介入后管腔直径能增加的程度作出正确的判断，选择更合适的器械。尤其是在目前药物洗脱支架（DES）应用越来越多的年代，未完全覆盖病变被认为是DES植入术后支架两端边缘发生病变内再狭窄的重要原因，使用IVUS指导显然对病变累及范围的判断明显优于冠脉造影，因此可能改善介入术的效果。然而，还没有前瞻性的研究结果显示须采用IVUS指导选择介入器械的大小以提高安全性和减少远期心脏事件。

（2）研究介入治疗扩大管腔的机制：IVUS可以直接观察到病变在介入治疗后形态所发生的改变，可用于研究介入治疗后管腔扩大的机制，如对大多数患者来说，球囊扩张所引起的夹层分离是其扩大管腔最主要或唯一的机制，而斑块的"挤压"或再分布所引起的管腔扩大并不常见，定向旋切和高频旋磨扩大管腔的主要机制是斑块的消除，支架植入术后管腔扩大最显著。

（3）指导介入治疗的过程：支架植入术是目前临床应用最多的介入治疗技术。由于造影剂可充填入支架和管壁之间存在的间隙，因此，造影无法识别支架的贴壁不良（图2-20），扩张不对称的支架在造影上结果也可表现为良好的结果。研究显示，如果IVUS证实支架放置非常理想，则可安全地降低全身抗凝的水平。这些IVUS研究结果推动了临床上支架植入术方法的改进，即常规使用高压球囊扩张以使支架完全扩张和贴壁。支架植入理想的IVUS标准包括：①支架贴壁良好；②支架最小的横截面积（CSA）与正常参照血管CSA（支架近端与远端CSA的平均值）之比>0.8；③对称指数（支架最小直径与最大直径之比）>0.7。IVUS也可用于指导定向旋切过程,避免过度切割导致血管穿孔等并发症的发生,IVUS对定向旋切后效果的评价也用于指导是否须进一步采用其他的介入治疗手段(如是否须植入支架)。

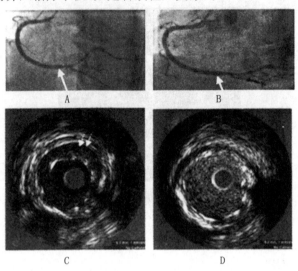

图 2-20　支架贴壁不良的血管内超声和造影图像

图 A 为 14 atm 扩张释放支架后的右冠脉造影图像;图 C 为白色实线箭头
所指部位的血管内超声图像,可见支架和管壁之间存在明显的间歇(白虚
线箭头);图 B 为经 20 atm 高压扩张后的造影图像,与 A 图像无明显差异;
图 D 相应部位的血管内超声图像,示支架与管壁之间贴壁良好

IVUS 也可用于指导主动脉疾病的介入治疗,心腔内超声显像可用于指导先天性心脏病的经导管封堵术、房间隔穿刺术,并可指导房颤的射频消融过程。

(4)并发症的监测:IVUS 证实成功的球囊扩张术后,40%～80%的病变存在夹层分离,通常发生在软、硬斑块交界处。IVUS 对夹层分离深度和范围的判断有助于指导下一步治疗方案的选择,指导支架植入的时机,以及植入的位置。IVUS 也可识别壁内血肿,指导采取进一步的治疗措施。

(5)晚期贴壁不良:如果支架的金属丝和管壁分离则称为支架贴壁不良,IVUS 是检出支架贴壁不良的最有价值的方法。随访过程中发现的支架贴壁不良有些可能是植入后即刻就存在的,往往发生于支架直径小于血管,或病变节段邻近血管局部存在瘤样扩张,这种贴壁不良容易发生在支架的近端。晚期获得的支架贴壁不良(late acquired incomplete stent apposition, LAISA 或 late stent malapposition,LSM)则指在随访过程中新发生的(图 2-21)。

LSM 的主要发生机制是由于血管 EEM CSA 的增加值超过支架周围"斑块＋内膜"面积的增加值,裸金属支架(BMS)术后 LSM 的发生率为 4%～5%,而 DES 植入术后 LSM 的发生率明显高于 BMS。SIRIUS 研究中,LSM 的发生率在 Cypher 组为 8.7%。发生 LSM 的部位支架内皮化不完全,可能与 DES 术后迟发晚期支架内血栓的增加有关。

(6)支架内再狭窄的评价:IVUS 研究结果显示,支架植入术后发生再狭窄的主要机制是支架内的内膜增生。目前所用的支架很少发生弹性回缩,事实上,采用抑制平滑肌增生的 DES 在临床上取得了很好地预防再狭窄发生的效果。

IVUS 测定的晚期管腔丢失明显较造影评价更有说服力。支架放置不理想尤其是扩张不充分是 DES 术后发生支架内再狭窄的重要原因,DES 术后支架内最小管腔面积<5.0 mm² 者发生再狭窄的可能增加。IVUS 研究结果显示,支架内内膜增生的形式在 DES 和 BMS 是不同的,BMS 的内膜增生在整个支架节段是均匀的,但 DES 对内膜增生的抑制在支架中间较两端边缘要强,不过均显著强于 BMS。须指出的是,目前所使用的 IVUS 的分辨率还不足以用于评价 DES 术后支架表面的内皮化程度。

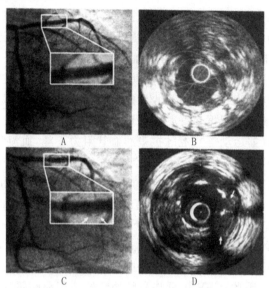

图 2-21　药物洗脱支架晚期贴壁不良的冠脉造影和血管内超声图像

图中 A 和 B 分别为左前降支植入支架后即刻的冠脉造影和血管内超声图像,造影所见支架植入处管壁光滑,血管内超声提示支架贴壁良好。图 C 和 D 分别为 9 个月随访时的冠脉造影和血管内超声图像,可见植入支架处血管壁不规则,呈锯齿样改变(白色箭头),相应部位的血管内超声图像(D)示支架面积与术前相似,但支架与管壁之间存在间隙(白色箭头),该间隙可被造影剂充填形成造影图像上的锯齿样改变

(五)血管内超声显像的局限性

IVUS 对图像判断依赖于相邻组织间声阻抗的差别,图像的重建是基于来自组织的声反射,而不是真正的组织,不同组织的声学特性(回声密度)可能相同,如低密度的病变可能代表冠脉内血栓,但也可能为富含脂质的软斑块。IVUS 不能可靠地识别血栓,不如血管镜。IVUS 的分辨率有时不足以分辨较小的斑块纤维帽的破裂、支架的内皮化情况等,而新型成像技术如光学相干断层扫描(OCT)的分辨率是目前所用的 IVUS 导管分辨率的近 10 倍,达到 10 μm,对检出细微的斑块破裂有重要价值。但行 OCT 检查时须暂时阻断血流,可能加重或诱发心肌缺血,且不能用于开口病变的检出,另外,OCT 的穿透力有限,有时无法观察到整个血管的形态。

二、冠脉内多普勒血流速度描记

(一)仪器和原理

多普勒血流测定仪器由两部分组成。一部分为信号处理仪器,发射和接收来自多普勒探头的信号并经处理得到血流速度和其他的参数,配备有显示、存储和打印设备。另一部分为送入冠脉的多普勒导管或导丝。早期曾采用 3F(1 mm)多普勒导管,目前已经成功地被多普勒导丝取代。多普勒血流描记仪器主要为 VALCANO 公司生产的 FloMap,多普勒导丝 FloWire(r)顶端的换能器发射并接收反射回的多普勒超声信号,传到仪器中,经快速傅立叶转换,以频谱的方式将血流速度显示在监视器上,可提供的参数包括平均峰值血流速度(APV)、舒张期和收缩期流速之比(DSVR)、近远端流速比(PDR)和血流储备(CFR)。新一代的 ComboMap 仪器,同时兼有血流测定和压力测定的功能,分别采用多普勒导丝和压力导丝进行测定;可同时测定血流速度和压力的导丝也已问世。

多普勒导丝 FloWire(r)为柔软、容易操作的导引导丝,顶端安装有压电晶体,频率为12～15 MHz,直径为 0.018 英寸或 0.014 英寸,顶端可为直型或预塑成 J 型。取样容积位于导丝顶端前方5.2 mm处,能精确测定高达 4 m/s 的血流速度。

冠脉内多普勒血流速度测定的原理是多普勒效应。根据多普勒效应,当多普勒信号到达移动的靶物质(如冠脉内的红细胞)后,探头接收到的反射频率与探头的发射频率之间会产生差异,即多普勒频移,从多普勒频移可根据多普勒方程计算血流移动的速度。

随心肌需氧量的增加(如运动等),冠脉扩张而血管阻力下降,血流量增加。冠脉阻力血管最大限度扩张情况下血流增加的能力即为冠脉血流储备(coronary flow reserve,CFR)。理论上,在冠脉血管的横截面积保持恒定的情况下,冠脉血流速度的变化程度和血流量的变化程度是相同的,因此,测定阻力血管最大限度扩张状态(即充血状态)下血流速度的储备可以反映血流量的储备,此时 CFR 的定义为充血状态与基础状态下的血流速度之比。当心外膜血管存在限制血流的狭窄病变时,远端的微血管扩张以维持静息状态下的基础血流,然而,最大充血状态下的血流会受到狭窄的影响,因而 CFR 会降低。同样,微血管功能障碍也可导致冠脉循环血流增加能力的受限,CFR 同样会降低。因此,CFR 可反映冠脉循环的功能和心肌的血流情况。

(二)检查方法

冠脉造影后,将指引导管放置到冠脉口,一般在冠脉内注射硝酸甘油后,将多普勒导丝送至冠脉内,注意多普勒探测的范围(取样容积的位置)是其前方 5 mm 左右。一般检查血管狭窄病变的远端、狭窄部位和近端的血流情况,加以对比分析。须将导丝顶端放在病变远端至少 2 cm的位置,以尽量减少狭窄后的血流涡流或跨狭窄射流的影响,且避免将导丝放在冠脉的分叉部位和开口位置。理想的多普勒血流频谱信号在每个心动周期中呈较致密的、易重复的、规则的频谱包络线(见图 2-22),同时可清晰听到多普勒声音。

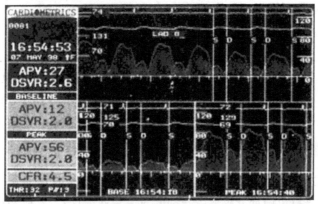

图 2-22　左前降支(LAD)的多普勒血流速度和血流储备图像
同时记录并显示血压和心率(APV:平均峰值血流速度;CFR:冠状动脉血流储备;DSVR:舒张期与收缩期血流之比;S:收缩期;D:舒张期)

在测定 CFR 时,先记录基础状态的血流参数,然后给予冠脉阻力血管扩张药物(最常用腺苷),待阻力血管达到最大限度扩张后,记录充血状态的血流参数,仪器可自动得出 CFR。在重复测定时,可采用趋势显示的模式,待观察到冠脉血流速度恢复到基础状态时可再次重复进行血流储备的测定。

(三)临床应用

冠脉血流储备可用于在导管室内评价冠脉循环的生理功能,在临床诊断和介入治疗过程中均有应用价值。

1.诊断方面应用

(1)冠脉微循环功能的评价:X 综合征的定义并不统一,传统上指有胸痛和心肌缺血的客观证据(运动试验阳性)但冠脉造影正常,且除外冠脉痉挛。越来越多的研究者认为 X 综合征的主要机制为冠脉微循环功能受损而导致的心肌缺血,也被称为"微血管性心绞痛",因此诊断 X 综合征的"金标准"应是冠脉造影心外膜血管"正常"的情况下,发现 CFR 降低。

(2)心肌梗死:急性心肌梗死直接介入治疗术后,尽管心外膜血流可恢复 TIMI 3 级,但仍可能存在微血管功能的障碍。有研究显示,心肌梗死后急性期和恢复期梗死相关冠脉的血流速度、血流形式和 CFR 的变化与心肌灌注和 ST 段的恢复有关,能预测微循环和收缩功能的恢复情况。

(3)旁路搭桥术:成功的旁路搭桥术可使冠脉的血流储备恢复正常。静脉桥和动脉桥血管静息状态下血流的形式存在差异,这可能是两者远期通畅性不同的影响因素。

(4)心脏移植:移植心脏冠脉 CFR 的改变可能有助于识别排异和弥漫性的冠脉粥样硬化(即移植动脉病,transplant arteriopathy),用于指导这些患者的干预性治疗。

(5)研究血管活性药物、体液因素等对冠脉血流的影响:联合应用冠脉内超声和多普勒血流测定的研究显示,硝酸甘油和麦角新碱主要影响心外膜冠脉,腺苷主要影响阻力血管。

(6)研究心肌桥对冠脉血流和储备功能的影响:心肌桥近端冠脉内血流频谱可出现特异性的指尖现象和收缩期逆向血流,硝酸甘油可激发收缩期逆向血流,心肌桥远端 CFR 可降低。

2.介入治疗中的应用

(1)评价临界病变:临界病变的处理是临床上的难题,须结合患者的临床症状、病变的性质(是否稳定)和功能(是否导致心肌缺血)综合考虑。CFR 是评价中等度狭窄或临界狭窄病变生理意义的可靠方法。CFR 能识别"罪犯"血管,指导临床进行有针对性的介入治疗。跨狭窄速度阶差和/或 CFR 正常提示狭窄病变对血流无限制作用,对这样的病变推迟介入治疗是安全的。由于微血管功能障碍可能和冠脉狭窄病变同时存在,加重 CFR 的降低,因此相对 rCFR(rCFR,病变血管狭窄远端 CFR 与同侧正常冠脉 CFR 之比)可能较 CFR 能更准确反映狭窄病变对血流影响的程度,rCFR 的正常值为 1,一般取 0.75 作为界限值,rCFR<0.75 时和负荷心电图、超声心动图或放射性核素检出的心肌缺血相关性良好,可作为临界病变须干预的参考。

(2)评价介入治疗效果:冠脉血流速度可用于评价介入治疗的结果,有报道在成功的球囊扩张、定向旋切、高频旋磨术后,APV 和 DSVR 能恢复正常。但 CFR 的恢复正常并不常见,而植入支架后,CFR 能得到进一步的提高。

介入治疗术后即刻 CFR 不能恢复正常的原因很多,同时存在的微血管功能障碍是原因之一,另外在介入治疗过程中可能诱发远端血管的微栓塞,或反应性充血状态,使基础状态下的血流速度增加,从而降低 CFR,这种情况下,随访过程中 CFR 可能有进一步的增加。

(3)并发症监测：冠脉内多普勒血流测定技术还可用于并发症的监测。FloMap 可设置为"趋势模式"以连续记录冠脉血流随时间的变化，用于在介入治疗后及时发现由夹层分离、血管痉挛、血小板聚集或血管张力变化所引起的造影上不明显的血流受损，对血流不稳定的患者采用放置支架或强化抗血小板治疗可能改善其预后。可采用多普勒血流监测存在"无复流"高危者的介入治疗过程，并评价冠脉内注射维拉帕米(异搏定)等治疗措施对血流恢复的作用。

(四)局限性

多普勒的局限性是其测定冠脉血流速度的变化而不是血流量的变化，血流速度的储备反映血流量储备的前提是基础和充血状态下冠脉的横截面积维持恒定。CFR 的影响因素较多，所有影响基础 APV 和充血 APV 的因素均可以影响 CFR，除了狭窄病变限制血流引起 CFR 降低外，微循环功能障碍也导致 CFR 的降低，同时存在微血管功能障碍和狭窄病变时，影响 CFR 对病变狭窄程度的判断。CFR 也可能对血流动力学条件的变化比较敏感，如心率、血压和心肌收缩力均可能影响 CFR。rCFR 则不受微血管功能的影响，可用于更精确评价狭窄病变的生理意义。另外 CFR 还缺乏公认的明确的正常值。在急性心肌梗死的患者行介入治疗中，CFR 在评价残余狭窄的功能意义方面的价值较小，因为这些患者梗死相关冠脉的 CFR 是受损的。

此外，冠脉内多普勒血流测定容易受技术因素的影响，如导丝头端的位置，冠脉的扭曲及信号的稳定性等，且不能用于同一血管多处病变的评价。处于研究阶段的冠脉阻抗指标应较 CFR 更能反映微循环功能。

（吴　桐）

第三章

经颅多普勒超声

第一节 经颅多普勒超声的原理

声波每秒钟振动的次数称为声音的频率,它的单位是赫兹(Hz)。我们的耳朵能听到的声波频率为 20~20 000 Hz。当声波的振动频率>20 kHz 或<20 Hz 时,我们便听不见了。因此,把频率高于 20 000 Hz 的声波称为超声波。通常用于医学诊断的超声波频率为 1~5 MHz。

一、TCD 检测的基本原理

(一)超声波特性

经颅多普勒超声(transcranial Doppler,TCD)的基本原理与 B 型超声等其他超声的物理基础相同,首先要有一种可以发射声波的装置作为基础。超声波具有良好的穿透能力,在遇到物体表面时超声束可以发生部分反射及散射现象。同理,当超声束遇到血流中的红细胞时也将产生此现象,而反射回来的声波则是多普勒频移信号产生的基础。

(二)多普勒效应

奥地利物理学家 Christian Andreas Doppler 首先描述了多普勒效应。即当振动源与接收体之间存在相对运动时,所接收到的回声频率与振动源发射的频率相比会发生改变,频率改变的大小与两者间相对运动的速度有关,这就是多普勒效应。声源与接收器之间彼此靠近时,频率增加;反之,频率下降。发射频率与接收频率之间的区别称为多普勒频移,当物体运动的速度越快,频移越大。多普勒频移是 TCD 检测血流速度的基础,TCD 的检测探头既是超声波的发生器,也是超声波的接收器,TCD 检测脑血流时,探头与血液中流动的红细胞之间存在相对运动,超声经过红细胞反射回来,并被探头内的接收器接收,根据发射与接收频率的变化,经过快速傅里叶转换,测定血流速度。

(三)快速傅里叶转换

J.Fourier 于 19 世纪首先提出了傅里叶转换的理论。主要是利用计算机对复杂信号进行一系列转换分析,将一个原始波分成多个不同频率的正弦波。1965 年库里研究出一种新的更加快速的计算方法,即快速傅里叶转换(fast Fourier transmission,FFT),利用仪器以每 10 毫秒为间隔对多普勒模拟信号取样一次,并转换为二进制的数字信号,由 FFT 把信号分成频率和振幅两个分量,从而产生实时的数字频谱显示。

(四)脉冲波多普勒

以往的研究认为超声波无法穿透颅骨,进而也无法检测颅内动脉血流情况,但利用脉冲波多普勒的特性可以实现穿透颅骨的目的,即脉冲式多普勒探头可以每间隔一段时间发放一次超声脉冲,此间隔时间即为脉冲波从探头到达声靶,然后再从声靶返回探头所需的时间。单位时间内发射脉冲波的次数称为脉冲重复频率(PRF)。脉冲波多普勒的这一特性使 TCD 能检测颅内某一特定场内的信号,从而可以检测到脑动脉内某一点的血流,并达到识别脑动脉的目的。TCD 检查仪将 2MHz 超声波发射频率与脉冲波多普勒相结合,使得超声束穿透颅骨检测颅内动脉血流成为可能。

二、描述脑血流的 参数及其临床意义

TCD 仪检测到的血流信号的信息以多普勒频谱的形式输出,分析中多普勒频谱常用的参数包括深度(depth)、血流方向(direction)、血流速度(velocity)、搏动指数(pulsatility index,PI)与阻力指数(resistant index,RI)、频谱形态和声频信号等。

(一)探测深度

探测深度就是从探头到检测血管内声靶(取样容积)之间的距离,是用来识别颅内不同动脉及同一动脉不同部位的重要参数,在检查过程中可以根据需要进行调节,但不可以无限制的增加。通常检测不同的血管有大致的探测深度范围,如大脑中动脉的检测深度为 $40\sim65$ mm,此深度基本为 MCA 的水平段,大脑前动脉的检测深度通常为 $60\sim70$ mm。血管的检测深度不是绝对的,因人而异,要根据情况灵活掌握。

(二)血流方向

血流方向是指被检测血管内血液流动方向相对于探头发射声波的方向。血流是有方向的,TCD 可以检测到血管内流动血流的方向,在 TCD 检测中通常将朝向探头方向的血流标记为正向血流,多普勒频谱位于基线以上称为正向频移;而将背离探头方向的血流标记为负向血流,多普勒频谱位于基线以下称为负向频移。在血管分叉部位检测出来的血流可以是双向的,代表着不同血管走行、不同血流方向的血流。

(三)血流速度

血流速度主要是指红细胞在血管中流动的速度,通常由 TCD 仪自动计算出来,由于探头发射频率是固定的,因此血流速度主要受多普勒频移和声束与血流夹角的影响。其中超声束与血管走行的夹角大小对所测量的血流速度影响最大,夹角越小,血流速度测量值越接近于实际血流速度,当夹角为直角时,理论上检测不到血流信号。因此,在检测时应注意调整好探测角度,当夹角<30°时,对所测血流速度影响不大。此外,血细胞比容、性别、年龄、不同呼吸状态及心功能状态对血流速度均有影响,随年龄增长,血流速度逐渐减慢。

血流速度是 TCD 检测中判断血管病变的最重要参数,特别是当血管管径出现明显变化时,可造成血流速度的显著改变。TCD 检测中常用的血流速度又包括收缩期峰值血流速度(systolic velocity,Vs)、舒张期血流速度(diastolic velocity,Vd)和平均血流速度(mean velocity,Vm)。Vs 指心脏收缩血管内血流瞬时达到的最高的血流速度,Vd 指舒张末期或下一次收缩期前的血流速度,Vm 是平均了所有在整个心动周期内出现的速度信号的结果并由计算机自动测量计算出来的,也可以由以下公式计算出:$Vm = (Vs + Vd)/3$。

(四)搏动指数和阻力指数

搏动指数（pulsatility index，PI）和阻力指数（resistant index，RI）是描述频谱形态的参数，通常是由血流速度计算出来，计算公式为：$PI=(Vs-Vd)/Vm$，$RI=(Vs-Vd)/Vs$。PI值主要受收缩期和舒张期血流速度差的影响，差值越大，PI值越大；差值越小，PI值也越小。因此，PI值可以反映血管内血流压力灌注情况或远端血管的阻力大小。正常情况下颅内血管的血流频谱为相对低搏动性波形（PI值为0.55～1.05），而外周血管（颅外颈动脉或肢体血管）为相对高搏动性或高阻力波形（PI值通常大于1.05），颅内正常搏动指数和阻力指数的频谱见图3-1。在病理情况下，低阻力频谱可见于动静脉畸形供血动脉、大动脉严重狭窄或闭塞后远端灌注明显不足的血管内血流及开放的侧支循环（图3-2）；而高阻力频谱则见于颅内压增高、大动脉严重狭窄或闭塞的近端血管，以及长期高血压患者（图3-3）。可见，除血流速度和血流方向之外，PI值是分析TCD血流频谱的另一个非常重要的参数。

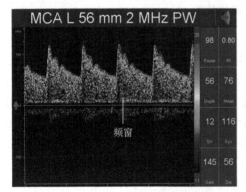

图 3-1　正常血流频谱可见频窗

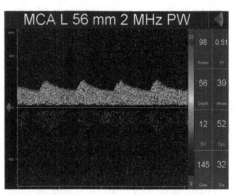

图 3-2　低阻力血流频谱

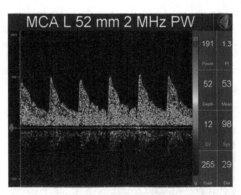

图 3-3　高阻力血流频谱

TCD所检测出来的血流频谱是经过一系列转换过程所显示出来的血管内血流信号，因此血流频谱的形态往往反映血液在血管内流动的状态。

(五)血流频谱形态和声频信号

1.正常血流频谱形态

血流频谱是用速度-时间图来表示，纵坐标代表血流速度，横坐标代表时间，正常的血流频谱呈直角三角形，心脏收缩血管内的血流速度短时间内达到高峰，形成收缩期峰值流速 S_1 峰，血管弹性回缩，血流瞬时增快形成 S_2 峰，心脏舒张血流速度逐渐减慢，到舒张末期血流速度最低形成

D峰。血流频谱周边(即包络线)代表该心动周期内实时最快的血流速度,基线则代表血流速度为零,从基线到包络线之间代表取样容积内不同血流速度的红细胞(图3-4)。

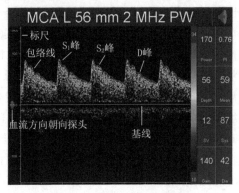

图 3-4 解读正常血流频谱图

2.血流频谱信号的表示方法

频谱信号的强度用颜色表示,通常 TCD 频谱信号从基线至外围包络线的颜色变化为蓝色-黄色-红色。其中,包络线附近为多数红细胞反射的较强信号,呈红色;靠近基线附近为血小板、血浆等反射的较弱信号,呈蓝色,在频谱上类似透亮的窗户,称为"频窗"(见图3-1)。TCD 血流频谱形成这种状态的原因是由于正常情况下血液在血管内流动呈层流状态,即大量红细胞处于血管中央,且流动速度最快,血小板和血浆等成分位于血流的周边部分,血流速度相对缓慢,且血管内血流速度是呈梭形逐渐减慢的。由于正常情况下大多数红细胞处于血流层的中央区,呈快速流动状态而只有极少部分贴近血管壁的红细胞呈低流速状态,因此,TCD 频谱表现为红色集中在包络线附近,而基线附近呈现蓝色透亮状态的层流状态。

3.异常血流频谱-涡流频谱

当血管出现严重狭窄时,正常层流状态被打乱,TCD 频谱也会出现相应改变。狭窄部位血流速度增快,狭窄后血管内径的复原使部分红细胞处于一种涡漩的反流状态,或大量红细胞处于低流速状态,且血流的方向不一致。TCD 血流频谱完全失去了正常层流时的形态,基底部"频窗"消失,表现为紊乱的血流频谱,严重狭窄时,大量红细胞处于低流速状态,且血流的方向不一致,频窗被双向的红色涡流所替代,形成涡流频谱(图3-5)。

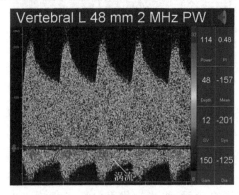

图 3-5 紊乱血流频谱可见涡流

4.声频

正常的血流状态为层流,在进行脑血流检测时可以听到柔和的乐音,当血管发生病变时,多普勒声频也会发生变化,血管狭窄后的声频粗糙,严重狭窄还可以伴有低调轰鸣样杂音或高调乐性、机械样甚至鸥鸣样杂音信号,这些声频信号的出现往往也提示血管的器质性病变。

三、操作过程中需要调整的参数及其临床意义

TCD 检测过程中还有一些较为重要的参数可以进行调整,以达到最佳检测效果。这些参数主要包括以下几项。

(一)包络线

包络线(envelope)是包围在血流频谱最外围的一条曲线,是将 TCD 检测到实时最高血流速度连接起来所形成的一条曲线。TCD 仪是根据包络线计算血流速度的,TCD 所检测到的血流速度值是取样容积内实时最高的血流速度。在 TCD 检测过程中,通过适当的参数调整使包络线完整、准确的包围在频谱的外缘,这样 TCD 仪所测定的血流速度才会准确。当血流频谱信号较弱或血流频谱紊乱严重时,包络线不能完整、准确地包绕频谱,测得的血流速度值欠准确,此时可利用手动测量功能,通过手动测量方法使血流速度的测定相对准确。

(二)增益

增益(gain)的含义是 TCD 仪屏幕信号显示强度,可以在操作过程中进行调整。增益高,则整个屏幕信号强;增益低,则整个屏幕信号弱。合适的增益大小可以使包络线完整的包在多普勒频谱的最外围,且频窗显示良好。过高或过低的增益都会影响血流频谱的显示和血流速度的测量,造成测量结果的不准确。

(三)基线

基线(zero baseline)即零位线,此处代表血流速度为零,通过上下移动基线可以使较高流速的血流频谱在屏幕上完整显示,但当流速过高,特别是基线上下的流速都较高时,往往需要调节纵坐标的血流刻度尺比例来完整显示频谱,单纯通过下移基线难以显示基线下方的血流频谱。

(四)刻度尺

纵坐标的刻度通常表示血流速度,一般用厘米/秒(cm/s)来表示,也可以切换成频移,以赫兹(Hz)表示。通过调整刻度尺(scale)的比例可以缩小或放大血流速度的显示方式,使血流频谱信号尽可能清楚准确地显示血流状态,减少由于流速过快而造成的收缩峰频谱的上下混叠现象。当然,刻度尺不能无限制的增减,通常是与 TCD 仪的设置和检测深度相关。

(五)取样容积

取样容积(sample volume,SV)是指脉冲超声波在某一深度时所能检测到的范围。其宽度不可调整,轴长度(mm)可以调节。通常 TCD 仪的取样容积范围在 10~15 mm。取样容积大,可以使探头超声发射的功率增加;取样容积小,则有助于区分两条比较接近的血管,在鉴别血管方面有一定价值。

(六)扫描速度

通过调整屏幕扫描速度(sweep speed)的大小,可以根据需要使一次显示在屏幕上的频谱数目发生变化,这样有利于检测者观察某一试验所带来的变化趋势。

(七)功率

功率(power)是指 TCD 仪输出的超声功率,增大发射功率可以增强超声波的穿透力,特别

对于声窗不良者,可以通过增大功率以达到较为清楚地显示血流的目的。但 TCD 仪功率输出是有允许范围的,不能无限制的加大。要掌握一点原则,行 TCD 检测时在血流频谱基本显示清楚的前提下,最好使用较低的输出功率,这也有利于延长仪器和探头的使用寿命。

血流频谱中数据箱内的参数及其意义见图 3-6。

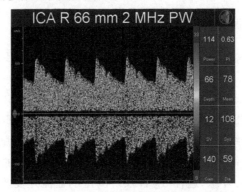

图 3-6　血流频谱中数据箱内的参数及其意义

PI,搏动指数;Power,功率;Mean,平均血流速度;Depth,深度;SV,取样容积;Sys,收缩期峰值流速;Dia,舒张末流速;Gain,增益

(吴　桐)

第二节　TCD 检测方法及颅内外血管的识别

TCD 通过特定的检测部位——声窗检测颅内外的血管,通过超声探测血管内血流信号,通过计算机的处理和转换,血流信号形成多普勒频谱及声频输出,依此测定血流速度、血流方向及血流状态。TCD 就是根据不同的检测部位、频谱形态、血流方向、声频并结合压颈试验综合识别检测血管,并判断有无发生病变。由于 TCD 不能显示血管的二维解剖结构,不能对血管进行精确定位,因此,TCD 对颅内外血管检测的可靠性更多依赖操作者的检测水平。

一、TCD 检测脑血流的部位——声窗

由于颅骨对超声的衰减作用,声波难以通过颅骨对颅内脑血流进行检测,限制超声在神经科领域的应用。直到 1982 年,挪威学者 Aslid 首次将低频发射频率与脉冲多普勒结合,使声波通过颅骨相对薄弱部位,检测到颅底大动脉血流信号,这些颅骨相对薄弱的部位称为声窗。常用的声窗有颞窗、眼窗、枕窗和下颌下窗。

(一)颞窗

颧弓上方眼眶外缘与耳翼之间。通常将颞窗人为地分为前、中、后三个窗。前窗位于颧骨前突的后面,靠颧骨顶部;后窗位于耳翼前面,紧贴耳根部;中窗位于前窗与后窗之间。通常未成年者经前窗进行检测效果更好,而成年人,特别是老年者后窗的检出率更高些,这是由于后窗位于耳屏前缘,骨质最薄,声束穿透性最好。颞窗受年龄、性别和种族等因素影响较大。老年人,尤其是绝经后女性,颞窗往往明显缩小,不易检测,仅能从后窗中得到信号,且有时信号衰减较为明

显，信号模糊，部分患者的颞窗闭合，导致探测失败。经颞窗检查时患者通常取仰卧位。通过双侧颞窗可以分别检测大脑中动脉（MCA）、大脑前动脉（ACA）、大脑后动脉（PCA）和颈内动脉（ICA）终末段，在侧支循环开放的情况下也可以检测到前、后交通动脉（AcoA、PcoA）（图 3-7）。

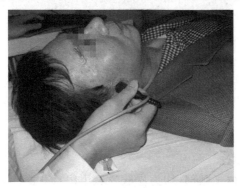

图 3-7　颞窗

(二)眼窗

位于眼球的正上方，检查时嘱受检者闭眼且眼球朝下转动，探头置于闭合的眼睑上，轻压眼球，探头方向朝正下方或略向内侧偏斜即可从眼窗进行血管的检测。通过眼窗可以检测眼动脉（OA）和颈内动脉虹吸段（siphon carotid artery，SCA），在颞窗闭合血流信号探测失败的情况下，也可以经眼窗探测对侧的 MCA 和 ACA，此时探头方向要向对侧偏斜，通常检测深度也要加深到 70~80 mm 以上。SCA 包括海绵窦段（C4 段）、膝段（C3 段）、床突上段（C2）。此外利用 4MHz 探头在眼睛的内眦部可以检测到 OA 的分支滑车上动脉（supratrochlear artery，STrA）。通过眼窗进行检测时，应尽可能应用低的声波强度，一般常规检测能量的 10% 即可，随探测深度加深，多普勒信号变得不清晰，这时可适当增加检测能量，最多不超过 20%，否则易造成眼球的损害，另外检测时间也不宜太长（图 3-8）。

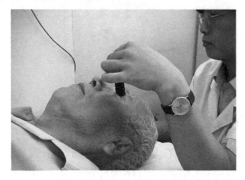

图 3-8　眼窗

(三)枕窗

位于枕部的骨性标志枕骨粗隆下方，发际上 1 cm 左右，探头置于枕窗中央部朝向枕骨大孔或置于两旁（枕旁窗）。经枕窗检测时受检者一般取坐位，头颈部放松稍向前屈，下颌略向胸部抵近。病情危重或行动不便者也可采用侧卧位，同样将下颌抵向胸前，保持头颈部的前屈位置。通过枕窗及枕旁窗可以检测双侧椎动脉（VA）和基底动脉（BA），也能检测小脑后下动脉（PICA），但不够恒定（图 3-9）。

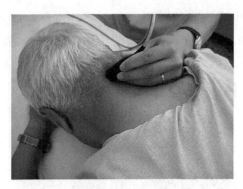

图 3-9 枕窗

(四)颅外颈动脉检测部位

颅外颈动脉的检测部位位于颈部,均为皮肤及软组织,因此正常情况下检出率接近100%。探头置于胸锁乳突肌内侧缘或轻压于胸锁乳突肌上是检测颈总动脉(CCA)的部位,通常可以感觉到CCA明显的搏动;探头沿颈部向上移动抵在下颌角下的部位(下颌下窗)(图3-10),此部位是检测ICA颅外段(extracranial internal carotid artery,EICA)和颈外动脉(ECA)的部位。探头朝下置于锁骨上窝,可获得锁骨下动脉(SubA)和椎动脉(VA)起始部的血流信号,但由于走行变异较大,VA起始部的检测往往较为困难,易造成漏诊。此外,在耳屏后下方,即骨性标志乳突下1 cm左右还可以检测到VA环枢段血流信号。

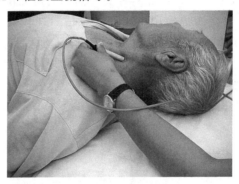

图 3-10 下颌下窗

二、TCD 检测脑血管的方法及识别

供应脑组织的血管根据部位分为颅内段与颅外段,对颅内血管的检测用2 MHz探头,颅外血管的检测通常用4MHz探头完成,检测的顺序为先颅外后颅内,双侧检测,检测时应比较双侧同名动脉频谱形态、血流速度是否对称。

(一)TCD 对颅外颈动脉的检查方法和识别

前面的介绍中已经提到TCD所能检测到的颅外颈动脉主要包括:颈总动脉(CCA)、颈内动脉(ICA)、颈外动脉(ECA)、锁骨下动脉(SubA)、椎动脉起始部(VApro.)和VA环枢段。除上述常规检测血管外,必要时还要检查眼动脉(OA)的分支滑车上动脉(STrA)、ECA的分支枕动脉(occipital artery,OcciA)以及桡动脉(radial artery,RA)。

TCD在检测颈动脉时,通过探头检测位置、血流方向、所检动脉血流频谱形状和辅助压迫试验的反应等来识别血管。

1.颈总动脉(CCA)

在胸锁乳突肌内侧缘 CCA 搏动明显部位涂抹适量超声耦合剂,探头方向朝下,首先检查 CCA 近端,然后探头朝向头部并略偏向中线,向上轻轻滑动探头,检测 CCA 远端至颈动脉分叉处,完成 CCA 全长检测。当探头方向朝下时,检测到的血流频谱方向朝向探头;当探头方向朝向头部时,则检测到的血流频谱方向背离探头。由于 CCA 既供应颅内血管,又供应颅外血管,因此其血流频谱形态介于 ICA 和 ECA 之间,搏动指数较 ECA 低,但较 ICA 高(图 3-11)。

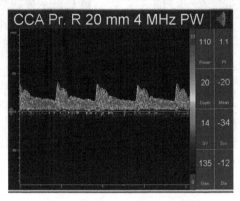

图 3-11　正常 CCA 的血流频谱

2.颈内动脉起始段(EICA)

完成 CCA 检测后,探头方向朝上并向上移动抵至下颌角下方部位,此处大多数人 CCA 早已分叉并分别发出 ICA 与 ECA。通常 EICA 位于后外侧,ECA 位于前内侧。因此,检查 EICA 时探头角度稍向后外侧倾斜,而检查 ECA 时探头角度斜向前内侧。EICA 血流方向朝向颅内走行,因此 TCD 检测到的频谱方向背离探头(图 3-12)。由于 ICA 是颅内供血动脉,因此血流频谱与颅内血管,如大脑中动脉(MCA)相似,在检测 EICA 时注意不要过于偏向后方,否则易与 VA 混淆,特别是当 EICA 闭塞时,VA 血流速度可代偿性增快,此时容易将在 EICA 后方走行的 VA 误认为是正常 EICA,导致误诊。

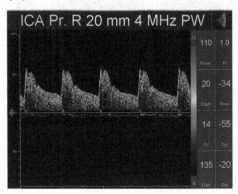

图 3-12　正常 EICA 的血流频谱

3.颈外动脉(ECA)

完成 CCA 检测后,探头继续向上移动至下颌角下部位,在检测到 EICA 的同一水平使探头角度向前内侧倾斜,此时可以检测到 ECA。ECA 的血流方向为背离探头。ECA 供应相对高阻力的颌面部血管,因此呈收缩期高而舒张期低流速的血流频谱,即高搏动性高阻力血流频谱特点(图 3-13)。此外,在鉴别 ECA 与 ICA 时还可以通过在颧弓上方耳前震颤压迫 ECA 的分支颞浅动脉试验,若所检动脉血流频谱随着对颞浅动脉的压迫而出现明显锯齿样震动波,可以证实该血管为 ECA(图 3-14)。EICA 在做上述试验中不出现明显的扰动波。ECA 在颈部有数条分支动脉,如甲状腺上动脉、面动脉和枕动脉等,这些分支通常不作为常规检查内容。

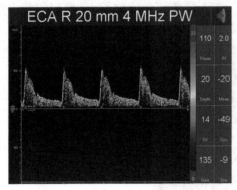

图 3-13 正常 ECA 的血流频谱

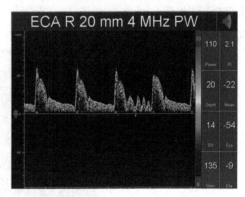

图 3-14 震颤压迫颞浅动脉时 ECA 的锯齿样震动波

4.锁骨下动脉(SubA)

检测一侧 SubA 时患者头部稍向对侧转动,将探头朝下置于锁骨上窝,可以检测到血流方向朝向探头的 SubA 起始段血流信号,SubA 近端的血流方向是朝向探头的。除了发出 VA 外,SubA 主要供应上肢血管,因此是典型的外周血管的血流频谱形态,收缩期高尖,舒张早期血流返转,频谱形态呈烟囱样或钉子样,搏动指数很高,声音听起来高调而短促(图 3-15)。在检测完 SubA 近端血流后,可以将探头稍向外移,并将角度朝向外侧肩部,此时可以检测 SubA 远端血流信号,与近端不同,为背离探头的血流信号。

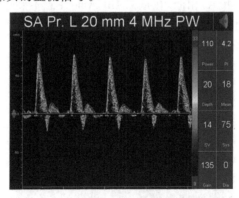

图 3-15 正常 SubA 近端的血流频谱

5.椎动脉(VA)起始部

VA 由 SubA 发出,可以在锁骨上窝探测到 VA 起始段血流信号。在检测到 SubA 起始段血流后将探头稍向内上提起,可以检测到 VA 起始段,由于 VA 主要供应颅内血管,因此其血流频谱形态类似 VA 颅内段血流信号,但阻力又稍高。由于在锁骨上窝根据不同的探测角度既可以检测到 CCA 近端,又可以检测到 VA 起始段血流,因此,利用 TCD 技术探测并识别 VA 起始段的难度较大,但可以通过其频谱形态并辅以 VA 环枢段压迫试验加以鉴别。震颤压迫 VA 环枢段的试验方法是在锁骨上窝检测到 VA 起始段血流后,另一只手在乳突下后方 1 cm 处震颤压迫同侧的环椎环,如果是 VA 血流频谱,会随着震颤压迫动作而出现锯齿样扰动波,证实该血管为 VA(图 3-16)。部分患者该部位肌肉很发达或环椎环位置较深,震颤压迫该部位后 VA 起始部扰动波可能不明显。虽然要明确用 TCD 的 4 MHz 探头在锁骨上窝 VA 起始部位检测到的血流信号是否真正为 VA 的血流有时非常困难,特别是对初学者而言,但由于 VA 起始段是闭塞性病变的好发部位,所以仍要尽可能熟练地掌握 VA 起始段检测技术,并将其作为常规检查项目。

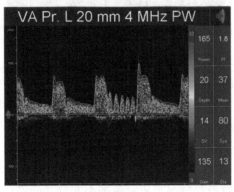

图 3-16　正常 VA 起始段血流,当震颤压迫环椎环时,出现锯齿样扰动波

(二)TCD 对颅内动脉的检查方法和识别

TCD 经颞窗等声窗所能检出的颅内动脉主要包括:大脑中动脉(MCA)、大脑前动脉 A1 段(ACA1)、颈内动脉终末端(TICA)、大脑后动脉(PCA)、眼动脉(OA)、颈内动脉虹吸段(SCA)、椎动脉(VA)颅内段以及基底动脉(BA),此外有时还能检测出小脑后下动脉(PICA)和后交通动脉(PcoA)。

1.大脑中动脉(MCA)

TCD 可以检测到 MCA 的主干(M1 段)及起始段和部分接近分叉处(M2 段)的血流信号,不能检测到更远端的 MCA 分支动脉或深穿支动脉。TCD 检测 MCA 时被检查者通常取仰卧位,以 2 MHz 探头进行检测,涂适量超声耦合剂于颞窗,手持探头水平置于颞窗,方向基本平直并指向对侧,在前颞窗或后颞窗进行检测时探头方向可分别略向下或向上倾斜。稍加压力于探头,在深度 45~65 mm 范围内检测到朝向探头的血流即是 MCA。检测到 MCA 血流后继续增加探测深度达到 60~70 mm 时常同时出现血流方向与之相反,频谱位于基线下方的另一条血管(ACA),此时已达 MCA 起始部位。MCA 变异很少见,走行平直,所以是最容易稳定检出的血管之一,但同时 MCA 也是动脉粥样硬化病变中最易受影响的颅内血管,MCA 狭窄的发生率很高且可以发生在起始到远端的任何节段,因此常规检查中必须检测 MCA 全长。同时为避免出现错误,在检出血流信号后还应常规进行压颈试验以确认。当压迫同侧 CCA 时 MCA 血流速度立即明显下降,解除压迫后血流速度恢复正常,或稍超过压迫之前的血流速度(图 3-17);如果压迫同侧 CCA,MCA 血流速度未见明显下降,则应考虑到所检动脉并非 MCA 或同侧 ICA 起始段闭塞可能。此时还要压迫对侧 CCA 并结合其他所检动脉血流动力学的变化来综合判断分析。

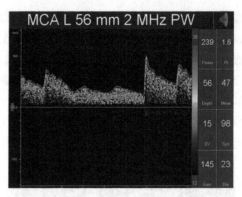

图 3-17　MCA 压颈试验后的正常反应

　　检测 MCA 时需鉴别的血管主要有 TICA 和 PCA。检测 TICA 时的探头角度通常略朝向前下,压迫同侧 CCA 后血流速度可降至零,但同时立刻有高速且频谱形态略显紊乱的代偿血流出现,而 MCA 在压迫 CCA 时血流始终不会降为零,仅表现为明显流速降低搏动性下降的低平血流信号,此不同点可与 TICA 鉴别。由于存在侧支循环血流,压迫 CCA 时同侧 MCA 血流速度不能减低到零位线,仅表现为血流速度降低并呈现低搏动样改变。检测 PCA 时的探头方向通常朝向后枕部,压迫同侧 CCA 后多数情况下血流速度不变或增高,可与 MCA 鉴别。

　　2.颈内动脉末端(terminal internal carotid artery,TICA)

　　在探测出 MCA 后,继续增加检测深度至 60~70 mm,可在基线下方又出现一条背离探头信号的血流(ACA),此时可将探头角度略向前下方倾斜,MCA 血流信号消失后又有一新的血流信号出现,该血流信号即 TICA。TICA 的血流方向为朝向探头。检出 TICA 后压迫同侧 CCA 后其血流速度可短暂降低至零位线(图 3-18),并立即出现代偿血流,这也是鉴别 MCA 起始段与 TICA 的方法。

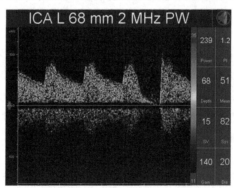

图 3-18　ICA 压颈试验后的正常反应

　　3.大脑前动脉(ACA)

　　在探测出 MCA 后,继续增加检测深度至 60~70 mm 左右,此时将探头角度稍向前上方倾斜,会出现与 MCA 方向相反的血流信号,位于基线下方,血流方向背离探头,即为 ACA。通常 TCD 所检测到的是 ACA-A1 段。检出 ACA 后同样可以经过压颈试验证实:压迫同侧 CCA 后血流速度下降甚至反转可以证实为同侧 ACA,反转的 ACA 血流还证明了 AcoA 的存在并开放(图 3-19),如果压迫对侧 CCA 后所检测 ACA 的血流速度增高(图 3-20),同样也可以证实该血流信号为 ACA,并且 AcoA 开放。

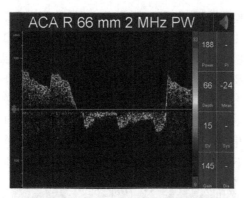

图 3-19 压迫同侧 CCA 后 ACA 血流下降并翻转到基线以下

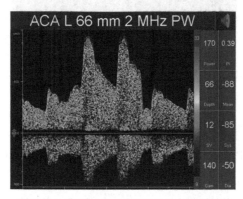

图 3-20 压迫对侧 CCA 后 ACA 流速增快

正常情况下 ACA 血流速度较同侧 MCA 慢,但 ACA 解剖变异大,双侧 ACA 血流速度常不对称,如一侧 ACA1 缺如,双侧 ACA 远端由一侧 ICA 供血,出现一侧 A1 段检测不到血流,而另一侧 ACA 由于供应双侧 ACA 远端,血流速度超过同侧 MCA 的情况。

AcoA 发育不良或缺如,双侧 ACA 由同侧 ICA 供血,通过压颈试验可以证实。探测到 ACA后,压迫同侧 CCA,ACA 血流速度减低到基线水平,但不反转至基线以下(图 3-21),压迫对侧CCA,血流速度无明显改变。

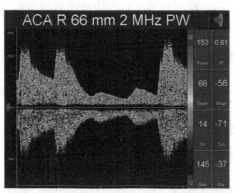

图 3-21 AcoA 发育不良,压迫同侧 CCA,ACA 流速下降,但不逆转

4.大脑后动脉(PCA)

在检测完 ACA 后,将探头角度向枕后部倾斜,即将探头尾部向上抬起,向后转动 10°~30°,

在深度 60～70 mm 处可以检测到 PCA 的血流信号,通常 ICA 分叉处与 PCA 之间有一段无信号区。PCA 经 PcoA 分为 P1 段和 P2 段,发出 PcoA 之前称 PCA-P1,之后称 PCA-P2。PCA 的 P1 段血流方向朝向探头为正向血流频谱,而 P2 段血流方向背离探头为负相血流频谱。所以经颞窗检测到的 PCA 血流信号可为正向或负向血流信号。正常情况下,PCA 的血流速度同 MCA 比较明显慢。检出 PCA 后压迫同侧 CCA 后血流速度不变或增高,可帮助证实所检血管为 PCA。若行压颈试验时 PCA 血流速度增高(图 3-22),则可以初步判定 PcoA 发育良好,若行压颈试验 PCA 血流速度无变化,说明存在 PcoA 不发育或缺如。当然若 PCA 存在发育变异的情况,如由 ICA 参与供血,则压颈试验也可以引起 PCA 血流速度的下降。

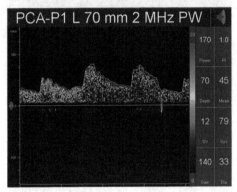

图 3-22　在后交通动脉存在的情况下,压迫同侧 CCA,PCA 血流速度增高

5.椎动脉(VA)及基底动脉(BA)

TCD 可经枕窗或枕旁窗检测 VA 颅内段和 BA。通常受检者取坐位检测(重症或行动不便者可选择侧卧位),以 2 MHz 探头放置在枕骨粗隆下及旁开处,向前下方朝向枕骨大孔或对准鼻梁,选择深度范围 55～80 mm,通过调整检测角度,首先可以分别获得左右侧呈负向血流频谱的 VA 血流信号(图 3-23)及正向的 PICA 血流频谱,相对于 VA,PICA 检出率略低些。当检出一侧 VA 后,探头保持位置不变或略向中央移动及倾斜,最好以连续的 VA 血流信号为基准,逐渐增加检测深度,在深度增加至 80～110 mm 范围可以获得负向的相对 VA 流速略微升高的 BA 血流信号(图 3-24)。在检测 VA 和 BA 时,要尽量检查全长,而不能只取一点,特别是在进行 BA 检测时探测深度应尽量加深,一直检测到 BA 血流信号消失或被前循环血流信号替代,避免漏掉狭窄节段。有时可在枕窗探查到低流速/低搏动的静脉血流。

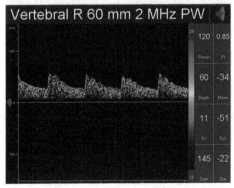

图 3-23　正常 VA 的血流频谱

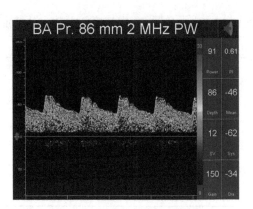

图 3-24　正常 BA 的血流频谱

在进行 VA 检测时,还应注意区分双侧 VA,不能混淆,并应注意以下几点:①尽量减小取样容积,这可使超声束的取样范围缩小,更易聚焦于其中一条 VA;②适当调节检测深度,检测 VA 时当深度加至 70 mm 以上时有可能检测至对侧 VA;③注意探头探测角度,过于向对侧倾斜的超声探测角度容易检测出对侧的 VA 血流信号并与同侧混淆;④当一侧 VA 闭塞时,更容易将存在的另一侧 VA 血流信号记录成双侧的 VA 血流信号。

6.眼动脉(OA)及颈内动脉虹吸段(siphon carotid artery,SCA)

TCD 经眼窗可检测 OA 和 SCA 血流信号。检查时受检者通常取仰卧位,嘱受检者轻轻合上双眼,眼球向下眼睑方向转动,涂抹足量超声耦合剂于闭合的眼睑上,然后轻轻的垂直放置 2MHz 探头,探测方向朝正下方或略向内偏斜。当探测深度在 40～55 mm 时,可检测出一朝向探头,较低流速且搏动性较高呈高阻力型的血流信号,即为 OA(图 3-25)。继续增加探测深度至 55～65 mm 可出现朝向探头或背离探头或双向的颅内动脉血流频谱特点的血流信号,即为 SCA,压迫同侧 CCA 血流速度立即下降即可证实。在颞窗探测失败的情况下,还可以通过一侧眼窗来探查对侧前循环颅内动脉的血流信号。方法是将探头位置略向眼眶外眦部移动,并将探测角度向对侧倾斜,加深深度至 70～85 mm,可以检测到对侧 ACA 和 ICA 分叉部及部分节段的 MCA,此时还需要做颈动脉敲击或压迫试验来帮助鉴别是否为对侧前循环的血管。

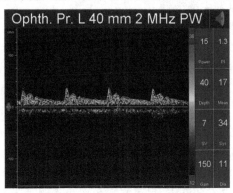

图 3-25　正常 OA 的血流频谱

TCD 常规检测颅内动脉深度、血流方向及速度的正常值范围见表 3-1。

表 3-1   TCD 常规检测颅内动脉深度、血流方向及速度的正常值范围

动脉	深度(mm)	血流方向	Vm(cm/s)
MCA M1 段	45～65	朝向探头	80～100
ACA A1 段	60～70	背离探头	60～80
ICA 虹吸部	55～65	双向	60～80
OA	40～55	朝向探头	20～30
PCA	60～70	朝向、背离或双向	50～70
BA	80～110	背离探头	50～70
VA	55～80	背离探头	50～70

(三)TCD 检测颅内外血管时应注意的问题

(1)若要得出正确的 TCD 诊断结论,需要在检测过程中对颅内外血管进行全面的检测,遇到颞窗透声不良时应尽可能利用对侧颞窗或眼窗检测以尽可能多的获得颅内血管的血流动力学参数。

(2)经颞窗检测时探头应避免太向前或太向后或过于倾斜的成角。不要盲目记录首次获得的血流信号。要尽可能寻找流速较高、频窗清楚、频谱形态良好及声频信号清晰的血流信号,遇到信号较差、包络线不清楚有可能影响到流速测量时,应采用人工或手动测量模式,以尽可能地获得准确的血流速度。

(3)在检测过程中深度的增加应是渐进的,并应尽量避免由于检测深度的改变而丢失信号,如果可能,在同一声窗上沿着受检动脉边增加探测深度,边轻轻地变换探头角度进行探查。如果血流信号丢失造成探测困难,应将探测深度重新减回到起始探测深度,再行检测。

(4)在检测过程中,应常规使用 CCA 压迫试验、颞浅动脉压迫试验和其他动脉的震颤压迫试验等辅助手段来帮助判断所检动脉的准确与否及侧支循环的开放情况。在行 CCA 压迫试验时,应注意压迫颈动脉的位置,尽量接近 CCA 的近端,避免压迫颈动脉球部,避免压迫和刺激气管,压颈的动作应轻柔而有效,避免因压迫位置不佳和动作粗暴引起患者的不良反应。压颈试验有引起卒中并发症的报道,但发生率极低。

(5)如果某侧的颞窗透声差、缺失或不可用时,可通过对侧颞窗探查该侧的 MCA/ACA 信号。没有图像引导时,穿越中线的检查难度很大。可以通过测量患者的头颅直径来判断中线的深度。大多数成年人的中线位置在 70～80 mm 深度处。一旦检测深度超越了中线,血管方向的识别就要颠倒过来:对侧 A1 段 ACA 是朝向探头的(75～85 mm),而其他血管均背向探头,包括 M1 段 MCA(85～105 mm)、TICA(80～85 mm)、P1/P2 段 PCA(75～83 mm)。经颞窗在中线深度可以探及朝向探头方向的 BA 终点和 P1 段 PCA 的起始部的血流信号。

(6)经眼窗检测血管时 TCD 仪超声波的发射功率应控制在 5%～10%,一般不要超过 20%,耦合剂要充分涂布在探头和检测部位上。注意用力不要过大,时间不要过长,以免探头对患者的眼球压力过大引起患者不适或不良反应,尽可能避免对患者眼球带来损害。

(7)对于儿童患者,由于其头围较成年人明显小,所以应减小起始探测深度。

(8)TCD 检测时没有探查到血流信号,并不一定代表受检动脉闭塞,需重复检测信号缺失的动脉段。

(9)在血管的血流信号可以较为清楚检出的前提下,TCD 仪的探头输出功率和增益不要设

置得过高,以延长探头和仪器的使用寿命。如果信号弱,可增加取样容积,降低屏幕扫描速度,加大增益,获得"增强"的信号并使用人工测量。

总之,TCD检测过程中血管识别的准确性和血流速度检测结果的可靠性都取决于操作者的熟练程度和技术水平。只有通过对血管解剖的深入学习,总结检查手法的体验,才能获取足够的操作经验。

三、压颈试验在脑血流检测过程中的作用

颈总动脉压迫试验,简称为压颈试验。操作方法是在行颅内血管检测时以一手的示指和中指沿胸锁乳突肌内侧缘触摸在CCA搏动最明显的部位,以示指略微固定住CCA,同时以中指向下压住CCA,将其按压在颈椎的横突上,阻断其血流,同时观察颅内血流的变化。在做压颈试验时根据需要可分别行同侧压颈试验和对侧压颈试验,即行一侧颅内动脉检测时可以分别压迫同侧CCA和对侧CCA以观察颅内血流变化。行压颈试验时要注意按压CCA的部位尽量靠近其近心端,避免刺激颈动脉球部,以免引起心率、血压等变化;此外,静止按压CCA的时间不宜过长,通常1~3个心动周期即可,动作要轻柔,避免过于粗暴;还要注意按压部位不要过于靠近中线,以免刺激气管引起患者剧烈的刺激性干咳。在行压颈试验时还可以采用间断阻断和放开血流的震颤压迫方法以观察其对远端血流的振动效果。

进行CCA压迫试验的目的主要是:①判断所检测大脑中动脉的血流是来自同侧还是对侧颈内动脉系统;②判断颅外段颈动脉是否存在闭塞;③判断侧支循环是否开放,一侧颈内动脉严重狭窄或闭塞后,前、后交通侧支循环是否开放的判断,特别是对于判断前交通动脉是否开放具有重要意义;④根据压迫CCA阻断血流及解除压迫时脑血流的变化特征初步评价脑血管的自动调节能力。

(吴 桐)

第三节 TCD检测结果的分析

一、正常多普勒频谱分析及其临床意义

经TCD检测出的颅内外大动脉血流频谱主要表现为一定的振幅高度和频谱形态及音频特点,其变化是评价脑动脉血流动力学的重要基础,要判断血管有无病变,首先要了解正常情况下的多普勒血流频谱参数及其临床意义。

(一)正常颅内动脉的多普勒血流频谱

正常颅内动脉血流频谱形态与外周血管相比呈相对低阻力型频谱,即收缩期血流速度较舒张末期血流速度大致为2:1,搏动指数(PI)通常在0.55~1.05之间,收缩期血流上升支陡直,舒张期下降平缓;在收缩期形成的波峰上通常由于心动周期产生的动脉反应性收缩搏动而出现两个波峰,即S1峰与S2峰,通常S1峰流速大于S2,在舒张早期由于动脉内压力较高,可以出现一个波峰,即D峰,D峰较S峰要相对圆钝低平。血流频谱从收缩开始到达最高峰所经过的时间称为收缩峰时。

血液在血管中流动,正常状态下为层流状,即呈梭形流动状态,中心部分为红细胞等有形成分,其流动速度较快;靠近细胞壁的周边部分为血浆、血小板等成分,其流动速度相对较慢。正常脑血管中的这种血液层流状态经过计算机的一系列转换,并通过伪彩编码技术,即显示为 TCD 血流频谱的混合色,其中频率高的血流信号集中于频谱的外围并经包络线平滑的包裹,颜色较深,以红、黄色为主;而低频率的血流信号位于频谱的中下部,接近基线(零位线)水平,表现为颜色较浅的绿色,并透出背景色,即为频窗。

(二)正常颅外颈动脉的多普勒血流频谱

同颅内动脉的血流频谱形态基本一致不同,颈动脉颅外段的血流频谱各自特点不同。由于颈内动脉在颈部没有任何分支血管,并最终延续为颅内的大脑中动脉,因此颈内动脉颅外段的血流频谱同颅内大脑中动脉基本一致,也呈低阻力型(颅内化)血流频谱;而颈外动脉的分支主要是在颌面部,因此血流频谱呈现外周动脉血流频谱特点,即高阻力型(颅外化)血流频谱,PI 通常大于1.5;颈总动脉的频谱特点则介于颈内动脉和颈外动脉之间,即相对颈内动脉呈较高阻力波形,又略低于颈外动脉的阻力;锁骨下动脉由于其延续的分支最终多支配上肢的肌肉组织,因此阻力最高,呈现明显的高尖波形,有称为烟囱状波形,PI 可以达到 3.0～4.0 以上,其中收缩期波峰明显高尖,舒张末期流速极低,甚至接近基线水平,而在舒张早期可以出现短暂的反流现象。椎动脉颅外段由于主要供应颅内后循环血流,少部分肌支供应颈枕部的肌肉组织,因此其频谱形态接近颅内椎动脉,又略显阻力增高。

熟悉和掌握正常情况下颅内外动脉血流频谱的特点,才能帮助识别和分析异常情况下脑血流动力学所反映的血管病变部位和程度。

二、异常多普勒频谱分析及其临床意义

对于 TCD 检测结果的分析主要是对血流速度、血流方向、频谱形态和侧支循环开放状态的分析。

(一)血流速度增快的临床意义

血流速度增快多见于血管管腔狭窄,其他较常见的还有蛛网膜下腔出血(SAH)等导致的血管痉挛、侧支循环开放后代偿的血流、脑动静脉畸形(AVM)的供血动脉。

1.脑动脉狭窄

主要包括脑动脉粥样硬化、大动脉炎、动脉夹层等导致的动脉狭窄。血流速度增快是动脉狭窄部位最直接和最重要的表现。当动脉管腔狭窄程度小于50%时,一般不会出现血流动力学的改变。因此,TCD 只能诊断管腔减小超过50%的血管狭窄,并可根据血流速度增快的程度判断狭窄的程度。狭窄的动脉除流速显著增快以外,往往还伴有频谱紊乱和声频变化。血流速度增快是因为管腔变窄,频谱紊乱是因为狭窄处表面的不光滑及狭窄后扩张,血流正常的层流状态被打乱导致涡流形成。

2.脑血管痉挛

脑血管痉挛是指在基础性病变如 SAH 后脑血管发生的严重的收缩痉挛性改变。脑血管痉挛通常发生在蛛网膜下腔出血后的4～16天,随蛛网膜下腔的血液被吸收,血管痉挛的程度会减轻,TCD 监测脑血流可以动态观察到脑血流速度的增快过程及脑血管痉挛动态演变的过程。血管痉挛的临床分级以 MCA 为例:收缩峰值流速 Vs 在 140～160 cm/s 为轻度痉挛,160～200 cm/s为中度痉挛,大于 200 cm/s 为重度痉挛。血管痉挛同血管狭窄相比其特点是颅内多条

血管对称性全程流速增高,血流仍呈层流状态,因此频窗存在,常无明显涡流杂音,频谱形态大致正常。痉挛解除后,血流速度恢复正常。

3.侧支循环代偿

如果频谱形态正常,除外狭窄和痉挛,出现的流速增高,可能是由于某支动脉发生了严重狭窄或闭塞,或者血管发育异常,引起了该动脉供血区域的缺血,周围动脉因参与代偿使流速增快。例如,一侧的 ICA 起始段严重狭窄或闭塞,对侧的 ACA 通过 AcoA 来代偿患侧的前循环,而出现血流速度增快。代偿性增快的血流频谱形态多数情况下是正常的,少数会有收缩早期的涡流。因此,在检测到某支血管血流速度增快而频谱形态正常时,要高度警惕是否有相邻大动脉的狭窄或闭塞,要结合其他血管的血流变化情况和压颈试验等综合分析判断,不能单纯考虑是该支动脉发生了狭窄。

4.动静脉畸形

当 TCD 检测到颅内某支动脉血流速度明显增快,尤以舒张期流速增高明显,搏动指数显著减低时,应考虑到脑动静脉畸形(AVM)的可能。AVM 属于颅内血管畸形中常见的一种疾病,是一团发育异常的畸形血管团,可有一条或多条动脉参与供血,往往有粗大的引流静脉,动脉与静脉之间缺乏毛细血管,动脉血直接流入发育异常的静脉,故血流速度快,且血管的阻力低。因此,TCD 显示供血动脉为高流速低阻力特征,血流速度越快,PI 降低越明显,此为 AVM 供血动脉的典型高流速低搏动指数血流频谱。AVM 患者除血流频谱异常外,在做压颈试验时 AVM 供血动脉的自动调节能力明显下降,表现为解除颈动脉压迫后血流的上升反应不明显。

5.其他原因导致的血流速度增快

一些全身性和局部因素,如甲状腺功能亢进、贫血、发热、颅内占位病变压迫动脉等,均可引起血流速度增快,要注意加以鉴别。

(二)血流方向异常的分析

TCD 所检测颅内外各动脉的血流方向在正常情况下是相对固定不变的,特别是颅内各动脉血流方向,由于声窗和探头探测角度的相对固定,所检测各动脉的血流方向在正常情况下不会发生变化。一旦发生血流方向的变化,如逆转,往往提示有严重的血管病变,并导致了侧支循环通路的开放。当然,颅内动脉血流方向的异常改变并不一定提示是颅内动脉的病变所导致,相反,有可能是颅外颈动脉的病变所导致。下面就 TCD 检测中常见的动脉内血流方向的异常变化分析其意义。

1.ACA 血流方向逆转的意义

经颞窗检测 ACA 的 A1 段其血流方向在正常情况下是背离探头的,流速显示为负值,当检测到一侧的 ACA 无正常的背离探头方向的血流,特别是经压颈试验证实 ACA 的血流来自对侧的前循环,且与同侧的 MCA 无论从血流方向、流速和频谱形态都一致,则提示 ACA 血流逆转的这一侧 ICA 近端严重狭窄或闭塞的可能,即 AcoA 开放,逆转的血流来自对侧的 ICA,经对侧的 ACA-A1 段并经 AcoA 再到患侧的 ACA-A1,向 ICA 闭塞侧的前循环供血,此时 ACA1 内的血流方向已由正常情况下的背离探头逆转为朝向探头了。此时应该尤其注意 ACA 逆转侧的 ICA 起始段有无严重血管狭窄或闭塞。

2.OA 血流方向逆转的意义

经眼窗检测到的 OA 血流信号正常情况下为朝向探头(正值)的低流速高阻力波形,当检测到的血流变为背离探头(负值),且频谱形态也发生相应的变化(阻力下降流速增高),往往提示这一侧 ICA 在发出 OA 前有严重血管狭窄或闭塞性病变存在,ICA 内的灌注压力明显下降,ICA 与 ECA 间的侧支循环开放,血流由 ECA 经远端分支再经 OA 反流入 ICA 系统,所以 OA 血流 方向的异常变化也提示 ICA 存在严重狭窄或闭塞,且 ECA 至 ICA 的侧支循环开放。

3.VA 和 BA 血流方向逆转的意义

经枕窗检测到的 VA 颅内段和 BA 的血流方向均为背离探头朝向颅内的,当 TCD 检测到一 侧 VA 或 BA 的血流方向发生改变,表现为收缩期或整个心动周期血流方向逆转,则往往提示 SubA 在椎动脉开口近端发生狭窄或闭塞导致盗血现象的发生。通常一侧 VA 血流方向完全或 部分逆转更多见,若 BA 也出现血流方向的逆转,则提示双侧 SubA 或 VA(包括起始段)均有病 变发生,导致前循环向后循环代偿供血。

4.其他不常见的血流方向逆转

通常 MCA 的血流方向是不会逆转的,但对于颅内压明显增高呈脑循环即将停止的濒死状 态,TCD 可以检测到 MCA 血流呈收缩期方向正常舒张期血流逆转至基线下(有时舒张期血流 方向不是全部逆转,可能部分逆转)的震荡波形或者最终发展为仅有收缩期存在的小尖波(钉子 波)而舒张期无血流信号,此种血流改变通常仅见于临床上脑死亡患者。

(三)血流速度减慢的临床意义

与血流速度增快相比,在 TCD 检测中血流速度减慢的改变有时不够客观,因为受检查者手 法、声窗以及探测角度影响,血流速度的测量值有时可以与实际流速相比差距较大,导致 TCD 检测到的血流速度减慢。但有时血流速度的下降也有重要的病理意义。

1.狭窄动脉远端的低流速、低搏动性血流频谱

血管管腔狭窄造成远端血流灌注下降,例如,ICA 起始段的狭窄,可以造成颅内 MCA 血流 灌注不足,从而检测到血流速度的减低,此时除流速下降外,往往还伴有频谱上的异常变化,如峰 时后延、波峰圆钝和低搏动性,即血流频谱呈低阻力型,伴 PI 值降低。这些变化结合流速的降低 提示近端血管有严重的闭塞性病变发生。

2.狭窄或闭塞近端低流速高阻力频谱

严重狭窄或闭塞造成近端血管阻力增大,流速减低。如 ICA 起始段的闭塞可以导致其近端 CCA 的血流速度下降,且频谱形态改变,表现为舒张期流速下降明显,PI 进一步增高的低流速 高阻力(高搏动性)血流频谱。

3.血管先天发育不良导致的血流减慢

最常见于一侧 VA 流速较对侧明显减慢,但频谱形态正常,无明显低搏动性改变,往往提示 此 VA 发育相对细小,属于弱势侧 VA。同样,一侧 ACA 发育不良也可以出现较对侧 ACA 明显 不对称,流速减慢的改变。

4.其他原因导致的血流速度减慢

心脏功能不全和老年性重度脑动脉粥样硬化性病变往往导致颅内脑血流量普遍性下降,脑 血管流速普遍性减慢;此外锁骨下动脉盗血、脑死亡等导致的颅内动脉低流速,因有特征性改变, 容易鉴别。

(四)血流频谱形态和声频特点异常改变的分析

分析 TCD 所检测到的血流频谱,除了要重点分析其血流方向和血流速度变化的意义,还要 注意其频谱形态和声频特点异常改变的意义。当颅内外动脉发生病变时,除了血流速度首先发 生改变以外,频谱形态也会发生异常变化,注意分析这些变化可以有助于更好地得出准确的诊断

和结论。

1.血流频谱搏动性异常改变

频谱的搏动性或阻力大小可以通过血流频谱的收缩期峰值流速(Vs)与舒张末期流速(Vd)之间差距的大小表现出来,TCD检测中通过搏动指数(PI)和阻力指数(RI)的大小来反映血管的搏动性。不同的颅内外动脉的搏动性在正常情况下是不同的。颅内动脉的特点是相对低搏动性(颅内化),即低阻力波形,PI通常在0.55~1.05;而颅外颈动脉的搏动性较颅内动脉高(颅外化),呈高搏动性或高阻力波形,PI通常大于1.05,有的血管如SubA其Vs与Vd流速的差值就更大了,PI往往大于3.0以上,频谱形态上表现为明显的高阻力波形特点。当发生某些病理改变时,血流频谱的搏动性会发生变化,特别是将双侧相对应的同名动脉比较,这一变化会更明显。

(1)高阻力血流频谱:严重血管狭窄或闭塞的近端血流频谱改变。例如,ICA起始段的闭塞可以导致其近端CCA的舒张期流速明显下降,PI值进一步增高呈高阻力(高搏动性)血流频谱。这种频谱形态的改变往往伴有血流速度的下降。但当MCA闭塞时,CCA的频谱改变往往不典型,提示这种频谱变化在两支动脉相距较远且中间分支较多时往往使血流动力学的变化趋势减弱而不易观察到。老年性收缩期高血压患者以及颅内压增高等病变也会出现高阻力血流频谱。

(2)低阻力血流频谱:常见于血管出现严重狭窄或闭塞的病变后,其远端动脉由于灌注压力的下降,导致血流频谱的Vs与Vd间的差值变小,PI值下降,呈现低搏动性改变,这时通常还伴有血流速度的下降。例如一侧VA起始段的狭窄或闭塞可以导致VA环枢段及颅内段的血流频谱出现低搏动性改变,PI值降低,流速也可以减慢。脑动静脉畸形(AVM)的供血动脉血流频谱会有特征性改变,表现为血流速度显著增快,同时伴有频谱的PI值明显下降,呈现典型的高流速低搏动性血流频谱,当出现这种频谱要想到AVM的可能。

2.血流频谱形态的异常

主要包括频窗消失或频窗填充,基线上下出现低频增强信号或涡流及湍流改变,也可以出现频谱上界显示不清或频谱呈现紊乱改变。这些频谱形态的异常改变,最多见于动脉严重狭窄段和狭窄后的节段性血流改变,主要是由于血流的层流状态被打乱,红细胞的流动处于一种无序状态或紊乱状态,导致血流"漩涡"的发生。

3.声频特点的异常

当血流频谱出现涡流、湍流或紊乱等异常改变时往往伴有声频特点的异常改变,伴涡流出现的主要是粗糙的低调的打鼓样或火车轰鸣样杂音,伴异常高流速及紊乱频谱可出现高调的乐音样或鸥鸣样血管杂音,有时还会伴基线上下短弧线状频谱变化而出现机械样传导性血管杂音,这些声频的改变也大多是动脉严重狭窄的表现。

总之,对于异常TCD血流信号的分析,要对血流方向、血流速度、频谱形态和声频特点等进行综合分析判断,不能孤立的拿出一条异常的血流信号进行分析诊断,还需要结合压颈试验等辅助手段,方能得出正确的结论。

(吴 桐)

第四章

介入超声技术

第一节　介入超声技术概述

早在20世纪60年代已有学者试用A型超声波定位胸腔积液穿刺,但是,直到20世纪70年代,实时灰阶超声的出现才使临床医师很快认识到它的应用价值和发展前景及其在学术上所具有的技术专业性。1983年在哥本哈根召开的世界超声学术会议上,正式将超声引导下对任何组织或器官所进行的任何介入性诊断或治疗操作,定义为"介入超声"。

目前,介入超声除了用于引导穿刺获取体内组织、抽吸、引流、注药外,各种超声引导下的穿刺、置管技术(如外周血管、胆道、门静脉、上尿路、脓腔和其他特殊病变部位的引流、给药、狭窄扩张、支架植入等特殊治疗)、组织消融(包括微波、射频、激光、冷冻在内的物理消融和化学消融)、神经阻滞等也广泛应用于临床。

此外,腔内超声(阴道、直肠、食管超声)、术中超声更受到临床青睐。近年来,几乎所有的内镜和导管都与超声技术结合,在其前端嵌入超声晶片,能够获取较单纯内镜更丰富的诊断信息,显著提高了诊断水平。如冠状动脉内超声被公认为冠状动脉疾病诊断的金标准。介入超声对提高诊断水平、手术精度,增加安全性,减少并发症,改善预后等起到了极为重要的作用,已经成为超声医学最重要的专业技术,并且依然进展迅速。

一、介入超声的技术原则

介入超声的每一个技术环节都可能直接影响其成败、效果、安全性和并发症的发生率。所以,尽管不同的病例有各自的技术操作要求,但必须遵循下述基本原则。

(一)全面熟悉患者病情

操作者应清楚患者既往的影像学检查资料,且明确施行介入超声操作的临床原因和预期效果。在施行介入性操作前须征得患者主管科室的同意,并向家属介绍病情及可能发生的并发症,须家属或患者知情同意并签字。

(二)凝血状态检查

凝血状态检查是多数介入超声必不可少的术前检查。服用抗凝药物的患者必须在停药1周以后方可施行介入性操作。

(三)介入性操作方案的制定

在没有完全明确目的、预期效果和合理细致的计划之前,不应进行盲目操作。对操作中可能出现不顺利或失败、意外,应有防范、补救和应急的预案,保证操作能继续进行并且有效控制风险。在选择穿刺路径时,尽量缩短穿刺距离。但是在使用粗针对肝肿瘤活检,或者对肝脓肿引流时,经过一定厚度的肝组织可以对针道起到闭塞作用,以减少出血或避免脓液外漏。

二、穿刺方法

(一)介入性超声常用器件

1.穿刺针具与导管

可供穿刺活检、引流用的针具和导管种类很多。了解其规格、应用范围和使用方法,对保证介入性操作的有效性和安全性至关重要。

(1)穿刺针:国际通用"××G"(Gauge)来表示穿刺针的外径。其数字愈大,外径愈细;我国以"××号"表示外径,二者的关系见表4-1。

表 4-1 穿刺针直径规格(外径)

国内规格(号)	5	6	7	8	9	10	12	14	16	20
国际规格(G)	24	23	22	21	20	19	18	17	16	14
外径(mm)	0.5	0.6	0.7	0.8	0.9	1.0	1.2	1.4	1.6	2.0
内径(mm)	0.3	0.4	0.5	0.6	0.7	0.8	1.0	1.2	1.4	1.8

通常将外径等于或小于 1 mm(19G/10 号)称为细针,而大于 1 mm 者称为粗针,常用于组织学活检。

穿刺针的长度规格也各异。若使用较引导槽长的穿刺导向器或导针,经直肠或经阴道,需要选择长针。

穿刺针的类型:①普通型穿刺针,针尖斜面25°~30°,包括 Chiba 针 PTC 针;②侧孔穿刺针,具有抽吸引流时不易堵塞、注药时易于弥散的优点;③组织活检针,也称组织切割针或内槽型活检针。其类型很多,有锐利切割缘,常与自动活检装置配套使用(图 4-1)。此外,还有骨肿瘤取材专用的活检针等。

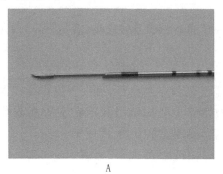
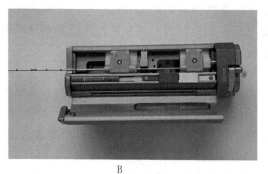

A   B

图 4-1 自动活检装置(活检枪)

A.组织活检针;B.自动活检装置的内部结构:有后、前两组弹簧和后、
前两个针座,用来先后弹射带凹槽的针芯和具有锐利切割缘的针鞘

（2）自动活检装置（automatic biopsy device）也称"活检枪"（图 4-1）。其基本原理是利用两组弹簧的机械弹射作用，分别弹射针芯（组织槽）和外鞘（切割针），高速自动地完成组织切割动作，并将组织封闭在针芯尖端的组织槽内。在超声引导下，它可以安全、准确、快捷地获取高质量的组织标本。广泛用于多种器官和浅表组织活检。

（3）引流管和导管针：引流导管或导管针的外径用"F"标记。1F＝1/3 mm。为了便于粗引流管通过皮肤穿刺点，事先需要质地硬的特氟龙（Teflon）管扩张通道。

导管针由塑料导管和穿刺针（带有相应的针芯）两部分组成。导管或引流管前段也可以塑型，使之弯曲成猪尾形，也称猪尾状导管。

2.导向器械

介入性超声的核心是准确导向和定位，所以导向器械是介入性超声的关键部件之一。其作用是使穿刺针进入体内之后不仅保持在声束成像断面内，而且能够使针尖沿着预定的路径到达靶目标。为了达到精确超声引导的目的，有专为超声导向穿刺设计的多种穿刺探头，但现在已很少使用，而常用穿刺适配器，即穿刺架与探头组合导向（图 4-2）。

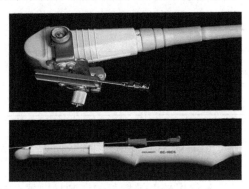

图 4-2　穿刺适配器与探头组合

穿刺适配器的种类繁多。可以根据探头的种类和具体需要，配用不同类型的适配器。术中超声探头、经食管超声探头、内镜超声探头（胃镜、肠镜），它们均需要有相应的适配器或特殊的导向设计。

（二）穿刺方法

1.导向器械引导穿刺

常用的穿刺器械为专用穿刺探头或穿刺适配器。导向器械引导较简单，容易操作，但是针具与探头相对固定，不易灵活操控。

2.无约束穿刺

不使用穿刺导向器械，术者一手执探头，选择最佳位置和穿刺路径，另一手操作介入器械进行声介入性操作。这种方法被称为无约束操作。其技术难度要比使用引导装置大，但操作者可灵活操控探头和介入器械，对于穿刺经验丰富的操作者，使用更加方便（图 4-3）。

（三）改善监视效果的常用方法

1.保证穿刺针在声束扫查平面内

穿刺过程中，要确保穿刺针在扫查平面内，才能监视到穿刺针。可通过从正上方观察穿刺针与探头扫描平面是否平行来检验。

从开始进针就应该观察到针尖，如果观察不到就不应继续进针。强行校正穿刺针位置几乎无效。应将穿刺针退到皮下,重新调整方向准确定位。以 2~3 mm 的小幅度反复快速提插穿刺针,牵动针周围组织运动,有助于观察针尖位置。

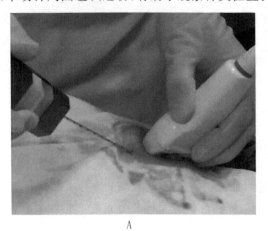
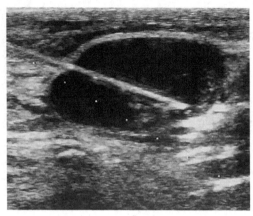

A　　　　　　　　　　　　　　　　　　　　B

图 4-3　无约束穿刺

使用高频线阵探头引导无约束穿刺颈部淋巴结

2.影响穿刺精确度的因素

(1)超声仪器因素:超声伪像可以造成声像图所显示的位置与实际位置的误差,对操作者产生误导。反复侧动探头确认针尖位于声束中央,能够避免这种假象。

(2)呼吸运动或麻醉不充分:穿刺前应训练患者控制呼吸。术者要学会在患者呼吸暂停的瞬间迅速完成穿刺。此外,麻醉不充分会因疼痛引起肌肉痉挛或靶目标移动,严重影响引导精度。

(3)组织过硬:针细长易弯的穿刺针遇到较硬组织可引起弯曲变形而发生穿刺针偏移靶目标。

3.局部麻醉药物的使用

最常用的麻醉剂是利多卡因。成人局麻最大剂量为 4.5 mg/kg(1% 的溶液 0.45 mL/kg)。三岁以上儿童的最大剂量为 3~4mg/kg(1% 的溶液 0.3~0.4 mL/kg)。

应将局麻药注射到敏感体层,如皮肤、腹膜或器官被膜。在注射局麻药时使用超声作引导沿预选路径麻醉效果最好。

(四)术后护理与随访

手术后要注意血压和脉搏的变化。出现难以缓解的腹胀、腹痛,穿刺部位疼痛等,都提示可能出现并发症。脉搏是反映出血的敏感指标,术后脉搏明显增快提示可能出血。应进行超声或其他检查。一旦出现并发症,应立即予以处理或请相关科室会诊。

(董晓辉)

第二节　超声引导下经皮甲状腺穿刺活检

近年来,甲状腺结节的发病率和检出率逐渐升高,其中绝大多数结节为良性,仅有 7%~15% 的结节为恶性。不同病理类型的甲状腺结节的临床处理和预后均不同,因此,术前评估甲状腺结节的良恶性尤为重要。超声检查作为甲状腺疾病的首选检查方法,依据声像图特征可对结节的恶性风险程度进行评估,但是仍有部分甲状腺结节良恶性鉴别诊断存在困难,超声引导下甲状腺穿刺活检仍然是鉴别甲状腺结节良恶性的首选技术,不仅提高了甲状腺癌术前的诊断准确率,对术后复发及淋巴结转移的诊断也至关重要。甲状腺穿刺活检主要包括细针穿刺抽吸细胞学检查(fine needle aspiration biopsy,FNAB)及组织学检查(core needle biopsy,CNB)。

一、超声引导下 FNAB

(一)目的
对甲状腺结节或颈部淋巴结进行定性诊断,指导临床治疗方案。

(二)适应证
(1)最大径≥1 cm 的结节、具有可疑恶性的超声征象。

(2)最大径≥1.5 cm 的等回声/高回声实性结节,或实性部分呈偏心分布的囊实性结节。

(3)最大径≥2 cm 的海绵状囊实性结节。

(4)最大径<1 cm 的结节,具有可疑恶性超声征象,患者有甲状腺癌的高危因素或要求进一步诊断和治疗。

(5)甲状腺弥漫散在分布的钙化灶。

(6)高度怀疑甲状腺癌转移的颈部淋巴结。

(7)甲状腺癌外科手术后可疑复发病灶。

(三)禁忌证
1.绝对禁忌证

(1)患者不合作。

(2)原因不明的出血病史。

(3)出血倾向,活化部分凝血活酶时间高于正常上限 10 秒,凝血酶原时间高于正常上限 3～5 秒,纤维蛋白原小于 1 g/L,血小板计数<50 000/mm³(50×10⁹/L),且聚集功能差,经临床会诊不能进行穿刺活检。

(4)近期应用抗凝血药物。

(5)严重高血压[收缩压>24.0 kPa(180 mmHg)]者。

(6)超声引导下不能确定穿刺安全路径。

2.相对禁忌证

穿刺点局部皮肤感染者。

(四)操作前准备
(1)完善血常规、凝血功能及血清检查(血清至少包括乙肝、丙肝、梅毒、艾滋病)。

(2)了解超声检查结果,明确靶结节的位置、大小、数量、与周围组织的关系,确定安全穿刺路径。

(3)穿刺前可进行超声造影检查。完全无增强的结节为良性,无须穿刺活检;有增强的结节,可针对造影可疑区域进行穿刺活检。

(4)超声仪器:甲状腺超声检查或穿刺引导首选配有高频线阵探头的高质量超声诊断仪。

(5)穿刺用品应备齐,包括无菌穿刺包、消毒手套、碘伏、95%乙醇、玻片、铅笔、注射器针筒、22～27G 穿刺针(如果需要做穿刺洗脱液基因检测需要相应试剂瓶)。

(6)备好麻醉药品和急救药品。

(7)向患者及其家属告知活检目的及可能发生的并发症和防范措施,令其签署"介入超声穿刺知情同意书"。

(8)指导患者配合穿刺术。

(五)操作方法

(1)患者取仰卧位,肩部垫高,颈部呈过伸位,充分暴露颈前区。操作者坐于患者头侧,调整超声仪器显示屏,使操作者可以同时方便地看到手术区域和超声图像。

(2)常规消毒、铺巾,超声探查甲状腺结节和周围组织。

(3)在超声引导下,避开大血管、气管及神经等重要组织结构。操作者一只手固定超声探头,另一只手持穿刺针沿着扫描平面斜行插入,实时观察进针过程。

(4)穿刺针到达结节中心,拔出针芯,在结节内沿不同针道来回提插10下左右,如果细胞量不够可以适当负压抽吸,迅速退针,用纱布压迫进针点。

(5)回抽预备的注射器,使注射器内充满空气,尽快将取材后的穿刺针连接于注射器上,使针尖斜面向下对准载玻片,快速推动注射器活塞,将吸取物推射到载玻片的一端,并用另一块载玻片将标本均匀涂抹开,之后立即置于固定液中。

(6)如为含较多囊性成分的囊实性病变,则先用穿刺针吸尽囊液,然后再对实性部分进行活检,囊液和实性穿刺液均送病理检查。如需要做穿刺洗脱液基因检测,可将穿刺针在试剂瓶内用针筒反复冲洗数次,然后低温保存并送检。

(7)穿刺结束后,压迫穿刺点30分钟,医师示范压迫的力度和位置,并观察患者情况。

(六)注意事项

(1)行FNAB检查时应注意多方向穿刺,对结节进行多点取材,尤其对超声提示的可疑部位进行重点取材。

(2)对于位于被膜下的甲状腺结节,穿刺针应经过少许正常甲状腺组织再对结节进行穿刺。

(3)FNAB穿刺前指导患者进行呼吸练习,若在穿刺中患者出现吞咽或咳嗽应立即将穿刺针拔出。

(4)首次FNAB无法确诊的结节,可对结节进行再次FNAB检查、组织活检或甲状腺癌分子标记物检测。

(5)对可疑淋巴结行FNAB检查时,联合FNAB-Tg冲洗检查有助于减少假阴性结果。

(6)对于缺乏安全穿刺路径的甲状腺结节,可改用小微凸探头或者取与声束垂直的平面进针。

(七)并发症

1.出血和血肿

由于穿刺针损伤血管或针道压迫不当造成,血肿发生率极低,一般不严重。压迫止血是关键,多由压迫不及时或压迫部位不准确引起,可给予冰敷30~60分钟,通常有效。对于少量渗血的患者,局部加压10分钟即可止血;穿刺后引起大出血的患者,应让患者平卧休息,严密观察生命体征、颈部肿胀程度及出血量,运用多普勒超声判断出血部位,并快速局部压迫,应用止血药,不宜包扎,以便于超声随时观察。对于穿刺后形成血肿的患者,应严密观察患者有无呼吸困难的表现,及时进行对症处理。

2.声音嘶哑

发生率较低,是由穿刺针损伤喉返神经所致,在超声引导下避开重要组织进行准确定位穿刺,可避免上述并发症。

3.局部不适或疼痛

极少数患者在穿刺后可出现轻度疼痛或不适,疼痛可向耳后及颌下放射,一般不需要处理。如疼痛明显可用一般止痛药物处理。

（八）穿刺活检后记录内容及要求

1.基本信息

患者的姓名、性别、年龄、住院号/门诊号、超声检查号、申请科室、穿刺部位、申请目的、仪器和探头型号及操作前诊断。

2.图像采集

采集的图像应包括穿刺结节切面的灰阶声像图、CDFI 声像图、穿刺针及其针道声像图及穿刺后复查的图像。

3.文字描述

（1）操作名称:超声引导下甲状腺细针穿刺细胞学检查术。

（2）一般情况:穿刺结节部位、数目、大小、回声、血流、周围有无重要脏器及血管。

（3）穿刺过程:包括引导方法、穿刺针规格、进针次数、标本玻片的数量及大体病理表现,标本的保存和送检,压迫穿刺点方法和时间。

（4）穿刺后复查:穿刺活检后超声检查有无出血。

（5）结果评价:对操作过程和效果的总体评价,记录患者有无不适表现和反应,并描写患者离开操作室时的一般情况。

（6）注意事项:穿刺后压迫止血 15 分钟,必要时卧床休息,保持伤口干燥,禁止剧烈运动。告知患者可能发生的并发症,如有异常应及时随诊。

4.署名

署名包括医师签名、操作日期和时间、记录者姓名。

二、超声引导下 CNB

（一）目的

对甲状腺结节或颈部淋巴结进行定性诊断,指导临床治疗方案。

（二）适应证

（1）最大径≥1 cm 的结节具有可疑恶性的超声征象。

（2）最大径≥1.5 cm 的等回声/高回声实性结节,或实性部分呈偏心分布的囊实性结节。

（3）最大径≥2 cm 的海绵状囊实性结节。

（4）最大径<1 cm 的结节,具有可疑恶性超声征象,患者有甲状腺癌的高危因素或要求进一步诊断和治疗。

（5）甲状腺弥漫散在分布的钙化灶。

（6）高度怀疑甲状腺癌转移的颈部淋巴结。

（7）甲状腺癌外科手术后可疑复发病灶。

（三）禁忌证

1.绝对禁忌证

（1）患者不合作。

(2)原因不明的出血病史。

(3)出血倾向(活化部分凝血活酶时间高于正常上限10秒,凝血酶原时间高于正常上限3～5秒,纤维蛋白原小于1 g/L,血小板计数<50 000/mm³(50×10⁹/L),且聚集功能差,经临床会诊不能进行穿刺活检。

(4)近期应用抗凝血药物。

(5)严重高血压[收缩压>24.0 kPa(180 mmHg)]者。

(6)超声引导下不能确定穿刺安全路径。

2.相对禁忌证

(1)局部皮肤感染。

(2)甲状腺功能亢进(简称甲亢)患者,甲状腺或肿瘤组织内血流异常丰富。

(3)结节周边紧邻颈部大血管。

(4)结节直径小于1 cm,且紧邻前包膜的结节。

(四)操作前准备

(1)完善血常规、凝血功能及血清检查(血清至少包括乙肝、丙肝、梅毒、艾滋病)。

(2)了解超声检查结果,明确靶结节的位置、大小、数量、与周围组织的关系,确定安全穿刺路径。

(3)穿刺前可进行超声造影检查。完全无增强的结节为良性,无须穿刺活检;有增强的结节,可针对造影可疑区域进行穿刺活检。

(4)超声仪器:甲状腺超声检查或穿刺引导首选配有高频线阵探头的高质量超声诊断仪。CNB通常选择18～21G活检针。

(5)穿刺用品应备齐,包括无菌穿刺包、消毒手套、碘伏、甲醛溶液、活检针(如果需要做穿刺洗脱液基因检测需要相应试剂瓶)。

(6)备好麻醉药品和急救药品。

(7)向患者及其家属告知活检目的及可能发生的并发症和防范措施,令其签署"介入超声穿刺知情同意书"。

(8)指导患者配合穿刺术。

(五)操作方法

(1)患者取仰卧位,肩部垫高,颈部呈过伸位,充分暴露颈前区。操作者坐于患者右侧,调整超声仪器显示屏使操作者可以同时方便地看到手术区域和超声图像。

(2)常规消毒、铺巾,超声探查甲状腺结节和周围组织。

(3)在超声引导下,避开大血管、气管及神经等重要组织结构。操作者一只手固定超声探头,另一只手持穿刺针沿着扫描平面斜行插入,实时观察。

(4)穿刺针到达结节前缘,激发活检枪,取材后迅速拔出,用纱布压迫穿刺针道。

(5)推动穿刺针芯,将组织条置于干净的滤纸片上,置于甲醛固定液中。

(6)当穿刺取样不满意时,可重复穿刺2～3次。

(7)穿刺结束后,以无菌纱布团压迫穿刺针道15～30分钟,医师示范压迫的力度和位置,并观察患者情况。

(六)注意事项

(1)对超声提示的可疑部位进行重点穿刺。

(2)穿刺前指导患者进行呼吸练习,若在穿刺中患者出现吞咽或咳嗽应立即将穿刺针拔出。

(3)首次 CNB 无法确诊的结节,可对结节进行再次 CNB 检查或甲状腺癌分子标志物检测。

(七)并发症

1.出血和血肿

穿刺针越粗,损伤越大,在满足诊断的前提下,尽量采用较细的穿刺针。穿刺后准确有效的压迫是减少出血的关键,如果穿刺后压迫不及时或压迫部位不准确,可出现针道出血或血肿形成,可用超声观察出血和血肿部位后,准确压迫出血点,以防止进一步加重。经上述处理效果不佳者,可静脉应用止血药,严重者血肿压迫气管,应及时行气管插管,甚至手术止血。血肿多在1~2 天消退,不需要特殊处理。

2.声音嘶哑

发生率较低,是由穿刺针损伤喉返神经所致,在超声引导下避开重要组织进行准确定位穿刺可避免上述并发症。

3.气管损伤

可出现呛咳和咯血,嘱患者安静休息,避免紧张。呛咳症状明显者可肌内注射地西泮。

4.局部不适或疼痛

极少数患者在穿刺后可出现轻度疼痛或不适,疼痛可向耳后及颌下放射,一般不需要处理。如疼痛明显可用一般止痛药物处理。

(八)穿刺活检后记录内容及要求

1.基本信息

患者的姓名、性别、年龄、住院号/门诊号、超声检查号、申请科室、穿刺部位、申请目的、仪器和探头型号及操作前诊断。

2.图像采集

采集的图像应包括穿刺结节切面的灰阶声像图、CDFI 声像图、穿刺针及其针道声像图及穿刺后复查的图像。

3.文字描述

(1)操作名称:超声引导下甲状腺粗针穿刺组织学检查术。

(2)一般情况:穿刺结节部位、数目、大小、回声、血流、周围有无重要脏器及血管。

(3)穿刺过程:包括引导方法、穿刺针规格、进针次数、组织条的数量及大体病理表现,标本的保存和送检,压迫穿刺点方法和时间。

(4)穿刺后复查:穿刺活检后超声检查有无出血。

(5)结果评价:对操作过程和效果的总体评价,记录患者有无不适表现和反应,并描写患者离开操作室时的一般情况。

(6)注意事项:穿刺后压迫止血 15~30 分钟,必要时卧床休息,保持伤口干燥,禁止剧烈运动。告知患者可能发生的并发症,如有异常应及时随诊。

4.署名

署名包括医师签名、操作日期和时间、记录者姓名。

(董晓辉)

第三节　超声引导下经皮穿刺肝脏活检

近年来,由于高分辨率超声仪器的使用及穿刺针具的改进,尤其是自动活检枪的应用,使穿刺组织学活检的有效性和安全性显著提高。此外,众多研究表明,在对肝脏肿瘤的诊断方面,组织学活检明显优于细胞学活检。因此,超声引导下肝组织学活检的应用越来越普遍,而细针抽吸细胞学检查的应用逐渐减少。超声引导下经皮肝穿刺活检是在局部麻醉下利用活检装置自动切割或抽吸式穿刺肝脏,获取少量肝组织进行病理学和免疫组织化学等检查的一种操作技术,是各种肝局灶性病变或弥漫性疾病最可靠的诊断方法之一。具有适应证广、损伤小、操作简单和检查结果迅速可靠等特点。肝组织病理学检查在肝疾病的诊断、分类及预后判定上占有重要的地位。是明确诊断、评估疾病程度及判定治疗效果的重要依据。

一、肝弥漫性疾病

(一)目的
(1)了解肝组织损害程度,明确肝损害的病因。
(2)评估慢性肝炎的炎症分级及纤维化程度分期。
(3)指导临床合理治疗及判定疗效。

(二)适应证
(1)肝弥漫性疾病需组织病理学诊断者。
(2)慢性肝炎需判断肝纤维化程度者。
(3)原因不明的黄疸且已排除肝外胆道梗阻者。
(4)长期肝功能异常需病理诊断者。
(5)肝移植后排斥反应或不明原因的肝功能损害者。

(三)禁忌证
(1)一般情况差,不能耐受穿刺,呼吸无法配合者。
(2)有明显出血倾向及凝血功能障碍者(凝血酶原时间≥正常对照 3～5 秒、血小板计数 $<50 \times 10^9$/L、出血时间≥10 分钟)。
(3)月经期女性,术前服用抗凝药物,停药时间未达到术前准备要求者,以及不能停用抗凝药物的患者。
(4)严重肝硬化及大量腹水者。
(5)胆系、膈肌周围或穿刺路径上腹壁感染等,穿刺后易发生继发感染者。
(6)严重肝外阻塞性黄疸者。

(四)术前准备
1.患者准备
(1)检查血常规、凝血功能及血型,必要时查心电图。
(2)对有明显出血倾向及凝血功能障碍的患者应予术前对症或预防性处理(肝功能较差,凝血酶原时间不符合穿刺条件者,术前应静脉给予冷沉淀或新鲜干冻血浆;血小板低者应输血小板纠正,补充至许可范围)。

(3)患者需禁饮食 6 小时以上。

(4)询问有无抗凝血药物使用史和药物过敏史,服用抗凝药物的患者,穿刺前停用抗凝药物(华法林停用 5 天以上,肝素停用 24 小时以上,抗血小板药物停用 1 周以上,其他药物停用时间按说明书或咨询药剂师)。

(5)症状较重的咳喘患者应在症状缓解后再行穿刺。

(6)向患者说明穿刺目的、过程和围术期注意事项,取得患者配合(嘱患者术前排空大小便;练习屏气,有咳嗽者术前 1 小时可服用可待因;明显紧张的患者术前 1 小时可服用地西泮 10 mg;告知可能出现的并发症)。

(7)术前常规签署知情同意书。

2.器械准备

(1)选用可供导向穿刺的探头或导向器,穿刺经验丰富者也可以不用导向器。

(2)无菌活检装置,包括活检枪及活检针等,肝活检通常采用 18G 自动活检针或 21G 手动抽吸活检针。

(3)承载标本的滤纸纸片和标本盒。

(4)无菌穿刺包和探头无菌隔离套。

3.药品准备

常规抢救药品、麻醉药物、抗过敏药物、止血药物等。

(五)操作方法

(1)患者一般取仰卧位,常规扫查整个肝区,重点了解穿刺部位有无大血管,有无扩张胆管等。

(2)选择穿刺路径,避开较大的血管、肠管、胆管、胆囊、膈肌等重要器官,选择进针点及穿刺路径。选择最短途径,如无特殊要求,一般选择穿刺右肝。选择经右侧肋间隙穿刺者取左侧卧位,一般取腋前线第 8 肋间和腋中线第 9 肋间为穿刺点。

(3)患者取最佳体位,充分暴露肝区。常规消毒、铺巾,用无菌塑料套包住探头后再次确定进针点及穿刺路径,2％利多卡因局麻至肝被膜。

(4)进针时嘱患者屏气配合,当观察到穿刺针到达肝内至少 1 cm(肝硬化背景至少 1.5 cm),触发扳机,实时观察穿刺针弹射过程,迅速退针,可选取不同区域进行 2～3 次穿刺取材,避免在同一点反复穿刺。观察针槽内组织的颜色、质地和长度,大致判断所取组织是否满意,根据临床检查需求,标本进行相应的处理,常规病理检查需要把标本和纸片放入 95％乙醇溶液或甲醛溶液固定;如果需做基因等特殊检查,标本不需固定,直接用新鲜标本送检。

(5)穿刺后根据获取的标本量、色泽、质地等肉眼外观特点,决定穿刺次数,通常取材次数一般不超过 3 次。每次取材,应对活检针进行清洁处理。

(6)穿刺后适当压迫穿刺部位,穿刺部位覆盖无菌纱布或止血贴,用腹带压迫。观察生命体征等 2 小时以上,超声确认穿刺部位肝脏无出血后可用轮椅或平车送回病房。嘱患者平卧 4 小时以上。

(7)超声引导肝穿刺比盲穿具有更高的安全性。穿刺标本的质量与穿刺针的内径和操作者的经验有关。弥漫性疾病的穿刺取材长度应≥25 mm,包含的汇管区≥11 个。

(8)移植肝的穿刺活检:移植肝的穿刺活检方法与自体肝活检相似。局部麻醉应到达肝包膜下,建议采用右侧肋间隙或肋缘下途径。通常选用 18G 自动活检针进行单次活检。穿刺后需卧床休息,严密观察 4 小时以上。穿刺后的严重并发症发生率<0.3%。

(六)注意事项

(1)严格掌握适应证与禁忌证。

(2)穿刺前检查活检装置和引导器的配套情况。

(3)注意穿刺进针方向与引导线有无误差。

(4)术前训练患者屏气,以便配合。

(5)进针前全面了解穿刺部位及周围血管、胆管的走行,选择合适的穿刺路径和通道,以防止出血等并发症的发生。

(6)嘱患者放松,使身体呈舒适状态。由于患者呼吸易造成病灶移动,甚至划伤肝包膜或其他脏器,故确定患者完全屏气后方可进针。

(7)调整穿刺针角度时不能在肝表面进行,以避免划破肝被膜而引起出血。

(8)术后嘱患者卧床休息 4 小时以上,并监测生命体征,避免因过早活动而造成穿刺点出血。

(9)选择合适的穿刺针,通常情况下,穿刺针内径较粗者,所取标本满意。

(10)同一穿刺点不宜超过 3 针,否则容易出现针道闭合不良而引起的并发症。

(11)穿刺标本的保存与固定要根据检查项目需求而分别处理。

(七)不良反应和并发症预防

超声引导肝脏穿刺活检并发症发生率较低,严重并发症发生率约 1%。并发症的发生与操作者经验、使用针具及病灶位置有关。主要并发症包括疼痛、血管迷走神经反应、出血、气胸、血胸、胆汁性腹膜炎、腹腔脏器损伤、皮下气肿、菌血症、脓肿等。并发症约 60% 发生于术后最初 2 小时内,80% 发生于 4 小时内。

1.局部疼痛

最常见,发生率约 20%,通常较轻微,不需处理。少数患者有较严重的疼痛(约 3%),可伴发低血压及血管张力失调性晕厥,需要对症处理。术前详细向患者解释穿刺步骤,可缓解其紧张情绪,减少疼痛的发生。在穿刺前对穿刺路径上各层次做充分的浸润麻醉直达肝包膜,以减轻疼痛。

2.出血

发生率 1%～20%,包括肝血肿、腹腔出血、胸腔出血、胆道出血等。一般出血量很少,很快会停止。严重出血者少见,通常见于门脉高压或肿瘤位于肝表面合并明显坏死者,出血在术后 2～3 小时逐渐明显。胆道出血少见,一般在穿刺术后 5 天内,可表现为典型的三联征:胃肠道出血、腹痛和黄疸。小的肝内或皮下血肿可不经处理自行吸收,较大的血肿可引起心跳加快、血压下降和血细胞比容降低,出血量大时应输液、输血改善循环,同时准备血管造影和外科处理。超声造影可以帮助发现活动性出血,指导消融凝固止血。合理选择穿刺适应证、穿刺路径和取材靶区,是降低出血风险的有效措施。对于有出血倾向者尽可能避免使用 18G 或以上穿刺针,并减少穿刺次数。避免直接穿刺位于肝表面的病变,途经正常肝组织穿刺等措施可减少出血的发生。在进针和退针瞬间,患者应屏气以防止针尖划破肝表面。多次取材时,禁忌在同一穿刺点附近反复穿刺活检。穿刺时用彩色多普勒引导以避开肝内大血管、异常血管及较表浅的血管,可减少出血的发生。用 Tru-cut 粗针活检后可先将针芯取出,在退出针鞘前,向针鞘内灌注 12.5% 孟氏液或推注明胶海绵微粒及其他止血药,以封堵针道防止出血。

3.发热

少数病例一过性发热,一般低于 38 ℃,可自行缓解。

4.感染

以局部感染多见,可发展为腹腔脓肿、膈下脓肿,有胆道梗阻和胆管炎的患者可发生败血症。探头及穿刺针等要严格消毒。穿刺过程应遵循无菌原则,通常可以避免。

5.邻近脏器损伤

超声引导下的穿刺活检术,可能会误伤胆管、胆囊或肝外器官,如肾脏、膈肌、肺、结肠等,而引起胆汁漏、气胸、腹膜炎等并发症。术前应选择最佳的体位、进针角度和深度,术中清晰显示穿刺针的行进路径,尽量减少不必要的穿刺进针次数,以防止邻近脏器的损伤。

6.动静脉瘘

罕见,多发生于肝内,较大的动静脉瘘需要进行介入治疗。

7.死亡

发生率极低。可继发于严重出血、胆汁性腹膜炎、严重胆管炎等。

(八)穿刺活检后的护理

穿刺术后要询问患者症状,注意患者主诉,监测患者血压、脉搏、呼吸等生命体征,及时发现并发症,需门诊留观 4 小时。肿瘤较大、位于肝表面或凝血功能较差者,穿刺后应卧床 2～4 小时。每隔 15～30 分钟测血压、脉搏 1 次,发现脉搏增快细弱、血压下降、烦躁不安、面色苍白、出冷汗等表现,应立即进行抗休克处理。

(九)术后记录内容和要求

1.基本信息

患者的姓名、性别、年龄、门诊号/住院号和床号、超声检查号、申请科室、检查部位、申请目的、仪器和探头型号、术前诊断。

2.图像部分

采集的图像最好 4 张以上,包括标有病灶大小测量值的二维声像图、彩色多普勒(CDFI)声像图、超声造影图像、穿刺针及其针道的声像图、术后复查的图像。

3.文字描述

(1)术前诊断与手术名称:超声引导肝穿刺活检术。

(2)一般情况:患者所取的穿刺体位,穿刺前的准备程序,如常规消毒、铺巾,局部麻醉。肝组织回声、血供情况。

(3)穿刺过程:包括引导方法、穿刺针规格、进针次数、取出组织长度、数量及大体病理表现、标本的保存和处理方式、压迫穿刺点方法和时间等。

(4)术后复查:15～20 分钟后超声检查有无术后出血。

(5)结果评估:手术过程和结果的总体评价,记录生命体征是否平稳,术后有无不适及并发症,描述患者离开诊室时的一般情况。

(6)术后注意事项:术后压迫止血 15 分钟,卧床休息 4～8 小时、少量进食、保持伤口干燥 3 天,禁止剧烈运动 1 周。告知可能并发症,如有异常,及时随诊。

4.署名

署名包括医师签名、操作日期和时间、记录者姓名等。

二、肝局灶性病变

(一)目的
(1)明确肝局灶性病变的性质、病理类型及分化程度。
(2)了解肝肿瘤的分子标记。
(3)评价射频、微波等各种微创治疗的疗效。

(二)适应证
(1)各种影像学检查无法确诊的肝内局灶性病变。
(2)临床表现和检查结果不一致的肝内局灶性病变。
(3)肝硬化背景下不能排除恶性的结节性病变。
(4)恶性肿瘤病理需要了解组织学类型、分级、肿瘤分子标记,帮助确定诊疗方案者。
(5)需要病理组织结果指导消融后续治疗的肝内肿瘤病变。
(6)需要病理组织结果指导化疗的肝内肿瘤病变。
(7)原发灶不明的肝内转移性病变。
(8)长期追踪但影像学检查不能确诊的良性病灶,患者要求明确病理诊断者。
(9)手术未取活检或活检失败者。

(三)禁忌证
(1)病灶位于肝脏表面、穿刺路径上没有正常肝组织的病变。
(2)肿瘤内血管丰富,或肿瘤组织邻近大血管,穿刺难以避开者为相对禁忌证。
(3)其他禁忌证与肝弥漫性疾病相同。

(四)操作方法
(1)根据病灶位置,患者一般取仰卧位或左侧卧位,常规扫查整个肝区,超声观察病灶的数量、大小、位置、形态、边界、内部回声、肿块内部及周边血流等情况。对于少数病例超声图像未显示或显示不清楚,可以利用术前 CT 或 MRI 影像资料,采用融合影像技术引导穿刺。

(2)选择穿刺病灶,避开较大的血管、肠管、胆管、胆囊、膈肌等重要器官,选择进针点及穿刺路径。选择最短途径,穿刺针尽可能经过正常肝组织穿刺病灶。

(3)患者取最佳体位,充分暴露肝区。常规消毒、铺巾,用无菌塑料套包住探头后再次确定进针点及穿刺路径,2%利多卡因局麻至肝被膜。

(4)进针时嘱患者屏气配合,针尖刺入至少 1 cm(肝硬化背景至少 1.5 cm)肝组织后,当观察到穿刺针到达病灶边缘时,触发扳机,实时观察穿刺针所在位置后迅速退针,可选取肿块不同区域进行2~3次穿刺取材,避免在同一点反复穿刺。观察针槽内组织的颜色、质地和长度,大致判断所取组织是否满意,根据检验项目要求来确定标本是否需要固定。

(5)穿刺后根据获取的标本量、色泽、质地等肉眼外观特点,决定穿刺次数,通常取材次数一般不超过 3 次。每次取材,应对活检针进行清洁处理,降低针道种植风险。

(6)穿刺后适当压迫穿刺部位,穿刺部位覆盖无菌纱布或止血贴,用腹带压迫。观察生命体征等 2 小时以上,超声确认穿刺部位肝脏无出血后可用轮椅或平车送回病房。嘱患者平卧4 小时以上。

(7)超声造影引导穿刺活检:对于较大的、容易发生出血、坏死的病灶或常规超声显示不清的病灶,有条件者可采用超声造影引导穿刺,以降低肝脏局灶性病变活检的假阴性率。

穿刺前超声造影:应详细记录病灶的大小、位置和形态,确认病灶内的增强区和无增强区及毗邻关系,灌注时相变化及消退时间,周边血管分布情况等,以供确定穿刺方案参考。

超声造影引导穿刺方法:推荐选择实时双幅模式,同时显示组织谐波成像和超声造影成像,注射造影剂后显示病灶异常增强的区域或造影剂消退区域,避开无增强的区域,在超声造影引导下行穿刺活检,对应的组织谐波成像可以更加清晰地显示病灶和穿刺针,实时观察穿刺过程。如果超声仪器未配备实时双幅造影软件,可在超声造影后即刻转换为常规超声模式,在病灶异常增强或造影剂消退对应的区域取材。

(五)不良反应和并发症预防

(1)肝脏肿瘤穿刺后针道种植的发生率很低,为 0.003％～0.009％,可能与穿刺操作过程和患者自身免疫功能有关。选择较短的射程、最短的穿刺距离、较少的穿刺次数。如果用同一根针重复穿刺,每次取材后,应对活检针进行清洁处理,一般采用 95％乙醇擦拭三遍。在满足诊断需要的前提下,活检针外径的选择应遵循"宁细勿粗"的原则,降低针道种植的概率。对于可切除的肿瘤,应将穿刺针道置于手术可切除的肝段内。上述措施可以减少针道种植的发生。

(2)其他并发症见肝弥漫性疾病。

(董晓辉)

第四节　超声引导下经皮穿刺肾脏活检

一、肾弥漫性疾病

肾弥漫性疾病主要是指累及双侧肾小球的各种疾病,多有相似临床表现,如血尿、蛋白尿、高血压等,但病因、发病机制、病理改变、病程和预后均不同的一组病变,可分为原发性、继发性和遗传性肾小球病。肾活检病理学诊断现已成为肾疾病临床诊断和研究必不可少的手段,使肾小球疾病从临床诊断提高到组织病理学诊断的新水平,为治疗方案的选择及预后评估提供重要依据。目前,肾活检最常用的方法为超声引导下经皮穿刺活检。

(一)目的

超声引导下经皮肾穿刺活检是获取肾组织的主要手段,对获取的组织进行病理学诊断确定疾病病理学类型,对选择治疗方案及判断预后有重要意义。

(二)适应证

(1)肾小球肾炎或肾病的分型。

(2)全身性免疫性疾病引起的肾损害。

(3)不明原因的肾衰竭。

(4)不明原因的持续性高血压、蛋白尿、血尿。

(5)移植肾怀疑排斥反应等。

(三)禁忌证

(1)各种原因的凝血功能障碍均属禁忌证,必须纠正后才可施行肾穿刺活检,以免术后出血不止。

(2)高血压是肾小球肾炎和肾病的常见症状,对严重高血压患者,肾活检前应控制血压。

(3)孤立肾或另一侧肾功能丧失者虽非绝对禁忌证,但肾穿刺活检后,有时会出现氮质血症或尿毒症。

(4)肾实质萎缩,肾皮质甚薄时,所取活检标本很难获得有意义的诊断资料,因此不宜活检。

(5)多囊肾。

(6)大量腹水、肾周积液、全身多器官功能衰竭、妊娠等。

(7)神志不清或激烈咳嗽等症状难以控制不能配合操作者。

(四)术前准备

1.实验室检查

检查血常规、凝血功能和肾功能,排除凝血功能障碍;尿常规,怀疑有尿路感染时应行中段尿细菌培养。

2.患者准备

告知患者穿刺目的、存在的风险、并发症的防范等,令其签署知情同意书。训练患者呼吸屏气动作,有严重高血压时先控制血压,接受透析的患者穿刺前后 3 天暂时停用抗凝血药物。

3.器械选择

自动穿刺活检枪和一次性穿刺活检针,一般成人选用 16G 活检针,儿童可用 18G 活检针。术后加压包扎用的腹带。

4.超声检查及定位

了解双侧肾大小及肾内结构,排除穿刺活检禁忌证,测量肾皮质厚度、肾下极至皮肤的距离。

(五)操作方法

(1)患者取俯卧位,腹部垫一硬枕,压迫固定肾脏,避免穿刺时肾脏退让移位。肾穿刺活检一般先选右肾,穿刺点一般选在肾下极皮质较宽厚处并避开肾窦回声,确定穿刺点及穿刺路径后,做好体表标志。

(2)常规消毒、铺巾,2%利多卡因做穿刺点浸润局麻,之后用尖刀破皮,将皮肤戳一深 2 mm 小口。

(3)嘱患者屏气,超声引导活检枪配 16G 活检针沿穿刺引导线经皮肤及肾周脂肪囊后快速刺入浅层肾皮质内,激发活检枪后立即拔针即可,一般穿刺 2~3 针。观察穿刺标本的颜色及长度,判断穿刺标本中肾小球组织的量是否足够。

(4)穿刺完毕后,穿刺点 75%乙醇消毒,加压包扎,可用腹带包扎腰腹部,平卧休息 24 小时。术后严密观察血压、脉搏和尿液性状等。有肉眼血尿时,应延长卧床时间,一般在 24~72 小时肉眼血尿可消失。

(5)将穿刺标本分为三等份,分别送光镜(甲醛固定)、免疫荧光(生理盐水处理)、电镜检查(戊二醛固定),送检标本需冷藏。

(六)注意事项

(1)穿刺部位的选择与穿刺成功率和并发症的发生有密切关系。穿刺点应选择在肾下极无肾窦回声部位,该处肾皮质宽厚且无大的血管,容易取到较多肾小球组织。穿刺点过高,达到肾窦区会造成标本长度不够,含髓质多而皮质少,且易损伤肾盏,发生大量血尿或持续血尿;穿刺点过低,接近肾边缘容易导致穿刺失败。此外,穿刺深度不要过深,针尖达肾脏前缘为宜。

(2)术后患者保持平卧 24 小时,密切观察生命体征、腹部情况及尿液性状等。适当多饮水,对 24 小时后仍有肉眼血尿者应当继续卧床休息 3 天,在 1 周内应少活动,3 个月内不剧烈活动和进行体力劳动。

(七)不良反应和并发症预防

1.疼痛

少数患者在活检部位有轻微的钝痛,一般 2～5 天消失,如疼痛长期持续存在应予关注,需排除肾周血肿。

2.感染

感染并不常见,只要严格遵守无菌操作,一般可以预防,对出现感染症状者应进行抗生素治疗。

3.血尿

血尿是肾穿刺活检的主要并发症,由于穿刺针直接穿刺肾组织,穿刺后几乎所有患者都有镜下血尿,可持续数小时至 2 天,肉眼血尿早年发生率较高,近年来由于活检器具及技术改进已呈明显下降趋势。穿刺时,尽量避开集合系统,在下极肾实质穿刺,术后多饮水,均可减少血尿的发生。

4.出血

出血包括穿刺点出血、肾被膜下出血及血肿形成,穿刺针划伤肾被膜是造成肾被膜下血肿的重要因素,肾周围血肿发生率为 1% 左右,与操作者技术熟练程度及患者配合不充分有关,另外与穿刺部位的选择有关,如切割肾脏包膜可导致出血。

5.动静脉瘘

肾活检穿刺术后的动静脉瘘多发生在 3 级分支以下,大多数没有临床症状,无症状者多可自行愈合,少数未能自愈者伴有长期肉眼血尿。穿刺后在肾区出现杂音者应警惕此并发症。缺乏影像引导、穿刺技术不良及适应证选择不当是其主要原因,目前已很少见。穿刺后彩色多普勒超声检查能早期发现动静脉瘘形成。

6.肾撕裂伤

多由于穿刺时患者剧烈咳嗽导致,患者的配合、术前呼吸训练十分重要。

7.损伤其他脏器

常由盲目穿刺、引导不准确或穿刺过程中穿刺针偏离引导线导致。

(八)术后记录内容和要求

1.基本信息

患者的姓名、性别、年龄、门诊号/住院号和床号、超声检查号、申请科室、检查部位、申请目的、仪器和探头型号、术前诊断。

2.图像部分

采集的图像最好 4 张以上,包括显示穿刺切面的二维声像图、CDFI 声像图、穿刺针及其针道声像图、术后复查的图像。

3.文字描述

(1)施行手术名称:超声引导下肾脏穿刺活检术。

(2)一般情况:穿刺体位,穿刺前的准备程序,如常规消毒、铺巾,局部麻醉。一般情况还包括术前双肾位置、大小、边界、回声、血供情况。

(3)穿刺过程:包括引导方法、穿刺部位、穿刺针规格、进针次数、取出组织长度、数量及大体病理表现、标本的保存和处理方式,压迫穿刺点方法和时间。

(4)术后复查:穿刺后 15～20 分钟超声检查术后有无出血。

(5)结果评估:穿刺过程和结果的总体评价,记录生命体征是否平稳,术后有无不适及并发症,描写患者离开诊室时的一般情况。

(6)术后注意事项:术后立即压迫止血 15 分钟,必要时腹带压迫止血 2 小时,术后卧床休息 24 小时、少量进食、保持伤口干燥 3 天,禁止剧烈运动和体力劳动 1 周。告知可能的并发症,如有异常,及时随诊。

4.署名

署名包括医师签名、操作日期和时间、记录者姓名等。

二、肾占位性病变

(一)目的

获取肾脏占位性病变组织进行病理学诊断可明确疾病性质,为制订治疗方案及判断预后提供依据。

(二)适应证

(1)肾实性占位性病变的诊断和鉴别诊断。

(2)原发灶不明的肾转移瘤。

(三)禁忌证

(1)各种原因引起的凝血功能障碍均属禁忌,必须纠正后才可施行肾穿刺活检,以免术后大出血。

(2)大量腹水、肾周积液、全身多器官功能衰竭、妊娠等。

(3)神志不清或激烈咳嗽等症状难以控制不能配合操作者。

(四)术前准备

1.术前检查

术前查血、尿常规及凝血功能,超声检查确定穿刺点及穿刺路径,做好体表标志,签署手术知情同意书。

2.仪器及器械

彩色多普勒超声仪,3.5 MHz 探头,穿刺引导架;组织学活检多使用可调式活检枪,配套活检针 18G(弹射距离 15～22 mm),也可用一次性自动弹射活检枪。

(五)操作方法

(1)患者采取俯卧位,常规消毒、铺巾、局麻,然后尖刀破皮,将皮肤戳一深 2 mm 小口。超声引导活检枪配 18G 活检针沿穿刺引导线将穿刺针经过一段正常肾组织快速进入肾肿瘤表面,嘱患者屏气,激发活检枪后立即拔针,一般穿刺 2～3 针。

(2)标本送组织学和细胞学检查。

(3)术后加压包扎,平卧休息 24 小时。术后观察血压、脉搏和尿液性状变化等。

(六)注意事项

(1)严格选择适应证,对于能够确诊的肾恶性肿瘤应避免穿刺活检。

(2)穿刺针穿入肾包膜时,应嘱患者屏气,穿刺针应经过一段正常肾组织才进入靶肿块,避免损伤肾包膜及肾内大血管;穿刺途径避开大的血管及集合系统。

（3）穿刺部位选取肿块内实性部分有血供的区域并避开大血管分支。

（4）超声引导下18G粗针活检与细针针吸活检同样安全，但细针细胞学获得组织较少，常不能满足病理诊断需要，18G以上粗针组织学活检阳性率高于细针抽吸活检。因此，目前多行18G粗针穿刺活检。

（5）术后可出现血尿，大多12小时内能消失，但若血尿超过12小时应怀疑集合系统损伤。穿刺时须用彩色多普勒超声引导，进针路径避开大血管，避免穿刺针进入集合系统。

（七）不良反应和并发症预防

超声引导下肾肿瘤穿刺活检术通常较安全，并发症发生率较低，常见并发症主要包括术后局部疼痛、出血等，但亦有穿刺活检后形成气胸及损伤腹腔内脏器的报道，针道种植虽然少见，但也应引起临床注意。

1.出血

出血是最常见的并发症，多为肾周少量出血，大量出血少见。粗针活检出血概率高于细针活检。少量出血时，多数患者无临床症状，多能自行吸收。

2.血尿

多有术后镜下血尿，肉眼血尿并不多见，发生率为5%～7%，与集合系统穿刺损伤有关，大多能够自行缓解，如血尿持续存在，首先应排除由动静脉瘘所致。

3.针道种植

肾肿瘤经皮活检有可能发生针道种植，粗针、细针活检后都有针道种植的发生，但发生率很低。

4.气胸

双肺下叶后段可随着吸气而降低，患者俯卧位穿刺肾上极的肿瘤时，有刺伤肺造成气胸的可能，但在超声引导下很少发生。改变患者体位，侧卧位穿刺或者在呼气末进针，有助于减少或避开病灶前方的肺组织。

（八）术后记录内容和要求

1.基本信息

患者的姓名、性别、年龄、门诊号/住院号和床号、超声检查号、申请科室、检查部位、申请目的、仪器和探头型号、术前诊断。

2.图像部分

采集的图像最好4张以上，包括显示穿刺肿物切面的二维声像图、CDFI声像图、穿刺针及其针道声像图、术后复查的图像。

3.文字描述

（1）施行手术名称：超声引导下肾脏肿物穿刺活检术。

（2）一般情况：穿刺体位，穿刺前的准备程序，如常规消毒、铺巾，局部麻醉。一般情况还包括病变位置、大小、形态、边界、内部回声、血供情况。

（3）穿刺过程：包括引导方法、穿刺针规格、进针次数、取出组织长度、数量及大体病理表现、标本的保存和处理方式，压迫穿刺点方法和时间等。

（4）术后复查：15～20分钟后超声检查术后有无出血。

（5）结果评估：手术过程和结果的总体评价，记录生命体征是否平稳，术后有无不适及并发症，描写患者离开诊室时的一般情况。

（6）术后注意事项：术后立即压迫止血 15 分钟，必要时腹带压迫止血 2 小时，术后卧床休息 24 小时、少量进食、保持伤口干燥 3 天，禁止剧烈运动和体力劳动 1 周。告知可能的并发症，如有异常，及时随诊。

4.署名

署名包括医师签名、操作日期和时间、记录者姓名。

（董晓辉）

第五节　超声引导下经皮穿刺肺脏活检

肺部肿瘤是呼吸系统的常见病和多发病，鉴别诊断较困难，近年来，发病率日益增多。肺内孤立性结节临床上常常遇到，需要活检，对于中央型肺癌，由于诊断技术的提高，尤其是纤维支气管镜的应用，阳性率得到了很大提高，但对于发生于肺周边的肿瘤，X 线、CT 在诊断上存在一定困难，临床病理分型需要穿刺活检。细针抽吸活检胸内病变已有 100 多年历史，1883 年第一例胸内活检是肺炎的诊断活检，1885 年 Menetrier 开创了肺癌针吸活检的先河，20 世纪 60 年代，Dahlgren 和 Nordenstorm 推广了针吸活检肺的方法。超声引导经皮肺穿刺活检最早由 Chandrasekhar 报道 4 例（1976 年），国内 1983 年开始肺穿刺活检细胞学检查，以后随着影像学的发展，穿刺活检针的改进，获得组织学和细胞学的技术更加完善，并发症减少。

肺部病变由于肺内气体和肋骨干扰，超声显示受限，因此对肺部疾病诊断或鉴别诊断主要靠 X 线、CT 及纤维支气管镜、胸腔镜或开胸探查活检。但有时单凭 X 线、CT 或纤维支气管镜检查，鉴别诊断仍有困难。肺部肿块穿刺活检主要由 CT 引导和超声引导下完成。CT 引导经皮肺活检术国内 20 世纪 70 年代开始应用于临床，并发症发生率为 10%～20%，但是操作复杂，时间长，患者痛苦大，取材不满意，有 X 线损害等不足。对于周围型肺部肿块或中央型肺部肿块引起的肺实变，超声可清晰显示。超声引导下经皮肺部肿块穿刺活检，由于该方法实时引导，定位准确，并发症少，穿刺成功率高，时间短，操作简单，无 X 线损伤等优点，目前已广泛应用于临床，弥补了 X 线、CT 检查的不足，为肺部疾病诊断和鉴别诊断取得可靠的细胞和组织学依据提供了技术支持，已成为临床获取肺部病变病理诊断的主要手段之一。可通过细胞学穿刺提插抽吸、手动负压切割组织学和自动活检组织学方法实现。经皮肺部病变穿刺活检是有效、微创的诊断方法，特别在纤维支气管镜检查阴性的患者。

一、适应证

超声引导经皮穿刺肺活检的先决条件是超声能显示病灶，且未被肋骨、胸骨或肩胛骨等完全遮挡，主要为周围型肺部占位性病变，病变贴近胸膜，病变的浅表部位不能有含气的肺组织。一般来讲，凡是超声能显示的各种肺部占位性病变，其病变性质不明时，均可在超声引导下经皮穿刺活检，但以下情况尤为适用。

（1）临床及影像学检查疑为肺部恶性肿瘤且超声能显示，因远处转移或合并其他疾病，不宜手术或患者拒绝手术者。

（2）X 线发现并经超声检查证实的肺外周型肿瘤，行纤维支气管镜检查失败者，恰好与纤维支气管镜检查相互弥补。

（3）原发肺恶性肿瘤或转移癌及不能手术的肺部肿瘤为选择放疗或化疗方案而需要明确病理组织学分类者。

（4）原发部位不明确的肺部转移癌，需要穿刺活检了解转移瘤的组织来源者。

（5）肺部炎性肿块（如肺炎假瘤、肺脓肿、结核球和叶间积液等），临床治疗前需明确诊断者。

（6）超声能显示实变肺深部的中央型占位性病变和肺部肿块的鉴别诊断。

（7）超声引导穿刺肺癌瘤内直接注射药物、微波及射频治疗者。

二、禁忌证

（1）有严重出血倾向者。

（2）近期内严重咯血、呼吸困难、剧烈咳嗽或患者不能合作者。

（3）有严重肺气肿、肺淤血性心脏病患者。

（4）X线显示中央型肺癌，超声显示不清晰者。

（5）病灶位于心脏和大血管边缘的小病灶或与其边界不清晰者。

（6）超声难以显示的病变。部分可显示的病变，但受肋骨遮挡，缺乏合适进针入路者。

病灶位于心脏和大血管边缘及小病灶（≤1.0 cm）可采用细针穿刺，超声引导可准确显示穿刺路径和针道针尖，但采用粗针穿刺、切割应慎重，以免造成心脏和血管的损伤。

三、术前准备

（1）术前检查血常规、凝血四项、血小板、凝血酶原时间、凝血酶原活动度。

（2）穿刺前均应做胸部X线摄片、CT检查或MRI检查，根据X线、CT或MRI显示的病变位置，选择靠近病变处肋间进行超声扫查，显示肿块后，从不同角度全面扫查，了解病灶位置、范围、形态、内部结构与周围的位置关系，确定穿刺部位和进针路线。

（3）术前向患者作好解释工作，使其配合，教会患者学会屏气等。过分紧张者，术前30分钟肌内注射地西泮10 mg。

四、仪器和针具

（一）仪器

选择实时显示的高分辨力超声诊断仪。具备超声引导穿刺线，配置线阵或凸阵穿刺探头。穿刺探头目前使用的有两类，一类是专用穿刺探头，另一类普通探头附加一个穿刺固定架，即穿刺导向器。另外，普通探头也可用于较大病灶的穿刺（"十"字交叉定位法引导）。肺周围浅表病变，采用5～7.5 MHz较高频率探头；肺内深部病变、肺门部和范围广泛区域，探头频率采用3.5～5.0 MHz。当探头上装有穿刺导向器时穿刺针会沿着声像图上所显示的影像平面并沿穿刺针道方向进入体内，声像图上可以同时清晰显示穿刺针道和靶目标，从而保证了穿刺的准确性。

（二）针具

目前国内外经皮肺穿刺活检多采用18G组织学活检针。

穿刺针种类较多：主要有18～21G手动负压穿刺针、分体式活检针、槽式穿刺针、自动活检针及与活检枪配套的穿刺活检针等,具有抽吸活检和切割活检功能。

1.经皮穿刺细针

又称细胞学检查针或 PTC 针,由针鞘和针芯两部分组成,21～23G 针,外径 0.6～0.8 mm,经皮穿刺细针用于细胞学取材,一般选用 20～22G 细针(国产 7～9 号),长 10～15 cm。

常用的细针为 21G,其外径 0.8 mm、内径 0.6 mm,由针管、针芯与切割针配套成一体,提拉针栓后即形成针腔内负压,使针尖露出切割缘并空出前端一段针腔作切割取材之用,完成负压切割抽吸后,先取出切割组织条做组织学检查,后用空针将针管内的液体涂片做细胞学检查,一针两用。细针活检必须配有经皮引导针,21G 活检一般为 18G 引导针。

2.组织学活检针

分为粗针和细针两种。切割细针为 21G,外径 0.8 mm,内径 0.6 mm,长 15～18 cm。多用外径 0.9～1.2 mm。18G 为粗针。目前用进口组织切割针有 Sure-Cut 针和 Tru-cut 针。国产有槽式穿刺切割针和秦氏多孔倒钩活检针两种。组织学检查现在多用活检枪,目前国内外有较多与穿刺针配套的活检枪,具有切割速度快,震动小,组织损伤小,取材完整,并发症相对低等优点。与之配套的穿刺针主要为 16～21G,长 10～20 cm。

(董晓辉)

第六节　超声引导下经皮穿刺胰腺活检

胰腺常见的疾病主要有炎性疾病和肿瘤性病变,近年来,胰腺恶性肿瘤的发病率有逐年增高的趋势,已达到约 10/10 万,影像学检查有时诊断较困难。从解剖结构上看,胰腺为腹膜后器官,胰腺肿瘤性疾病的早期临床表现往往不典型,诊断较困难,发现时多属中晚期,5 年生存率仅 5% 左右,部分患者尽管接受了根治性手术,但 5 年生存期仍在 5% 左右。胰腺占位性疾病的术前病理学诊断具有一定的难度,目前人们对胰腺疾病的认识已提高到分子水平,并且伴随着影像检查诊断技术和实验室诊断方法的进展,如超声、超声内镜、CT、ERCP、MRI、血管造影、细针穿刺胰腺活检、癌标志物 CA19-9 测定等应用于临床,大大提高了胰腺癌的早期诊断率。

获取胰腺疾病病理诊断的方法包括手术切除标本、超声或 CT 引导下经皮穿刺活检、术中直视下细针穿刺或肿块活检、ERCP 插管收集胰液查癌细胞、内镜超声引导下活检等,其中超声和 CT 引导下胰腺占位性病变经皮穿刺活检是诊断和鉴别诊断的重要手段,已开始广泛应用于临床。对于胰腺占位性病变,超声引导经皮胰腺穿刺活检术方法简单,实时引导,准确性和检出率高,为胰腺占位性病变的定性诊断提供了细胞学与组织学依据,避免了不必要的手术探查。超声引导下经皮细针穿刺吸取细胞学、组织学活检的开展,大大改进了胰腺肿瘤的确诊手段,已成为诊断胰腺病变的重要方法。

一、适应证

(1)上腹部肿块怀疑来自胰腺。

(2)胰腺占位性病变与囊性疾病的定性诊断,原发性胰腺癌与转移癌、慢性胰腺炎的鉴别以及胆总管下段壶腹区梗阻的良、恶性鉴别诊断。

（3）胰腺的囊性肿块包括感染性有包裹或无包裹的积液和胰腺假性囊肿。

（4）急性胰腺炎的穿刺引流治疗（抽吸物立即涂片革兰染色找细菌，观察胰腺组织炎症改变程度）。

（5）为了明确胰腺有无继发感染或脓肿形成，制定治疗方案，在应用抗生素和相应措施的前提下，穿刺活检是可以选择的手段之一。

二、禁忌证

（一）全身出血性疾病
难以纠正的严重凝血机制障碍（如肝功能衰竭或多系统脏器功能衰竭）；服用阿司匹林、华法林等药物者，需停药 3～4 天才可以进行穿刺活检。

（二）严重高血压、糖尿病或心脏疾患
严重心肺功能不全，无法耐受手术者；缺血性心脏疾病；未纠正的重度糖尿病和高血压患者。

（三）炎症性疾病
若有急性胰腺炎或腹膜炎急性炎症者不宜进行穿刺。

（四）严重代谢紊乱
如高钾血症、代谢性酸中毒等应及时予以纠正，以免心律失常或心脏停搏等。

（五）其他
过度肥胖；腹部胀气明显不能清晰显示病灶；严重脊柱后凸畸形无法卧位者；疾病晚期者。

三、操作方法

（1）器械选择：高分辨率超声仪，探头频率 3.5～5.0 MHz，穿刺引导架，选择 20～22G 抽吸活检针，18～20G 组织切割针，自动活检枪。

（2）术前检查：术前完善各项相关检查（肝肾功能；血、尿常规和血小板检查；出凝血时间、凝血酶原时间、血液淀粉酶测定；超声、CT、MRI 等影像学检查）。明确患者有无禁忌证，如出血凝血功能严重异常、胃肠道梗阻、严重心肺疾病、麻醉药物过敏史等。对于胃肠道梗阻患者，先行常规胃肠减压及药物治疗，待胃肠道梗阻消失后再行穿刺活检。常规超声显像制定穿刺方案，包括穿刺部位、穿刺角度、进针深度及需要避开的重要脏器或结构等。同时还应消除患者的恐惧和紧张心理，做好患者的呼吸屏气训练，使其积极配合。常规禁食水 6～12 小时并签署知情同意书。

（3）患者选择仰卧位，先用普通探头探查，确定病变部位测量出胰腺肿块与表皮的距离，观察其毗邻情况以及进针可能穿过的组织与脏器，了解胰腺周围的血管，如下腔静脉、肠系膜血管和肾血管等，并显示病变区的坏死或囊性区。选择好合适的穿刺路径、角度与深度，进针路径尽可能避开胃肠道和实质脏器，尤其是胃和结肠，选择胰腺病变最大径处或明显回声异常处作为穿刺点。在皮肤上做一标志，局部消毒铺巾，再用穿刺探头复查，测量皮肤与病灶的距离，2％利多卡因作局部麻醉，用刀尖切一小口，穿刺时，探头尽量加压腹壁以驱开胃肠道结构，尽量使胰腺病变贴近腹壁，活检针沿导向器针槽直刺到腹壁深层，嘱患者短暂屏气，迅速进针直接穿刺胰腺病变，当穿刺针到达胰腺病变表面时触发活检枪并迅速退针。对于胰腺尾部病变尽量取胰腺长轴作为穿刺途径。

（4）将 18G 粗针沿导向器针槽直刺到腹壁深层，嘱患者吸气后憋住气，将穿刺针沿探头定位的角度和深度，超声引导下刺入病灶内，显示针尖于病灶中央后，确定病灶在有效射程内，击发弹

射按钮,然后迅速拔针,打开弹射枪,取出针槽内组织,即刻置于滤纸片上,标本甲醛溶液固定,送组织学检查,一般取2~3针即可。也可一针两用,即推出组织条后,抽空注射器,接上穿刺针迅速推针管内残留物涂片。

(5)细胞学活检:将细针对准病灶迅速刺入,抵达病灶时嘱患者平静呼吸,缓慢进针到穿刺部位,拔出针芯,接上10/20 mL针筒抽吸,保持负压,将细针上下提插数次,减压后拔出穿刺针,将标本液涂片,标本甲醛固定,送细胞学检查。

(6)能作出明确病理诊断者为取材满意,组织过少不足以明确病理诊断者为取材不满意。

(7)操作结束后局部加压包扎,嘱患者卧床休息,密切观察生命体征。术后常规禁食禁水24~48小时,并给予止血、抗感染及抑制胰液分泌药物。

四、并发症

经皮胰腺穿刺活检术并发症发生率多数作者认为<3%。

(一)出血

胰腺表面、小网膜少量出血,穿刺后出血主要与损伤肠系膜或胰腺血管有关。

(二)胰液外漏

此为最严重的并发症之一。损伤后大量胰液外漏,会消化腹腔内的蛋白质和脂肪,造成弥漫性腹膜炎。

(三)疼痛

有文献报道约20%以上的患者表现为疼痛。有学者认为在拔针前向针内注入0.5 mL局麻药,既可以减轻拔针疼痛,也可以减少针道癌细胞种植和感染的机会。

(四)针道种植转移

穿刺引起的肿瘤在针道种植或进入血液转移的发生较为罕见,国外学者统计了2 000余例穿刺患者,发现与穿刺有关的肿瘤扩散或种植发生率不足1‰。

(五)胰腺炎

发生率为3%,与正常胰腺组织受到过多穿刺有关。诱发胰腺炎是因穿刺时经过了部分正常胰腺组织,且主胰管扩张,穿刺致胰液外渗。故穿刺时要尽量避免穿过正常胰腺组织和胰管,而应使穿刺针直接进入病灶。穿刺后诱发胰腺炎似乎与穿刺针的粗细无直接关系。

(六)其他

脓肿,感染,胃肠穿孔,腹膜后血肿,胆汁性腹膜炎等并发症少见。

五、术前注意事项

(一)术前准备

(1)选择适应证,对于胃肠道梗阻造成胃肠道胀气的患者,应消除胀气,常规包括胃肠减压及药物治疗,口服抗生素3天,术前作肠道准备,术日禁食水等。待胃肠道梗阻消失后再行穿刺活检。

(2)若穿刺针需经胃肠道穿刺,患者术前应口服抗生素1~3天,预防感染。

(3)穿刺前后给予施他宁静脉维持抑制胰液分泌,有可能减少术后胰漏的发生。

(4)对于有恐惧情绪的患者,应消除患者的恐惧和紧张心理,精神焦虑者给予5 mg地西泮口服。

(5)做好患者的呼吸屏气训练,使其积极配合。

(二)进针点及穿刺径路的选择

穿刺活检的成功与否关键在于最大限度地获得组织标本,最小限度地减少并发症的发生。超声引导经皮穿刺活检胰腺病变的关键是超声准确显示胰腺病变和选择合理的穿刺途径,胰腺头体部病变超声容易显示,而胰腺尾部和胰头钩突部病变超声显示困难,利用充盈水的胃作为透声窗来显像胰尾部,也可采用脾脏声窗来进行显像。对于胰腺尾部病变多采用横切面扫查,将穿刺引导线尽量与胰腺体尾部长轴平行,有时可让患者取右侧卧位,多数胰尾部肿瘤可向右侧向前略有移位,便于显像和穿刺活检。进针点的选择主要取决于胰腺病变的部位,应选择胰腺最大病变处且回声明显异常区域或 CDFI 显示血流较多处作为穿刺点,必要时可多点穿刺并尽可能避开胃肠道。胰腺的解剖特点显示其位置深在,位于腹膜后间隙,其前方是胃和横结肠,胰头周围有十二指肠、胆管和血管,超声引导经皮穿刺活检不可避免损伤胰腺前方和附近的重要脏器,而且穿刺胰腺本身可能引起胰腺炎并发症,穿刺有一定风险。胰腺穿刺入路选择应尽可能地接近病变最近部位,避开腹腔脏器(尽可能避开胃肠道)和胰腺周围的大血管,避开扩张的胆囊、胆总管和胰管,采用超声穿刺探头尽量局部持续加压腹壁以驱开胃肠道结构,尽量使胰腺病变贴近腹壁,这样既可避开前方的胃肠道,又可使穿刺路径最短,减少了穿刺损伤其他脏器的机会。此外,采用 20G 的穿刺活检针,外径较细,即使穿刺路径无法避开胃肠道,穿刺后经过禁食水等处理,发生胃肠道穿孔的机会也很少。

(三)引导设备的选择

如何选择引导设备应根据具体情况决定,若病灶的直径为 3~5 cm,目前临床使用的各类超声仪器均能清楚显示其全貌及其毗邻结构,且简便、快速、价廉,此时,应优先选用超声引导;若患者肥胖或腹胀明显且病灶最大直径<3 cm,则不宜选用超声引导,最好采用 CT 或超声内镜引导(尤其是线阵式彩色多普勒超声内镜能贴近胃后壁对胰腺各部位病灶进行近距离细针穿刺,特别对于超声难以显示的<2 cm 的病灶,其穿刺成功率近 100%,诊断准确性也达 90%。

(四)活检的装置选择

应用自动活检枪配 18G 粗针穿刺,可以快速简便完成活检操作,避免了手动抽吸式组织活枪的一系列复杂而不连贯的动作。18G 粗针比 20~22G 细针所取组织边缘整齐,无挤压,取材量大,组织结构相对完整,除能满足病理学诊断的需要外,必要时还可提供免疫组化和电镜检查,可进一步提高组织学诊断的准确率,尤其适用于较小病变的组织学诊断,有研究表明,穿刺绝对失血量,14G 针明显高于 18G 及 21G 针,而 18G 及 21G 针之间无明显差异,18G 与 21G 针同样安全,在满足诊疗前提下,穿刺宜"先细后粗"。活检针直径大小可直接影响组织标本可用性,如病灶较大且实性部分较多可应用同轴穿刺活检针和 18G 活检针,同轴穿刺活检针虽然在某种程度上减少损伤,每针取材量较多,但不易改变方向,否则可造成较大的损伤;20G 活检针用于病灶较小(一般直径<2 cm)或穿刺道途经胃、肠道、大血管等重要脏器,但是 20G 活检针每针取材量较少。由于直径较细在距离较远时易受呼吸动作影响,而且在进入较硬肿块时易弯曲而影响取材。

六、术中注意事项

(1)穿刺时应避开胃、结肠和实质脏器;多采用细针,这是减少甚至避免并发症的有效措施。若穿刺不可避免经过小肠曲,应避免应用粗针或切割针通过小肠作胰腺活检,不宜通过胃或结肠作胰腺活检。胰腺活检禁忌通过梗阻或淤积有张力的胃肠道。

（2）超声引导下多点多方向直接穿刺活检胰腺病变，避开从液化坏死区域或出血区取材，减少假阴性的发生，对较深的肿块不同部位取材 2～4 针。

（3）穿刺入路胰腺较薄，其后方又有重要的大血管，穿刺时，进针不宜太深，提插幅度不宜过大，避免穿透胰腺，导致其后方的大血管损伤。对于胰头壶腹区病变多用垂直方向进针；对于胰腺尾部病变多采用横切面扫查，将穿刺引导线尽量与胰腺体尾部长轴平行，沿尾部长轴进行穿刺，有时可让患者取右侧卧位，多数胰尾部肿瘤可向右侧向前略有移位，便于显像和穿刺活检。

（4）穿刺过程中，进针和退针均应快速，动作轻巧，这样可避免由于呼吸的影响导致针尖在病变表面划动，避免出血并发症的发生。穿刺时必须清楚地显示针尖的位置和穿刺针的路径，显示不清者切勿盲目切取活检组织，否则可能损伤到邻近组织或脏器。

（5）标本的长度和完整性与病理诊断的准确率密切相关，穿刺活检时，应尽量采用 22 mm 长度取样，既保证穿刺样本足够多，也能使穿刺活检枪保证最大的切割组织力度。如果胰腺病变厚度较小，尽可能将穿刺角度加大，使得活检针尽量沿病变的长轴进行穿刺（比如胰尾部病变）。

（6）对胰腺囊肿的患者在诊断性穿刺的同时可抽液进行治疗。

七、术后注意事项

术后观察 2～4 小时，监测生命体征，复查血液淀粉酶、血常规等，以及时发现术后出现的并发症。术后常规禁食禁水 24～48 小时，并给予止血、抗感染及抑制胰液分泌药物，卧床 12 小时，密切观察生命指征和腹部情况。

八、临床价值

胰腺占位性病变的诊断方法主要有影像检查技术（包括 CT、MRI、US 等）和实验室检查（包括酶学、肿瘤学及内分泌学参数等），而上述方法都有不同程度的假阳性和假阴性，均需结合临床症状和体征进行分析，最终诊断还必须依赖于病理学诊断。术前明确胰腺病变的病理性质对临床治疗有很大帮助。胰腺占位性疾病的定性诊断对决定进一步治疗至关重要。但是，胰腺为腹膜后器官，不但发病隐匿，而且一般方法不易取得病理检查。一般认为手术中对肿块取活检应当是比较有效的方法，然而在胰腺恶性肿瘤性疾病中这恰恰是临床外科非常棘手的问题。由于胰腺癌的周围组织通常为炎症浸润区域，并且含有大量致密的纤维组织，癌组织有可能小而深。手术中活检只能从胰腺的表面取材，有时达不到肿块的深度，假阴性率可达 15%～40%。如果活检取材深，虽然可以降低假阴性率，但容易发生出血、胰漏、脓肿或急性胰腺炎等严重并发症。而经皮胰腺穿刺活检对于不能手术切除的病例，可获取明确组织病理学诊断，使患者免受剖腹探查之苦，同时也为临床医师进一步制定放疗或化疗方案提供了可靠的病理诊断依据；对于手术病例，有利于术前确定治疗方案，并可节省术中冷冻活检的时间。

目前在影像技术引导下进行胰腺病变经皮穿刺活检已经成为胰腺疾病获得组织学诊断的较好方法。影像学引导设备主要包括 CT 与超声。其中，CT 可清楚的显示病变的大小、位置以及病变与相邻结构的空间关系，又可精确地确定进针点、进针路径、角度和深度，具有明显的优点，还可确定针尖是否在病灶实质内，避开坏死、出血或囊变组织。因此，CT 导向活检安全可靠，成功率高，并发症相对较少，为诊断和鉴别诊断的重要手段。但是，CT 也存在某些局限性，如费用高，使用不够简便，操作时间相对较长，且具有辐射伤害。介入性超声在胰腺疾病的应用包括超声引导经皮胰腺肿物穿刺活检术、超声引导经皮穿刺置管、引流、胰腺晚期恶性肿瘤介入治疗、肿瘤注药、腹腔神经丛阻滞止痛。

　　超声引导经皮胰腺穿刺对可能切除的胰腺病变术前确诊；晚期胰腺癌避免不必要的开腹探查；术中肿块活检有局限性；表面切取活检的假阴性率达 15%～40%；深部切取活检可提高正确率，但出血、胰漏、脓肿、急性胰腺炎发生率达 6%～10%，死亡率达 2%～4%。

　　然而，其在胰腺占位性病变的诊断中也有以下不足：①对位置深在、直径>8 cm 或<2 cm、形态为囊实性的胰腺恶性肿瘤性疾病，对一些特殊肿瘤（如淋巴瘤、良性肿瘤），对高分化肿瘤，诊断、鉴别诊断困难，假阴性率高；②准确率与穿刺操作者的经验和细胞学医师的制片技术、诊断经验直接相关。

　　随着超声设备的革新与超声介入技术的发展，超声引导经皮胰腺穿刺活检技术将更为完善，并且在临床上将有更加广泛的应用，目前，超声引导穿刺活检已成为诊断和鉴别胰腺病变的重要手段之一。实时超声可以准确定位胰腺病变部位，利用超声引导能在穿刺过程中近于直视下观察穿刺针的路径，控制进针深度，安全准确、阳性率高。超声引导经皮穿刺活检费用低廉，且方法简便、安全、损伤小、无严重并发症，可反复进行，诊断准确性高，文献报道正确率为 80%～94%。另外，超声具有实时引导与动态观察的特殊优越性，能够最大限度避免严重并发症的发生。

（董晓辉）

第七节　超声引导下经皮穿刺脾脏活检

　　脾脏是人体最大的淋巴器官，在造血、滤血及参与免疫反应等方面起着非常重要的作用。脾脏局灶性病变临床表现复杂多样，脾脏的恶性病变发生率并不低，尤其是血液病、淋巴瘤，早期缺乏特异性的影像学表现，血液系统疾病所致弥漫性脾大与恶性淋巴瘤浸润脾脏所致脾大常难以鉴别，给临床诊治带来了困难。因此，术前准确获得脾脏弥漫性及局灶性病变的病理诊断，可帮助临床医师在化疗或手术切除以前明确病理诊断，制定正确的诊疗方案，从而最大限度地减少或避免脾脏切除术。

　　超声引导下经皮穿刺活检技术因其微创、安全等特点已广泛应用于临床，在各种浅表器官和腹腔内实性脏器的诊断与鉴别诊断中发挥着重要作用。但是脾脏血运丰富，实质较脆，穿刺组织活检易致出血，超声引导下经皮脾脏穿刺活检一度被认为穿刺活检的禁忌证。1976 年，Soderstrom 报道了 1 000 例脾脏抽吸活检，并未发生严重并发症，从而将脾脏穿刺活检技术广泛应用于临床，超声引导下经皮脾脏穿刺活检技术也因此得到临床及超声医师的广泛关注，其安全性和有效性在随后的研究中得到证实。

一、适应证

　　(1)脾脏局灶性占位性病变需明确诊断者。

　　(2)不明原因脾脏弥漫性疾病的诊断及鉴别诊断。

　　(3)淋巴瘤患者需明确有无脾脏浸润及确定肿瘤分期者。

　　(4)血液系统疾病须明确其类型或了解脾脏浸润情况者。

(5)脾脏含液性病变,须活检或抽液化验检查确诊者。

(6)不明原因的发热伴脾大。

二、禁忌证

(1)凝血机制障碍,有出血倾向者(所有接受脾脏活检的患者必须进行凝血功能相关指标的检测,可进行穿刺活检的标准为:凝血酶原活性大于正常的50%,国际标准化比值小于1.6,血小板数目大于70 000/uL。)

(2)急性感染性单核细胞增多症及红细胞增多症者穿刺应慎重。

(3)巨核细胞骨髓性增生合并红细胞增多症。

(4)高度疑为海绵状血管瘤者穿刺应慎重。

(5)大量腹水、全身情况差者。

(6)咳喘严重,穿刺时不能配合呼吸者。

三、操作方法

(1)器械选择:超声仪器配穿刺引导功能,探头频率3.5~5.0 MHz,自动活检枪或一次性活检装置。选择18、20、21、22G穿刺针。

(2)术前完善各项相关检查(肝肾功能,血、尿常规,出凝血时间,超声、CT、MRI等影像学检查)并签署知情同意书。

(3)脾脏穿刺一般患者右侧卧位,左手举过头部,必要时腰下垫高,使肋间充分展开,选择第9~11肋间隙进针。脾脏弥漫性疾病的穿刺,应经过一段脾实质后抽吸或抽吸切割,脾脏实质性病变的穿刺应使用较锋利的针,快速进针取材,不宜在病灶中反复提拉切割,同时尽可能少地损伤正常脾组织。常规消毒、铺巾,2%利多卡因局部麻醉,再次扫查定位。进针前嘱患者屏气,超声引导下进针至肿块边缘时,激发扳机,并迅速出针,穿刺次数一般为2~3次。取出的组织条用40%甲醛溶液固定送组织学检查,抽吸物涂片送细胞学检查。术后局部加压包扎,平卧观察腹部情况和生命体征。

四、并发症

脾脏穿刺活检的并发症报道不一,总体发生率较低,细针穿刺活检并发症的发生率低于粗针穿刺活检。1985年,Lindgrenet等应用14G针对32例患者进行脾脏穿刺活检,结果12.5%并发了出血,其中1例被迫做了脾脏切除术。Cavanna等对1993—2003年间脾脏穿刺活检结果进行回顾性分析研究,结果指出,160例患者应用22G细针进行穿刺活检,无一例发生并发症。Tam等对脾肿瘤患者进行156次经皮穿刺活检,轻微并发症的发生率为14.7%,主要并发症的发生率为1.9%,2例患者进行了脾切除。Civardi等对398例脾脏病变进行穿刺活检,其中轻微并发症的发生率为4.2%,主要并发症的发生率为1%,无死亡病例。Garaway等报道在50次脾脏细针穿刺活检中,只有1例并发轻度血胸,可自行吸收。

五、注意事项

(1)脾脏受呼吸影响运动幅度较大,穿刺时应嘱患者屏住呼吸。

(2)对于高位或位置深在的脾脏病变穿刺时,应在相对较低的肋间隙加入角度进针,从而避开肺底,防止发生气胸。

(3)脾毗邻膈肌、胰尾、结肠脾曲、左肾,对于脾脏局灶性病变穿刺活检,应选择安全的穿刺入路而不损伤其他脏器。只有在病灶清楚并有安全进针路线时方可进针,操作时注意避免伤及脾门及结肠脾曲。

(4)脾脏穿刺活检原则上应取距脾表面最近的路径,并尽量有一定厚度的正常脾组织。但有人认为正常脾组织较脾脏内病灶更易出血,建议直接穿刺病灶。

(5)穿刺过程中应尽量减少进针次数,穿刺针在脾内停留时间不宜过长。

(6)穿刺过程中可疑有出血者,穿刺后立即用止血药,同时嘱患者平卧,每1~2小时监测生命体征及腹部情况。

(7)进针尽可能减少提拉抽吸,如抽吸血量较多,应立即拔针,以防止稀释有效细胞成分,造成假阴性的病理诊断结果。

(8)脾组织结构疏松,含血量大,穿刺易并发出血,严格把握脾穿刺活检的适应证,凝血功能正常至关重要。

六、临床价值

以往,人们普遍认为脾脏穿刺活检宜应用20~23G细针,近年来,部分学者对脾脏粗针活检的准确性和安全性进行了探讨,高永艳等应用18G和21G穿刺针对53例脾脏局限性和弥漫性疾病患者进行穿刺活检,结果表明,18G粗针活检诊断的准确率(94.3%)明显高于21G细针(72.2%),18G粗针穿刺活检的进针次数(2.27±0.45)低于21G细针(2.49±0.48),并且18G粗针与21G细针活检并发症的发生率无统计学差异。目前的研究证实,脾脏18G粗针经皮穿刺活检具有较高的安全性,并且穿刺次数明显减少,无疑减少了出血发生的可能性,并发症并未增多。因此18G粗针的活检并不意味着风险性更高,粗针活检获得组织条更大更完整。有学者对25例患者应用18G针进行穿刺活检,只有1例患者并发腹腔内出血,并经输血补液治疗后好转。18G针和21G针行超声引导下经皮脾穿刺活检均安全,18G粗针活检能够获得较多而完整的组织条,诊断的准确率高,是获得病理诊断的有效方法。在病理诊断中,尤其当需要加做免疫组化染色时,组织条的大而完整性更具有提高诊断准确率的优势。而免疫组化染色能够准确判断肿瘤的来源,尤其对淋巴瘤、白血病进行分型,将为治疗方案的选择提供较大的帮助。

(一)有助于判断脾脏局灶性病变的物理性质

部分脾脏感染性疾病声像图表现与脾脏肿瘤性疾病难以鉴别,易被误诊为肿瘤而作脾切除。因此,术前超声引导穿刺活检抽出脓液有助于鉴别。对于不典型囊肿或其他液性病变,超声引导下抽出囊液可判断其为囊性疾病,对抽出囊液进行病理检查,可进一步明确其病理性质。

(二)有助于明确诊断,减少不必要的脾切除术

随着影像诊断水平的提高,临床发现脾脏病变增多,但是,无创性的影像学检查技术对脾脏疾病的诊断准确率较低,并不能满足临床需要,为明确诊断,外科医师常常选择腹腔镜或开腹的诊断性脾切除术。超声引导下脾脏局灶性及弥漫性疾病穿刺活检,可通过组织学及细胞学检查获得明确的病理诊断,为临床治疗提供有价值的信息,从而避免不必要的脾切除术。

意大利一项多中心的研究分析了398例超声引导下脾脏穿刺活检病例,其中局灶性病变257例、弥漫性脾实质病变141例,诊断准确率为90.9%,细胞学标本诊断准确率为84.9%、组织学标本为88.3%,细胞学结合组织学标本的诊断准确率为90.3%。Tam等应用22G穿刺针对

147 例脾肿瘤患者进行了 156 次穿刺活检,其中 101 例为复发性淋巴瘤患者,39 例为转移瘤患者,16 例为不明原因脾肿瘤患者,156 次穿刺活检的敏感性、特异性以及诊断准确率分别为83.4%、87.8%、84.7%。高永艳等对 25 例患者应用 18G 针进行穿刺活检,仅 1 例为假阴性,诊断准确率为 96%。

(三)有助于恶性淋巴瘤的诊断及临床分期

恶性淋巴瘤是发生于淋巴结及结外组织的淋巴网状系统肿瘤,脾脏是恶性淋巴瘤最常侵犯的脏器之一。脾脏有无浸润影响着恶性淋巴瘤的分期和治疗方案的选择,各种无创性影像技术如超声、CT、放射性核素扫描对淋巴瘤是否浸润脾脏的诊断准确性为 54%~75%,当恶性淋巴组织弥漫性浸润脾脏时,脾脏表现为弥漫性肿大,呈均匀低回声,肿瘤结节并不明显,从而与血液系统疾病所致的弥漫性脾大难以鉴别;而当恶性淋巴组织局限性浸润脾脏时,脾脏内可见多个低回声结节,与尚未液化的脾脓肿、脾血肿或表现为低回声结节的脾脏血管瘤难以鉴别。

为了明确诊断并对疾病进行分期,许多淋巴瘤患者剖腹手术进行脾切除,开腹进行脾切除的风险大、费用高,只能针对一部分患者。此后,腹腔镜下脾穿刺代替了脾切除,但腹腔镜对脾脏内部的局灶性病变、正常大小或中度肿大的脾脏活检作用有限。近年来,超声引导下脾脏穿刺活检因诊断准确性高、并发症发生率低而在临床应用广泛。朱鸿等应用 20G 穿刺针对 4 例脾脏恶性淋巴瘤患者进行穿刺活检,全部明确诊断并无 1 例患者发生并发症。Cavanna 等对 46 例恶性淋巴瘤患者进行经皮脾脏穿刺活检,对 45 例患者做出了明确诊断。同时,对穿刺活检获得的组织进行免疫组织化学研究,可以准确判断肿瘤来源于 B 细胞还是 T 细胞,从而有助于淋巴瘤的分型,判断其生物学行为,并提示临床进行针对性治疗。Cavanna 的研究中对部分患者进行了免疫组化研究,从而明确了 T 细胞及 B 细胞亚型。Hliemark 等报道利用免疫组化技术对淋巴瘤的诊断准确率达到 100%。因此,当临床上高度怀疑恶性淋巴瘤脾脏浸润时,应首选超声引导下穿刺活检明确诊断。

(董晓辉)

第八节 超声引导下经皮胃肠道肿瘤穿刺活检

胃肠道肿瘤是临床常见的肿瘤,在我国发病率和死亡率占肿瘤总发病率的第三位,仅次于肺癌和乳腺癌,且近年来发病年龄有年轻化趋势。因此,胃肠道肿瘤的正确诊断对临床治疗具有重要意义。目前,诊断胃肠道肿瘤的方法繁多,如纤维胃镜、肠镜、胃肠道气钡双重造影、超声、CT等。超声引导经皮穿刺活检是一种诊断胃肠道肿瘤的新方法。自 1981 年 Ennis 和 MacErlean首先报道了超声引导下经皮对胃肠肿物进行细针穿刺活检获得成功以来,随着超声引导穿刺活检技术的不断发展,超声引导经皮胃肠道肿块穿刺活检日益发挥着重要作用。

一、适应证

只要有安全径路,原则上都可经皮在超声引导下进行穿刺活检。

(1)溃疡型胃癌表面面膜糜烂,内镜活检有困难或活检失败者。

(2)向腔外浸润生长的胃壁肿块(胃平滑肌肉瘤、恶性淋巴瘤和网织细胞肉瘤等)。

(3)原发性十二指肠、小肠占位性病变,内镜活检有困难者。

(4)晚期胃肠道肿瘤,治疗需要了解其组织类型者。

二、禁忌证

(1)胃肠道肿瘤晚期合并有中等量以上腹水或由于腹部胀气、肠管粘连等原因,无安全穿刺径路者。

(2)全身出血性疾病,难以纠正的严重凝血机制障碍(如肝功能衰竭或多系统脏器功能衰竭);服用阿司匹林、华法林等药物者,需停药 3～4 天才可以进行穿刺活检。

(3)严重心肺功能不全,无法承受手术者;缺血性心脏疾病;未纠正的重度糖尿病和高血压患者。

三、操作方法

(1)器械选择:超声仪器配穿刺引导功能,探头频率 3.5～5.0 MHz,自动活检枪或一次性活检装置配 18～20G 穿刺活检针。

(2)胃部占位性病变的患者术前常规禁食水 8～12 小时,肠道占位性病变的患者同时行清洁灌肠,检查血、尿常规及凝血功能。

(3)患者取仰卧位,首先进行常规超声检查,了解病变部位及其与周围器官的关系,判断进针方向及深度,一般情况下将病灶的最大直径作为穿刺方向(一般取胃、结肠壁最厚处与胃、结肠壁纵轴的斜形切线上),皮肤至病灶边缘的距离为穿刺深度,进针路径应避开大血管、胰腺及正常肠壁。确定穿刺点后标记。常规消毒、铺巾,2％利多卡因局部麻醉,再次扫查定位。进针前嘱患者屏气,超声引导下进针至肿块边缘时,激发扳机,并迅速出针,一般穿刺 2～3 次。取出的组织条用 40％甲醛溶液固定送组织学检查,抽吸物涂片送细胞学检查。术后局部加压包扎,平卧密切观察腹部情况(图 4-4)。

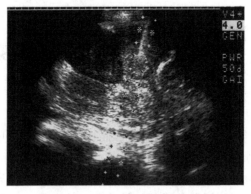

图 4-4　胃外生性肿瘤穿刺活检

四、并发症

主要有腹痛、出血、发热、感染(感染虽有报道,但如按肿瘤长轴取材并正确把握取材长度避免穿入胃肠腔,可以避免胃肠道细菌引起的感染)、胃瘘及肿瘤细胞种植(发生率尚属罕见)等。

五、注意事项

(1)尽量选择皮肤至病灶的最短途径进行穿刺,可使操作更加顺利,成功率高。

(2)胃肠道占位性病变活检尽量选择沿腔壁长轴取材,可使样本满意度高且可减少肠道内污染的概率。注意穿刺深度,避免穿透胃肠壁进入胃肠腔。

(3)肠道活动性较实质脏器大,进针时应稍加压以固定病灶,并选用锋利的活检针,否则容易因肠管避让造成活检失败。

(4)对直径＜1.5 cm的病灶,由于活检针顶端有 0.3 cm 的盲区,术者应估计在内。

(5)贲门部占位性病变位于肝左叶深面,解剖位置复杂,其后上方与右心缘和腹主动脉向里面,穿刺时应注意避开这些器官。

(6)穿刺应避开坏死液化区,以病变部位的低回声区为重点。

六、临床价值

目前,可对胃肠道占位性病变进行活检以获得病理结果的方法主要有纤维镜检查和外科手术取活组织。但是,这些方法具有局限性,如纤维镜只能观察黏膜,对位于黏膜下、向胃壁生长浸润或局部糜烂凹陷病变难以确诊,外科手术取活组织对于无手术适应证或不能耐受手术者也不能确诊,而超声引导下经皮胃肠道占位性病变穿刺活检可以弥补这些方法的不足,这种活检方法取材满意率高,可获得可靠的病理学依据,有助于临床诊断,有报道超声引导穿刺活检整体诊断率达97.47％,一次取材成功率达92.4％,良恶性病变诊断率达99.2％。且该方法属于微创检查,患者耐受性好。但是,胃肠道是含气体的空腔器官,超声引导下经皮胃肠道占位性病变穿刺活检容易受腔内的气体干扰,很大程度上限制了超声在胃肠道的应用,这是超声引导胃肠道穿刺活检应用受限的主要原因。

总之,超声引导经皮穿刺活检诊断胃肠道肿瘤,操作简单,诊断率高,特异性强,创伤性小,并发症少,为胃肠道肿瘤的诊断提供了一种安全有效的新途径。

(董晓辉)

第九节　超声引导下化学消融治疗

消融是近二十年才出现的术语,英文的原意是切除、消融。所谓的"消"就是消除的意思,可以理解成把肿瘤毁掉、消掉、灭活,或者称为去功能化,就是让癌细胞失去功能。所谓"融"就是溶解,然后吸收。因此消融就是通过物理的方法、化学的方法或者放射的方法去毁损肿瘤,比如微波、射频产生的热消融,注射各种化学药物的化学消融,包括把一些基因靶向性的物质直接注射到肿瘤内部,发挥生物效应,也可以叫生物消融,植入放射粒子,称为放射消融。

消融治疗是利用物理或化学的方法原位灭活肿瘤,凝固坏死的组织自然溶解吸收,达到非手术"切除"肿瘤的效果。射频、微波、高强度聚焦超声以及氩氦刀等方法是利用冷热所产生的蛋白凝固坏死作用来破坏癌组织,属于物理消融。化学消融(chemo-ablation)是将化学药物如无水酒精、醋酸、盐酸等蛋白凝固剂经皮直接注射到肿瘤内,破坏肿瘤组织,属于肿瘤内注射疗法。目前,临床上应用较为普遍的经皮微创消融主要分为瘤体局部注射药物(如无水酒精、醋酸)的化学消融治疗;瘤体植入消融针至局部高温(如射频消融、微波消融、激光消融等)或低温(液氮冷冻、氩氦刀等)的物理消融治疗。

超声引导经皮穿刺消融治疗主要包括化学消融和热消融。

超声引导经皮化学消融指超声引导将无水酒精、醋酸、化疗药物、热生理盐水或热蒸馏水等各种化学制剂注入瘤体内,通过物理或化学方法使瘤细胞坏死,达到治疗的目的。一般经皮酒精注射疗法使用 99.5% 的纯酒精,经皮醋酸注射疗法,使用 50% 的醋酸,经皮盐酸注射疗法使用 6mol/L 的盐酸。化学消融因操作简单、无须特殊设备、花费较少、并发症小的特点,在世界范围内广泛应用。在所有消融疗法中化学消融最简便易行。

超声引导经皮热消融指超声引导将能量导入肿瘤内部,热凝固坏死肿瘤细胞,达到原位灭活的目的,包括微波消融、射频消融、激光消融、冷冻消融及聚焦超声消融等。

一、超声引导化学消融治疗肝癌

原发性肝癌和转移性肝癌是人类最常见的恶性肿瘤,严重危害人类的健康,发现时多属中晚期,缺乏有效的治疗手段。从目前治疗来说,最直接、最彻底的方法众推手术切除,但受肿瘤大小、数量、部位、肝硬化程度等多种因素限制,由于肿瘤过大或者多发,位置不当,肝硬化,肝功能差或合并心功能不全等原因,仅存 20% 左右可手术切除,受术中输血、残留病灶等影响,手术复发率较高,术后 2 年内 30%～50% 的肿瘤复发,术后 5 年内复发率高达 85%～95%。复发性肝癌能获得再切除者仅占 10%～20%。肝移植虽能同时治疗并存的终末期肝病,但供体来源困难及费用昂贵。由于外科治疗的应用受到限制,绝大多数的患者需要接受区域或局部治疗。而目前的放、化疗均达不到彻底杀灭肿瘤的目的,因此发展非手术局部疗法已成为临床面临的迫切课题。近十年来国内外学者先后开展了影像引导经皮微创性局部消融治疗方法,在不同程度上取得了一定疗效,达到了治疗肿瘤或者减瘤、减轻症状,提高生活质量的目的。特别在最近十年,肝癌消融治疗的应用越来越多,逐渐被临床医生和患者接受。在美国的肝癌临床指南当中,就已经把肿瘤消融疗法列入其中,可以用微创的非手术技术毁损肿瘤,肝移植的患者在肝源等待期也可以用这种微创治疗方法来控制肿瘤,为患者提供了新的手段。

肝癌具有肝动脉与门静脉双重供血的特点,正常肝脏 80% 由门静脉供血,20% 由肝动脉供血,而肿瘤 90% 左右由肝动脉供血,10% 由左右门静脉、肝外动脉分支等供血,且肿瘤包膜、卫星灶、门脉癌栓以及肿瘤周边等均由门静脉参与供血,造成 TACE 疗效受限,尤其合并肝硬化患者因肝功能低下,也使 TACE 疗效受限。TACE 在使肿瘤部分坏死的同时,也会使没有发生坏死的肿瘤细胞之间的黏合力下降,进入血液循环增加肝癌肝内外转移的危险。

传统的 TACE(肝动脉插管化疗栓塞)治疗,由于肝动脉注药化疗栓塞,可缩小肿瘤,但是由于插管难以达到超选择性,杀伤肿瘤的同时也使正常肝脏受到杀伤,加之栓塞 8～24 小时后侧支循环形成及门静脉供血,肿瘤难以达到彻底灭活,这种方法加重了肝硬化和肝纤维化,转移机会也增大,X 线使白细胞减少。且经 TACE 反复灌注化疗药物造成肝动脉分支因动脉内膜炎而闭塞,肝癌复发后再次栓塞化疗时,药物不易进入肿瘤而可经侧支血管进入脾、胃或其他部位,造成 TACE 疗效欠佳与不彻底。反复多次的 TACE 导致肝功能明显受损,肝组织的水肿增加手术难度,同时也使肿瘤细胞之间的黏合力下降,使之易进入血液循环,增加肝癌转移的可能性。

TACE 方法有一定疗效,但也有一定的局限性,疗效受许多因素影响。而目前的消融治疗作用局限,直接杀死肿瘤;正常肝组织损伤小;疗效明显;可以提高机体免疫力。

目前临床上常用的化学消融制剂种类:无水酒精、醋酸、化疗药物、高温蒸馏水或热生理盐水、鱼肝油酸钠乙醇溶液、放射性核素、生物制剂等。应用最多的是无水酒精,也有使用95%～99%的酒精,但效果不如无水酒精。

(一)无水酒精消融治疗肝癌

1.概述

超声引导经皮无水酒精肿瘤消融治疗(percutaneous ethanol injection,PEI)是经皮化学消融的一种,1983年日本Sugiura等首先应用该技术,杉浦信之等亦有临床报道,对有包膜的小肝癌进行治疗,开拓了影像引导肝癌消融治疗的先河,它以侵袭性小、依从性好、简便易行、费用低廉等优势,迅速在全球得到推广普及,是目前临床应用最为普及和疗效肯定的一种超声引导治疗小肝癌的方法。经过20年的发展,肝癌的外科治疗(肝切除和肝移植)、区域治疗(经肝动脉治疗)和局部治疗(消融治疗)已成为当前肝癌治疗的三大主要手段。超声引导酒精消融治疗安全、有效,对于小于3 cm的原发性肝癌疗效好,取得了与手术媲美的疗效,对于大于3 cm的肝癌需多次多点消融治疗。近十年来发展了多种药物进行化学消融治疗,但无水酒精消融治疗因其容易获得、价格低廉,而且疗效好,并发症少,广泛地应用于临床。

2.无水酒精作用的机制

超声引导直接将无水酒精注入肿瘤内,利用无水酒精渗透到肿瘤组织立即引起肿瘤细胞及其血管的内皮细胞迅速脱水,蛋白凝固变性,癌细胞变性坏死,肿瘤组织中和瘤周血管壁内皮细胞凝固变性、坏死,继而血栓形成,完全闭塞,引起癌组织缺血坏死,纤维形成。由于肝癌富血供的病理特点有助于无水酒精在肿瘤结节内部均匀扩散,肿瘤包膜的限制,注入的无水酒精容易聚集在肿瘤内部弥散分布,不易向正常组织扩散,故对正常肝组织影响较小,无水酒精的作用机制为:①蛋白凝固作用;②脱水作用;③血管栓塞作用。

3.适应证

适应证的选择应考虑肿瘤大小、数目、位置、患者的全身情况等。

(1)肿瘤直径小于3 cm,瘤灶数目不超过3个,是消融治疗的最佳对象。多孔子母专用酒精注射针的应用,可消融直径达5 cm的肿瘤。

(2)肿瘤直径大于3 cm时,有包膜者是相对适应证。

(3)肝癌术后复发。

(4)拒绝手术者。

(5)高龄体弱不能耐受手术小肝癌患者。

(6)与TACE等其他非手术疗法联合应用可提高局部和远期疗效。

(7)与手术治疗并用扩大切除的适应证:如主瘤位于一侧肝叶,其他肝叶仅有1～2个小子灶,便可以采用主瘤手术切除、子灶术中酒精消融治疗。

(8)作为肝移植的桥梁:受供体影响,受体需要等候手术,及时对肿瘤酒精消融治疗可使等待时间延长。

以往认为PEI的治疗对象是直径≤3 cm,病灶数目不超过3个的小肝癌,目前由于治疗技术的发展,应用经验的积累,治疗范围以后又完善推广到直径≤5 cm的肝癌。

4.禁忌证

(1)严重出血倾向患者,凝血酶原时间延长3秒以上、凝血酶原活动时间≤50%、血小板计数

97

$\leqslant 5\times 10^9/L$。

(2)酒精过敏患者。

(3)肝功能较差已达 Child C 级的患者一般不宜选择 PEI 治疗,但多数对热生理盐水或热蒸馏水治疗并无禁忌。

(4)严重心、肝、肾及呼吸功能不全患者。

(5)大量腹水患者。

(6)晚期巨块大肝癌。

(7)弥漫性肝癌或伴癌栓及转移。

(8)肝功能衰竭伴有黄疸。

(9)全身情况差或已出现恶病质者不能耐受 PEI 治疗者。

病灶紧贴肝门部、胆囊、心脏、膈肌或胃肠等重要组织器官应慎重。

5.器具选择

高分辨率实时超声仪,配有合适的穿刺引导装置。

(1)采用 20G 经皮酒精针配以 18G 引导针,该针前端带有侧孔有利于酒精在肿瘤内均匀弥散。

(2)Chiba 针 20~23G,常用 22G,改良专用针,近针尖处有 3 个侧孔。

(3)多孔专用酒精注射针,20~23G PTC 针,18 引导针。

(4)18G 多孔子母针,母针打开后形成多个子针。

(5)无水酒精,99.5%、95% 医用酒精。

6.操作方法

(1)术前准备:检查凝血功能、血常规、肝功能及心肺功能,禁食 8 小时,签署知情同意书,超声检查确定穿刺点及进针路径,做好体表标志。诊断困难者,超声引导穿刺活检明确病理学诊断。

(2)消融途径:有经皮、经腹腔镜手术和经开腹手术三种途径,经皮消融最常用。影像学引导是消融治疗过程中必不可少的条件和关键性技术之一。经皮消融的穿刺大多数在超声引导下完成,优点是实时显像、准确性高、轻便灵活,但有时肿瘤可被肺气、肠气遮挡或患者体表组织较厚而显像不清,影响穿刺定位。

(3)操作步骤:患者取仰卧位或侧卧位,常规消毒、铺巾、2% 利多卡因局麻直至肝包膜。对治疗的靶目标进行超声定位后,超声引导经皮穿刺将经皮酒精针沿引导线插入,超声图像保持在可观察靶组织方向,在实时超声监视下,把穿刺针插入病灶内。监视器上可以清晰地看到穿刺针沿穿刺引导线进针的过程。针尖尽可能命中病变的正中心后 1/3,即穿刺至肿瘤内部到达结节中轴的后部,缓慢注入医用无水酒精,边注射边缓慢退针,缓慢注射药物,在针尖处可以看到药物作用后产生的强回声区域(与无水酒精凝固组织有关)。一边观察强回声区域逐渐增大,甚至充满整个肿瘤。注射过程中注意旋转穿刺针以使无水酒精均匀弥散,如见药物进入血管,穿刺针应调整避开血管再行注入,完成预计的注射量,停止注射,注射完毕后插入针芯,将针拔至肿瘤边缘,停数秒,继续退针至距肝包膜外。观察没有药物反流,肿瘤内外的压力平衡,即可拔出穿刺针。

酒精注入量根据肿瘤大小而定,要求强回声覆盖整个瘤体。

(4)术后操作:局部穿刺点纱布包扎,观察 2 小时,患者无明显不适,腹部无压痛,复查超声腹腔无积液方可离开并嘱患者随诊。如穿刺针数较多者或病情较重者最好住院留观一晚。随访观察疗效,根据患者和肿瘤情况进一步治疗。

（5）剂量与疗程:注射过量的无水酒精不仅造成肝脏损害,也产生较大副作用,注射量过少,则易造成肿瘤的残留,并形成纤维隔,这不仅引起肿瘤复发与转移,同时也给继续注射无水酒精造成困难。注射量与肿瘤大小、肝功能分级与病情有关。应对注射的乙醇剂量、次数、时间间隔等关键技术进行标准化。

7.并发症

酒精消融并发症少,一般不需要特殊处理,多能自行缓解。只有极少人对酒精过敏,大多数人对酒精有良好的耐受性,除了少数轻微并发症外,严重并发症较极为少见。并发症的发生率约为 1.3%～3.2%,多经保守治疗就能恢复。只要严格掌握适应证,并发症发生率很低,尤其是严重并发症更低,与手术相比,酒精消融治疗是十分安全的。主要并发症有以下几种。

（1）疼痛:部分患者注射无水酒精时出现局部疼痛,尤其肿瘤紧贴肝包膜或 Gisson 鞘,注射开始尤其退针后疼痛剧烈,注药速度越快,疼痛程度越重,疼痛于 12～24 小时逐渐消失,为酒精沿针道外溢到达肝包膜刺激腹膜及注入后肿瘤膨胀所致,可在注射酒精前以及拔针前推注少量 2%利多卡因,用力均匀推注无水酒精。

（2）发热:酒精治疗后一周内由于肿瘤坏死吸收热导致体温升高,一般出现在治疗当天或治疗后第 1 天,持续 2 周左右。53%～89%患者出现 39 ℃以下的发热,一般低于 38.5 ℃,可口服解热镇痛类药物或物理降温,多能缓解。高于 38.5 ℃应考虑感染可能,可给予抗感染治疗。有酒精消融后形成肝脓肿的文献报道,因该患者同时合并糖尿病。

（3）酒精毒性反应:注射无水酒精后,出现颜面潮红、头颈面部灼热感、醉酒感,甚至晕厥,以女性多见。Ferlitsch 等的研究指出:心动过缓或传导阻滞常见于 PEI 的治疗过程中,心律失常的发生与无水酒精的剂量有关,严重者可表现为意识不清、呼吸停止、抽搐等,因此 PEI 治疗中应进行心电监护,必要时予以预防性静脉注射阿托品。

（4）出血:细针穿刺少见。大多数原发性肝癌的患者合并肝硬化,可能存在凝血功能障碍的问题,消融治疗前应予以认真地评估和采取适当的纠正措施。

（5）胆汁瘘形成:文献报道对 350 例中晚期肝癌患者进行经导管肝动脉化疗栓塞(transcatheter arterial chemoembolization,TACE)和 PEI 联合治疗,进行随访,11 例(3%)胆汁瘤形成,可能系两种方法共同作用所致。

（6）针道种植:由于细针的应用,针道种植的并发症发生比较少见。Stigliano 等做的 Meta 分析显示无水酒精消融治疗发生针道种植的发生率约为 1.4%(1.15%～1.85%)。Ishii 等报道 348 例大于 2 cm 的肝癌 PEI 治疗后 4 例出现针道癌细胞种植。应尽量避免使用粗针穿刺,禁止同一位置反复多次穿刺。

（7）肝功能受损:反复多次或大剂酒精注射会加重原有的肝脏损害。对肝功能 Child C 级者在消融前应用药物消除腹水、纠正低蛋白血症等,能有效地提高治疗的安全性。

严格掌握适应证和无菌原则,准确的超声引导和规范的消融操作对于预防并发症有重要意义。治疗室内应常规配备急救药物以及氧气、吸引和除颤器等物品。治疗中良好的麻醉和镇痛有利于减少并发症发生。

8.注意事项

（1）了解患者有无酒精过敏史。

（2）穿刺点定位力求准确,选择最短进针道,最好选于患者呼、吸气期双相均可清晰显示肿瘤整体。避开肺气、大血管、胃肠和胆道。

（3）穿刺进针时嘱患者屏气，操作者边看显示屏监视边推针，直达肿瘤时有阻力或进入瘤体中央，回抽无血液和胆汁，才可缓慢注入无水酒精，若显示屏不能清楚显示针尖在瘤区，不能注射无水酒精，可通过抽动针芯跟踪或注入1%利多卡因液，确定针尖位置。也可通过彩色多普勒引导，显示针体和针尖的闪烁伪像。

（4）力求使酒精均匀分布到整个瘤体，一次量打足，缓慢推注，平衡压力。

（5）较大的肿瘤需采用多点、多方向、多平面注射，提高肿瘤的消融疗效，进行多点消融时，应从肿瘤的底部开始向上消融；对多发肿瘤根据病情可同期或分期注射治疗，一般一次注射无水酒精量不应超过50 mL。疗程较长，常需反复多次治疗，较大的肿瘤需采用多点、多方向、多平面注射。要注意注射量过多时部分无水酒精可能会流入肝静脉或胆管引发疼痛。

（6）酒精注射剂量注射过量无水酒精不仅造成肝损害，也产生较大副作用，注射量过少，则易残留癌细胞，并形成纤维隔，这不仅引起肿瘤复发与转移，同时也给继续注射无水酒精造成困难。

（7）由于纤维隔的存在影响无水酒精的弥散，应注意行多点、多平面注射；注射过程中，如瘤体外肝组织内小血管内有无水酒精强回声流线者应停止注射，改变进针方向或深度以使无水酒精均匀充盈整个瘤体；对于多次注射治疗强回声的病灶，将穿刺针穿入癌灶后下方外侧约2～3 mm处，以使被遮盖的肿瘤后方低回声带至周边达到量化，而彻底杀灭癌细胞，对于肿瘤治疗前超声造影出现增强的病例，疗程结束再次行造影检查，可监测中远期疗效。

（8）为了提高PEI消融的疗效，可采用以下方法：PEI联合TACE治疗；全麻下进行单次大剂量治疗；加碘油示踪剂；加热酒精、改进针具，应用多孔穿刺针，以及使用PE加醋酸治疗等，因醋酸可穿过纤维间隔，有利于药物扩散；对于3 m以下的小肝癌，采用原位灭活疗法，较大的肝癌属于富血供型肝癌，采用先血管介入后间实质介入的"双介入"模式较好。对于乏血供的肝癌，采用热消融后栓塞的双介入模式。

（9）治疗观察期间，如果超声显示原回声相对增强的瘤区周边出现新的不规则低回声区，且合并AFP升高，提示肿瘤复发，再次注射治疗应调整穿刺角度，对该区行多点、多方位注射治疗。

(二)超声引导经皮注射醋酸治疗肝癌

无水酒精可使肿瘤细胞及其血管内皮细胞迅速脱水、蛋白凝固导致肿瘤细胞坏死，治疗肝癌具有疗效确切、操作简单、费用低廉等优点，已成为治疗肝癌的一种重要手段，由于肿瘤包膜的限制，注入的无水酒精在肿瘤内弥散分布，不会向正常组织扩散，对正常组织影响较小。超声引导经皮瘤内注射无水酒精（PEI）治疗肝癌已经广泛应用于临床并取得了积极的治疗效果，但该方法存在一定的缺陷。我国的肝癌患者多伴有肝硬化，注射酒精可加重肝脏损伤，另外，随着肿瘤的增大，纤维膜和隔膜不断增多，肿瘤内有分隔，或者肿瘤已经治疗，如已多次无水酒精注射、TACE栓塞后，病灶处纤维化明显，由于酒精的弥散非均匀性和不可控性，受纤维间隔的限制，由于酒精不易渗透肿瘤隔膜，酒精难以弥散到整个肿瘤区，导致坏死不完全，故需多次、多点重复注射，导致肝功能的损害也逐渐加重，且术后复发率高，较大肝癌需反复多次治疗等缺点，酒精消融的适应证主要用于肿瘤直径小于3 cm的小肝癌。

近年来国内外相继开展了超声引导经皮注射醋酸（percutaneous acetic acid injection，PAI）治疗肝癌的研究。1994年Ohnishi等首次报道PAI动物实验和初步的临床治疗结果。小鼠实验研究表明，注射醋酸溶液后以注射部位为中心可产生椭球形凝固性坏死。15%～50%不同浓度的醋酸溶液局部注射后引起肝细胞凝固性坏死，坏死区直径随浓度增加而增大；浓度大于

50%时,坏死区面积与浓度无关。若用15%的醋酸溶液,效果就相当于纯酒精,50%的醋酸疗效三倍于纯酒精,因此使用时,注射的量减少。高浓度溶液(40%～50%)与低浓度溶液(15%～30%)比较,在达到相同治疗效果的情况下,可以减少注射次数。因此浓度以选用40%～50%为宜。采用25%～50%醋酸注射入肝癌瘤体内,达到杀灭肿瘤的目的。Hou等将0.01 mL 50%醋酸和0.03 mL无水酒精注射到兔肝脏内,分别于即刻、5分钟、15分钟后取出观察,结果醋酸造成的坏死面积大于无水酒精,而且随着时间的推移,坏死面积一直在扩大,而无水酒精则没有这种趋势。之后一系列研究报道表明该方法治疗肝癌具有明显的疗效,较大程度地提高了患者的生存质量,延长了生存期,部分患者达到治愈的目的。醋酸具有较强的穿透能力,可以更充分地向整个瘤组织弥散,对肿瘤组织的杀灭更彻底。PAI术对肝癌的治疗效果优于PEI术。

在一项动物实验的研究结果显示醋酸消融和酒精消融同样有效,但是醋酸消融的致死率和并发症略高于酒精消融,目前醋酸消融在国内应用较少,国外仅日本等少数国家应用。主要原因是纯酒精较容易取得,醋酸的取得、处理不方便,其呛人的酸味,影响到使用的意愿。临床效果上并不如国外报道的多,这也许是醋酸注射疗法不普及的原因。

1.醋酸的作用机制

酒精就是乙醇,醋酸即是乙酸,但二者物理化学性质有所不同。醋酸属于弱酸性,穿透性较好,比酒精腐蚀性强。理论上注射量比酒精少,注射疗程、次数比酒精少。醋酸的分子式为CH_3COOH,为一种有机酸,临床采用的通常为25%～75%浓度。是利用醋酸对蛋白质的脱水固定作用使癌细胞发生凝固性坏死,且醋酸在组织中有较强的扩散能力,并能溶解脂质和胶原,因此被认为是一种较为理想的注射剂。醋酸与组织细胞接触后,可迅速引起蛋白质、核酸等生物大分子变性,导致细胞核碎裂、溶解,细胞破裂,在组织中形成一定范围的坏死区,坏死大小与注射的剂量和浓度有关。坏死区附近的组织细胞可表现为轻微的肿胀,但为可逆性,两者之间分界清晰。随后大量淋巴细胞浸润,注射后7天左右,周围可形成一层纤维包膜。

醋酸除能直接引起细胞破坏以外,还能溶解脂肪和部分胶原,以及它的低pH特性,使醋酸注入组织后,能较容易地向四周渗透,因此低剂量注射即可产生较大范围的坏死区。大多肝癌组织中存在纤维分隔,外周有包膜,包膜外也存在一些癌细胞。无水酒精等药物都难穿过这些分隔和包膜,需要大剂量,多点注射,即使如此,往往也难以达到完全杀灭癌细胞的目的,为日后复发留下隐患。醋酸由于具有较强的穿透能力,小剂量注射即可致较完全的坏死,研究表明,醋酸注射后局部复发率低于无水酒精。经皮醋酸注射疗法也是利用醋酸的蛋白质变性作用、使癌细胞凝固坏死,与无水酒精相比,醋酸具有更强的渗透能力,容易穿透癌组织的纤维间隙而均匀弥散,因而具有更强的杀伤细胞能力。PAI技术与PEI相似,但具有注射总量少、次数少的优点。浓度15%醋酸引起的坏死范围也要比相同剂量的无水酒精引起的坏死范围要大。

其作用机制使癌细胞脱水固定、蛋白质变性、凝固坏死,还通过直接损伤细胞的各种膜性结构或者改变pH来破坏细胞内环境的稳定,导致细胞死亡。

2.适应证

(1)直径＜5.0 cm,特别是＜3.0 cm的肝癌,癌结节总数不超过3个,且肝功能为Child A或B级的患者。

(2)肝癌手术切除后复发者。

(3)转移性肝癌患者。

(4)中晚期肝癌,境界清楚,包膜完整,不能手术治疗者。

(5)全身状况差伴有肝硬化、白细胞和血小板过低,不能耐受或拒绝手术及化疗的患者。

(6)手术治疗前应用,用于配合肝癌手术切除以减少复发或配合其他非手术治疗,如肝动脉插管栓塞、肝动脉或门脉药物灌注、放射治疗等。与无水酒精联合应用可弥补其不足,提高治疗的效果。

3.禁忌证

PAI无绝对禁忌证,但对以下情况应慎重或相应处理后再治疗。

(1)有严重出血倾向者。

(2)重度黄疸,中度以上腹水。

(3)肿瘤巨大(超过半肝以上)且呈浸润性或弥漫性生长者。

(4)门脉广泛癌栓形成者。

(5)全身出血性疾病,难以纠正的严重凝血机制障碍(如肝功能衰竭或多系统脏器功能衰竭);服用阿司匹林、华法林等药物者,需停药3~4天才可以进行PAI治疗。

(6)严重心肺功能不全,难以耐受PAI治疗者。

4.操作方法

器具、术前准备、消融途径和方法与无水酒精基本相同。

剂量与疗程:醋酸注射液使用分析纯度冰醋酸在无菌条件下以灭菌注射用水稀释成50%浓度的醋酸。醋酸的用量仅为无水酒精的1/3。其疗效除受治疗方法影响外,其病理类型、肿瘤大小和部位、机体的免疫状态等因素也有重要的影响。

(1)纯醋酸注射,每次小于6 mL。肿瘤大于5 cm者多点注射,每点2 mL,每周一次。

(2)注射剂量:注入量按公式$(d+0.5)^3/6$计算(d为肿瘤直径cm),使醋酸尽量弥散至病灶全部。

(3)使用的浓度:Ohnishi等的动物实验表明,15%的醋酸其致坏死能力即与无水酒精相当,且随着浓度的升高,坏死能力增大,到50%时达到一个平台,与75%和100%醋酸无明显区别。因此在实际应用中采用25%~50%的浓度。其他学者也大多采用50%浓度。李拾林等在动物实验中发现,75%醋酸对正常肝组织的坏死能力大于50%醋酸,对肝功能的损伤无区别,提倡使用75%浓度可达更佳疗效。

(4)疗程:对于<3 cm肿瘤2~6次为1个疗程,>3 cm肿瘤3~8次为1个疗程,两次注射间隔3~6天。注射次数的选择应根据肿瘤大小和疗效判断来决定。

5.疗效判断

以治疗后1个月的影像学检查观察肿瘤大小和坏死情况、AFP和病理检查结果,综合评判疗效。治疗后2个月行超声和CT检查,以综合评判,决定是否需要再次治疗。肿块缩小或消失,回声增强,边界模糊,CT增强扫描后未见密度增高影确定为稳定,不需再次治疗。

当出现以下情况时可以认为治疗有效,即肿瘤完全坏死。可嘱患者每2~3个月复查一次即可:①肿瘤缩小或消失;②AFP持续下降或降至正常;③穿刺活检未见癌细胞;④超声检查出现不易消失的强回声,肿瘤周边出现高回声或低回声晕包绕;⑤彩色多普勒显像显示肿瘤血流信号减少或消失;⑥增强CT和超声造影显示肿瘤坏死,无强化;⑦患者体重增加,食欲改善,症状减轻,肝功能好转。

下列情况应视为治疗不彻底或复发,即疗效不佳,需再次治疗:①肿块增大;②穿刺活检可见癌细胞;③CT增强扫描和超声造影显示肿瘤强化,彩色多普勒血流显像显示肿瘤内血流信号;

④患者全身情况恶化,AFP 上升。

6.并发症

醋酸为一种低毒的有机酸,其大鼠经口半致死量为 3.3 g/kg,临床使用的剂量远低于大鼠半致死量,且为局部注射用药,因此是相对安全的。临床应用报道中也极少见到严重的并发症发生,仅 Van Hoof 等报道 1 例大剂量注射后出现肾衰竭。常见的并发症有以下几种。

(1)出血为最常见的并发症,多为穿刺针划破肝包膜、大血管或肝破裂所致。注意观察穿刺处渗血情况,嘱患者绝对卧床休息 12 小时,严密观察生命体征。术前纠正凝血功能异常,严格操作规程,可减少出血的发生。

(2)肝功能损害:术后可出现黄疸、转氨酶升高、白蛋白下降等肝功能损害表现,应动态检查肝功能,加强保肝、护肝治疗,并观察有无肝功能衰竭等并发症。为一过性肝损害,2 周内可恢复正常。

(3)局部感染多表现为肝区持续性疼痛,体温>38.5 ℃持续 1 周以上不退,发现肝脓肿应抗感染治疗或行穿刺引流。术前术后常规使用抗生素预防,术中严格无菌操作可降低其发生率。

(4)发热:术后患者多有低热表现,为肿瘤坏死所致,体温一般不超过 38.5 ℃,1 周内可自行恢复正常。

(5)局部疼痛:注射醋酸引起的疼痛较无水酒精更为严重。为醋酸自针道漏出刺激肝包膜及腹膜所致。Ohnishi 等在注射醋酸后再注入明胶海绵,可减少漏出,减轻疼痛,也可防止瘤细胞自针道种植转移。

(6)恶心呕吐为肿瘤坏死组织及醋酸吸收入血后对胃肠道造成不良刺激所致,可自行恢复。

(7)针道种植转移尚属罕见。

以上反应大多不需特殊处理。醋酸具有强大的致坏死能力,使用的剂量小于无水酒精注射等方法,从而可以相对减轻对机体的损伤,李新丰等对肝癌 PAI 术与 PEI 术的对照研究表明,前者术后肝功能的影响明显小于后者。

7.注意事项

(1)由于醋酸引起的疼痛较酒精严重,可于术前 30 分钟肌注哌替啶 100 mg,拔针前注射 2% 利多卡因 1~2 mL;为了防止醋酸反流引起的剧烈疼痛可在拔针前用明胶海绵微粒加 2% 利多卡因堵塞针道。

(2)治疗时注意多点注射,使醋酸完全覆盖癌结节,以减少复发率。

(3)尽量选择皮肤至病灶的最短路径进针,可提高操作的成功率。进针时避开血管,以防止醋酸进入血流。

8.临床价值

由于醋酸 pH 较低能溶解胶原,引起隔膜纤维肿胀,促进分子间的化学键解离,注入一个结节后能透过隔膜进入其他结节,弥散均匀,其注射次数及注射量均明显少于无水酒精,从而减轻对肝组织的损伤,减少穿刺并发症,特别对于癌结节<3 cm 的患者疗效可达到或接近手术效果,局部复发率明显低于 PEI 术。超声引导下 PAI 术可对治疗过程进行实时监测,随时调整进针方向及深度,观察醋酸的弥散程度,具有操作简便、安全性高等优势。

临床研究表明,对直径≤3 cm 的小肝癌 PAI 的治疗效果优于 PEI 和 TACE,其 1、2 年存活率高于 PEI 和 TACE,肿瘤的复发率也显著低于 PEI。相同大小的肿瘤只需要较少的注射量和次数。可能因为醋酸具有更强的损伤细胞的能力。经皮瘤内注射高浓度醋酸比 PEI 更具组织渗透能力,易于穿透肿瘤组织内的纤维间隔而均匀弥散,其注射次数及注射量均明显少于无水酒精。

PAI穿刺技术及治疗方法类似于PEI,但具有注射总量少、注射次数少的优点。Ohnish等于1994年首次报道了PAI治疗肝癌的初步临床结果,随后又报道了一个随机对照试验结果:对≤3 cm的小肝癌,PAI治疗1、2年生存率分别为100%、92%,PEI为83%、63%,而PAI的复发率(8%)远比PEI(37%)低,提示PEI治疗小肝癌的疗效优于PEI。又于1996年报道PAI治疗直径≤3 cm的肝癌,1、2、3、4、5年无瘤生存率分别为83%、54%、50%、37%、29%,除发热及短暂疼痛外无严重的并发症。以后又对91例肝癌患者治疗,分别以15%、20%、30%、40%、50%不同浓度的醋酸直接注射治疗肝癌,1、2、3、4、5年的存活率分别为95%、87%、80%、63%和49%,无严重并发症发生,说明即使醋酸浓度不同,但其效果并无不同,而疗效与注射量、次数、醋酸浓度有关外,肿瘤大小也是重要决定因素。并发现各种浓度的醋酸对疗效影响不大,但50%的醋酸可减少注射的次数和剂量。Ohnishi等还将PAI术与TACE治疗肝癌比较,结果前者1、2、3年生存率均高于后者。PAI术也存在一定的局限性。醋酸对肝功能损害较大,治疗时应根据患者肝功能调整注射药物用量,第1~2次治疗应尽量采用50%的浓醋酸,并且采用多点注射治疗。另外,PAI术后患者疼痛明显,这可能与腹膜对醋酸较敏感有关。在注射前后分别注入少量利多卡因可减轻疼痛。另有报道称注射醋酸后沿针道渗出,也是引起疼痛的一个原因,对于一些靠近包膜的肿瘤应尽量避免使用该方法。对较大的肿瘤,疗程较长,需反复多次治疗,不能一次性根治。

超声引导下PAI治疗肝癌是一种有效的微创性治疗方法,具有简便、安全、有效、实用、费用低、患者痛苦小等优点,疗效可达到同类病例手术切除患者的生存率,现已成为治疗肝癌的一种重要手段。尤其对中晚期肝癌患者及不愿手术的小肝癌、肿瘤术后复发者有明显优势,可改善患者症状,延长生命,且并发症少,在中晚期肝癌患者治疗中具有很高的应用价值。

总之,超声引导PAI治疗肝癌是一种有效的微创性治疗方法,损伤性小,适应范围广,操作简便,费用低廉,可与外科手术或化疗栓塞等方法联合使用。但尚有一些问题有待进一步研究,如PAI能否对机体免疫功能造成影响,治疗使用的最适浓度和剂量,客观的疗效评价标准,长期疗效等。因此尚需更多的基础研究和长期大量的临床观察以进一步完善该方法。

二、超声引导化学消融治疗肺癌

肺癌是严重危害人类健康的恶性肿瘤,其发病率和死亡率居各种恶性肿瘤之首,是目前全球死亡率最高的恶性肿瘤,属于最难治的实体瘤之一。在我国已成为第一大癌症,近几年来呈逐年上升的趋势。肺癌早期一般无明显临床症状。肺癌中晚期临床症状有咳嗽、咳痰、咯血或血痰、胸痛、发热、气急、声嘶、呼吸困难以及肿瘤引起的阻塞、压迫和转移的各种症状。肺部肿瘤包括原发性和转移性肺肿瘤。原发性肺肿瘤即原发性支气管肺癌,简称肺癌。肺癌按照解剖学部位分为中央型肺癌和周围型肺癌,中央型肺癌指发生在段支气管至主支气管的癌肿,约占3/4,以鳞状上皮细胞癌和小细胞未分化癌较多见;周围型肺癌指发生在段支气管以下的癌肿,约占1/4,以腺癌较为多见。肺癌按照组织病理学分类可分为非小细胞肺癌和小细胞肺癌,非小细胞肺癌包括鳞癌、腺癌、大细胞癌、鳞腺癌、类癌等,小细胞肺癌包括燕麦细胞型、中间细胞型和复合燕麦细胞型。

手术切除仍是根治肺癌的主要手段,但肺癌的早期诊断较困难,大多数患者确诊时已属中晚期,且因肿瘤常多发或贴近血管,加之患者多为老年人,心肺功能差,失去了手术切除的机会。临床上仅有15%左右的患者适合手术切除达到根治性治疗。传统手术切除创伤大,并发症多,恢复慢,多数年老体弱者不能接受手术治疗。肺癌根治性手术后,由于复发和转移,5年生存率仅4%。而现有的放疗、化疗效果尚不能令人满意,因肺癌病理类型对其不敏感或有骨髓抑制等副作用而受到限制。肺癌中80%为非小细胞肺癌(鳞癌或腺癌),它对化疗不敏感,以往联合化疗有效率仅30%。肺脏又是恶性肿瘤常见的转移部位,肺部转移目前更缺乏有效的治疗手段。

肺脏是呼吸系统的重要组成部分,其由实质组织和间质组织组成,前者包括支气管树和肺泡,后者包括结缔组织、血管、淋巴管、淋巴结和神经等。肺脏的主要功能是进行气体交换,此外,还协助静脉血回流入心,同时还具有内分泌功能,属于弥散性神经内分泌系统的组成部分之一。肺有两组血管供应,肺循环的动静脉为气体交换的功能血管,体循环的支气管动静脉为气道和脏层胸膜的营养血管。肺与全身各器官的血液及淋巴循环相通,所以其他部位癌肿的癌栓都可以到达肺,引起转移性肺癌;肺部病变亦可向全身播散,如肺癌播散至骨、脑、肝等器官,同样亦可在肺本身发生病灶播散。

肺癌主要由支气管动脉供血,因此支气管动脉灌注化疗栓塞可使肿瘤组织缺血坏死,肿瘤缩小,缓解症状,是治疗中晚期肺癌尤其中央型肺癌广泛采用的方法,近期有效率为50%~70%。研究发现肺动脉主要参与肿瘤边缘供血,锁骨下动脉、乳内动脉、肋间动脉或主动脉弓也参与肺癌供血,而转移性肺癌大多由肺动脉转移而来,因此也应经肺动脉治疗。虽然支气管动脉化疗栓塞可缩小肿瘤,但很难治疗彻底,受操作技术、化疗药敏感性、肿瘤血供不丰富、多支动脉供血或伴侧支循环、有远处转移等因素影响,支气管动脉灌注化疗栓塞疗效受限。加之该技术可造成最严重的脊髓损伤(支气管动脉与脊髓动脉共干)及全身毒副作用等并发症的发生,给肺癌治疗带来困难。故人们不断探索新的治疗方法——间质介入治疗。采用局部介入治疗方法可缓解症状,控制肿瘤发展,近几年日益受到重视。

超声引导经皮穿刺治疗肺癌原则:超声能显示的周围型肺癌或发生实变的中央型肺癌;术前穿刺明确病理学诊断;确定正确的疗效判断方法;合理选择适应证;综合治疗重要性。

(一)超声引导经皮穿刺无水酒精消融治疗肺癌

1.无水酒精治疗肺癌机制

无水酒精使肺癌组织细胞脱水,发生凝固性坏死,造成组织硬化和纤维化,达到"内切除"肿瘤的目的。进入肿瘤血管无水酒精可引起肿瘤血管内皮细胞坏死和血小板聚集,血管闭塞,进一步引起肿瘤缺血;破坏细胞的蛋白质、核酸等大分子物质及恶性肿瘤细胞产生的大分子活性物质(如肿瘤血管生长因子等)。治疗后肿瘤周围1~2 cm区域内肺泡壁发生严重变性、坏死、纤维化,血栓形成和炎症发生。

2.适应证

(1)超声能显示的周围型肺癌。

(2)中晚期肺癌的治疗有其他禁忌证不能手术或不愿手术者。

(3)肿瘤大小以小于5 cm为宜,大于5 cm可减瘤。

(4)患者心肺功能良好,无严重出血倾向。中央型肺癌可在CT引导下完成。

3.禁忌证

(1)超声无法显示的肺癌。

(2)受骨骼影响缺乏进针路线。

（3）肺结核、空洞、肺气肿、肺大疱、肺部感染。

（4）有严重衰竭、急性感染患者。

（5）严重的心肺功能障碍。

（6）凝血功能障碍，严重出血倾向。

特殊部位如靠近心脏、大血管者应慎重。主要禁忌证为超声不能显示的肺部肿瘤、巨大肺癌或弥漫性肺癌、严重心肺功能障碍、肺部感染和凝血功能障碍者。

4.操作方法

常用药物：无水酒精或95％酒精。

术前检查明确诊断，诊断困难者穿刺活检进行病理学诊断。CT、MRI、超声检查确定肿瘤位置，选择距离肿瘤最近且避开骨骼的胸壁为穿刺点，注意避开肺叶间裂、肺大疱。常规消毒、铺巾，2％利多卡因局麻后，超声引导下21G或18G PTC针穿刺肺肿瘤达底部，拔出针尖，注入无水酒精，边旋转边退针，注入无水酒精使酒精均匀分布到整个瘤体。有人认为在局麻后，胸膜下先注入5～10 mL生理盐水，使胸膜下形成局灶肺水肿，可防止或减少气胸发生。

注入无水酒精量视肿瘤大小而定，每周1～2次，注入量参照PEI治疗肝癌公式$\nu = 4/3\pi(\gamma + 0.5)^3$，每次注入4～20 mL，一次注入量不宜过大，注意并发症发生。

5.主要并发症

酒精反应、发热、呛咳、痰中带血，胸痛、少量气胸等。

无水酒精刺激性强，注入中如渗入支气管可引起咳嗽，甚至出现支气管痉挛。操作时如出现呛咳应停止注射或针尖移动再试推注一次。

6.临床特点

操作简单，创伤小，有效，不良反应少，费用低，对失去手术机会或全身化疗、放疗不能耐受或不能接受放、化疗患者是一种替代治疗手段。总有效率可达60％～75％。

（二）超声引导经皮穿刺化疗治疗肺癌

1.常用药物

卡铂＋生理盐水8～10 mL。

鳞癌：卡铂＋多柔比星＋丝裂霉素。

腺癌：卡铂＋多柔比星＋丝裂霉素或5-FU。

小细胞癌：卡铂＋多柔比星＋依托泊苷。

2.适应证、禁忌证和方法

同无水酒精治疗。

3.不良反应及并发症

主要为痰中带血、胸痛、化疗反应、气胸等。

4.临床价值

超声引导经皮穿刺肺癌内注入化疗药物，肿瘤内化疗药物浓度数倍或百倍于静脉给药浓度，对肿瘤杀伤作用大，对正常组织损伤小，降低了全身毒副作用，优于单纯静脉给药，可改善患者生活质量，延长寿命。对于大的肿瘤灭活治疗后，把杀死的肿瘤作为一个库，把化疗药物注射到坏死的肿瘤里边去，药物会缓慢释放，少量的药物在局部发挥更大的作用，不良反应低，药物会沿着周围的淋巴管到附近的淋巴结发挥作用。有效率达50％～70％。与无水酒精比较，痛苦小、易接受，并发症少，为中晚期肺癌治疗提供安全、有效简单的治疗方法。目前主张局部注入化疗药物或无水酒精联合支气管动脉化疗栓塞治疗,疗效更佳。总有效率可达到 83.8%。局部注射酒精、化疗药虽可杀死肿瘤,对小于 3 cm 疗效肯定,但由于受间质影响,药物很难均匀分布到整个肿瘤,影响疗效,故人们不断探索新的治疗方法。

三、超声引导化学消融治疗甲状腺肿瘤

甲状腺肿瘤是临床常见的一种疾病,近年来,甲状腺肿瘤性疾病的发病率有逐渐增高的趋势,且多为良性肿瘤,主要包括甲状腺囊肿或囊腺瘤、功能自主性甲状腺结节、孤立的实质性甲状腺冷结节等。传统的治疗方法以开放性外科手术为主和放射性核素治疗,但对于年龄较大、一些心肺功能较差和全身状况差不能耐受手术治疗的,或者因手术颈部会留下瘢痕出于美容需要或者担心术后复发而不愿意接受外科手术治疗者,开放手术往往不能满足他们的医疗需求,外科手术治疗患者痛苦大,风险高,影响患者的美容,并且有术后复发的可能,放射性核素治疗虽简单易行,但发生甲状腺功能减退的可能性较大。临床上缺乏更好的治疗方法,超声引导化学消融为甲状腺腺瘤的治疗提供了一种新方法。

(一)常用的化学消融制剂

无水酒精,博来霉素

(二)化学消融机制

无水酒精治疗甲状腺腺瘤的机制是无水酒精注射到甲状腺肿块内后,引起肿块内细胞脱水、蛋白质变性或凝固坏死,导致结节缩小、纤维化钙化甚至消失,结节组织逐渐被结痂的肉芽组织替代。而囊腺瘤无水酒精可使囊壁细胞破坏,产生无菌性炎症,粘连、闭塞,最后吸收消失,同时无水酒精阻断病灶局部血流供应。其中,甲状腺良性肿瘤由于其包膜完整,保证了酒精在瘤体内弥散,以达到局部硬化的目的,且对周围正常腺体组织无损伤。

博来霉素治疗甲状腺囊腺瘤的原理目前尚不清楚,但目前研究结果表明其原理可能与博来霉素治疗淋巴管瘤的原理相近,一是与其抑制 DNA 合成有关。博来霉素能抑制胸腺嘧啶核苷酸渗入 DNA 并与 DNA 结合的过程,从而切断 DNA 键,促使囊壁细胞破坏、分解。二是博来霉素还能促使囊壁直接产生化学性炎症反应,促使瘤壁粘连、纤维化从而闭锁愈合。

(三)适应证

(1)甲状腺囊性腺瘤和实性腺瘤等甲状腺良性病变,主要为囊性腺瘤和实性腺瘤等甲状腺良性病变,不愿手术切除者。

(2)肿瘤的最大直径不超过 3cm。

(3)对于恶性肿瘤患者,如果出现对化疗及放疗耐受力差,且病灶位置特殊、手术切除困难以及术后复发或移等情况可行化学消融治疗。

PEI 主要适用于小的或中等大小的单发性结节,以及不愿意接受手术或对放射性碘治疗不敏感的患者;也可适用于非毒性的,即无甲亢临床表明的功能自主性结节。

(四)禁忌证

(1)年龄大于 70 岁及具有严重心、肺功能不全或出血倾向者。

(2)治疗前穿刺活检并结合影像学特征考虑有恶性倾向者。

(3)结节直径大于等于 3 cm 的实性肿块以及多发的实性肿块,因酒精难以完全覆盖,不宜进行酒精消融治疗。

(4)甲状腺腺瘤直径小于 0.5 cm 者可随访观察,暂不行化学消融治疗。

(五)操作方法

超声仪器配穿刺引导装置,探头频率 5～7 MHz。穿刺针选择 18～21G PTC 针。

(1)术前准备:注药前详细记录肿块位置、数目、大小、边界、内部回声及血流状况,甲状腺肿块体积依据 0.52×长×宽×高(cm³)计算。常规 T_3、T_4检查,合并甲亢者,同时配合药物治疗。并根据腺瘤的位置决定穿刺点。穿刺活检明确诊断。检查血常规、出凝血时间、血小板计数。

(2)治疗方法:患者平卧,颈下垫枕头部过伸位偏向健侧,常规消毒、铺巾,2%利多卡因局麻,超声引导穿刺肿块,进针时避开大血管及神经走行,靠后下叶的肿块要经前外侧面进针,以免损伤喉返神经,明确针尖在瘤体内再缓慢注入无水酒精,当显示酒精弥散于整个结节并且有一定的压力即可,具体量视肿块大小而定,原则上不超过肿块的体积。

(3)注入无水酒精量按甲状腺腺瘤治疗前体积的 20%～40%至酒精总量达治疗前腺瘤体积的 1.2 倍。留置 2～3 分钟后抽出。对于甲状腺囊腺瘤,宜首先抽出囊液,然后按抽液量的 1/3 注入无水酒精,停留 1.5～2 分钟左右,重复 2～3 次即可。出针前沿针筒注入少许麻醉药以免沿针道溢出的酒精刺激造成疼痛。

(4)博来霉素粉剂 8 mg 溶于 5 mL 生理盐水注入瘤体内,根据腺瘤体积(腺瘤体积 $V=\pi abc/6$,a、b、c 分别为瘤体的上下、左右和前后径)计算注入量。

(5)一般每周注射一次,连续治疗 3～10 周,整个疗程总剂量控制在肿块体积的 1.2～1.5 倍。

对于实性及囊实性肿块,治疗后每月行超声复查,评价其大小、内部回声变化及周围腺体的变化,治疗后 3 个月复查甲状腺功能;对于囊性肿块 3 个月后进行超声复查即可。对直径小于 3 cm 的甲状腺肿块,一般可达到一次治愈,直径 3 cm 以上的肿块若一次效果不满意,可以重复一次,同样可治愈。

(六)疗效判断

以超声检查为主,也可 CT 检查对比治疗前后肿块大小、数目、内部回声、血流状态以及穿刺活检组织学标本的改变判断疗效。

建立客观的指标判断疗效是指导介入性治疗的基本原则。对于甲状腺腺瘤疗效的判断可观察对比治疗前后的以下项目:肿块大小、数目、内部回声、血流状态以及组织学活检标本的改变。根据瘤体积计算给药量,并做到一次性给足量,达到治愈目的。对较大实性肿块,采取多点注射为佳,重点注意血运区,切断瘤体供血。有效的标志为肿块明显缩小甚至消失,内部回声增强,血流信号消失,组织学活检标本显示完全性坏死、纤维化,如一次硬化不完全,可重复注射,一般两次后均可达到满意效果,以后可以超声随访检查。

文献报道酒精注射治疗甲状腺肿瘤有效率可达 80%。可以按照以下标准评价:

(1)有效:肿瘤体积比治疗前缩小 50%以上,且稳定 3 个月以上。

(2)治愈:治疗后肿瘤消失或残留痕迹,且稳定 3 个月以上。

(3)无效:肿瘤体积缩小 50%以下。

(七)并发症

并发症发生率的高低与病灶在腺体内的位置和注射酒精的剂量有关,主要如下。

1.局部烧灼感、胀痛及发热

由于注射酒精漏出刺激皮下组织或酒精吸收所致,不必特殊处理,一般情况下 1～2 天即可缓解。

2.出血、局限性血肿

出血及局限性血肿可压迫气管,导致呼吸困难,应给予积极处理。

3.神经损伤

据报道可达 1％～4％。①声音嘶哑:一过性声音嘶哑,与结节注入酒精后局部压迫和酒精外溢损伤喉返神经有关,2 周～3 个月后自愈;也可给予谷维素和地塞米松治疗。有文献报道,3％患者于硬化治疗后出现暂时性失声,2～3 个月后不治而愈。②永久性面瘫。

4.甲状腺功能亢进或减退

可能与酒精注射引起的甲状腺细胞破坏和甲状腺激素及甲状腺自身抗原一过性升高有关。

5.周围组织坏死

周围组织坏死为最严重的并发症,是酒精外溢或反流引起正常甲状腺腺体或周围正常组织的凝固性坏死。

6.其他

胸闷、心慌、面色苍白、颈静脉血栓形成等。

(八)注意事项

(1)治疗前应先对甲状腺肿块进行穿刺活检,有恶性倾向者不宜介入治疗,应及早手术。

(2)术前应嘱患者术中要进行吞咽及呼吸配合。

(3)对于有严重出血倾向、位置深穿刺不易到达的部位或穿刺部位难免损伤邻近脏器及大血管者、合并有严重疾病不能合作者应放弃化学消融治疗。

(4)注意甲状腺腺瘤与甲状腺癌的鉴别,尤其是甲状腺滤泡癌,因为有部分甲状腺滤泡癌可伴有甲状腺功能亢进,甲状腺腺瘤与结节性甲状腺肿的单发结节鉴别困难,并且有 10％～15％ 腺瘤可发生恶变,结节性甲状腺肿由于结节无包膜,酒精注射后不能局限在结节内,易损伤周围正常甲状腺组织,不宜进行硬化治疗。因此在治疗前经皮穿刺组织学活检获得病理诊断是非常重要的,甲状腺腺癌及发生恶变的腺瘤应早期行手术切除。

(5)进行治疗时最好采用侧孔型穿刺针。单纯 PTC 针可采用多点注射,旋转针尖方向达到使无水酒精均匀弥散在结节内。治疗过程中尽量减少穿刺次数,避免多点注射,但可多方位注射。

(6)进针时要避开大血管及重要神经走行区,靠近下叶的结节要经前外侧面进针,以免损伤喉返神经。尽量避免将药物注射到瘤体包膜外,尤其对于靠近上下极血管的腺瘤或较小的深部腺瘤,以免药物外渗引起神经损伤或穿刺直接损伤血管和神经。入针达肿块中心后注入无水酒精,注射速度应缓慢,当显示酒精弥散于整个结节并且有一定的压力即可,固定针具,防止抽液过程中针头滑出,出针前再沿针筒注入少量 2％利多卡因以免针酒精溢出造成疼痛或正常组织的凝固性坏死,拔针后按压局部 10 分钟以上以防酒精外溢。熟练的穿刺技巧及与超声医师的良好配合对于保证穿刺注射治疗的安全性至关重要。

(7)对于囊腺瘤穿刺时也可不必尽量抽净囊液。当囊内还剩少量囊液时,可用无水酒精反复冲洗,这样可极有效地预防穿刺针脱出或穿透囊壁,而且便于声像图监视,确定穿刺针尖的位置,更为安全。其疗效与抽净囊液后注入无水酒精同样明显。留置的酒精量不宜过多,尤其是甲状腺背面的此类肿瘤,以避免酒精外溢刺激喉返神经。

(8)对于囊性腺瘤向囊腔内注入无水酒精前,可以先注入 2％利多卡因反复推注后抽出,再注入无水酒精可避免或减轻注入无水酒精后的灼热或疼痛感;对于实性腺瘤注入无水酒精后退针要慢,避免无水酒精通过针道溢入正常组织引起疼痛。

(9)根据瘤体积计算给药量,并做到一次性给足量,达到治愈目的。对较大的实性肿块,采用多点注射,重点阻断血运区,切断瘤体供血。较大的肿块,可重复注射,一般两次后达到满意效果。

(10)甲状腺腺瘤直径一般在 1~5 cm,但也有达 7~8 cm 者,对于较大腺瘤,酒精难以均匀弥散,不易彻底硬化,故不宜行化学消融治疗。对瘤体较大者,仍建议首选手术治疗。

(11)穿刺过程中应密切观察患者的面色、表情及生命体征的变化,如果患者出现面色苍白、心慌、出冷汗等症状,应立即停止治疗,及时给予对症处理等抢救措施。

(12)穿刺局部压迫 10 分钟以上,观察患者是否有并发症发生,门诊患者观察 2 小时后无异常即可离去,并嘱患者若有除疼痛及一过性声音嘶哑症状外的其他不适,应及时到医院就诊。

(13)治疗后应定期超声及 T_3、T_4 检查,了解病变的变化。

(九)临床价值

甲状腺腺瘤以孤立性侧叶病灶为主,病理上可分为滤泡性和乳头状囊性腺瘤,由于其有完整的包膜,是穿刺注药的先决条件,酒精或博来霉素注入后完全局限于瘤体内弥散,外渗现象少,保证了无水酒精在瘤体内弥散,达到局部硬化的目的,且对周围正常甲状腺组织损伤小,硬化效果优于小肝癌,对小于 3 cm 的肿块,可达一次治愈,3 cm 上的肿块如一次效果不满意,只要重复一次,同样达到治愈。

超声显像对甲状腺占位性病变的良恶性鉴别诊断价值有限,而甲状腺腺瘤与结节性甲状腺肿的单发结节在临床上彼此混淆,从超声图像上鉴别也很困难,且腺瘤有 10%~15% 可恶变,而结节性甲状腺肿,由于结节内无完整的包膜,酒精注射后不能局限在结节内,易损伤周围正常甲状腺组织,因此治疗前经皮穿刺组织学活检获得病理诊断是非常必要的,甲状腺癌应早期诊断行手术切除。

1990 年 Livraghi 等开展了超声引导下甲状腺功能自主性结节的酒精注射治疗,治疗后 75% 的患者结节明显缩小,61%~85% 的患者在 1 个疗程后甲状腺激素水平恢复到正常,TSH 浓度开始升高,核素扫描原来的热结节呈现与周围组织吸收放射性功能相同,或呈冷结节。超声可以准确测量结节的大小,根据公式计算出体积,并作为注射酒精量的根据,还可实时监测酒精注射情况。尤其当结节位置深在时,超声监护可以避免酒精注射到结节外,以致损伤喉返神经,还可以评估疗效,通常可见治疗后血流信号明显减少以至消失。

超声引导无水酒精硬化治疗甲状腺腺瘤,疗效肯定,总有效率可达 93.5%,治愈率接近 100%,具有可行性、实用性、安全性和疗效的可靠性。对于年龄较大、全身状况差不能耐受手术治疗,或者出于美容需要不愿意接受外科手术,小于 3.1 cm 的腺瘤经 1 个疗程硬化治疗可取得满意疗效;3.0~5.0 cm 腺瘤,经 2~3 个疗程治疗亦可取得满意疗效。超声引导完成穿刺治疗的全过程,可完全避免损伤邻近脏器及大血管,甲状腺腺瘤多有完整包膜,保证了无水酒精在瘤体内弥散,达到有效治疗的目的,且对周围正常甲状腺组织无损伤,腺瘤越大,治疗次数越多,消失或缩小所需时间越长。超声引导穿刺无水酒精硬化治疗甲状腺腺瘤方法简便、易行、可重复进行,创伤小,痛苦少,患者易接受,无需住院,一般不影响工作和生活,费用低廉,临床效果好,避免了手术切除。对小于 1 cm 肿块和囊腺瘤,治疗后可彻底消失,效果理想,对于 3~5 cm 肿块,一次给药效果不理想,可重复注射,同样达到治愈。由于创伤小、痛苦少、疗效肯定,是一种安全有效的治疗方法,为甲状腺腺瘤患者开辟了一条新的切实可行的治疗途径。经皮穿刺博来霉素囊内注射疗甲状腺囊腺瘤治愈率可达81.3%,总有效率96.9%,是一种费用低廉、简单易行、安全有效的新方法。

超声引导下经皮化学消融治疗甲状腺良性肿瘤,具有创伤小、可重复进行、并发症低、不影响外观的特点。对不能承受手术的老弱患者可在肿块内注入无水酒精,延缓肿块的生长;对于肿块较小的患者可缩短病程免予手术;对弥漫性甲状腺病变者注射治疗可减少临床服药量,增强疗效,提高治愈率;对手术后复发者的治疗可减少再次手术的概率,减少痛苦。但是,在选择治疗时应慎重,如结节性甲状腺肿,因在40岁以上的患者有5%～10%发生恶变倾向,因此不应单纯进行酒精硬化治疗,应结合内、外科共同治疗;对于实性肿瘤直径大于4cm和多发实性结节,疗效较差,应首选外科手术治疗。

四、超声引导经皮注射无水酒精(PEI)治疗甲亢

(一)原理

PEI治疗的原理主要为组织的凝固性坏死及降低血流量。酒精使局部病变的腺体组织凝固性坏死或纤维化,丧失自主功能,并且由于甲状腺包膜的存在,可保证腺体外的周围正常组织不受损伤,而且,PEI治疗亦无炎症反应。血流量降低则与血管损伤有关,高浓度酒精的弥散可造成血管内皮和血管内细胞成分的急性坏死,引起广泛性的血管闭塞。

(二)适应证

PEI适用于所有不对酒精过敏的患者。尤其适用于一般情况较差或合并有其他严重并发症的甲亢患者,可作为手术前的准备或非手术治疗的一种选择。对于一些出于美容的原因不愿手术的年轻女性以及其他因种种原因而拒绝手术的患者大多可以达到治愈的目的。手术后复发性甲亢患者,特别适用于残余结节较小,一般情况差,不能耐受手术或不愿接受手术治疗的患者。对于症状重,基础代谢率较高的患者在注射前先给予抗甲状腺药物治疗,待症状好转后再作注射治疗。

(三)禁忌证

(1)对酒精过敏者禁用PEI治疗。

(2)凝血机制异常,全身性疾病,如心肺功能异常、糖尿病等。

(四)操作方法

先行常规性的甲状腺超声检查,患者取仰卧位,肩部垫高,使头部充分后仰,以便充分暴露甲状腺部位,常规消毒铺巾,经皮进针直接达甲状腺的中心部位,回抽无血后,向甲状腺腺体内浸润注射,根据甲状腺大小注射不同剂量的无水酒精,一般每侧叶为2.5～3.0 mL,如果一侧甲状腺肿大明显,而另一侧肿大不明显或无肿大,为了避免损伤神经或血管,应选择肿大明显的一侧进行注射。注射速度宜缓慢,应多点注射,疗程一般为每周1次,平均治疗2～3次。治疗后1个月内观察甲亢病情变化及实验室检查结果。

(五)评定标准

1.甲状腺功能的评定标准

(1)治愈:临床症状完全消失,食量正常,体重恢复,无心慌、乏力,脉搏<90次/分,基础代谢率下降20%以下。T_3、T_4、TSH恢复正常。

(2)好转:症状基本消失,食量减少,体重增加,心慌症状减轻,睡眠改善,脉搏<110次/分,基础代谢率较治疗前下降20%。T_3、T_4明显下降。

(3)无效:症状无好转,T_3、T_4、TSH 无变化。

2.甲状腺大小变化的评定标准

(1)显著缩小:治疗后体积较原来缩小 50% 以上。

(2)缩小:治疗后体积较原来缩小 10%～50%。

(3)无变化:治疗后体积缩小<10%。

(六)并发症

1.疼痛

轻微疼痛较为常见,由于酒精注射时刺激组织而引起,并向颌下放射,数分钟后可消失;局部灼烧感或中度的颈部疼痛,约 3～6 小时后可缓解;注射酒精剂量较大时(>8 mL),疼痛可持续 7～10 天。

2.局部轻度水肿

1～2 天可自动消失。

3.声音嘶哑,进水呛咳

由于注射时酒精刺激喉返神或喉上神经所致,可自行缓解,也可给予神经营养药物治疗。

4.发热

较为少见,可能与酒精刺激或酒精纯度不够有关,对症治疗后可缓解。

5.其他

心悸、不适和恶心等其他并发症。

(七)注意事项

(1)治疗前可给予普萘洛尔口服,以拮抗交感神经的作用。

(2)选择甲状腺轻至中度肿大,且甲状腺结构较紊乱的病例,无水酒精的注射剂量与造成甲状腺局部组织坏死、灭活的关系更易于掌握和控制,而且组织结构的紊乱可限制酒精在腺体内的弥散,起到局限化的作用。

(3)准确定位。对于肿大不明显的甲状腺组织在穿刺时和注射过程中容易偏离部位,在超声引导和监视下完成治疗,以保证针尖在需要注射组织的中央。观察甲状腺组织及血流、体积在治疗前后的变化以及药液在腺体组织内的弥散范围,对于观察疗效和预防并发症有较大帮助。穿刺定位应偏上偏外,位于甲状腺实质较厚的部分,尽量选择肿大甲状腺的中心部位注射;进针方向应在每侧甲状腺中部稍偏外侧,不宜过深;针尖一般位于气管旁方向偏向内侧,这样可避免刺入气管、血管、喉返神经等部位;保持负压进针,防止注入血管引起栓塞。注射时疼痛明显者,可加入少量的 2% 利多卡因,以减少注射时的疼痛。

(4)应注意注射速度,注射速度过快,可使药液弥散范围增大,药液外漏并产生剧烈疼痛或邻近组织受损,因此,注射时要匀速缓慢推注以减少患者疼痛和预防发生并发症,注射剂量遵循少量多次的原则。

(5)拔针迅速,局部压迫 10 分钟以上。

(6)注射疼痛明显者,可在注射酒精前,注射少量的 2% 利多卡因,以减轻疼痛。

(7)术后轻微并发症,如心慌、恶心等不适,卧床休息片刻即可;如果出现声音嘶哑,一般 2 周～3 个月可自愈,也可给予神经营养药物治疗。门诊患者观察 2 小时后无明显不适即可离开。

(8)密切观察病情变化,监测生命体征,尤其是体温、心率的变化。一旦患者体温大于 40 ℃

或心率大于 140 次/分,应高度警惕是否诱发了甲亢危象。

(八)临床价值

甲状腺功能亢进(甲亢)在甲状腺疾病中较为常见,多为女性,且近年来呈增高的趋势,其中药物难治性的病例占一定的比例。目前的治疗主要以药物及手术治疗为主,如口服抗甲状腺药物、手术治疗,也可进行^{131}I放疗。但是这些治疗均存在着一定的风险,药物治疗时间长,易致白细胞降低等不良反应,效果不稳定易复发;外科手术创伤较大,并发症多,若手术后复发及出现白细胞减少的患者,临床上缺乏有效的治疗手段。而 PEI 这一技术的应用,有效地解决了这个难题。1994 年 Livraghi 等报道应用无水酒精注射治疗甲状腺高功能腺瘤,取得良好的疗效。

PEI 治疗甲亢操作方法简单,安全性高,并发症少,不仅疗效较好,复发的可能性也较小。且特别适用于不能耐受口服药物和外科手术的患者,并且,除对酒精过敏的患者外,PEI 治疗几乎适用于所有的甲亢患者。

(董晓辉)

第十节 超声引导下微波消融治疗

一、概述

人类自有了文明的历史,就从实践中懂得了用热来治疗疾病,最早可追溯到公元前 5000 年。现在民间仍然有用火针、小烙铁之类工具来治疗外科疾病,当然也包括表浅肿瘤。高温治疗肿瘤的历史可以追溯到公元前 5 世纪的古希腊名医 Hippocrates,他曾用温热疗法治疗过肿瘤。1856 年 Busch 报道一例面部恶性肿瘤发高热后消退。1893 年,Coley 采用反复接种链球菌等混合细菌毒素,诱发患者高热 38～42 ℃,38 例晚期癌,12 例完全治愈,疗效惊人。1898 年,Wester-Mark 报道用热水灌注局部治疗晚期宫颈癌获得了一定的姑息疗效。1936 年 Warren 首先报道热疗与 X 线治疗的经验。虽然高温治疗肿瘤的历史悠久,并且显示出很好的前景,但由于当时科学技术落后,设备简陋,使高温治疗技术受到限制,未能在临床实际应用。20 世纪60 年代以来,在基础和临床开展了大量高温与化疗或高温与放疗相结合治疗肿瘤的研究,并取得了良好疗效。随着科学技术的迅猛发展,微波加热治疗恶性肿瘤成为手术、化疗、放疗之后又一种有效的、安全的治疗恶性肿瘤的手段,特别是植入性微波消融治疗肿瘤取得了很好的疗效,而且应用领域不断拓展。

微波技术首先应用于通信、广播、电视技术中,尔后应用于军事、工业、农业和科学研究等领域。在这些领域里,微波作为一种信息或信息的载体被利用。在微波通信工程的数十年应用中,发现始终伴随有一种会引起微波能损耗、需要设法防止和消除的有害因素——热效应。早在 1945 年,美国就有人提出利用微波的这种热效应来对材料进行加热的想法。随后有不少人对微波加热进行了不断探索、试验和研究。直到 20 世纪 60 年代末,微波能终于被作为一种能源来加以利用,进行加热、干燥、杀虫、灭菌、医疗等。首先用于食品工业方面,采用微波技术最多的是应用于"回温"解冻,食品干燥、膨化和烹调,家用微波炉的出现更进一步扩大了微波加热技术的应用领域。

1966年在加拿大的Alberta设立了国际微波功率学会(简称IMPI),每年举行一次学术研讨会,并出版了《The Journal of Microwave Power》。1973年,世界卫生组织成立了微波研究组织,确定了微波的生物学效应。微波生物学效应分热效应和非热效应。微波量＞10 mw/cm为热效应,1~10 mw/cm为微热效应,＜1 mw/cm为非热效应。医学上主要用其热及微热效应。其热效应在医疗方面可进行微波理疗、配合放疗和化疗透热治癌;另外,还用于微波加热血浆、解冻冷藏器官;还设计出微波手术刀,用于术中组织切割和止血,使手术出血量减少。

我国在20世纪70年代开始微波能应用研究工作,1973年开始微波加热应用技术的研究和微波加热用磁控管的研制,涉及工业、农业、医药、科研等方面的应用领域。随着技术的发展,微波在医学上也得到了广泛应用,从诊断、理疗到治疗和手术几个方面。

20世纪40年代微波开始应用于临床,包括微波诊断、微波理疗和治疗,60多年来,微波透热疗法得到了广泛应用,主要用于治疗骨关节、肌肉等炎性疾病。20世纪60年代开始将微波应用于高温治疗肿瘤领域,近20年来,微波治疗肿瘤临床研究取得了较大进展,微波热疗及微创治疗技术正逐渐走向普及。微波热疗分为微波透热疗法(microwave diathermy,MD)和微波组织凝固法(microwave tissue coagulation,MTC)两种。MTC是通过特制的针状天线将高能量微波集中于尖端,使组织局部温度迅速升达60~120 ℃,造成肿瘤细胞蛋白质变性、凝固、坏死。MD是利用肿瘤细胞比正常组织细胞含水量高,组织血供差、对热敏感性高等特点通过透热疗法来达到杀伤肿瘤细胞的目的,因此可用于正常细胞和肿瘤细胞相互重叠的病变区域,以便尽可能多地杀伤肿瘤细胞,保护正常组织。本章主要介绍MTC,也就是目前应用较多的微波热消融治疗。

20世纪70年代外科开始利用微波技术进行术中止血和组织切割。1979年,Tabuse等研制出世界首台微波凝固治疗仪,是以辅助外科手术方式出现的,主要用于术中止血和组织切割,后来微波技术也应用于开腹术中或腹腔镜下微波针植入凝固治疗肝肿瘤,但由于上述微波针形成的凝固坏死区小,呈长柱形(图4-5),而且需开腹,这不适合经皮穿刺应用,也不利于肿瘤的有效治疗。

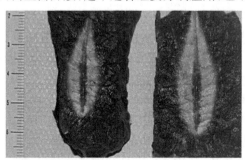

图4-5 早期肝脏微波消融图

20世纪80年代初,针状微波天线的发现开始了微波组织凝固疗法,并迅速在消化内科、妇科、皮肤科及泌尿科等领域取得了成功经验。20世纪90年代发展起来的超声引导经皮穿刺微波消融治疗肿瘤技术与微波刀截然不同,由于新技术、新材料的应用在肿瘤微创治疗领域取得了进展,实现了经皮穿刺导入微波电极直接消融治疗肿瘤,凝固坏死区增大,克服了传统微波治疗肝癌坏死区小,呈线状或条状的不足。

早期微波天线均采用单极针状电极,单极一次辐射在不同能量级可形成直径2.7~4 cm椭圆形凝固灶,由于凝固范围有限,不能治疗体积较大的肿瘤,以后渐渐发展了双极和多极。Sato等研制出一种盘形引导器,可精确引导多根天线按一定间隔插入肿瘤组织,形成天线列阵,单次作用可形成直径 6 cm 凝固坏死灶,提高了肿瘤的消融范围。

1990 年日本关寿人对微波天线进行了改良,首次将微波凝固法成功导入肝细胞癌的治疗;1994 年 Seki 等报道了微波凝固离体猪肝,坏死区最大横径 1.6 cm±0.3 cm,长 2.4 cm±0.4 cm,超声引导经皮穿刺将微波天线植入瘤体内治疗小肝癌,取得了成功;1996 年 4 月,该方法作为肝癌的正式治疗方案被日本厚生省认可,后来美国也开发了微波消融治疗装置。

1994 年日本 Seki 首先报道了超声引导经皮微波凝固治疗<3 cm 肝癌。1995 年日本 Murakami 等报道了经皮微波多次进针,组合覆盖治疗肝癌。20 世纪 90 年代中期国内董宝玮等改进微波技术,率先在国内研制出超声引导微波治疗仪,选择微波输出功率和时间最佳搭配,发现当天线与组织匹配时能量可高效率传输,最大限度作用于组织中,形成类球体凝固,对活体犬肝进行凝固实验,在功率 60 W,作用时间 300 秒条件下,可形成稳定的 3.7 cm×2.6 cm×2.7 cm 凝固体,离体猪肝凝固坏死大小为长 3.7 cm,横径 2.6 cm,这是当时国内外文献中报道单极植入式微波凝固范围最大的,并率先在国内研制出超声引导微波治疗仪,应用于临床取得了很好疗效。

微波所致的组织凝固与声像图回声的改变具有较好的对应性。微波消融治疗单针凝固坏死区直径可达 2.6~3.9 cm,温度由中心向外递减,由天线向外形成 3 个带,中心区:直径 3~6 mm,温度>143 ℃,呈条索状强回声,凝固带:1.5 cm,边缘温度 62 ℃±6 ℃,呈均匀低回声,充血带:3.2 mm±1.1 mm,温度 53 ℃±6 ℃,呈偏低回声,随后回声逐渐增强(图 4-6)。微波仪器技术指标大大改进,不仅凝固坏死区大,而且凝固形态接近球形,有利于治疗较大肿瘤。微波消融治疗与微波隔离术不同,前者直接杀死肿瘤,有导向,经皮穿刺或术中进行,凝固坏死直径>3 cm,凝固形态呈椭球形,而后者用于术中止血和隔离术,凝固直径 1 cm,呈线状,不利于肿瘤有效治疗(表 4-2)。

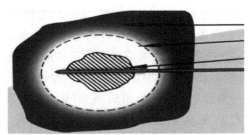

图 4-6　肝脏微波消融示意图

表 4-2　微波消融治疗与微波隔离术的区别

	微波消融治疗	微波隔离术
作用	直接杀死肿瘤	止血、隔离术
导向	有	无
入路	经皮、术中	术中
凝固范围	直径>3 cm	1 cm
凝固状态	椭球型	线状

此后,北京、南京等地也先后研制出微波消融治疗仪,用于肝癌等实体瘤的治疗。

1998 年何文等报道了超声引导微波消融治疗大肝癌,取得了较好疗效并将微波消融技术应用于骨肿瘤、肺肿瘤、肾肿瘤的治疗,取得了成功。近年来,微波消融治疗肝癌,不但在技术上发展了多源多导,并且已实现了对肝组织中微波热场的有效监控,水冷、气冷电极的应用可以使消融形态更接近球形,同时冷却系统可降低中心温度、减少炭化,有利于能量传输,降低杆温可以进一步提高功率,进而增大了消融范围。何文等应用微波消融和 TACE 联合治疗肝癌已取得了优于单纯微波消融和单纯 TACE 的疗效。

经皮微波消融治疗主要是在超声引导下完成,还可以在 CT 等引导下进行消融治疗,术中和腹腔镜引导微波消融可以更有效地达到治疗目的。

二十多年来,微波技术应用于肝癌、骨肿瘤、肺癌、肾癌等实质性肿瘤的治疗取得了较好疗效。也有将微波技术用于治疗脑肿瘤、子宫肌瘤,利用微波凝固脾脏,治疗脾功能亢进症。

二、原理

微波是一种电磁波,用各种电子器件(包括速调管、磁控管、行波管)产生,通常在波导管的矩形截面管内进行短距离传输,可引起生物组织加热。波长在 1 mm~1 m 之间,频率为 300~300 kHz,它在电磁波中位于无线电波和红外线之间。医用微波常用频率分别为 2 450 MHz、915 MHz、433 MHz。微波的主要特性是它的似光性、穿透性和非电离性。似光性是微波与频率较低的无线电波相比,更能像光线一样地传播和集中;穿透性是与红外线相比,微波照射介质时更容易深入物质内部;非电离性是微波的量子能量与物质相互作用时不改变物质分子的内部结构,只改变其运动状态。微波还具有渡越时间效应,传播延时效应;宽频带,信息量大;量子特性;水和含水物质能吸收微波,微波能使生物获得选择性加热。

微波加热原理:物质介质由极性分子和非极性分子组成,在电磁场作用下,这些极性分子从随机分布状态转为依电场方向进行取向排列。而在微波场作用下,这些取向运动以每秒数十亿次的频率不断变化,造成分子的剧烈运动与碰撞摩擦,从而产生热量,达到将电能直接转化为介质内的热能。可见,微波加热是介质材料自身损耗电场能量而发热。而不同介质材料的介质常数 εr 和介质损耗角正切值 tgδ 是不同的,故微波场作用下的热效应也不一样。由极性分子所组成的物质,能较好地吸收微波能。水分子呈极强的极性,是吸收微波的最好介质,所以凡含水分子的物质必定吸收微波。另一类由非极性分子组成,它们基本上不吸收或很少吸收微波,这类物质有聚四氟乙烯、聚丙烯、聚乙烯、聚砜等,塑料制品和玻璃、陶瓷等,它们能透过微波,而不吸收微波。这类材料可作为微波加热用的容器或支承物,或做密封材料。在微波场中,介质吸收微波功率的大小 P 与频率 f、电场强度 E 的平方、介电常数 εr 和介质损耗正切值 tgδ 成正比,即:

$$P = 2\pi f \cdot E^2 \cdot \varepsilon r \cdot V \cdot tg\delta$$

V——物质介质吸收微波的有效体积

此外,在实际应用中会出现一种现象,就是有的加热透,有的加热不透,这就存在一个投射能力和加热深度问题,即穿透能力。穿透能力就是电磁波穿入介质内部的本领,电磁波从介质的表面进入并在其内部传播时,由于能量不断被吸收并转化为热能,它所携带的能量就随着深入介质表面的距离,以指数形式衰减。透射深度被定义为:材料内部功率密度为表面能量密度的 1/e 或 36.8% 处算起的深度 D,即:

$$D = \frac{\lambda 0}{2\pi \sqrt{\varepsilon r \cdot tg\delta}}$$

从式中可看出,微波的加热深度比红外加热大得多,因为微波的波长是红外波长的近千倍。红外加热只是表面加热,微波是深入内部加热(图 4-7)。

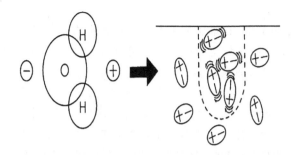

图 4-7 微波加热、消融机制示意

三、微波加热的优点

(一)加热速度快

常规加热(如火焰、热风、电热、蒸气等)都是利用热传导、对流、热辐射将热量首先传递给被加热物的表面,再通过热传导逐步使中心温度升高(即常称的外部加热)。它要使中心部位达到所需的温度,需要一定的热传导时间,而对热传导率差的物体所需的时间就更长。微波加热则属内部加热方式,微波能直接作用于介质分子转换成热,且透射使介质内外同时受热,不需要热传导,故可在短时间内达到均匀加热。

(二)均匀加热

用外部加热方式加热时,为提高加热速度,就需升高外部温度,加大温差梯度。然而随之就容易产生外焦内生现象。微波加热时无论形状如何,微波都能均匀渗透,产生热量,因此均匀性大大改善。产生的热能均匀稳定。

(三)节能高效

不同物料对微波有不同吸收率,含有水分的物质容易吸收微波能。

(四)易于控制

微波功率的控制是由开关、旋钮调节的,即开即用,无热惯性,功率连续可调,易于自动化。

(五)清洁卫生

对食品、药品等加工干燥时,微波热效应与生物效应能在较低的温度下迅速杀虫灭菌,能最大限度地保持营养成分和原色泽,所以微波加热在食品工业中得到广泛的应用。

(六)选择性加热

不同性质的物质对微波的吸收损耗不同,即具有选择性加热的特点,这对干燥过程有利。因为水分子对微波的吸收损耗最大,所以含水量高的部位,吸收微波功率多于含水量较低的部位,从而干燥速率趋向一致。但有些物质呈负温度系数,温度愈高,εr 和 $tg\delta$ 将增大,吸收愈好,造成正反馈使这一部分的温度急剧上升。对这类物质进行微波加热就要注意合理制定加工工艺。

(七)安全无害

目前微波仪泄漏严格控制在国家安全标准指标内,大大低于国家制定的安全标准。而且微波不属于放射性射线,又无有害气体排放,是一种十分安全的加热技术。微波加热干燥方法与通常加热方法(如热空气、火焰、电热器、煤气炉、红外线、高频感应加热等)相比,具有许多特点,主要有:不需热量由表及里的传递,直接加热物体内部,且热场温度分布均匀;温度可瞬时控制,准确控制加热时间;所需加热时间短;无公害、污染问题。在我国首先是从微波理疗机的试制开始,随后推广到多方面。

　　生物体是由各种细胞组成的,在细胞内液和外液中含有大量的离子和极性分子,当微波作用于人体时,体内的离子和极性分子发生变化。分子之间相互摩擦产生热量,发生振荡、摩擦而升温,当温度升高到54~60 ℃时,细胞就会出现凝固性坏死。机体组织在短时间内迅速升温,蛋白质发生凝固、变性、坏死。实践证明:当肿瘤内温度达到43.5 ℃以上时,会使肿瘤细胞的细胞膜生物完整性受到破坏,膜内外的离子也失去"动态平衡",pH下降,因肿瘤细胞多为需氧细胞,对pH值降低极为敏感,由于加温,使肿瘤细胞内的溶酶体活性增高,导致瘤细胞不可逆破坏、致死后的肿瘤细胞分解物,能刺激免疫系统、抑制肿瘤细胞的再生,特别是肿瘤中心区血运差,加热后大量蓄热,不易散热,起到贮热器的作用,加剧了肿瘤细胞的破坏。微波热疗与放疗合用会起到增效作用,放疗损伤DNA,热疗损伤细胞膜,损伤胞质内的溶酶体、破坏蛋白质,加热增加了肿瘤细胞放射致死的可能性。肿瘤内放射抗拒的乏氧细胞对加热较敏感,从细胞分裂周期角度,DNA合成期细胞对放射线的敏感性提高3倍,因此热疗对放疗有增敏作用、二者并用可得到协同作用,可减少放射剂量的1/4~1/2。肿瘤组织的血流量仅是正常组织的2%~15%左右且其含水量却明显高于正常组织,故微波加热后所产生的热量在肿瘤细胞内容易被吸收,被蓄积,正常细胞由于含水量比肿瘤细胞少,所以吸收微波的热量少,且热能易被血流带走,疏散开,所以当进行微波加热治癌时,肿瘤细胞容易升温,被杀死、破坏,而正常组织细胞不易受损。

　　高温杀灭癌细胞的机制是:高温使细胞核和染色质凝固,蛋白质凝固变性,高温使胞质溶酶体活性增加,产生新的溶酶体,癌细胞膜对高温更敏感,使膜的通透性增加,导致细胞破坏。

　　利用微波消融治疗肿瘤,即在超声或CT引导下,经皮穿刺导入微波天线,由于生物体细胞内外液中含有大量的离子和水、蛋白质等极性分子,在微波场即交变电场作用下,振荡或转动摩擦而产热,温度可达100 ℃,在深部组织病变部位形成高温场,从而凝固肿瘤组织(其边缘温度达到60 ℃),使肿瘤细胞即刻不可逆坏死,达到原位整体灭活的目的。这有别于以往的微波技术,由于技术的改进,凝固坏死区明显加大,呈椭球形,利于肿瘤的有效治疗。研究发现54 ℃ 1分钟或60 ℃即刻使正常肝细胞完全坏死,而肝癌细胞对热的耐受性更差,比正常细胞更敏感,缺乏调节和散热功能,在一定温度下产生凝固性坏死,而周围正常组织不被损伤或轻度受伤。

　　该方法对于小的实体瘤一次即可造成瘤体完全坏死,对于较大肿瘤则采用微波天线多点组合,以覆盖整个瘤体。应用微波消融法治疗肝癌等实体瘤的手段正越来越受到人们的重视。与传统的手术切除及无水酒精注入法相比,微波消融对患者的损伤较小,并对转移癌也有好疗效。这一方法对肿瘤周围的正常组织损伤小,不会灼伤皮肤,而且局部微波消融治疗可提高患病机体的免疫功能。

　　总之,肿瘤局部加热到41~43 ℃时,能使癌细胞坏死,而较少伤及正常组织,无水酒精操作安全,禁忌证少,高热本身无致癌性,亦未见局部热疗促进转移的报道,放射治疗与微波热疗并用,有效,患者无明显痛苦,为难治性肿瘤的治疗开辟了新的治疗途径。

　　微波局部消融治疗的机制是:直接杀死肿瘤细胞,凝固肿瘤滋养血管,提高宿主免疫功能,降低肿瘤扩散转移率。

　　微波消融治疗的特点:受间质结构影响小,热效率高,临床实用性强,疗效稳定可靠,操作简便,安全,副作用小,并发症低,直接杀死肿瘤的同时,可提高机体免疫功能。

四、常用微波仪器

微波治疗仪的发展,使消融灶由早期的长柱形发展到目前的近椭圆形。微波仪器的频率为 2 450 MHz 和 915 MHz,输出功率 1~150 W,功率及治疗时间可调,单根天线可获得 2.7~6 cm 的消融灶。近几年发展的水冷或气冷电极的应用可以使消融灶形态更加接近球形,同时冷却系统可以减少炭化,有利于能量传输,降低杆温可以进一步提高功率,增大消融范围。

冷循环技术的研制是微波治疗的一次重大创新。目前市面上的微波仪器设备种类很多,不同仪器具有不同功能,应根据具体情况选择。

目前临床中采用的微波治疗仪主要由日本和中国研制。其工作原理相同,仅微波天线的设计、测温和仪器的性能有差别。微波仪器的频率一般选择 2 450 MHz 和 915 MHz,输出功率 1~150 W,功率和治疗时间可调,并可实时测温。微波天线为特制的特氟隆(teflon)导管(外径 1.6 mm),经过防黏处理。微波天线主要有两种:一种是配 14G 防黏引导针的微波天线,针干温度较高,另一种是 14~18G 的微波电极针,直接插入病灶。有水冷和气冷两种,针干温度不高。

(一)UMC 型超声引导微波治疗仪

航天部 207 所和中国人民解放军总医院联合研制,由主机、主传输电缆、治疗天线、温度传感器、脚踩开关等组成。配有可调换经防黏处理的辐射天线,20G 热敏电阻测温针,以及 16G 防黏、绝缘植入式微波天线,芯线前端裸露长度 27 mm,需用 14G 防黏引导针来引导穿刺。

主要技术指标:振荡频率 2 450 MHz±50 MHz;输出功率不窄于 20~80 W,连续可调,数字显示,最大输出功率 100 W。治疗时间 0~999 秒,精度 ±2 秒,可预置;温度测量范围 13~99.9 ℃;系统配备了低损耗电缆和表面涂层的微波消融器(直径 1.4 mm)以防组织粘连。裸露段长 1.0 cm。但这种天线容易受到能量反馈的影响,使针干温度升高而发生皮肤烫伤。需要在微波消融中常规对皮肤进行保护性冷却。主要用于超声引导下经皮深部组织凝固,凝固形态呈水滴样,不发生天线与组织的粘连,达到了凝固深部球形肿瘤而又保护周围组织尤其是浅表组织的目的。可一次原位整体凝固灭活 6 cm 肝癌肿块,达到治疗目的;操作简单,微创,损伤小,治疗时间短,并发症少。微波天线直径小,不锈不黏,辐射功率高,凝固形态呈球形。

(二)KY-2000(2 450 MHz)及 KY-2100(915 MHz)型水冷微波消融治疗仪

南京康友微波能应用研究所研制。频率:2 450 MHz;915 MHz(可选),微波天线内径为 15G,天线表层采用特殊防黏处理,915 MHz 和 2 450 MHz 微波天线裂隙距离针尖分别为 2.2 cm、1.1 cm;输出功率:0~100 W;工作时间:0~100 分钟;工作模式:连续、脉冲;冷却系统:水冷;气冷(可选),通过内置水冷循环传输电缆与微波天线连接;测温精度:±0.2 ℃;电气安全。控制系统由计算机从微波输出端耦合功率信号,用于监测治疗过程阻抗的变化,从而控制发射源的阻抗匹配系统,使仪器一直处于最佳工作状态,治疗过程简便、安全、稳定、高效。采用 2 450 MHz 和 915 MHz 两个微波工作频率。915 MHz 微波对组织穿透深度是 2 450 MHz 的 2 倍,消融范围明显大于 2 450 MHz 微波,有助于大肿瘤一次原位灭活。双模式微波输出技术:连续、脉冲双模式可根据临床要求选择。连续工作模式可在短时间内达到凝固要求,缩短治疗时间。脉冲工作模式能增强微波的穿透深度,有助于增大凝固范围。旁开测温技术:肿瘤边缘温度的测量采用旁开测温技术,直观、清晰,提高手术的准确性和安全性。多针并用:微波多针并用能增大肿瘤的消融范围,因为存在微波电磁场的叠加效应,两电磁场相互作用,可形成较大的凝固范围。通过计算机模拟热场和实验实测热场的分析证明双针热场之间存在相互作用,而不是两孤立热场之间的简单线性叠加,可形成明显大于等功率、等时间下两次单针凝固范围的球形凝固区域。双针并用可一次性达到原位灭活 5 cm 以上肿瘤的效果,也可用于外科手术的术中消融。

(三)ECO-100 型无杆温冷循环微波治疗仪

南京亿高微波系统工程有限公司生产。频率 2 450 MHz,功率 0~150 W。可同时双源输出能量。电极外径 1.6 mm,电极尖端裸露段长度 30 mm。

在微波电极针里内置循环冷媒,使微波电极针杆温降至 37 ℃以下,增加了靶器官的疗效,但降低了周边组织的损伤,防止烫伤皮肤,降低患者术中痛苦,提高手术安全性。另外,冷循环微波毁损区域类球形,毁损范围最大可达 6 cm,减少了治疗过程中的穿刺次数。更适合对大型肿瘤的多次补针毁损操作。根据设定,在治疗中测温系统自动测温。两热场叠加可形成明显大于等功率、等时间下单针凝固范围的球形凝固区域。连续脉冲双模式微波输出技术能增强微波的穿透度,有助于增大凝固范围,减少组织炭化。损伤小,安全性高,杆中测温技术,无需另行穿刺就可测量肌瘤边缘温度,有助于控制毁损范围,提高手术的准确性和安全性。无需穿刺引导针,直接经皮穿刺到肿瘤治疗部位,方便操作、准确灵活。微波针表面涂有防黏材料,可以有效防止加热后与坏死组织发生粘连而难以拔出。

(四)ORSEA MTC-3 型微波治疗仪

南京启亚医疗设备有限公司研制。由控制主机、辐射器、水循环冷却系统组成,主要包括:①脉冲式微波能量输出主机,频率 2 450 MHz,最大功率 120 W,驻波比不大于 3,时间 1~99 分钟连续可调,温控范围:35~115 ℃;②电极针,分为针柄、14G 的针干和微波辐射芯线三部分;针柄连接治疗仪的电缆和进、出水管道;针干长 18 cm,外壳覆盖特氟隆,热疗时冷水在外导体和内导体之间循环,可使针温度保持在 20 ℃以下;位于尖端部分的微波辐射芯线长 1.5 cm,外层包裹阴氟乙烯;③12G 套管针,用于穿刺和导入微波电极针;④循环泵,在治疗时驱赶针干内冷水循环。同轴低耗电缆及 14G 水冷循环天线,长 16.5 cm,在其末端有 1.5 cm 微波发射窗,微波天线内部具有两个腔,高强度,可直接用于经皮穿刺。微波发生器具有两台发射源,可同时供应两个天线发射微波。穿刺针与微波天线合为一体,构成既能穿刺又能发射微波的微波针。解决了微波场内的精确测温问题,实现了肿瘤加温过程中的温度控制。

(五)WS-4 型微波多功能手术治疗仪

北京恒福思特公司研制。主要技术指标:微波频率 2 450 MHz±30 MHz,输出功率 1~150 W±30%,时间控制:秒段 0~99 秒,分段 1~99,具有肿瘤边缘测温控制技术。特点:一次性可形成 5 cm×5 cm×6 cm 类球形固化坏死区。

(六)ETI-IVC 型超声引导微波治疗仪

南京市新技术应用研究所和江苏省肿瘤医院合作研制。特点:电脑控制下,输出功率稳定、可调,治疗时间随意设定,并具有自动测温装置,操作简单。微波输出方式为单极或双极可控,具有 16G 和 18G 微波天线,高效率的天线使针干温度明显减低。双极输出辐射一次可使肝脏局部凝固坏死范围达到 5 cm×4 cm×4 cm。

(七)日本产 Microtaze HE 8M 微波凝固治疗仪

日本商事株式会社研制,Microtaze 单球电极由日本 Azwell 公司生产。首台用于经皮微波消融的系统是 Microtaze 微波系统,其微波天线直径为 1.6 mm,工作频率 2 450 MHz,最大输出功率 65 W。针式单极微波辐射天线直径为 1.0 mm,长 150 mm,距针尖 1cm 处为绝缘部。引导套管针为 14G 专用引导针(日本八光株式会社生产)。以 65 W 的功率,对肿瘤组织进行辐射 60

秒。针式单极微波辐射天线完全插入套管针后,尖端伸出 20 mm,距尖端 10 mm 处的绝缘部是微波凝固的中心。一次微波凝固治疗范围呈类球形,直径 3.5 cm 左右。肿瘤直径＜3.0 cm,一次治疗即可,如直径＞3.0 cm 时,需根据肿瘤形状进行多点治疗。

腔镜下微波消融治疗:器械设备采用全套腹腔镜手术系统(另加自制可收性三角形显露器,电动肝组织分离器),微波治疗仪(特制长手柄微波针,柄长 35 cm,直径 0.5 cm,针长分 3 cm、4 cm、5 cm、6 cm 四种规格)。

(八)第二军医大学长征医院研制出的 HM-W1A 型经皮微波凝固肿瘤治疗仪

微波频率 2 450 MHz,治疗仪天线的最大输出功率定为 80 W,其 36 mm 天线在长时间较高功率(50、55 W)凝固时,形态保持良好,27 mm、31.5 mm 天线在长时间较低功率(≤45 W)凝固时形态良好。凝固条件为 55 W、1 140 s 时,36 mm 天线凝固范围:72 mm×56 mm×56 mm。更有利于对较大瘤体实施治疗,从而达到减少穿刺次数、提高肿瘤根治率的目的。

(九)复旦大学附属中山医院 2004 年报道应用水循环内冷微波天线技术

(1)有效降低了微波天线工作时非发射段的杆温(＜40 ℃),因而可以避免皮肤烫伤并发症。

(2)非发射段杆温的有效降低,也避免了正常肝组织的烫伤,从而更好地保护了肝功能;肝癌患者多伴肝硬化,肝功能较差,因而更应重视肝功能的保护

(3)新型内冷微波天线在功率为 90 W 时,非发射段杆温仍可保持在小于 40 ℃。用事先降温的冰盐水做冷却水源,杆温则更低。因此,内冷技术的采用,为较大功率和较长时间微波治疗较大肝癌创造了条件。

(4)新型天线的凝固灶更接近球形。

随着技术改进,双极或多极消融针和冷循环应用,凝固坏死区加大,应用范围扩大。微波治疗仪将有可能在微波天线、冷却系统、温控系统、凝固形态等方面获得发展。

五、常用器具

(1)超声仪器:配有穿刺引导装置的实时超声诊断仪,探头频率 3.5～5.0 MHz。要求穿刺探头小巧,操作灵便。

(2)微波仪:①根据发射频率可分为 2 450 MHz 和 915 MHz 两种。②微波天线、电极:可分为需引导及无需引导两种,天线杆部经防黏处理的辐射天线,天线长一般可调,通常 25～30 cm。③微波治疗中温度的测量采用微波仪上配置的 20G 热敏电阻测温针。④其他物品还包括消毒包、治疗盘、冰袋、脱敏蝶形胶布等。

(3)监护设备。

(4)手术包:包括孔巾、弯盘、镊子、刀片、止血钳、纱布若干等。

(5)药品:2%利多卡因、地西泮、哌替啶等。

(董晓辉)

第十一节　超声引导下射频消融治疗

射频消融(radiofrequency ablation,RFA)属于热消融技术,目前已用于治疗颅脑、甲状腺、

乳腺、心脏、肾脏、胰腺、肺脏、骨骼肌肉等脏器的肿瘤,其中以应用于治疗肝脏肿瘤最为广泛,积累了丰富的临床经验,已有大量文献报道,本节主要介绍 RFA 在治疗肝脏肿瘤和肺肿瘤中的应用。RFA 对小肝癌和早期肺癌可达到治愈目的,已有研究显示其疗效与手术切除相当。对进展期肝癌和肺癌,RFA 能够有效地减瘤和延长患者的生存期。

一、历史背景

早在 1891 年,Arsonval 等人首次进行了活体肝组织的射频消融实验,发现频率大于10 kHz 交流电穿过活体肝组织时并不引起神经肌肉的兴奋,而射频(radiofrequency,RF)热损伤区域的范围大小可以控制。20 世纪 90 年代初,RF 技术开始应用于神经和心血管领域并迅速得以开展。20 世纪 80 年代所采用的 RF 技术还仅限于表浅部位肿瘤组织的治疗,其疗效并不令人满意。1990 年 Rossi 等和 McGahan 等首次报道了在超声引导下采用 RF 对人体深部肿瘤组织产生热凝固消融而不伤及周围组织,此后 RF 技术被广泛应用于肝脏肿瘤的临床治疗和研究,并设计了不同类型的 RF 消融电极针包括单电极、双电极、多电极、冷却式电极等。国内 1999 年开始应用 RF 消融治疗肝癌。

RF 消融治疗肿瘤是一种微创治疗肿瘤的技术,在肝脏肿瘤消融治疗已取得了成功,近年来,应用领域不断拓展,开始应用于骨、肾脏、肺癌等实体肿瘤的治疗,已取得较好的临床疗效。

二、设备、技术原理和治疗途径

射频消融治疗仪由射频发生器、电极及弥散电极板组成。工作原理是将电极针(通常 14～17G,尖端 1～3 cm 裸露)置入肿瘤组织内,接通射频发生器,当电子产生器产生 RF 电流的工作频率为 460～500 kHz 时,电流向接地板传输,激活了电极针周围组织中离子成分,正负离子在射频电场中高速振动和摩擦,继而转化为热能,产生高热,而电极针本身不发热,其热能随时间逐渐向外周传导,导致局部肿瘤组织热变性及凝固性坏死。通常 RFA 所产生的组织凝固坏死灶的大小和形状,与射频发生器发射功率、裸露电极长度、组织的阻抗、治疗持续时间、预设温度、电极针空间分布等因素有关。RFA 是一种微创性肿瘤原位治疗技术,即借助于超声或 CT 等影像技术引导,将电极针直接插入肿瘤内,利用 RF 能量使病灶局部组织产生高温、干燥,最终凝固和灭活软组织及肿瘤。RFA 消融实际上是利用了频率范围在射频范围内(460～500 kHz)交流电的工作原理,而不是真正意义上的 RF。现有的 RFA 技术可以使单一电极的 RF 消融产生直径约 3～5 cm 大小的椭球形凝固灶,并可通过上述参数控制所需凝固灶的大小。这种热消融的优点是只对肿瘤原位加热而不需全身加热。

RF 消融的目标是在最短的时间内产生最大范围的组织凝固性坏死,但常规单电极针能有效消融的最大直径有限,早期单次 RFA 所产生的肝组织凝固坏死灶最大直径仅约为 1.6 cm。即使加大能量输出,也不能产生更大的坏死区,这是因为在消融的过程中电极针周围的组织被加热,组织中的水分气化而干燥甚至发生炭化,阻抗升高,阻止了 RF 电流向周围发射以及热量的传递,对较大的肝癌在消融后常发现残存的癌灶。近年来消融装置和技术有了很大的改进,扩大了 RFA 单次能量输出的消融范围,增加了凝固性坏死的范围,陆续采用了以下技术,主要包括以下几个方面。

(1)双电极、多电极组合以及集束电极,可使较大肿瘤发生坏死且减少操作次数,但需要操作者有较丰富的经验且坏死区域可能形态不规则或在电极之间遗漏有癌组织。

（2）由 4～10 根可伸缩子针组成呈伞状排列的可扩展电极。

（3）尖端冷却电极（cool-tip）：通过电极内部冷循环降低尖端部的温度，避免组织炭化，降低电阻抗，使能量顺利输出。可使消融的有效面积增加，可产生直径大于 3.0 cm 的凝固性坏死。单个电极针可产生直径为 1.8～3.6 cm 的凝固性坏死，而 3 个电极针的同时插入可产生 4.5～7.0 cm 的组织坏死。

（4）灌注电极：通过电极尖端微孔向肿瘤内注射生理盐水，可增加组织离子化，有利于增加 RF 消融的有效面积。一方面可以降低针尖温度，减少组织炭化和气化，增大能量输出；另一方面盐水可以降低组织阻抗，由于组织冷却和电阻降低，可增加患者对 RF 输出功率增加的耐受性，有助于凝固区的扩大。

（5）采用自动温控、阻抗调控以及脉冲式射频功率调控等技术，实现对较大肿瘤的单次治疗完全消融。现在的 RFA 技术单次能量输出在临床上可获得直径 3～5 cm 的消融范围。

（6）药物调节或机械性调节肝脏血流量，该方法尚处于实验研究阶段，其机制认为是病灶周围的大血管具有散热效应，不能达到足够高的温度使组织发生坏死，因此应减少病灶周围的血流灌注。或将加热的生理盐水注入周围组织，可直接导致组织的损伤，但该方法常使坏死区域形态不规则，对部分直径小于 3.0 cm 的病灶消融后仍会发现有残存的癌组织。与其他方法联合应用会起到更好的疗效。

RFA 可经皮、经腹腔镜手术和经开腹手术三种途径。其最佳的治疗方式可根据患者的个体情况来决定。经皮消融最常用，大部分的治疗可经此途径完成，优点是无需入院，局麻或附加静脉镇痛下即可完成操作，创伤微小，而且便于反复治疗。当肿瘤位于膈顶或较大脉管旁等部位时，在体表结构的限制下，经皮消融无法实现准确穿刺而易造成消融不全。经腹腔镜手术消融由于使用高分辨率超声显像引导，可检测出微小病灶和探测腹腔，便于全面了解肿瘤进展情况。消融操作的难易程度也取决于肿瘤部位，既能满意消融经皮途径无法治疗的病灶，也可能有时更加困难，反而增加了侵袭性和费用。经开腹手术消融结合术中超声和直视下探查，除了能更准确地把握病情外，最大的优点是能自由地布放电极，治疗其他途径难以达到的肿瘤。术中热消融还能通过阻断肝脏的血液循环以减少能量损失，扩大组织凝固范围，增进疗效。经开腹手术消融的不利之处是创伤较大，且不便反复施行。

经皮消融的穿刺大多数在超声引导下完成，优点是定位准确、实时显像、准确度良好、无放射性、成本低廉、操作简便、轻便灵活，但有时肿瘤可被肺气、肠气遮挡或患者体表组织较厚而显像不清，影响穿刺定位。RFA 技术的实施，要求操作者具备影像学和介入外科知识和经验。治疗前超声应多切面显示肿瘤位置、形态、大小及数目并参阅 CT 图像等制定出治疗方案及穿刺部位和顺序，并用彩色多普勒超声观察肿瘤边缘血管及肿瘤内血供情况。在 CT 透视下引导穿刺，肿瘤显像质量好，干扰因素少，缺点是有放射线辐射，缺乏实时引导，费用较高。本节主要介绍超声引导经皮 RFA 治疗。

三、常用射频消融装置

目前临床中采用的 RF 消融仪器有多种，主要由美国和欧洲制造，中国也有生产。它们均采用相同的工作原理，仅电极的设计、输出功率及监测的指标方面有所不同。包括 RITA（Mountain View，CA），Radionics（Burlington，MA）；Radiotherapeutics（Mountain View，CA）。最常用的产品是美国的 RITA 射频消融系统（RITA Medical System，Inc，Mountain View，CA）

其主机的能量设置为 50～150 W,RF 发生器的频率为 460 kHz。电极针产品系采用一根 15G 的套针(Starbust 电极针),配有多个电极导线;当套针刺入肿瘤内后,推进内套针,其顶端有 4～7 根球形空间分布均匀的细针呈伞状展开,可覆盖或包绕肿瘤。细针的顶端配有热敏电偶并与 RF 电极系统相连。通电后,电极针不仅能将 RF 热能通过电极均匀播散到肿瘤组织内,同时可显示各个电极周围组织内的温度,从而,具备监控温度与凝固参数的功能。RITA 包括输出功率为 50 W 的交流电发生器和 15G 的电极针,在电极针的尖端有 4 个可伸缩的钩突样电极。每个钩突的顶端附有热电偶,可实时记录其周围组织内的温度变化情况。最新型的电极针(Starbust XL)可一次性产生达 5 cm 直径的凝固灶,而计算机系统可实时描绘射频发射能量、组织阻抗以及病灶内温度的曲线。

另一种常用的 RF 系统是 Radionics 公司生产的 500 kHz 单极 RF 发生器(Radionics,Boston,MA)。其电极产品是使用带有冷循环系统的中空冷却射频针(cooled-tip 电极);由一根或一簇直形的电极针和 200WRF 主机构成。在治疗过程中冷却的纯净水通过专用的动力泵在中空针内循环,这样可防止由于温度过高使电极周围组织炭化而增加阻抗。因为阻抗过高将降低 RF 能量的释放、热传导以及凝固坏死作用。Radionics 包括有输出功率为 100～200 W 的交流电发生器和尖端带有冷却装置的电极针。在电极针的针尖内部灌有 0 ℃的生理盐水,可防止发生炭化从而增加热消融面积。根据病变的大小和形状,可同时插入 1～3 根电极针,以增加热消融的面积。

第三种 RF 系统是 RTC 公司生产的 RF2000 型 RF 消融仪(Radiotherapeutics Corporation,Mountain View,CA),装置与 RITA 系统相似,主机为 100 W 的射频交流电机,治疗针为可伸缩性 15G 套管针。展开内套针,电极针的顶端为 10 支可伸缩的爪状细钩突电极针。研究报道多爪型电极可产生较为均匀的热消融区域。它通过记录电阻的变化反映热消融的程度,电阻急剧上升可能代表组织已发生炭化。Radiotherapeutics 与 RITA 类似。

国产 RF 系统:WE7568 多极 RF 消融仪(北京为尔福电子公司),输出为射频脉冲波,频率 290 kHz,最大输出功率 200 W,14G 鞘管式 RF 针,内藏 10 枚可伸缩电极,每支长 4 cm,直径 0.5 cm,全部伸展呈灯笼状,空间直径 4.0 cm,可自由设定消融温度、时间。通过多弹头电极传送到肿瘤组织内。消融仪的关键器件是 WHK-4 型多电极消融电极,消融电极的尖端设有温度传感器,能实时测量肿瘤组织内的治疗温度。在消融过程中电脑自动控制治疗温度,从 70 ℃逐渐升高到 90 ℃。多达 10 根弯曲子针展开时能构成球形,其直径最大为 4.5 cm,故对 5 cm 以下的肿瘤只需进行一次消融治疗。

(董晓辉)

第十二节　超声引导下超声消融治疗

超声消融技术是将体外低能量的超声波聚焦于体内生物组织,形成一个高能量的焦点,在靶组织内产生瞬时高温(60～100 ℃),形成凝固性坏死(即生物学焦域)而达到治疗疾病的目的。声波与生物组织相互作用产生超声生物学效应包括热效应、空化效应、机械效应、声化学效应等,其中热效应是最重要的机制。

超声消融治疗是完全非侵入性的体外热切除技术,因此,必须通过影像技术引导、监控才能安全、有效地运用于临床。影像监控技术不仅能够引导定位、还能够引导制订治疗计划、监控治疗效果。目前用于超声消融治疗的影像学监控技术主要是超声和磁共振(MRI),两者各有优势和不足。超声成像速度快于 MRI,图像显示方位、调整和移动灵活,能同时显示组织结构和血管的二维图像,评估血管分布、检测血流动力学改变及血管声学造影,成本低;缺点是图像质量差,图像伪影明显。MRI 的图像分辨力明显优于超声,且能无创测温,缺点是成像速度较慢,受位移影响较大,由于受磁孔的限制,治疗头运动范围受限等,不适用于大肿瘤或特殊部位的肿瘤,测温的准确性误差较大,成本高。

超声声像图引导超声消融技术在 20 世纪 90 年代取得了突破性进展。重庆医科大学研究团队在工程技术方面实现了高增益聚焦,通过大量的离体、活体实验(离体牛肝组织,大白鼠,兔,猪等)证实;凝固性坏死在声像图上显示为回声增强,回声增强的范围与肉眼所见坏死区域基本一致;组织切片光镜显示,坏死区域与正常区域分界明显;通过二维超声监控可实时反映治疗区生物学焦域的动态变化过程。

一、适应证

超声消融技术适合于治疗肝脏、骨骼、乳腺、肾脏、胰腺、子宫及软组织等部位的实体肿瘤。要求必须有足够的超声通道、机载超声可以测出靶区的情况下进行治疗,具体如下。

(1)四肢、躯干的骨肿瘤。

(2)乳腺肿瘤。

(3)肝脏肿瘤。

(4)胰腺肿瘤。

(5)子宫肌瘤、子宫腺肌病。

二、禁忌证

(1)声通道(超声波入射通道)有阻碍声波的组织结构或介质,如骨骼、瘢痕组织、植入物、钙化组织及气体等。

(2)非实体病变或病变弥漫性分布。

三、仪器设备

全球第一台超声引导的聚焦超声肿瘤系统于 1999 年由重庆医科大学发明并用于临床。继之,有数台设备通过国家食品药品监督管理局(SFDA)认证用于上述适应证(除子宫肌瘤外)的治疗。重庆海扶(HIFU)技术有限公司生产的 JC 型(JC200 型)聚焦超声肿瘤治疗系统是目前唯一通过国家食品药品监督管理局(SFDA)认证用于子宫肌瘤治疗的仪器。

不同的设备有较大差异,最重要的是超声换能器输出的超声的特性,包括:频率、声强和聚焦性能。超声消融需要低 MHz 量级频率,良好的聚焦性能,使声焦域处的声强达几千至几万 W/cm^2。瞬时(0.5~5 秒)辐照使靶组织升温到 60 ℃以上致其组织热坏死(necrosis),与周围正常组织分界清楚。组织凝固性坏死的结果可以从监控声像图观察到灰阶的变化,并且,可以从功能成像(增强 MRI、增强 CT、超声造影等)观察到组织活性丧失的无灌注状态,机载超声有造影功能的治疗系统可以及时评价消融的效果。鉴别超声热疗技术与超声消融技术需要在上述特性方面考虑。

超声热疗可使组织温度升高达 42～50 ℃,一般需要多次治疗,可作为肿瘤的辅助治疗措施,增强化疗、放疗的敏感性。超声热疗在影像监控上缺乏明显的变化,治疗后不能从功能成像进行明确的疗效评价。

针对不同的适应证,以专用治疗换能器为佳,如专用的子宫治疗换能器;专用的乳腺治疗换能器;专用的肝脏治疗换能器。治疗前检查治疗换能器的功率输出情况,将焦点放在有机玻璃板上,分别用不同的功率和照射时间测试换能器功率输出情况,再与标准玻板对比。将各项参数和床体根据不同治疗部位调到所需状态。介质水温度调至 10～15 ℃。根据治疗深度调整监控超声显示靶区为最佳状态的成像深度及成像参数。

四、操作方法

不同的仪器、设备的操作方法可能有较大差异。以重庆海扶(HIFU)技术有限公司生产的 JC 型(JC200 型)聚焦超声肿瘤治疗系统为例(图 4-8):治疗超声换能器为下置式,患者一般取俯卧位或侧卧位。超声换能器中央整合有 B 超探头,可以实现治疗中的同步实时超声引导和监控。从形成生物学焦域的单焦点,通过点-线-面-体组合方式覆盖治疗靶区。

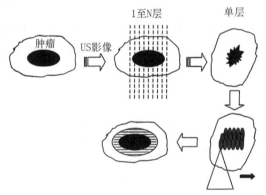

图 4-8　聚焦超声肿瘤治疗示意

(董晓辉)

第十三节　超声引导下肿瘤冷冻治疗

大多肿瘤性疾病就诊时已属中晚期,且高龄患者及伴随病变多,外科根治性手术切除机会少,治疗方法有限,成为困扰临床治疗的难题。因此,对患者创伤小、疗效佳的治疗方式成为一种新的需求。超声引导下氩氦刀冷冻治疗是 20 世纪 90 年代末快速发展起来的一种新型肿瘤微侵袭治疗技术,是一种冷冻和加热交替杀灭癌细胞的新技术,将探针插入肿瘤后,先释放氩气,使肿瘤内部迅速产生－140 ℃左右的超低温,将癌瘤冻成一个冰球,持续 15～20 分钟后,然后再注入氦气,快速解冻。同时采用微波升温到 100 ℃,使癌细胞脱水破裂,小血管被破坏,肿瘤组织缺氧坏死。具有操作简单、痛苦小、创伤小、恢复快等优势,目前已用于肝癌、肺癌、肾癌、脑瘤、胰腺癌等微创治疗。

一、适应证

随着冷冻消融技术日趋成熟,其适应范围不断扩展,主要适用于无法常规手术切除和不愿接受常规手术的肿瘤患者。具体适应证如下。

(1)患者一般情况较好,无明显心、肺、肾、脑等重要脏器器质性病变。

(2)因高龄合并心脑血管疾病等不适合或拒绝外科手术的早期患者。

(3)根治性外科手术治疗后肿瘤残余或复发及内分泌治疗失败者。

(4)肿瘤发生转移者。

(5)单个或肿瘤数目≤3个,肿瘤直径≤5 cm。

(6)肝肿瘤冷冻消融,肝功能正常或仅有轻度损害,肝功能分级 Child-Pugh B 级以上。

二、禁忌证

(1)全身恶病质或心、肺、肾功能严重不全者。

(2)有出血倾向者。

(3)超声无法显示的病灶及无合适穿刺路径者。

(4)肝肿瘤位于肝门区、弥漫性肝肿瘤、肝内外广泛转移等不宜进行冷冻治疗者。

(5)前列腺肿瘤冷冻消融时肿瘤已侵犯直肠或直肠狭窄病变难以进行技术操作者。

三、操作方法

冷冻治疗途径:超声或 CT 引导;开腹或腹腔镜下几种途径。

根据病灶部位摆好患者体位,使手术视野充分暴露。结合 CT 检查结果,以超声仔细扫查,确定消融部位,体表标记,并测量皮肤至靶点的距离。常规消毒铺巾,2%利多卡因局麻,定位点处切开 2~5 mm 皮肤和皮下组织。将 18G 穿刺针经穿刺探头引导将导丝植入预定部位,沿导丝植入带外鞘的扩张管,到位后拔出扩张管及导丝,沿外鞘植入氩氦探针。然后将外鞘退出 3~5 cm 使氩氦探针头部裸露接触肿瘤组织,启动冷冻装置,首先导入冷媒氩气,探针裸露区在 50 秒内迅速使局部温度降至 -130 ℃ 以下,此时可见尖端处呈一无回声区(即冰球)并逐渐扩大,持续 15 分钟后关闭氩气并导入热媒氦气,使探针的温度短时间内迅速恢复至 20~40 ℃,一个冷热循环治疗过程结束。冷冻针规格可根据肿瘤大小选择。每次可同时植入 2~3 根氩氦探针。如果病灶较大,探针原地不动,可重复上述冷热循环过程一次,也可改变穿刺角度后重复以上过程。冷冻到冰球全部覆盖肿瘤,从多个切面上观察不到肿瘤回声为止。出针时先复温,沿外鞘填塞明胶海绵封闭针道(若为肺脏或易加压部位则不用明胶海绵填塞),边填塞边退外鞘,直到皮下。最后消毒包扎,结束整个治疗过程。

四、并发症

(一)出血

出血现象出现时,不能急于拔针,如果拔针,会引起出血流向腹腔而难以止血。应继续操作冷冻止血,解冻出针后沿导管鞘填入明胶海绵、止血绫,充填至肝脏穿刺通道,边充填边退导管鞘,直至出血停止后,拔出导管鞘,术后腹压带加压 24 小时。必要时需行动脉栓塞治疗或手术治疗。

(二)周围脏器损伤

肝肿瘤消融时可出现冻伤肠胃及胆囊、胆漏、胆汁性腹膜炎等。前列腺肿瘤消融过程中可发生尿道前列腺段损伤或尿道坏死、直肠瘘等,此类并发症较为常见。肺肿瘤与肝肿瘤消融时可发生液气胸,若无回声区不超过两个肋间,可自行吸收;如果超过两个肋间或气体压缩肺组织达 1/3,伴有呼吸困难者,应抽液或抽气。

(三)尿失禁

前列腺肿瘤消融术后发生尿失禁,一般行导尿并延迟拔管 10 天后症状消失。

(四)疼痛

症状较轻者无需特殊处理,均在 3～5 天内自行消失。疼痛严重,患者不能耐受者可采取相应的对症治疗。

(五)皮肤冻伤

轻度冻伤经热敷后可缓解。

(六)冷休克

在氩氦刀冷冻治疗中,还可能有冷休克的发生,尽量保暖,也可在相应器官周围置测温针,监测组织温度,低于 40% 时要停止冷冻。

五、注意事项

(1)穿刺点的选择除选取最短路径外,应使冷冻针经过 1 cm 以上的正常肝组织,充分有效地利用正常肝组织来压迫针道,减少出血概率。

(2)针尖距肿瘤的外缘应有 0.5～1.0 cm 的距离才可保证冰球不损伤肿瘤外脏器。冰球距皮肤也应约有 0.5～1.0 cm 的距离,否则易冻伤皮肤。

(3)由于血池效应,大血管内血液流速快,流动的血液使血管壁处于 36 ℃ 恒温,因此冰球不会损伤大的血管,对累及下腔静脉的肝肿瘤进行冷冻是安全的;但胆管和胆囊缺乏血池效应,要注意避免直接穿刺。

(4)冷冻针直径对产生冰球的大小有直接关系,但直径越大,越易引起出血、胆漏等并发症。采用细针消融可减少术后出血量,且穿刺路径也无须止血。

(5)冰球大小不代表冷冻杀死肿瘤范围大小,只有当温度降至 −40 ℃ 以下才能杀死肿瘤细胞,故在冷冻时,所有冷冻探头和各点温敏仪的温度均应降至 −40 ℃ 以下。

(6)冷冻消融过程应有三维立体定位概念,术中通过超声从各个层面及角度观察冰球范围与肿瘤范围的整合程度,理想的治疗应使冰球包绕整个瘤体并超过肿瘤范围 1 cm 以上。这样能最大限度摧毁肿瘤而尽可能减少正常肝组织损伤。

(7)对于较大的肿瘤,冷冻消融只能起到减轻瘤负荷的作用,需结合全身的化疗和免疫治疗等综合治疗。

六、临床价值

1986 年 Onik 等首先报道了超声引导经皮冷冻治疗肝肿瘤,受冷冻治疗设备发展的限制,临床疗效并不理想。近年来,由于 Endocare 氩氦靶向冷冻治疗系统(简称氩氦刀)的临床应用,使冷冻治疗疗效有了进一步提高。

氩氦刀是一种兼具冷冻和加热效应的肿瘤治疗方法,使靶区组织冷热交替、冻融循环,引起微小血管内皮细胞的电解质和渗透压改变,导致细胞脱水,蛋白质变性,脂质层溶解,微小血管内膜损伤,从而达到损伤肿瘤细胞的目的,同时冷冻坏死肿瘤组织还可刺激机体产生特异性抗体,通过抗体对肿瘤的免疫反应消灭残留肿瘤细胞。另有研究表明,冷冻消融后肿瘤细胞膜通透性增加,有利于化疗药物的进入。

在国内,氩氦刀冷冻技术较为成熟,已广泛应用于肝肿瘤、肺肿瘤和前列腺肿瘤的微创治疗,并且,氩氦刀冷冻治疗前列腺癌已成为欧美国家治疗前列腺癌的常规方法之一。

冷冻治疗为部分不能手术切除的肿瘤患者提供了有效的治疗手段并取得了良好的效果。超声引导氩氦刀治疗肿瘤操作简便、廉价、可多次重复进行,有助于选择冷冻针进路并防止损伤周围正常组织,且可实时观察术中超导刀在肿瘤中的位置,冰球扩大和融化的过程,术后靶区和靶区周围的各种变化,对冷冻的范围可进行准确的控制以避免损伤较大的血管,降低了治疗出现严重并发症的概率。与无水酒精注射、激光及微波凝固、射频热疗、高功率聚焦超声治疗等其他肿瘤的微创疗法相比,具有界限明显、治疗靶区易于监视、组织破坏均一等优势。

随着细刀头氩氦刀的应用,冷冻治疗肿瘤必将又开始一个新的时代,但该技术应用时间尚短,如何进一步提高肿瘤坏死率还有待不断积累经验,远期疗效也有待进一步观察。

(董晓辉)

第十四节　超声引导下激光消融治疗

激光凝固治疗(interstitial laser ablation,ILA)是指在超声或 CT、MRI 引导下经皮穿刺肿瘤插入光导纤维,采用低功率激光(Nd:YAG)凝固治疗肿瘤,经皮穿刺将导光纤维插入癌灶内,其裸露部分周围的组织可产生 70～100 ℃的高温,持续 20 分钟,可形成最大直径为 1.6 cm 的椭球体形坏死区。其原理是将光能转变为热能被组织吸收,从而杀灭癌细胞。为了扩大凝固范围,常采用多根光纤多点同时穿刺。与微波和 RFA 一样,温度升高常引起光纤周围组织炭化,阻止能量的输出。连续向针尖周围灌注冰盐水可减少炭化,扩大凝固范围。有关 ILA 治疗主要集中在肝癌的应用。

一、适应证

主要用于超声可以显示的实质脏器的肿瘤治疗。要求病灶直径≤3 cm、数目少于 3 个。

二、禁忌证

同无水酒精注射治疗肝癌。

三、操作方法

患者治疗前禁食 10 小时以上,取适当卧位,超声定位常规消毒局麻或者全麻下,超声引导下18G PTC 针穿入瘤区预定位置,拔出针芯,插入光纤到肿瘤内部,固定光纤,给予激光消融治疗。激光照射剂量及治疗次数根据肿瘤大小确定,或一次治疗给予单点治疗。

四、并发症

主要有术中感短时疼痛,术后出现体温升高。部分患者治疗后感轻度腹胀、食欲减退,一般1~2天内自行缓解。

五、临床价值

1985 年日本学者 Hashimoto 首次将其应用于肝脏肿瘤的治疗后,揭开了肝癌激光介入治疗的序幕,对 51 个大小为 1.6~6.6 cm 的 HCC 患者进行激光治疗,结果 92% 达到完全性坏死。1991 年中国台湾大学医院尝试用激光治疗小肝癌,301 医院 1994 年初经一系列基础研究,开展了超声引导下经皮激光治疗原发性肝癌取得较好疗效。Vogl 等对 603 例转移性肝癌患者进行 ILA 治疗后,发现 1、2、3 年生存率分别达到 94%、77% 和 56%,高于超声引导下无水酒精治疗小肝癌的疗效。因此,ILA 在小肝癌的疗效上要优于无水酒精注射。实验证明,组织凝固范围的大小与激光输出的总功率之间存在相关性,这样就能在监视下尽可能完全作用到整个肿瘤组织,效果确实,亦能减少对正常组织的损伤程度。Matthewson 等提出,1.5 W×500 s 能产生最佳凝固效果,其最大横径为 1.6cm 的椭球体。临床治疗中,对于直径≥3 cm 的病灶,常采用多根光纤多点同时作用。梁萍等报道采用双光纤两点同时作用,使直径≥3 cm 的肝癌结节得到了有效灭活。Amin 对 76 个肝转移癌结节进行治疗,54 个结节采用多光纤法(1~8 根光纤),22 个用 PEIT 法,比较二者治疗效果,认为 ILA 优于 PEIT。肿瘤的大小是影响 ILA 治疗效果最重要的因素。

ILA 是一种安全、有效、操作简便的治疗方法,且能刺激机体免疫力,促进机体杀灭肿瘤,具有微创、有效、安全等优点,无需开刀,对正常组织损伤小。主要缺陷是光波在组织中传导有限,而且治疗中光纤周围组织可产生炭化,进一步阻止了光能量的传出,与其他热消融疗法相比组织凝固范围较小,疗效与其输出功率和作用时间有关。

(董晓辉)

第五章

甲状腺疾病

第一节 甲状腺炎

一、急性化脓性甲状腺炎

急性化脓性甲状腺炎是由细菌或真菌感染引起的甲状腺急性化脓性炎症,在无抗生素时期,急性化脓性甲状腺炎的发病率在外科疾病中占0.1%,随着抗生素的使用,急性化脓性甲状腺炎变得较为罕见。

(一)病理与临床表现

1.病理

甲状腺组织呈现急性炎症特征性改变。病变可为局限性或广泛性分布。初期大量多形核细胞和淋巴细胞浸润,伴组织坏死和脓肿形成。脓液可以渗入深部组织。后期可见到大量纤维组织增生。脓肿以外的正常甲状腺组织的结构和功能是正常的。

2.临床表现

急性化脓性甲状腺炎一般表现为甲状腺肿大和颈前部剧烈疼痛,触痛,畏寒,发热,心动过速,吞咽困难和吞咽时颈痛加重。

(二)超声诊断

根据梨状隐窝窦道的走行不同,可造成甲状腺脓肿或颈部脓肿,而甲状腺脓肿和颈部脓肿又可以相互影响。因此,可以从三个方面对急性化脓性甲状腺炎的超声表现进行评估,即分别评估甲状腺的超声改变、颈部软组织的超声改变和梨状隐窝窦道的超声表现。不过需指出的是,三个方面的超声表现可以同时出现而不是相互孤立的。

1.甲状腺的超声改变

(1)发生部位及大小:急性化脓性甲状腺炎的发生部位通常与梨状隐窝窦道的走行有关,病变多发生在甲状腺中上部近颈前肌的包膜下区域。发病早期二维超声上的甲状腺仅表现为甲状腺单侧或双侧不对称性肿大,是由于甲状腺组织严重的充血水肿引起的(图5-1)。疾病后期随着甲状腺充血水肿的减轻及大量纤维组织的增生,甲状腺形态亦发生改变,即腺体体积回缩,可恢复至原来大小。

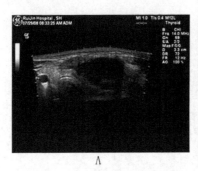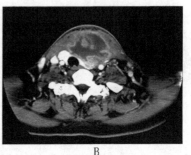

A   B

图 5-1　急性化脓性甲状腺炎脓肿形成期(一)

A.灰阶超声显示脓肿累及甲状腺整个左侧叶;B.CT 显示左侧正常甲状腺组织基本消失

　　(2)边界和形态:由于急性甲状腺炎早期的甲状腺组织多有充血、水肿,故超声表现为病灶边缘不规则,边界不清晰。脓肿形成时,甲状腺内可见边缘不规则,边界模糊的混合型回声或无回声区,壁可增厚(图 5-2)。当急性甲状腺炎症状较重并向周围软组织蔓延或由于急性颈部感染蔓延至甲状腺时,炎症可延伸至包膜或突破包膜蔓延至周围软组织,超声表现为与周围甲状腺组织分界不清,甚至分界消失。

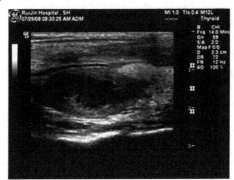

图 5-2　急性化脓性甲状腺炎脓肿形成期(二)

灰阶超声显示脓肿位于甲状腺上极包膜下,壁厚,内部为弱回声

　　(3)内部回声:发病期间甲状腺内部回声不均匀,有局灶性或弥散性低回声区,大小不一,低回声与炎症严重程度有关,随着病程的进展低回声区逐步增多(图 5-3)。严重时甲状腺内可呈大片低回声区,若有脓肿形成则可有局限性无回声区,其内透声多较差可见多少不一的点状回声,以及出现类似气体的强回声且伴"彗尾征"。病程后期由于炎症的减轻及大量纤维组织的增生,超声可显示甲状腺内部回声增粗、分布不均,低回声区及无回声区缩小甚至消失,恢复为正常甲状腺组织的中等回声,但仍可残留不规则低回声区。无论病变轻还是重,残余的甲状腺实质回声可保持正常(图 5-4)。

　　彩色多普勒超声可显示甲状腺化脓性炎症的动态病理过程中血供状况的改变。在炎症早期,由于炎性充血可导致甲状腺炎症区域血供增加;脓肿形成后,脓肿内部血管受破坏,彩色多普勒超声可显示脓肿内部血供基本消失,而脓肿周围组织因炎症充血血供增加;恢复期,由于病变甲状腺修复过程中纤维组织的增生,病变区域依然血供稀少。

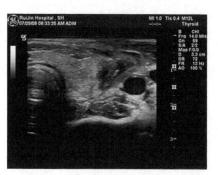

图 5-3　急性化脓性甲状腺炎早期

灰阶超声显示甲状腺上极包膜下低回声区,边缘不规则,边界模糊

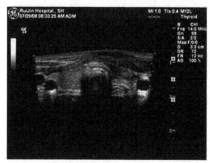

图 5-4　急性化脓性甲状腺炎恢复期

灰阶超声显示左叶甲状腺内残留不规则低回声区

2.颈部软组织的超声改变

梨状隐窝窦道感染累及颈部时,由于颈部软组织较为疏松,炎症将导致颈部肿胀明显。患侧颈部皮下脂肪层、肌层和甲状腺周围区域软组织明显增厚,回声减低,层次不清。受累区域皮下脂肪层除了增厚外,尚可见回声增强现象。脂肪层和肌层失去清晰分界。肌肉累及可发生于舌骨下肌群和胸锁乳突肌,表现为肌肉增厚,回声减低,肌纹理模糊(图5-5)。脓肿常紧邻甲状腺而形成,脓肿除压迫甲状腺外,还可压迫颈部其他解剖结构,如颈动脉、气管或食管发生移位。脓肿边缘不规则,与周围软组织分界模糊。脓肿液化后可出现液性无回声区,内伴絮片状坏死物高回声,探头挤压后可见流动感(图5-6)。恢复期,随着炎症消退,肿胀的颈部软组织、肌层可逐步恢复正常,但由于炎症破坏,各组织层次结构依然不清(图5-7)。

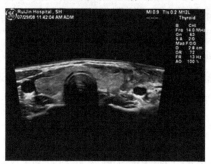

图 5-5　颈部软组织肿胀

灰阶超声显示左颈部舌骨下肌群和胸锁乳突肌肿胀,层次不清

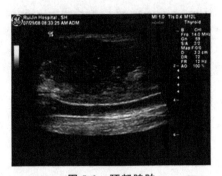

图 5-6 颈部脓肿
灰阶超声显示右颈部脓肿形成,内伴絮片状高回声

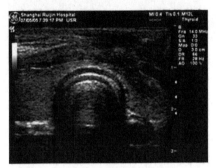

图 5-7 急性化脓性甲状腺炎恢复期
灰阶超声显示左颈部皮下软组织及肌层分界不清

彩色多普勒超声可显示肿胀的颈部软组织和肌层血供增加,而脓肿内部血供基本消失,脓肿周围组织血供增加。恢复期,软组织和肌层的血供减少。

3.梨状隐窝窦道的超声改变

梨状隐窝窦道是急性化脓性甲状腺炎的重要发病因素,发现梨状隐窝窦道的存在对于明确病因和制订治疗方案具有非常重要的意义。CT 在探测窦道或窦道内的气体、在显示甲状腺受累方面优于 MRI 和超声,是评估窦道及其并发症的最佳手段。

梨状隐窝窦道的超声探测有相当的难度,可通过以下方法改善超声显示的效果:①嘱患者吹喇叭式鼓气(改良 Valsalva 呼吸):嘱患者紧闭嘴唇做呼气动作以扩张梨状隐窝。②在检查前嘱患者喝碳酸饮料,当患者仰卧位时,咽部气体进入窦道,从梨状隐窝顶(尖)部向前下走行,进入甲状腺,此时行超声检查可见气体勾画出窦道的存在。在进行上述检查前应进行抗生素治疗以消除炎症,否则由于炎症水肿导致的窦道关闭影响检查结果。

在取得患者配合后,超声就有可能直接观察到气体通过梨状隐窝进入颈部软组织或甲状腺病灶,这是由于其与梨状隐窝相交通所致;超声亦可显示窦道存在的间接征象,表现为原来没有气体的病灶内出现气体的强回声(图 5-8)。

(三)鉴别诊断

1.亚急性甲状腺炎

亚急性甲状腺炎通常疼痛不如化脓性甲状腺炎剧烈,不侵入其他颈部器官,血沉明显增快,早期有一过性甲状腺功能亢进症(甲亢)症状,以及血 TT_3、FT_3、TT_4、FT_4 升高而 TSH 下降,甲状腺吸[131]I 率降低的分离现象,甲状腺活检有多核巨细胞出现或肉芽肿形成。

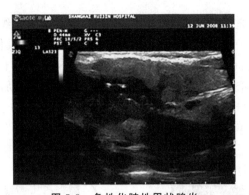

图 5-8　急性化脓性甲状腺炎

灰阶超声显示脓肿病灶内气体强回声,后伴"彗星尾"征

2.甲状腺恶性肿瘤

甲状腺恶性肿瘤可发生局部坏死,类似急性化脓感染,没有急性炎症性的红肿疼热表现,应予警惕。

3.其他颈前炎性肿块

肿块不随吞咽上下活动,B超或CT检查可帮助鉴别,甲状腺扫描无相应变化。

二、亚急性甲状腺炎

亚急性甲状腺炎是一种自限性甲状腺炎,因不同于病程较短的急性甲状腺炎,也不同于病程较长的桥本甲状腺炎,故称亚急性甲状腺炎。

(一)病理与临床表现

1.病理

在疾病早期阶段表现为滤泡上皮的变性和退化,以及胶质的流失。紧接着发生炎症反应,甚至形成小脓肿。继而甲状腺滤泡大量破坏,形成肉芽肿性炎,周边有纤维组织细胞增生。病变后期异物巨细胞围绕滤泡破裂残留的类胶质,形成肉芽肿。病变进一步发展,炎性细胞减少,纤维组织增生,滤泡破坏处可见纤维瘢痕形成。

2.临床表现

起病急,临床发病初期表现为咽痛,常有乏力,全身不适,不同程度的发热等上呼吸道感染的表现,可有声音嘶哑及吞咽困难。甲状腺肿块和局部疼痛是特征性的临床表现。本病大多仅持续数周或数月,可自行缓解,但可复发,少数患者可迁延1~2年,大多数均能完全恢复。

(二)超声诊断

1.灰阶超声

(1)甲状腺病变区。①病变区大小及部位:疾病早期炎症细胞的浸润可使甲状腺内出现低回声区或偏低回声区;疾病进展过程中,部分低回声区可互相融合成片状,范围进一步扩大;而在疾病的恢复期或后期,由于淋巴细胞、巨噬细胞、浆细胞浸润,纤维组织细胞增生,使得病变区减小甚至消失。亚急性甲状腺炎的病变区一般位于甲状腺中上部腹侧近包膜处(图5-9),故病情严重时常可累及颈前肌。②病变区边缘及边界:病变区大部分边缘不规则,表现为地图样或泼墨样(图5-10),在疾病早期,病灶边界模糊,但病灶和颈前肌尚无明显粘连,嘱患者进行吞咽动作可发现甲状腺与颈前肌之间存在相对运动。随着病变发展,低回声区的边界可变得较为清晰

（图 5-11），但在恢复期炎症逐步消退后，病灶可逐步缩小，和周围组织回声趋于一致。在疾病的发展过程中，由于炎症的进一步发展，炎性细胞可突破甲状腺的包膜侵犯颈前肌群，出现甲状腺与其接近的颈前肌二者之间间隙消失的现象，表现为不同于癌性粘连的弥散性轻度粘连（图 5-12）。嘱患者进行吞咽动作可发现颈前肌与甲状腺的相对运动消失。③病变区内部回声：疾病早期甲状腺实质内可出现单发或多发、散在的异常回声区，超声表现为回声明显低于正常甲状腺组织的区域，部分低回声区可相互融合形成低回声带。在疾病发展过程中甲状腺的低回声还可以出现不均质改变，即呈从外向内逐渐降低的表现（图 5-13）。部分病例的甲状腺甚至会出现疑似囊肿的低回声或无回声区（图 5-14）。

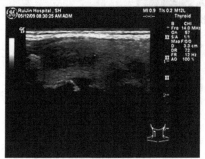

图 5-9　亚急性甲状腺炎（一）
灰阶超声显示病变位于甲状腺近包膜处

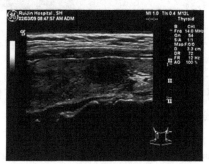

图 5-10　亚急性甲状腺炎（二）
灰阶超声显示边缘不规则，边界模糊，形态不规则

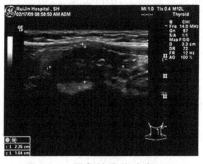

图 5-11　亚急性甲状腺炎（三）
灰阶超声显示边界清晰、锐利

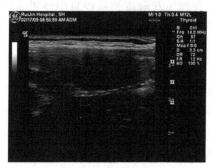

图 5-12　亚急性甲状腺炎（四）
灰阶超声显示甲状腺病灶和颈前肌群之间的间隙消失

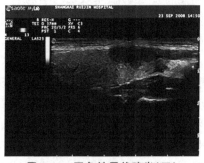

图 5-13　亚急性甲状腺炎（五）
灰阶超声显示甲状腺病灶
从外向内回声逐渐降低

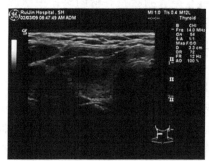

图 5-14　亚急性甲状腺炎（六）
灰阶超声显示甲状腺病灶内部回声极
低，与颈动脉腔内回声水平几乎等同

有研究者提出假性囊肿的出现可能与甲状腺的炎症、水肿,以及由炎症引起的小脓肿有关。

随着病情的好转,纤维组织的增生使得甲状腺内部出现一定程度的纤维化增生,故超声可显示甲状腺内部回声增粗、分布不均,低回声区缩小甚至消失,恢复为正常甲状腺组织的中等回声。但也有部分亚急性甲状腺炎患者在疾病康复若干年后的超声复查中仍可探测到局灶性片状低回声区或无回声区,原因可能是亚急性甲状腺炎的后遗症,表明亚急性甲状腺炎康复患者的超声检查并非都表现为甲状腺的正常图像。另外坏死的甲状腺组织钙化可表现为局灶性强回声和后方衰减现象。

(2)甲状腺病变区外:对亚急性甲状腺炎患者的甲状腺大小,普遍认为呈对称性或非对称性肿大。有文献报道甲状腺的体积甚至可达原体积的两倍大小。这种肿大是早期由于大量滤泡的破坏水肿、胶质释放引起甲状腺体积增大。疾病后期腺体体积明显回缩,可恢复至原来大小。病变外的甲状腺由于未受到炎症侵袭,故仍可表现为正常的甲状腺回声。

2.多普勒超声

疾病的急性期由于滤泡破坏,大量甲状腺素释放入血,出现 T_3、T_4 的增高,引起甲状腺功能亢进症,彩色/能量多普勒显像时可探及病灶周边丰富血流信号,而病灶区域内常呈低血供或无血供,原因在于病灶区域的滤泡破坏了而正常甲状腺组织的滤泡未发生多大改变。在恢复期甲状腺功能减退时,因 T_3、T_4 降低,TSH 持续增高而刺激甲状腺组织增生,引起甲状腺腺内血流增加。

(三)鉴别诊断

亚急性甲状腺炎需要与甲状腺结节的急性出血、慢性淋巴细胞性甲状腺炎的急性发病寂静型或无痛性甲状腺炎及急性化脓性甲状腺炎相鉴别。

三、桥本甲状腺炎

桥本甲状腺炎是自身抗体针对特异靶器官产生损害而导致的疾病,病理上呈甲状腺弥散性淋巴细胞浸润,滤泡上皮细胞嗜酸性变,因这类疾病血中自身抗体明显升高,所以归属于自身免疫性甲状腺炎。

(一)病理与临床表现

1.病理

桥本甲状腺炎的病理改变以广泛淋巴细胞或浆细胞浸润,形成淋巴滤泡为主要特征,后期伴有部分甲状腺上皮细胞增生及不同程度的结缔组织浸润与纤维化,导致甲状腺功能减退。由于桥本甲状腺炎是一个长期的缓慢发展的过程,因此随着病程不同,其淋巴细胞浸润程度、结缔组织浸润程度,纤维化程度都会有所变化。

2.临床表现

桥本甲状腺炎患者起病隐匿,初期大多没有自觉症状,早期病例的甲状腺功能尚能维持在正常范围内。当伴有甲状腺肿大时可有颈部不适感,极少数病例因腺体肿大明显而出现压迫症状,如呼吸或吞咽困难等。部分患者因抗体刺激导致的激素过量释放,可出现甲状腺功能亢进症状,但程度一般较轻。

(二)超声诊断

桥本甲状腺炎的超声表现较为复杂,均因淋巴细胞浸润范围、分布不同和纤维组织增生的程度不同而致声像图表现有所不同。桥本甲状腺炎合并其他疾病也很常见,经常需要与合并疾病相鉴别。

1.灰阶超声

(1)形态和大小:典型的桥本甲状腺炎常累及整个甲状腺,腺体增大明显,呈弥散性非均匀性肿大,多为前后径增大,有时呈分叶状。病变侵及范围广泛,可伴有峡部明显增厚(图5-15)。病程后期可出现萎缩性改变,即表现为甲状腺缩小,边界清楚,由于逐步的纤维化进程而出现回声不均(图5-16)。

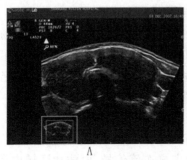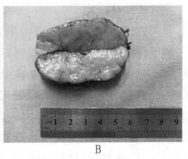

图5-15 桥本甲状腺炎(一)

A.灰阶超声显示甲状腺呈弥散性非均匀增大,峡部增厚,内部回声减低,不均,但未见明显结节;B.手术标本切面示甲状腺质地较均匀,未见明显结节

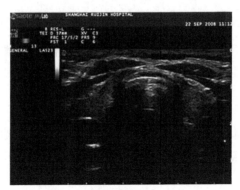

图5-16 桥本甲状腺炎(二)

灰阶超声显示甲状腺呈弥散性萎缩

(2)内部回声:桥本甲状腺炎的腺体内部异常回声改变以低回声为主,其病理基础是腺体内弥散性炎性细胞(淋巴细胞为主)浸润,甲状腺滤泡破坏萎缩,淋巴滤泡大量增生,甚至形成生发中心。另一特征性超声改变是腺体内出现广泛分布条状高回声分隔,使腺体内呈不规则网格样改变。

根据学者的经验并结合文献,目前倾向于把桥本甲状腺炎分为3种类型,即弥散型、局限型和结节形成型。主要分型依据包括甲状腺内低回声的范围、分布及结节形成状况。但病程发展过程中各型图像互相转化,各型难以截然区分。①弥散型:弥散型是桥本甲状腺炎最常见的类型,以腺体弥散性肿大伴淋巴细胞浸润的低回声图像为主。回声减低程度与促甲状腺素(TSH)水平负相关,提示甲状腺滤泡萎缩及淋巴细胞浸润严重(图5-17)。HT病程中,甲状腺腺体弥散性病变时,可出现广泛分布的纤维组织增生,超声显示实质内出现线状高回声(图5-18)。增生的纤维组织可相互分隔,超声上腺体内见不规则网格样改变,是桥本甲状腺炎的特征性表现(图5-19)。其病理基础是小叶间隔不同程度的纤维组织增生,伴有玻璃样变,甲状腺滤泡大量消失。②局限型:局限型病理上表现为甲状腺局部区域淋巴细胞浸润,也可能是相对于其他区域甲状腺某一部分的淋巴细胞浸润较为严重,超声上表现甲状腺局限性不均匀低回声区,形态不规则,呈"地图样"(图 5-20)。如果两侧叶淋巴细胞浸润的程度不一,则可出现左右侧叶回声水平不一致的现象。局灶性浸润可能代表病情轻微,或是在疾病的早期阶段。③结节形成型:桥本甲状腺炎在发展过程中,由于甲状腺实质内纤维组织增生,将病变甲状腺分隔,形成结节。结节可呈单结节,但更多表现为多结节,明显者表现为双侧甲状腺可布满多个大小不等的结节样回声区,以低回声多见,结节可伴钙化或囊性变(图 5-21、图 5-22)。结节形成型桥本甲状腺炎结节外甲状腺组织仍呈弥散型或局限型改变,即甲状腺实质回声呈不均匀减低。

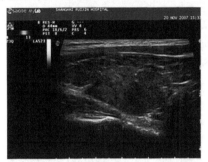

图 5-17 桥本甲状腺炎,弥散型(一)
灰阶超声显示甲状腺回声弥散性减低,与颈前肌群回声相仿

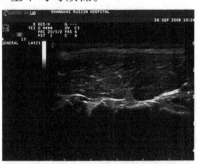

图 5-18 桥本甲状腺炎,弥散型(二)
灰阶超声显示甲状腺回声弥散性减低,内见散在大量线状高回声

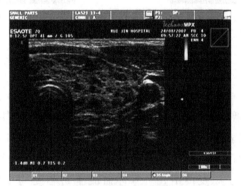

图 5-19 桥本甲状腺炎,弥散型(三)
灰阶超声显示甲状腺实质呈不规则网格状结构

(3)边界。①腺体的边界:桥本甲状腺炎包括局灶性病变和累及整个腺体的弥散性改变,但病变局限于腺体内,甲状腺边缘不规则,边界清晰。这一点与同是局灶性或弥散性低回声表现的慢性侵袭性(纤维性)甲状腺炎有很大区别,后者往往突破包膜呈浸润性生长,与周围组织分界不清。②腺体内异常回声的边界:如上所述,典型的桥本甲状腺炎表现为腺体内广泛减低回声区,呈斑片状或小结节状居多。病理上这类病变并没有真正的包膜,而是以淋巴细胞为主的浸润性分布,因此不一定有清晰的边界。局灶性病变如果表现为边界欠清的低回声灶,仅仅凭形态学观察很难与恶性病变相鉴别。

然而,纤维组织增生是桥本甲状腺炎常见的病理变化,是甲状腺滤泡萎缩、结构破坏以后的修复反应而形成的。由于广泛的高回声纤维条索(或者说是纤维分隔)形成,使腺体实质呈现网状结构,同时构成了低回声"结节"的清晰边界。

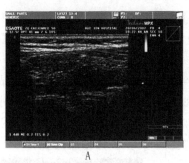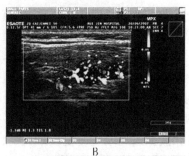

图 5-20　桥本甲状腺炎,局限型

A.灰阶超声显示甲状腺下极实质内不规则低回声区;B.多普勒显
示上述低回声区血供明显增多,甲状腺其余区域血供基本正常

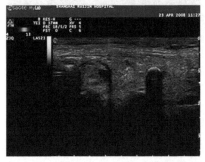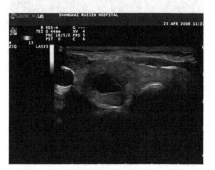

图 5-21　桥本甲状腺炎,结节形成型(一)　　　　　　**图 5-22　桥本甲状腺炎,结节形成型(二)**

灰阶超声显示甲状腺内两个结节,下极结节可见环状钙化　　　　灰阶超声显示甲状腺结节,内伴囊性变

2.多普勒超声

(1)彩色/能量多普勒:桥本甲状腺炎的腺体实质内血流信号表现各异,多呈轻度或中等程度增多,部分患者血供呈明显增多,但也可以是正常范围,如果甲状腺伴有明显纤维化,则血供甚至减少。病程早期可合并甲亢表现,甲状腺弥散性对称性肿大,腺体内部血流信号明显增多。这和甲亢时出现的甲状腺"火海"没有明显区别,但是其血流速度较慢,无论是在治疗前还是在治疗后。流速增加的程度一般低于原发性甲亢。腺体血流丰富程度与甲状腺的治疗状况(如自身抗体水平)及功能状态(血清激素水平)无相关,与 TSH 及甲状腺大小有正相关。后期则呈现甲状腺功能减退表现,甲状腺萎缩后血流信号可减少甚至完全消失。

在局灶性病变时,结节的血供模式多变,可以是结节的边缘和中央皆见血流信号,也可以是以边缘血流信号为主。

(2)频谱多普勒:血流多为平坦、持续的静脉血流和低阻抗的动脉血流频谱,伴甲亢时流速偏高,随着病程发展、腺体组织破坏而流速逐渐减慢,伴甲状腺功能减退症(甲减)时更低,但收缩期峰值流速(PSV)仍高于正常人。甲状腺动脉的流速明显低于甲亢为其特点,有学者报道甲状腺下动脉的峰值血流速度在甲亢患者常超过150 cm/s,而桥本甲状腺炎通常不超过 65 cm/s。

(三)鉴别诊断

1.结节性甲状腺肿

少数 CLT 患者可出现结节样变,甚至多个结节产生。但结节性甲状腺肿患者的甲状腺自身抗体滴度减低或正常,甲状腺功能通常正常,临床少见甲减。

2.Graves病

肿大的甲状腺质地通常较软,抗甲状腺抗体滴度较低,但也有滴度高者,二者较难区别,如果血清 TRAb 阳性,或伴有甲状腺相关性眼病,或伴有胫前黏液性水肿,对诊断 Graves 病十分有利,必要时可行细针穿刺细胞学检查。

3.甲状腺恶性肿瘤

CLT 可合并甲状腺恶性肿瘤,如甲状腺乳头状癌和淋巴瘤。CLT 出现结节样变时,如结节孤立、质地较硬时,难与甲状腺癌鉴别,应检测抗甲状腺抗体,甲状腺癌病例的抗体滴度一般正常,甲状腺功能也正常。如临床难以诊断,应作 FNAC 或手术切除活检以明确诊断。

4.慢性侵袭性纤维性甲状腺炎

慢性侵袭性纤维性甲状腺炎又称为木样甲状腺炎。病变常超出甲状腺范围,侵袭周围组织,产生邻近器官的压迫症状,如吞咽困难、呼吸困难、声嘶等。甲状腺轮廓可正常,质硬如石,不痛,与皮肤粘连,不随吞咽活动,周围淋巴结不大。甲状腺功能通常正常,甲状腺组织完全被纤维组织取代后可出现甲减,并伴有其他部位纤维化,抗甲状腺抗体滴度降低或正常。可行细针穿刺活检和甲状腺组织活检。

四、侵袭性甲状腺炎

侵袭性甲状腺炎又称纤维性甲状腺炎,是一种少见的甲状腺慢性炎性疾病。它是甲状腺的炎性纤维组织增生病变,病变组织替代了正常甲状腺组织,并且常穿透甲状腺包膜向周围组织侵犯。早在 1883 年由 Bernard Riedel 首先描述并于 1896 年详细报道了两例该病,因此得名 Riedel 甲状腺炎(RT)。

(一)病理与临床表现

1.病理

病灶切面灰白色,与周围组织广泛粘连,触之坚硬如木,甚至硬如石块,故又称"木样甲状腺炎"。甲状腺滤泡萎缩或破坏,被广泛玻璃样变的纤维组织替代,同时浸润到包膜外甚至与邻近骨骼肌粘连。纤维化结节主要由淋巴细胞、胚芽中心、浆细胞、嗜酸性转化的滤泡上皮细胞构成。无巨细胞存在。有时可见成纤维细胞和小血管。Riedel 甲状腺炎的纤维变性区域还有一种比较特征性的改变,即大小静脉血管常有炎性表现,随着病变发展逐渐呈浸润、栓塞甚至硬化表现,管腔逐渐消失。

2.临床表现

Riedel 甲状腺炎可以没有自觉症状,多数患者因发生炎性甲状腺肿、颈前质硬肿块,或肿大明显造成压迫症状而就诊,如窒息感、呼吸困难(压迫气管)、吞咽困难(压迫食管)、声音嘶哑(侵犯喉返神经)等,甚至可由于小血管阻塞性炎症导致无菌性脓肿形成。

由于 Riedel 甲状腺炎常伴有全身性多灶纤维病变,因此同时具有伴发部位症状。临床可触及坚硬的甲状腺,如有结节则位置固定,边界不清,通常无压痛。

(二)超声诊断

1.灰阶超声

(1)形态和大小:由于 Riedel 甲状腺炎有类似恶性的侵袭性生长特性,病变腺体往往体积明显增大,不但前后径和左右径增大,更由于突破包膜的浸润性生长而呈各种形态。甲状腺肿大可对周围器官产生压迫,如气管、食管等,但压迫症状与肿大的程度不成比例。

（2）边界：病变腺体轮廓模糊，表面不光滑。如为局灶性病变，则界限不清。病变通常突破甲状腺包膜向周围组织侵袭性生长，最常侵犯周围肌肉组织，以及气管、食管等，并进一步产生相应的压迫症状。

（3）内部回声：Riedel甲状腺炎病变区域回声明显减低，不均匀，或间以网格状中等回声。但低回声不能作为Riedel甲状腺炎的特征性表现，因为其他甲状腺炎性疾病普遍呈减低回声表现，与淋巴细胞的出现有关。因此仅凭腺体内部回声水平也很难将它与其他甲状腺炎症相鉴别。

（4）其他：由于病变腺体的纤维化改变，常导致结节性病灶形成。结节性表现伴类似恶性的浸润表现，与恶性肿瘤难以鉴别。但Riedel甲状腺炎虽然病灶肿块体积巨大，却没有明确的淋巴结病变，而恶性肿瘤常伴有淋巴结累及，这一点有所区别。

2.多普勒超声

彩色多普勒成像显示病变部分实质内血流信号稀少，甚至完全没有血供。主要原因是大量纤维组织完全替代了正常腺体组织。

由于Riedel甲状腺炎血供稀少甚至没有血供，且病变范围广泛、呈侵袭性生长并浸润周围组织，正常解剖结构完全破坏。因此频谱多普勒超声鲜有报道，无明显特异表现。

（三）鉴别诊断

1.甲状腺癌

甲状腺癌压迫症状出现较晚，并且和癌肿大小有关，常有颈部淋巴结肿大，但最后仍需病理检查后才能明确诊断。

2.亚急性甲状腺炎

病变常为双侧性，甲状腺明显触痛、压痛，腺外组织无粘连，且能自愈。

3.慢性淋巴细胞性甲状腺炎

只限于甲状腺肿大，不向周围组织侵犯，有甲状腺功能减退的趋势，TGAb、TMAb常呈阳性。

（曲晓燕）

第二节　甲状腺功能亢进症

一、病理与临床表现

（一）病理

甲状腺功能亢进症简称甲亢，由于血清T_3、T_4的异常增高所致。在病理分类上涉及弥漫性毒性甲状腺肿（原发性甲亢，又称Graves病）、结节毒性甲状腺肿、甲状腺炎、甲状腺肿瘤。后三者病因明确，另行阐述；前者原因尚不明确，现归属自身免疫性疾病。本病女性多见，好发年龄在20～40岁。

（二）临床表现

临床上有高代谢综合征、甲状腺增大、突眼等，少数（约5%）患者有黏液性水肿，10%～50%的患者在一年内可发生甲状腺功能减低。

二、超声诊断

(1)腺体弥散性轻-中度增大,双侧对称,轮廓较规则,轻微者也可不增大,包膜一般无增厚。

(2)腺体内普遍呈偏低回声,可不均匀;可见多发索条状强回声结构及细管状结构(常为静脉);多发或弥散性低回声类小结节,大小以 0.3～0.5 cm 者为多见,边界较模糊。

(3)血流信号明显或弥散性增多,呈现"火海征"(图 5-23);甲状腺动脉流速增快,一般测量上动脉,其最高流速＞40 cm/s,常常达到 90 cm/s 左右。

(4)晚期腺体也可萎缩。

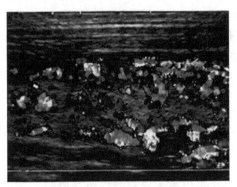

图 5-23 甲亢彩色多普勒图
甲状腺纵切面:腺体血流明显增多,呈"火海征"

三、鉴别诊断

临床上还有一些炎性甲亢(或称破坏性甲亢),是由于甲状腺炎性反应导致甲状腺滤泡细胞膜通透性发生改变,滤泡细胞中大量甲状腺激素释放入血,引起血液中甲状腺激素明显升高和 TSH 下降,临床表现和生化检查酷似甲亢。炎性甲亢包括亚急性甲状腺炎甲亢期、无痛性甲状腺炎的甲亢期、产后甲状腺炎的甲亢期和碘致甲亢 2 型。鉴别 Graves 病和炎性甲亢十分重要,因为前者需要积极治疗,后者不需治疗。两者最大的区别是甲状腺摄[131]I 率检查,前者甲状腺摄[131]I 率是升高或正常的,后者是被抑制的。此外前者的 TRAb 是阳性,后者是阴性的;前者合并甲状腺相关性眼病,后者不合并甲状腺相关性眼病。

(曲晓燕)

第三节 甲状腺功能减退症

一、病理与临床表现

甲状腺功能减退症(简称甲减)是由于多种原因引起的甲状腺素合成、分泌或生物效应不足所致的一组内分泌疾病。

按发病年龄甲状腺功能减退症可分为三型:①起病于胎儿或新生儿者,称呆小病、克汀病或先天性甲减,可分为地方性和散发性。②起病于儿童者,称幼年型甲减。③起病于成年者为成年型甲减。按临床表现和实验室检查分为临床型甲减和亚临床型甲减(简称亚甲减)。按发病原因有两种分类方法,分别为先天性甲减和后天性甲减及原发性甲减和继发性甲减。

(一)病理

1.原发性甲减

炎症引起者如慢性淋巴细胞性甲状腺炎、亚急性甲状腺炎、产后甲状腺炎等,早期腺体有大量淋巴细胞、浆细胞浸润,久之滤泡破坏代以纤维组织,残余滤泡上皮细胞矮小,滤泡内胶质减少,也可伴有结节。放射性[131]I、手术引起者,因甲状腺素合成或分泌不足,垂体分泌 TSH 增多,在它的刺激下,早期腺体增生和肥大,血管增多,管腔扩张充血,后期 TH 分泌不足以代偿,因而甲状腺也明显萎缩。缺碘或药物所致者,因甲状腺素合成或分泌不足,垂体分泌 TSH 增多,甲状腺呈代偿性弥散性肿大,缺碘所致者还可伴大小不等结节;先天性原因引起者除由于激素合成障碍导致滤泡增生肥大外,一般均呈萎缩性改变,甚至发育不全或缺如。

2.继发性甲减

因 TSH 分泌不足,TH 分泌减少,腺体缩小,滤泡萎缩,上皮细胞扁平,但滤泡腔充满胶质。

(二)临床表现

一般取决于起病年龄。成年型甲减主要影响代谢及脏器功能,多数起病隐匿,发展缓慢,有时长达10余年后始有典型表现,表现为一系列低代谢的表现。呆小病初生时体重较重,不活泼,不主动吸奶,逐渐发展为典型呆小病,起病越早病情越重。患儿体格、智力发育迟缓。幼年型甲状腺功能减退症介于成人型与呆小病之间,幼儿多表现为呆小病,较大儿童则与成年型相似。

二、超声诊断

(一)二维灰阶图

1.甲状腺大小和体积

甲状腺大小随不同的病因及方法有所不同。甲状腺发育不良者甲状腺体积明显缩小;缺碘或药物所致者,因甲状腺素合成或分泌不足,垂体分泌 TSH 增多,甲状腺呈代偿性弥散性肿大;炎症引起者如桥本甲状腺炎引起者,早期因淋巴细胞浸润,可有甲状腺肿大,后期滤泡破坏,代替以纤维组织,体积减小,表面凹凸不平。[131]I治疗或继发性甲减因腺体破坏,或 TH 分泌减少,腺体缩小,滤泡萎缩,上皮细胞扁平,体积也可减小。手术后因部分或全部切除可见残留腺体,左右叶体积不同。亚急性甲状腺炎急性期后 6 个月有 5%～9%发生甲减,急性期甲状腺体积增加,随访可减少 72%。

2.甲状腺位置或结构

一般来说甲状腺的位置正常。64%的呆小病患儿有异位甲状腺,超声仅能显示所有异位甲状腺的 21%,敏感性明显比核素扫描低。但也有学者报道灰阶超声探测异位甲状灰阶超声显示甲状腺体积明显缩小腺的敏感性可达 70%。超声发现的异位甲状腺可位于舌、舌下或舌骨与甲状软骨之间的喉前。异位甲状腺组织可能不止一处,也可为两处。15%的病例为无甲状腺。在甲状腺异位或甲状腺缺如的病例,在气管两侧有所谓的"甲状腺空缺区"。部分患儿甲状腺空缺区可见囊肿,大小为 2～8 mm,长条形或圆形,单发或多发,内部为无回声或低回声。囊肿在甲状腺空缺区靠近中线分布。这些囊肿可能是胚胎发育过程中后腮体的存留。

3.边界和包膜

表面包膜欠清晰,不光滑,规则,边界欠清,因腺体内有大量淋巴细胞、浆细胞等炎症细胞浸润,滤泡腔内充满胶质,血管增生所致。

4.内部回声

如果甲减是由桥本甲状腺炎引起,甲状腺实质内部回声有不同程度的减低,较甲亢减低更为明显,多数低于周围肌肉组织回声,部分可呈网络状改变,其产生的病理基础是晚期腺体内出现不同程度的纤维组织增生所致。后期因纤维组织增生也可伴有结节。碘缺乏者个别有单发或散发少数小结节,大者 8～12 mm。多数结节边界清晰,形态规则。

(二)多普勒超声

1.彩色多普勒超声

甲减和亚甲减的多普勒超声表现有很多不同之处。

(1)甲减:Schulz SL 等将甲状腺内血流丰富程度分为 0～Ⅲ级。①0 级:甲状腺实质内无血流信号,仅较大血管分支可见彩色血流显示。②Ⅰ级:甲状腺实质内散布点状、条状和小斑片状彩色信号,多无融合,彩色面积<1/3。③Ⅱ级:甲状腺实质内散布斑片状血流信号,部分融合成大片彩色镶嵌状,彩色面积为 1/3～2/3。④Ⅲ级:甲状腺内布满彩色血流信号,成大片融合五彩镶嵌状,彩色面积>2/3,包括"火海征"。他们报道甲减有 63％表现为 0 级血供。18％表现为Ⅰ级血供,12％表现为Ⅱ级血供,7％表现为Ⅲ级血供。

彩色血流信号的多少和患者 TGAb 和 TPOAb 水平呈密切相关,随着抗体水平的增加,血流密度也逐渐增加。彩色血流信号的多少还与 TSH 值和甲状腺体积正相关,与甲减的持续时间负相关,例如,Schulz SL 等报道 0 级血供者 TSH 3.1 mE/mL,体积 9.2 mL,甲减持续时间 43 个月,而Ⅲ级血供者 TSH 38.2 mE/mL,体积34.3 mL,甲减持续时间 10 个月。在新发病例、未经治疗的病例和刚经过短期治疗的病例彩色血流信号较多。可能是与此类患者 TSH 水平较高、甲减持续时间不长有关。

异位甲状腺的患儿,彩色血流显像可在病灶的内部或边缘或是舌的内部和边缘或周围探及血流信号(正常新生儿舌不能探及血流信号),其机制尚不明了,可能是在 TSH 刺激下,异位甲状腺呈高功能状态(尽管全身仍呈甲状腺功能减退状态)而刺激局部血供增加。经替代治疗后,血流信号将减少。这种征象也见于甲状腺激素生成障碍和抗甲状腺治疗后甲状腺功能减退的患儿。

(2)亚甲减:甲状腺内部血流分布较丰富,血流束增粗,并呈搏动性闪烁,部分可片状融合,重者可融合成大片五彩镶嵌状,几乎布满整个腺体,部分病例亦可呈甲状腺"火海征"。

2.频谱多普

(1)实质内动脉:Schulz SL 等报道甲状腺实质内动脉的峰值流速,0 级血供者为 22 cm/s,Ⅰ级血供者为 39 cm/s,Ⅱ级血供者为 58 cm/s,Ⅲ级血供者为 68 cm/s。

(2)甲状腺上动脉频谱。①收缩期峰值流速 Vmax、最低流速 Vmin:甲状腺上动脉的 Vmax 与 Vmin 与正常组相比均增高,但没有甲亢明显。瑞金医院超声科对 115 例甲减患者进行研究,分别以 Vmax <20 cm/s对甲减进行判断后发现,以 PSV<40 cm/s判断的灵敏度、特异性、符合率和约登指数较高,分别为 58.54％、82.99％、80.00％和 0.41。Lagalla 等报道亚甲减甲状腺上动脉峰值流速(Vmax)为 65 cm/s,甲状腺上动脉流速加快可能是由于亚甲减时血液中 TSH 增加。②阻力指数 RI:亚甲减阻力指数范围较大,RI 介于 0.61±0.19,部分患者舒张期血流速度较快,

下降缓慢,阻力指数较低,但与正常甲状腺和甲亢之间没有明显差别。

三、鉴别诊断

(一)肾病综合征

肾病综合征可引起颜面及下肢水肿,实验室检查可有总胆固醇升高,但有大量蛋白尿、低蛋白血症等,肾功能检查可有异常,血 TSH 及 TT_4、FT_4 正常可鉴别。

(二)低 T_3 综合征

低 T_3 综合征也称甲状腺功能正常的病态综合征(ESS),是机体在严重的全身性疾病、创伤等情况下导致血甲状腺激素水平的改变,查血 FT_3、TT_3 偏低,血清反 T_3 增高,而 TSH、TT_4、FT_4 均正常可鉴别。

(三)继发性甲减

原发性甲减是由于甲状腺自身疾病引起,而继发性甲减是由其他疾病如垂体瘤、希恩综合征、下丘脑病变引起的,继发性甲减除 FT_4 降低外,还有 TSH 降低,垂体及下丘脑 CT 或 MRI 检查可发现病灶,由此可鉴别。

(曲晓燕)

第四节　单纯性甲状腺肿

单纯性甲状腺肿(SG)又称胶样甲状腺肿(CG),是由非炎症和非肿瘤因素阻碍甲状腺激素合成而导致的甲状腺代偿性肿大。一般不伴有明显的甲状腺功能改变。病变早期,甲状腺为单纯弥散性肿大,至后期呈多结节性肿大。

一、病理与临床表现

(一)病理

单纯性甲状腺肿的发生发展有呈多中心序贯发生和治疗复旧导致病理过程反复的特点,其过程大致分为以下 3 个阶段。

1.滤泡上皮增生期(弥散性增生性甲状腺肿)

甲状腺呈Ⅰ度以上弥散性肿大,两叶对称、质软略有饱满感,表面光滑。镜下见滤泡内胶质稀少。

2.滤泡内胶质储积期(弥散性胶样甲状腺肿)

甲状腺对称性弥散性肿大达Ⅱ度以上,触诊饱满有弹性。大体颜色较深,呈琥珀色或半透明胶冻样。镜下见滤泡普遍扩大,腔内富含胶质。

3.结节状增生期(结节性甲状腺肿)

单纯性甲状腺肿的晚期阶段,甲状腺肿大呈非对称性,表面凹凸不平,触诊质硬或局部软硬不一。镜下见大小不一的结节状结构,各结节滤泡密度及胶质含量不一。发病时间长的患者,结节可发生出血囊性变或形成钙化等退行性变。

(二)临床表现

单纯弥散性甲状腺肿一般是整个甲状腺无痛性弥散性增大,患者常因脖颈变粗或衣领发紧而就诊,触诊甲状腺质软,表面光滑,吞咽时可随喉上下活动,局部无血管杂音及震颤。

结节性甲状腺肿甲状腺两侧叶不对称的肿大,患者自感颈部增粗,因发现颈部肿块,或因结节压迫出现症状而就诊,较单纯弥散性甲状腺肿更易出现压迫症状。甲状腺肿一般无疼痛,结节内出血则可出现疼痛。触诊可及甲状腺表面凹凸不平,有结节感。结节一般质韧,活动度好,可随吞咽上下活动。

二、超声诊断

(一)单纯性弥散性甲状腺肿

单纯性弥散性甲状腺肿是单纯性甲状腺肿的早期阶段,甲状腺两叶呈对称性弥散性肿大,重量可达 40 g 以上。轻者只有触诊或超声检查才能发现,重者可见颈前突出甚至出现压迫症状。

正常甲状腺每叶长 3～6 cm、宽 1～2 cm、厚 1～2 cm。峡部通常厚 2.0 mm。单纯弥散性甲状腺肿早期仅表现为滤泡上皮的增生肥大,从而导致甲状腺弥散性均匀性增大,腺体内无结节样结构,超声最主要的征象是甲状腺不同程度的增大,呈对称性、均匀弥散性肿大,常较甲亢增大为明显,甚至 3～5 倍至 10 倍以上。一般临床工作中常用甲状腺前后径线来简易评估甲状腺的大小,因为这个径线和甲状腺的体积相关性最佳。

单纯弥散性甲状腺肿的早期内部回声可类似正常,无明显变化。随着甲状腺肿的增大,则回声较正常甲状腺回声高,其内部结构粗糙,

实质回声变得很不均匀。这是因为在甲状腺,声界主要由细胞和胶质反射形成。正常甲状腺含胶质量较多,含细胞成分相应较少,显示为均质的超声图像,回声较周围的肌肉组织为低。当细胞成分占优势,胶质较少时,超声波显示弥散的减低回声,提示声波反射少。

单纯弥散性甲状腺肿继续发展呈弥散性胶样甲状腺肿的改变,大多数声波遇上细胞-胶质分界面时成直角声波反射而无任何分散,显示回声较高。进一步可使滤泡内充满胶质而高度扩张,形成多个薄壁的液性暗区,正常甲状腺组织显示不清,甲状腺后方边界变得不清楚。缺碘和高碘引起甲状腺肿大两者有一定的差别:高碘甲状腺肿边缘清晰,有不均匀的回声,低碘甲状腺肿边缘模糊,有均匀的回声。

彩色多普勒超声示腺体内可见散在性点状和少许分支状血流信号(因仪器不同而已),较正常甲状腺血流信号无明显增多。甲状腺上动脉内径正常或稍增宽,频谱多普勒示甲状腺上动脉血流可以表现为增加,但与甲状腺增生的程度无相关性。脉冲多普勒 PWD,频谱参数与正常组接近,频带稍增宽,收缩期峰值后为一平缓斜坡,与甲亢的表现有明显的不同。也有学者对碘缺乏地区甲状腺肿患儿的甲状腺血流进行了定量及半定量研究,发现患儿甲状腺血管峰值流速 SPV 增高,阻力指数 RI 降低。

(二)单纯性结节性甲状腺肿

结节性甲状腺肿(NG)是单纯性甲状腺肿发展至后期的表现。甲状腺在弥散性肿大的基础上,不同部位的滤泡上皮细胞反复增生和不均匀的复旧,形成增生性结节,亦称腺瘤样甲状腺肿,其结节并非真正腺瘤。结节一般多发,巨大的结节形成,可使甲状腺变形而更为肿大,可达数百克,甚至数千克以上,又称多发性结节性甲状腺肿。

1.灰阶超声

(1)结节外的甲状腺。①甲状腺形态及大小:以往认为结节性甲状腺肿的典型声像图表现是甲状腺两叶不规则增大伴多发性结节。甲状腺呈不同程度增大,多为非对称性肿大,表面凹凸不光整。但随着高分辨率彩色多普勒超声普遍用于甲状腺检查,不少病例的甲状腺大小在正常范围,仅发现甲状腺结节。根据上海交通大学附属瑞金医院由外科手术且病理证实为结节性甲状腺肿的186例患者(排除非首次手术患者36例)的150例患者的术前超声检查,其中甲状腺左右两侧叶呈对称性肿大的仅占7.3%(11例),而左、右叶单侧肿大呈不对称性的占31.3%(47例),还有61.3%(92例)甲状腺大小在正常范围内。而且,在平时的工作也发现,甲状腺大小在正常范围内的患者占很大比例,正因如此,这部分患者并不会出现压迫症状而甚少进行外科手术,大多采取超声随访,但这些其实都是结节性甲状腺肿。这都表明了以往认为结节性甲状腺肿的诊断标准由体积增大和结节形成的观点随着人群甲状腺普查率的增高也应有所改进,体积是否增大已不能作为判别结节性甲状腺肿的必要条件,即结节性甲状腺肿的体积不一定增大(图5-24)。这样,结节形成就成为诊断的标志。另外,150例结节性甲状腺肿患者中,峡部正常的有48例,占50.7%,峡部饱满的有74例,占49.3%,峡部增厚的有28例,占18.7%,增厚的峡部平均厚约6.47 mm,最厚的约18.8 mm。②甲状腺回声:甲状腺实质的腺体回声通常稍增粗,回声增高,分布尚均匀或均匀的,有时可不均匀,并可见散在点状或条状回声(图5-25),这种实质回声的表现是由于甲状腺组织在弥漫性增生基础上的不均匀修复,反复的增生复旧致结节形成,而结节间组织的纤维化所致。根据瑞金医院对上述186例病理证实为结节性甲状腺肿患者的分析,大部分甲状腺实质呈中等回声,约占86.0%,回声减低的占14.0%;回声不均匀的占了88.2%,这可能与接受手术的患者一般病程较长,增生复旧明显有关,但在实际的临床工作中,甲状腺回声不均匀的比例并没有这么高。而结节布满甲状腺时,则无正常甲状腺组织。

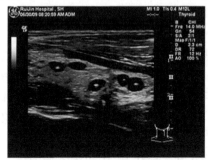

图5-24 弥漫性结节性甲状腺肿(一)

灰阶超声显示甲状腺内多发结节,但甲状腺大小正常

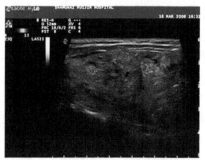

图5-25 弥漫性结节性甲状腺肿(二)

灰阶超声显示结节外的甲状腺组织回声明显不均

(2)甲状腺结节。①结节大小及形态:结节形态一般规则,多呈圆形或椭圆形,也有的欠规则。大小不一,几毫米的微小结节至数十毫米的巨大结节均有报道,巨大的结节重达数千克。超声对1 cm以下的结节敏感性较CT和核素扫描高,但对胸骨后甲状腺肿的结节扫查受限。根据学者的经验表明,现今的超声诊断仪分辨率足以显示5 mm以下的微小结节,对1~2 mm的结节也很敏感。②结节边界:边界清晰或欠清晰,当结节布满整个甲状腺时,各结节间界限变得模糊不清。绝大多数无晕环回声,文献报道有11.76%的结节性甲状腺肿患者可出现晕环。时间长的结节或比较大的结节由于挤压周围组织而形成包膜,这并非结节自身真正的包膜,故一般不完

整,较粗糙。有学者的研究也表明,结节性甲状腺肿的结节边界一般欠清,占82.3%,结节边界不清的也占15.6%,有时需与甲状腺癌作鉴别。③结节数目:结节性甲状腺肿的增生结节占甲状腺所有结节的80%~85%。多发结节占大多数,其数目变化很大,可为一侧叶多个结节或两侧叶多个结节,甚至可以布满整个甲状腺。文献报道的单发结节绝不鲜见,可占22%~30%,需与腺瘤和癌作鉴别。根据结节数目可将结节性甲状腺肿分为3型,即孤立性结节型、多发性结节型及弥散性结节型。④结节内部回声:与病理改变的不同阶段有联系,多为无回声或混合性回声,低回声、等回声及高回声也均可见。病变早期,以"海绵"样的低回声多见,此期结节内滤泡增大,胶质聚集。此期患者多采取内科治疗,故手术送检病理较少,占3.8%~7%。病变发展程度不一时,则表现为由低回声、无回声及强回声共同形成的混合性回声。无回声和混合性回声结节是病变发展过程中结节继发出血,囊性变和钙化等变性的表现。实性结节或混合性回声中的实性部分多为中等偏高回声,占53.8%,回声大多欠均匀或不均匀,亦可比较均匀。

甲状腺肿结节的钙化表现为典型的弧线状、环状或斑块状,较粗糙,声像图上表现为大而致密的钙化区后伴声影。这与甲状腺乳头状癌的微钙化不同。根据超声表现的内部回声大致分为实性结节、实性为主结节、囊性为主结节三类。

2.多普勒超声

CDFI显示腺体内散在点状和分支状血流信号,与正常甲状腺血流信号相比,无明显增多。腺体血流信号也可增多,此时可见粗大迂曲的分支状血管,在大小不等的结节间穿行或绕行,在较大的腺瘤样结节周围,血流呈花环样包绕结节,并有细小分支伸入结节内。

结节内通常表现为常无血供或少血供(但是年轻患者生长迅速的增生结节除外),结节内无明显的中央血流,原因可能是增生的结节压迫结节间血管、结节内小动脉壁增厚及管腔闭锁,结节供血不足所致。液化的结节也无血流可见。有学者认为直径大于10 cm的实性结节当多切面扫查,内部仍无血流信号时,结甲可能性大。然而,由于现代能量彩色多普勒技术的进展,对低速血流的敏感性提高,大量的甲状腺结节同样可见病灶内血流信号,因而将"单独的病灶周边血流信号"作为良性病变的特征已经不再合适。结节周边可有也可无环形血流。

三、鉴别诊断

(一)结节性甲状腺肿
本病呈两侧不均匀、不对称性肿大,多发结节但无胶状物存留。

(二)颈部肿瘤
常为局部有肿物、单发、单侧多见,可以见到正常甲状腺组织。

(曲晓燕)

第五节 弥漫性毒性甲状腺肿

弥漫性毒性甲状腺肿即突眼性甲状腺肿,又称Graves病(简称GD)或Basedow甲状腺肿(Basedow病),是一种伴甲状腺激素分泌增多的器官特异性自身免疫病。

一、病理与临床表现

(一)病理

甲状腺常呈弥散性、对称性肿大,或伴峡部肿大,其大小一般不超过正常甲状腺的 3 倍,重量增加。质软至韧,包膜表面光滑、透亮,也可不平或呈分叶状,红褐色,结构致密而均匀,质实如肌肉。镜下显示滤泡细胞呈弥散性增生,滤泡数增多、上皮呈高柱状,排列紧密,细胞大小、形态略有不同。滤泡间质血管丰富、充血和弥散性淋巴细胞浸润,且伴有淋巴滤泡形成。

(二)临床表现

免疫功能障碍可以引起体内产生多种淋巴因子和甲状腺自身抗体,致使甲状腺肿大、甲状腺激素分泌亢进,随之出现一系列甲亢的症状和体征。本病的主要临床表现为心慌、怕热、多汗、食欲亢进、大便次数增加、消瘦、情绪激动等。绝大多数患者有甲状腺肿大,为双侧弥散性肿大,质地较软,表面光滑,少数伴有结节。少数患者无甲状腺肿大。除以上甲状腺肿大和高代谢综合征外,尚有突眼及较少见的胫前黏液性水肿或指端粗厚等,上述表现可序贯出现或单独出现。

二、超声诊断

(一)灰阶超声
1.甲状腺大小

甲状腺多有不同程度肿大,因甲状腺滤泡细胞呈弥散性增生,滤泡数增多,滤泡间质血管丰富、充血和弥散性淋巴细胞浸润。肿大程度与细胞增生,以及淋巴细胞浸润程度相关,与甲亢轻重无明显关系。肿大严重的可压迫颈动脉鞘,使血管移位(图 5-26)。肿大可均匀,也可呈不均匀(图 5-27)。

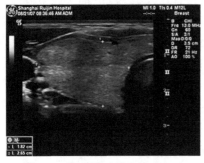

图 5-26　甲状腺功能亢进症(一)

灰阶超声显示双侧甲状腺明显肿大,压迫颈动脉向外移位

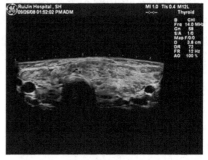

图 5-27　甲状腺功能亢进症(二)

灰阶超声显示双侧甲状腺不均匀肿大

2.甲状腺包膜和边界

甲状腺边缘往往相对不规则,可呈分叶状,包膜欠平滑,边界欠清晰,与周围无粘连。因广泛的淋巴细胞浸润,实质内有大量较大的血管引起。

3.甲状腺内部回声

与周围肌肉组织比较,65%~80%的甲状腺实质呈弥散性低回声,多见于年轻患者,因广泛的淋巴细胞浸润,甲状腺实质细胞的增加、胶质的减少、细胞-胶质界面的减少,以及内部血管数目的增加所致。低回声表现多样,因以上病理改变程度而异,或是均匀性减低,或是局限性不规则斑片状减低(图 5-28),或是弥散性细小减低回声,构成"筛孔状"结构(图 5-29)。低回声和血清 TSH 高水平之间存在相关性,TSH 水平越高,回声减低越明显,其原因可能为 TSH 水平越高,细胞增多和淋巴细胞浸润越明显。即使甲亢治愈后,部分患者甲状腺可能仍为低回声。也有部分表现为中等回声,内部回声分布均匀或不均匀,可以伴有弥散性细小回声减低区,甲亢治愈后回声可逐渐减低或高低相间,分布不均。部分病例因形成纤维分隔而伴有细线状、线状中高回声,乃至表现为"网状"结构(图 5-30、图 5-31)。

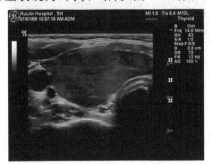

图 5-28 甲状腺功能亢进症(三)

灰阶超声显示甲状腺实质回声弥散性减低

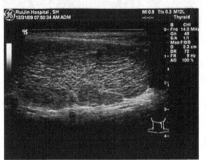

图 5-29 甲状腺功能亢进症(四)

灰阶超声显示甲状腺实质呈弥散性

细小减低回声,构成"筛孔状"结构

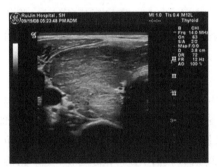

图 5-30 甲状腺功能亢进症(五)

灰阶超声显示甲状腺实质内线条状高回声

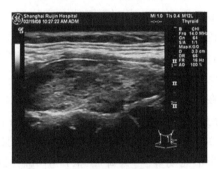

图 5-31 甲状腺功能亢进症(六)

灰阶超声显示甲状腺实质略呈网格状,网格内部呈低回声

4.甲状腺内部结节

甲状腺功能亢进症的小部分病例可见结节样回声,Zakarija 等报道超声检测到约 16% 的 Graves 病患者伴发实质性结节,而据上海交通大学附属瑞金医院超声科对 1 889 例 Graves 病患者统计,结节的发病率仅为 5.93%,其中单发结节为 3.18%,多发结节为 2.75%。结节的回声可为实质性、囊实混合性和囊性(图 5-32、图 5-33)。可因实质局部的出血、囊变而出现低弱回声、无回声结节,结节境界多较模糊,内回声稍显不均,此类结节超声随访,可发现结节逐渐吸收消失。也可在 Graves 病甲状腺弥散性肿大的基础上反复增生和不均匀的复原反应,形成增生性结节,类似于结节性甲状腺肿的表现,部分结节可出现钙化。结节可发生恶变,但非常少见,发病率为1.65%~3.5%。

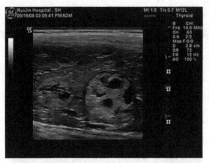

图 5-32 甲状腺功能亢进症(七)
灰阶超声显示甲状腺实质内多发
结节形成,部分结节伴囊性变

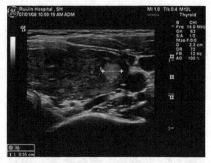

图 5-33 甲状腺功能亢进症(八)
灰阶超声显示甲状腺实质内高回声结节

5.甲状腺上动脉

由于甲状腺激素 TH 分泌增多,其直接作用于外周血管,使甲状腺血管扩张,因而甲状腺上动脉内径增宽,部分走行迂曲,一般内径≥2 mm。

(二)多普勒超声

1.彩色/能量多普勒超声

(1)实质内血流信号:甲状腺内彩色/能量血流显像血流模式的分级各种意见不一,尚无统一的标准。上海交通大学附属瑞金医院超声对 454 例未治疗的 Graves 病患者进行统计,将甲状腺内彩色血流显像血流模式分为以下几种表现:①血流信号呈"火海"样,占40.97%。②血流信号呈"网络"样,占46.70%。③血流信号呈树枝状,占 9.03%。④血流信号呈短棒状,占 3.29%。⑤血流信号呈点状,占 0.01%。

在大多数未治疗的 Graves 病患者中多见的超声表现为甲状腺周边和实质内弥散性分布点状、分支状和斑片状血流信号,呈搏动性闪烁,Ralls 等称之为"甲状腺火海征"。"火海征"为Graves 病典型表现,但非其所特有,也可见于其他甲状腺疾病,如亚甲状腺功能减退症,桥本甲状腺炎甲亢期等。"火海征"的产生机制是由于甲状腺激素直接作用于外周血管,使甲状腺血管扩张,甲状腺充血,甲状腺内血管出现动静脉短路,引起湍流或引起甲状腺组织的震颤所致,其组织学基础可能是甲状腺实质可出现明显的毛细血管化,实质内出现纤维分隔,分隔内小动脉增生。部分可表现为实质内见斑片状、条束状及斑点状彩色血流信号,血流间有一定未充填空间。如血流信号增多的分布范围较局限,称为"海岛征"。部分血流信号亦明显增多,呈棒状或枝状,但尚未达到"火海征""海岛征"的程度。极少见的病例甲状腺血流信号可完全正常,见散在稀疏的星点或斑点状血流信号,时隐时现,甚至部分实质内无血流信号。

(2)结节内血流信号:当结节因实质局部的出血、囊变形成或是伴发增生性结节时,结节内未见明显血流信号。当结节发生恶变时,因新生小血管的形成,结节内可有少量血流信号或丰富血流信号,依血管增生程度而异。

(3)甲状腺上、下动脉:甲状腺激素 TH 直接作用于外周血管,使甲状腺上、下动脉扩张,流速加快,血流量明显增加,因而甲状腺上、下动脉血流可呈喷火样。治疗后可恢复正常血流信号。

2.频谱多普勒超声

(1)实质内动脉频谱:实质内动脉为低阻抗的高速动脉频谱,血流峰值速度可达 50～

120 cm/s,还可见较高速的静脉宽带频谱。Bogazzi F 等报道未治疗的 Graves 病患者实质内动脉的 PSV 为(15±3)cm/s,Erdogen MF 等报道为(25.5±9.9)cm/s,可能是由于测量方法不同或测量仪器不同引起的。Graves 病患者甲状腺实质内动脉和周边动脉的 PSV 高于桥本甲状腺炎和结节性甲状腺肿患者,可以鉴别部分彩色血流显像表现重叠的 Graves 病和桥本甲状腺炎患者。

(2)甲状腺上动脉频谱:甲状腺上动脉 Vmax 增高反映甲状腺血流量增多,是高代谢的表现。甲状腺上动脉的 Vmin 能反映甲状腺组织的血流灌注状态,故在甲状腺处于高血流动力状态时,可呈现较高水平。甲状腺上动脉呈高速血流频谱,PSV、EDV、Vmean 都较正常明显增高,舒张期波幅明显增高。甲状腺上动脉的流速不仅对其诊断较为敏感,而且对治疗效果的评定也具有重要意义。RI 是血液循环阻力的指标之一。据上海交通大学附属瑞金医院超声诊断科的统计资料,RI 为 0.58±0.07,支持甲亢时甲状腺上动脉低阻的观点。

(3)甲状腺下动脉频谱:甲状腺下动脉频谱准确性较甲状腺上动脉高。治愈后常可发现甲状腺下动脉血流速度的明显下降,这通常和游离甲状腺素水平的下降直接成比例。有学者认为甲状腺下动脉的峰值流速是预测甲亢复发的最佳指标,其流速>40 cm/s 往往预示复发。

三、鉴别诊断

(一)单纯性甲状腺肿
单纯性甲状腺肿可有甲状腺肿大,但无甲亢症状;甲状腺摄^{131}I 率可升高,但无高峰前移;血清 TSAb、TGAb、TPOAb 阴性。

(二)神经官能症
神经官能症患者可有烦躁、焦虑、失眠、体重减轻等症状,但无高代谢症群、甲状腺肿、突眼;甲状腺功能正常。

(三)嗜铬细胞瘤
嗜铬细胞瘤患者可因血中肾上腺素和去甲肾上腺素升高而引起心悸、出汗、心率增快等类似甲亢的表现。但嗜铬细胞瘤患者无甲状腺肿和突眼;甲状腺功能正常;血压明显升高且有阵发波动;血及尿中儿茶酚胺及其代谢物升高,肾上腺影像学有异常改变。

(四)碘甲亢
过量的碘可引起某些结节性甲状腺肿及自身免疫性甲状腺病发生甲状腺功能改变,使患者发生甲亢。过量的碘主要来源于造影剂和胺碘酮及含碘食物。碘甲亢有过量碘摄入史,通常甲亢较轻,轻度甲状腺肿大,质硬,无痛,无血管杂音;摄碘率减低(<3%),甲状腺显像不显影。停用碘剂后,临床和生化在 1~3 个月将自然恢复正常。

(五)垂体性甲亢
临床有甲亢,化验 T_3、T_4 升高,但 TSH 不降低或升高。无突眼及局限性黏液性水肿。垂体 MRI 可发现垂体瘤。

(曲晓燕)

第六节　甲状腺癌

一、病理与临床表现

甲状腺癌的病理分类主要有乳头状癌、滤泡癌、未分化癌、髓样癌 4 种。

(一)乳头状癌

乳头状癌最常见,约占 60%。大多为单发,但也可多发或多中心发生。乳头状癌好发于30～40 岁的女性和青壮年,恶性程度较低,预后较好。

(二)滤泡癌

滤泡癌好发于 50 岁左右的中年人,中度恶性,早期易发生血道转移。

(三)未分化癌

未分化癌多见于 70 岁左右的老年人,高度恶性,预后很差。

(四)髓样癌

髓样癌是由滤泡旁细胞(即 C 细胞)发生的恶性肿瘤,好发年龄为 40～60 岁,预后不如乳头状癌,但较未分化癌好。

二、甲状腺超声分级标准

为了规范甲状腺超声检查,美国学者仿照乳腺影像报告和数据系统(BI-RADS),制定了甲状腺影像报告和数据系统(Thyroid imaging reporting and data system,简称 TI-RADS),用于指导甲状腺结节的诊断。

甲状腺 TI-RADS 分级诊断标准如下。

0 级:临床疑似病例超声无异常所见,需要追加其他检查,无结节,正常甲状腺或弥漫性增生性甲状腺。

1 级:高度提示良性,超声显示腺体大小、回声可正常,无结节、无囊肿或钙化。

2 级:检查所见为良性结节,可能良性病变,边缘界限清楚,以实性为主,回声不均匀,等回声或高回声,可有蛋壳样钙化或粗钙化,恶性风险为 0,需要临床随访。

3 级:不确定病变,可能良性结节,实质性肿块回声均匀,多为低回声,边缘光整,可分为 3A及 3B,3A 倾向于良性,3B 倾向于恶性,恶性风险为 <2%,可能需要穿刺活检。

4 级:可能恶性病变,有 1～2 项提示恶性的超声表现,如极低回声、微钙化、边缘不光整、淋巴结异常等,恶性的可能比例为 5%～50%,需要结合临床诊断。

4a:恶性的可能比例 5～10%。

4b:恶性的可能比例 10～80%。

5 级:高度提示恶性,超过 3 项提示恶性的超声表现,如极低回声、微钙化、边缘不光整、边界不清、淋巴结异常等,提示癌的可能性 >80%。

6 级:细胞学检出癌症,确诊为癌。

在临床应用中,3 级以下诊断为良性可能性较大,对于无临床症状的患者可定期观察,3～

6个月后复查彩超;4级者有恶性可能,可行细针穿刺(FNA)确定结节性质;5级者恶性可能性极大,建议直接考虑进行手术治疗。

三、超声诊断

(1)癌结节大多在1.5～3.0 cm,甚至更大,小于1.0 cm者属微小癌。较小的形态尚规则、呈圆形或椭圆形;较大者则不规则、分叶状或伴成角;边界不清晰,呈锯齿状或浸润状。

(2)内部为实性,呈较低回声,囊性变较少;多伴点状、细小斑状或簇状强回声,这种微小钙化灶是甲状腺癌,尤其是乳头状癌的特征性表现;后方常见声衰减。

(3)较大病灶内部血流较多。

(4)可侵犯腺体外组织,如侵犯颈前带状肌、喉返神经,后者导致声音嘶哑。颈部深浅淋巴结增大(提示转移)较多见。

(5)乳头状癌、滤泡癌和髓样癌三者在声像图上表现类似,未分化癌则瘤灶较大,边界更不清楚,明显浸润状,往往扩展到腺体外。

四、鉴别诊断

主要涉及甲状腺良、恶性结节,即甲状腺癌、甲状腺腺瘤及结甲结节之间的鉴别诊断,见表5-1。

表 5-1 甲状腺良、恶性结节的超声鉴别诊断

项目	甲状腺癌	甲状腺腺瘤	结甲结节
低回声	多见、较厚、不规则	多见、较窄、更整、规则	更清楚、小、不规整
内部回声	较低	较高	较高
内部强回声	多见、较细整	见、较粗大	伴彗星尾征著
更巨	较少、较小、可有壁结节	较多、较大	更清楚、较大
后方回声	减低或声影、不规则	无改变或增强	无改变或增强
形态	不规则、分叶状	圆形或椭圆形	圆形或椭圆形
边界	不清楚、锯齿状、浸润状	清楚、光滑	清楚或稍欠具体
血流	内部较多	周边较多	周边血流
外侵	可见	无	无
实性感	强	弱	弱

(曲晓燕)

第七节 甲状旁腺疾病

一、甲状旁腺增生

甲状旁腺增生(PH)根据病因可分为原发性和继发性增生。前者是指没有外界刺激下,病因

不明的甲状旁腺增生,常伴有功能亢进。后者是指在外界因素刺激下导致的腺体增生。

(一)病理与临床表现

1.病理

原发性甲状旁腺功能亢进症(甲旁亢)中,甲状旁腺增生所致者占10%～30%。通常为多个腺体增生肥大,但增生肥大的程度可以不一致,常以一个或两个腺体为明显。甲状旁腺增生根据病理表现分为两型,即主细胞型和亮细胞型。亮细胞实际上为胞浆内富有过量糖原的主细胞。主细胞型增生较亮细胞型增生多见,表现所有的腺体均增大,其中下甲状旁腺的增大程度常较上甲状旁腺明显。亮细胞型增生少见,但腺体增大的程度要更为明显,且通常上甲状旁腺的增大程度要超过下甲状旁腺。组织学检查,增大腺体内的主细胞或亮细胞数量明显增多,呈弥散性分布,间质和细胞内的脂肪量增加,病变与正常甲状旁腺组织间呈移行状态,无明确分界,小叶结构仍保持。

2.临床表现

原发性甲状旁腺增生与腺瘤引起的甲旁亢表现类似,而肾结石较腺瘤患者常见,血钙水平没有腺瘤患者高。继发性甲状旁腺增生在原有疾病的基础上出现甲旁亢的一系列症状,与原发性甲旁亢不同的是,其血钙水平低于正常。

(二)超声诊断

1.灰阶超声

(1)大小与形态:随着仪器分辨率的提高,目前已经可显示>5 mm的正常或轻度增大的腺体。而对于有经验的操作者,有时也能发现小于5 mm的腺体。声像图上,腺体增大呈圆形、椭圆形、梭形或者扁平,以圆形多见,肿块较大时形态趋向于管状。

(2)边界与部位:增生腺体边界光滑,与甲状腺之间可见高回声包膜形成的分界面,这是提示增生结节来源于甲状旁腺的一个有力证据。主细胞型增生通常位于下甲状旁腺,而透明细胞型则位于上甲状旁腺,临床上以前者为主。

(3)回声性质:正常和增生的甲状旁腺主细胞在细胞内脂肪及细胞间质脂肪含量上差别较明显。功能亢进的甲状旁腺主细胞内脂肪小滴明显减少,腺体间质内脂肪细胞也较正常腺体显著减少。通常细胞内脂肪小滴和细胞外间质脂肪细胞超声图像表现为回声增强,据此判断正常甲状旁腺腺体回声应该强于功能亢进的甲状旁腺,但事实上两者都表现为类似的低回声。此外,弥散性与结节性增生的内部回声也有区别。前者表现为均质低回声,而后者内部回声多变,早期的结节表现为增大的低回声腺体内有等回声结节,之后结节增多,最终整个腺体被结节占据。由于继发性甲旁亢腺体增生通常是缓慢的,和缺血有关的退行性变多见于体积较大的结节性增生,如坏死、囊性变和钙化,因此腺体内可出现无回声、强回声等。

另一些研究发现继发性甲状旁腺增生直径超过10 mm时,腺体内可出现强回声,多数呈圆环形,少数表现为弥散分布的点状强回声,这可能是由于继发性甲旁亢引发血钙增高,钙随血液灌注进入甲状旁腺并游离出血管进入细胞间质内沉积所致。

2.多普勒超声

组织学提示重量大于0.5 g的腺体通常为结节性增生,因此,之前超声对弥散性与结节性增生的鉴别主要依靠腺体的体积,但是实际上一些小于0.5 g腺体也可能是结节性增生。近年来,一些研究发现对于弥散性增生和结节性增生腺体,两者血流显像也有差别。

（三）鉴别诊断

原发性甲旁亢患者在各种影像技术检查时，若发现甲状旁腺区有结节性或肿块影，除需考虑常见的甲状旁腺腺瘤外，也应想到甲状旁腺增生的可能性，然而仅据影像学表现，两者难以鉴别。即使影像学检查发现甲状旁腺多腺体的肿块，也不能鉴别是增生所致的多腺体增大，抑或是多发性甲状旁腺腺瘤。

二、甲状旁腺腺瘤

甲状旁腺腺瘤（PA）是一种良性的神经内分泌肿瘤，原发性甲状旁腺功能亢进（原发性甲旁亢）80%以上是由于甲状旁腺腺瘤过多分泌甲状旁腺激素引起的。

（一）病理与临床表现

1.病理

甲状旁腺腺瘤是原发性甲旁亢最常见的原因，通常为孤立性，偶可为2~3个腺瘤。诊断时，腺瘤多已较大，80%腺瘤的重量超过500 mg，大小可为1厘米至数厘米。腺瘤组织学诊断的依据是肿瘤有完整的包膜，瘤内极少有脂肪组织，无分叶状表现，病变与周围残存的甲状旁腺组织有明确的分界，后者常呈薄环状围绕在腺瘤的周围，也可无此薄环状结构。

2.临床表现

临床表现涉及多系统，因此症状多样。功能性腺瘤中以肾并发症为主要症状的占70%，以骨骼系统症状为主的占10%，以肾及骨骼系统症状为主的占20%。

肾并发症是最严重的临床特征，30%的患者临床表现与肾结石有关，5%~10%的患者可以出现肾钙沉着症，85%的原发性甲旁亢患者会有肾功能的异常。在骨骼方面，表现为全身囊状纤维性骨炎，这也是影像诊断甲旁亢的特征性表现。在消化系统方面，可有胃纳不振、便秘、腹胀、恶心及呕吐等症状。高血钙可导致患者精神或心理上的改变，如忧郁、焦虑甚至昏迷。腺瘤发生出血较少见，表现为患侧颈部疼痛肿大，出血量大时还可出现压迫症状甚至窒息。

（二）超声诊断

1.灰阶超声

（1）大小与形态：通常呈卵圆形，肿块长大后，常呈长椭圆形，其长轴往往与颈部长轴平行。也有报道腺瘤呈长方形、三角锥形及泪珠形等。腺瘤大小不等，小腺瘤最大径在1 cm，最小的腺瘤可表现为极微小的甲状旁腺肿大，以致在外科手术时腺体外观无异常，但在病理学检查时有异常发现。大腺瘤（最大径在1 cm或以上为大腺瘤）可呈分叶状或不规则形，较大的腺瘤可呈管状，纵径超过4~5 cm。滤泡性腺瘤大小常与血钙水平有关，血钙水平10.5~11.5 mg/dL时，则腺体一般不大于1.5 cm；血钙水平高于11.5 mg/dL时，则腺体可大于1.5 cm。

（2）边界与部位：由于甲状旁腺腺瘤有包膜，因此灰阶声像图上腺瘤边界清楚，边缘规则，与甲状腺之间有一完整菲薄的高回声界面，此即包膜回声。腺瘤发生以下甲状旁腺较多，位于甲状腺下极后下方，而上甲状旁腺腺瘤则一般位于甲状腺中部的后方。

（3）回声性质：由于腺瘤内为较单一的细胞增生，声学界面较少，与甲状腺相比以实性偏低回声为主，回声均匀。较大的瘤体（2%）内可伴出血、坏死、囊性变而出现部分无回声，极少数病例可表现为完全呈囊性的腺瘤。偶尔，特别是甲状旁腺腺瘤大于2 cm时，由于瘤体内大量纤维条索形成而呈高回声，且回声不均，并不表现为常见的均质性低回声。这些不典型表现可被误认为颈部淋巴结，而当肿块的回声水平和甲状腺实质回声相似时，将增加诊断的难度。

(4)其他:腺瘤质地可非常柔软,实时超声下可见瘤实质在压力下有波动感。如果临床有充分证据表明甲状旁腺功能异常,而常规超声检查无异常发现,则须逐步加压扫查。加压后扫查可以使腺瘤的显示更加明确,27%的小腺瘤可因此得到明确诊断。

2.多普勒超声

由于甲状旁腺为无导管腺体,腺瘤内部有丰富的毛细血管网,当腺瘤发生时,组织代谢活跃,血供增加,超声检查时须特别注意CDFI的应用。当甲状旁腺大于1 cm,彩色或能量多普勒超声可显示病变内的血流。同时患侧血供增加可导致该侧神经血管束增粗,对增粗的一侧仔细检查,有助于发现较小的腺瘤。值得注意的是当腺瘤发生出血或梗死时,瘤体内血流可减少甚至消失。甲状旁腺腺瘤不但呈高血供,且悬于一血管蒂上,该血管蒂即位于甲状腺外、从甲状腺下动脉的分支发出的滋养动脉,被包裹于脂肪组织内。

根据上述的甲状旁腺腺瘤血供特征,在CDFI上腺瘤有以下特点。

(1)扩张的甲状腺外滋养动脉:研究发现,无论肿瘤的大小,在能量多普勒上皆可显示该滋养动脉。有时,在灰阶超声尚不能分辨的小腺瘤,其增粗的滋养动脉已经可见。明显扩张的滋养动脉有助于定位甲状旁腺腺瘤,可将超声检测的敏感性从73%提高到88%。

(2)极性血供:甲状旁腺腺瘤的滋养动脉特征性地从腺瘤的长轴一极供应腺瘤。据Lane等报道"极性"血供可见于所有的腺瘤,且与肿块大小无关。但实际工作中,极性血管的显示率并没有如此之高。

(3)边缘型血供:当滋养动脉进入腺瘤后,沿瘤体边缘呈树枝状分支,而后分出更细的分支进入肿瘤深部。几乎所有的腺瘤皆可见这一血供模式。

许多腺瘤可见明显的血管环或血管弧,发自甲状腺下动脉分支的血管在肿块边缘部位呈90°～270°弧形包绕肿块,据认为这是甲状旁腺腺瘤特征性的表现。但是肿块周围血管弧也可见于甲状腺腺瘤,所以除非甲状旁腺和甲状腺有明显的分界,否则血管弧对诊断甲状旁腺腺瘤的价值受限。

由于腺瘤内存在丰富的毛细血管网,相当于存在动静脉短路,腺瘤内舒张期血流速度较高,呈低阻抗型,动脉峰值流速15～35 cm/s,很少超过40 cm/s。流速与甲状旁腺功能无明显关系。

由甲状腺下动脉供血的甲状旁腺腺瘤,其同侧的甲状腺下动脉的峰值血流速度明显增高。如果腺瘤由甲状腺上动脉供血,则该侧的甲状腺上动脉峰值血流速度也明显增高。相反,腺瘤对侧的甲状腺上、下动脉的峰值血流速度无明显改变。如果腺瘤位于下甲状旁腺,则该侧的甲状腺上动脉峰值血流速度也无明显改变。如发现甲状腺下动脉血流速度增加可提示同侧甲状旁腺腺瘤,而甲状腺上动脉流速的测量有助于判断腺瘤是发生在上甲状旁腺还是下甲状旁腺。以40 cm/s作为上述血管血流速度的界值,诊断的准确率达86.6%,敏感性96.5%,特异性83.1%。但对于异位的腺瘤,由于其不是由甲状腺动脉供血,故这种方法的作用受到限制。另外,甲状腺疾病也可导致甲状腺动脉血流速度的增加,这也限制了这种方法的应用。

(三)鉴别诊断

1.甲状旁腺增生

甲状旁腺增生常为多个腺体同时增生,但增生程度多不一致。因为其体积常较腺瘤小,CT和MRI检出率明显低于腺瘤。但当某一腺体明显增生形成较大结节时,其表现类似于腺瘤,两者鉴别困难。慢性肾功能不全患者,继发甲状旁腺功能亢进症(甲旁亢)。颈部横断面增强CT

示双侧甲状旁腺增大,密度均匀,强化程度略低于甲状腺。甲状腺峡部低密度结节,为结节性甲状腺肿。

2.甲状旁腺腺癌

患者血钙和PTH水平均异常显著升高,腺癌体积通常较大,可发生坏死和出血,其特点是易发生钙化,钙化率达25%,而CT对发现钙化较为敏感。甲状旁腺癌与体积较大的腺瘤较难鉴别,尤其是前者未检出钙化时,但若发现颈部淋巴结转移和/或远隔脏器转移(常见肺转移,其次为肝、骨和脑转移),或短期内病灶明显增大,则是甲状旁腺癌诊断的有利依据。

3.甲状旁腺区域的增大淋巴结

多数腺瘤于增强早期明显强化,而淋巴结常常为轻至中度强化;应用多层螺旋CTA检查,如显示甲状腺下动脉有细小分支供应病变,则提示病变来自甲状旁腺。

（曲晓燕）

第六章

乳 腺 疾 病

第一节　乳腺增生性疾病

乳腺增生性疾病是女性最常见的乳房疾病,在临床上约有50%妇女有乳腺增生的表现,多见于20～50岁的妇女。其基本病理表现为乳腺上皮和纤维组织增生,乳腺组织导管和乳腺小叶在结构上的退行性病变及进行性结缔组织生长的非炎症、非肿瘤性病变。其发病原因主要是内分泌激素失调。

由于乳腺增生病的组织形态复杂,所以其组织学分类方法也多种多样。如有学者根据乳腺结构在数量和形态上的异常将其分为乳腺组织增生、乳腺腺病(又分为小叶增生期、纤维腺病期及纤维化期)、乳腺囊肿病3大类;也有的学者依乳腺增生的基本组织改变将其分为小叶增生、纤维化、炎性、囊肿、上皮增生、腺病6种类型。也正是由于其组织形态学上的复杂性,所以才造成了本病命名上的混乱,目前最多见的病理分类为乳腺小叶增生、乳腺囊性增生病、乳腺腺病等。

乳腺增生病按导管上皮增生的形态可分为四级。Ⅰ级:不伴有导管上皮增生,此级发生率为70%;Ⅱ级:伴有导管上皮增生,但上皮细胞不呈异型性,其发生率为20%;Ⅲa级:伴有导管上皮增生,上皮细胞呈轻度异型性,发生率为5%;Ⅲb级:伴有导管上皮增生,上皮细胞呈重度异型性,发生率为5%,此级恶变率最高,恶变率为75%～100%。

乳腺增生性疾病除上述乳腺增生病外,还包括乳腺纤维硬化病和放射状瘢痕等。

一、乳腺囊性增生病

(一)临床概述

乳腺囊性增生病是乳腺增生病中的一种,又名乳腺结构不良症、纤维囊性乳腺病等;多发生于30～50岁的妇女,占乳腺专科门诊患者的50%～70%。发病原因与卵巢功能失调有关,主要是黄体素与雌激素比例失调,即黄体素分泌减少、雌激素相对增加,雌激素刺激了乳管上皮增生,促使导管形成囊肿。临床表现为乳腺内肿块,一侧或两侧乳腺,单发或多发,边界可清楚或不清楚,可有乳房疼痛,且与月经周期关系不密切,患者在忧虑、心情不畅时,肿块变大变硬,疼痛加重;月经来潮后或情绪好转后,肿块变软变小。乳腺可有黄绿色、棕色或淡血性乳头溢液。

该病是女性乳腺常见的一类非肿瘤、非炎症性疾病,包括了病因和临床经过均不相同的多种病变。病理改变除了有乳管上皮及腺泡上皮增生,乳腺中、小导管或末梢导管上皮不同程度的增生和乳腺导管管腔不同程度的扩张,还常伴发结缔组织改变的多种形态变化的综合病变。

囊性增生病与乳腺癌的关系尚不明确。流行病学研究提示囊性增生病患者以后发生乳腺癌的机会为正常人群的2~4倍。囊性增生病本身是否会恶变与其导管上皮增生程度有关。单纯性的囊性增生病很少有恶变,如果伴有上皮不典型增生,特别是重度者,则恶变的可能较大,属于癌前期病变。

(二)超声表现

囊性增生病的声像图特点具有多样性。

(1)腺体回声增强,结构紊乱,腺体内散在分布多个囊性肿块,可为圆形、椭圆形、长条形,内部回声可为无回声、中等回声、混合回声等,囊壁上可有乳头状突起(图6-1、图6-2)。囊壁上有乳头状突起的常被认为是癌前病变,应注意观察或取病理活检。

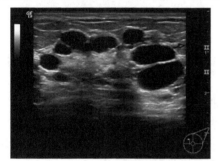

图6-1 乳腺囊性增生病(一)
腺体内多个囊肿,囊肿内呈无回声,后方回声增强

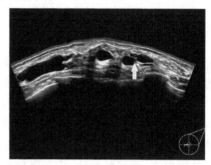

图6-2 乳腺囊性增生病(二)
腺体内囊肿内呈无回声,箭头指示部分囊壁可见点状突起

(2)多发性囊肿与实质性低回声小肿块并存,应与纤维腺病相鉴别。

(3)极少数囊性增生病表现为实质低回声肿块,边界不清,形态不规则(图6-3),甚至可见钙化点。上述表现应注意与乳腺癌鉴别,超声检查需注意肿块内有无血流及高阻频谱改变,观察腋窝有无肿大的淋巴结等;声像图上不能鉴别时建议病理活检。

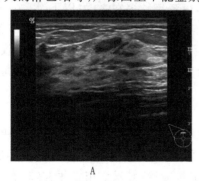

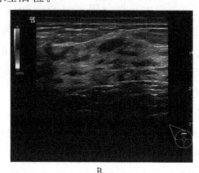

A

B

图6-3 乳腺囊性增生病(三)
乳腺实质低回声结节,边界不清,形态不规则(A);CDFI示肿块
内及其周边未见明显彩流信号(B)。病理:乳腺囊性增生病

(4)表现为实质低回声肿块的囊性增生病,85%的肿块内部无明显血流信号,少数肿块内可见少量血流信号,极少数肿块内可测得低速、高阻血流信号。

(5)本病常与其他乳腺疾病并发(图 6-4)。

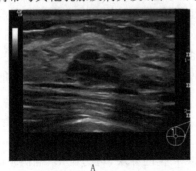 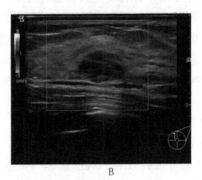

A　　　　　　　　　　　　B

图 6-4　乳腺囊性增生病并导管内乳头状瘤形成

乳腺内实质低回声结节,边界不清,形态不规则,CDFI 示结节内未见明显
彩流信号。术后病理提示为乳腺囊性增生病并导管内乳头状瘤形成

(三)鉴别诊断及比较影像分析

乳腺囊性增生病最需要鉴别的就是单纯性乳腺上皮增生病,临床上最易混淆。单纯性乳腺上皮增生病妇女年龄在 25 岁左右,突出的症状是乳腺的间歇性疼痛,疼痛具有明显的周期性,一般在月经前开始加重,乳腺腺体也随之肿胀,而在月经来潮过后即减轻或消失。

本病囊壁上有乳头状突起时应与导管内乳头状瘤鉴别。

乳腺囊性增生病患者若临床表现不典型或没有明显的经前乳房胀痛,仅表现为乳房肿块者,特别是单侧单个、质硬的肿块,应与乳腺纤维腺瘤及乳腺癌相鉴别。

1.与乳腺纤维腺瘤相鉴别

两者均可见到乳房肿块,单发或多发,质地韧实。乳腺囊性增生病的乳房肿块大多为双侧多发,肿块大小不一,呈结节状、片块状或颗粒状,质地一般较软,亦可呈硬韧,偶有单侧单发者,但多伴有经前乳房胀痛,触之亦感疼痛,且乳房肿块的大小性状可随月经而发生周期性的变化,发病年龄以中青年为多。乳腺纤维腺瘤的乳房肿块大多为单侧单发,肿块多为圆形或卵圆形,边界清楚,活动度大,质地一般韧实,亦有多发者,但一般无乳房胀痛,或仅有轻度经期乳房不适感,无触痛,乳房肿块的大小性状不因月经周期而发生变化,患者年龄多在 30 岁以下,以 20～25 岁最多见。乳腺囊性增生病与乳腺纤维腺瘤的彩色多普勒超声也有所不同,乳腺增生结节常无血流信号,而乳腺纤维腺瘤肿块内可有较丰富、低阻力血流信号。此外,在乳房的钼靶 X 线片上,乳腺纤维腺瘤常表现为圆形或卵圆形密度均匀的阴影及其特有的环形透明晕,亦可作为鉴别诊断的一个重要依据。

2.与乳腺癌相鉴别

两者均可见到乳房肿块。但乳腺囊性增生病的乳房肿块质地一般较软,或中等硬度,肿块多为双侧多发,大小不一,可为结节状、片块状或颗粒状,活动,与皮肤及周围组织无粘连,肿块的大小性状常随月经周期及情绪变化而发生变化,且肿块生长缓慢,好发于中青年女性;乳腺癌的乳房肿块质地一般较硬,有的坚硬如石,肿块大多为单侧单发,肿块可呈圆形、卵圆形或不规则形,可长到很大,活动度差,易与皮肤及周围组织发生粘连,肿块与月经周期及情绪变化无关,可在短时间内迅速增大,好发于中老年女性。乳腺增生结节彩色多普勒一般无血供,而乳腺癌常血供丰富,呈高阻力型血流频谱。此外,在乳房的钼靶 X 线片上,乳腺癌常表现为肿块影、细小钙化点、异常血管影及毛刺等,也可以帮助诊断。最终诊断需以组织病理检查结果为准。

二、乳腺腺病

(一)临床概述

乳腺腺病属于乳腺增生病,本病占全部乳腺疾病的 2%。乳腺腺病是乳腺小叶内末梢导管或腺泡数目增多伴小叶内间质纤维组织增生而形成的一种良性增生性病变,可单独发生,亦可与囊性增生病伴发;与囊性增生病一样均在乳腺小叶增生的基础上发生。

乳腺腺病多见于 30～40 岁女性,发生病因不明确,一般认为与卵巢内分泌紊乱有关,即孕激素减少、雌激素水平过高,或二者比例失调,作用于乳腺组织使其增生而形成,可与乳腺其他上皮性肿瘤混合存在。临床表现常有乳腺局限性肿块或与月经周期相关的乳房疼痛等。

依其不同的发展阶段,病理可分为二期。①腺泡型腺病期:即腺病的早期阶段,乳腺小叶内末梢导管数目明显增多,乳腺小叶扩大、融合成片,边界模糊。末梢导管上皮细胞可正常或增生,但排列规则,无异型,肌上皮存在。乳腺小叶内间质纤维组织增生,失去原有疏松状态。增生的纤维组织围绕末梢导管分布。②纤维化期(硬化性腺病):是腺病的晚期表现,一般是由上期发展而来;间质内纤维组织过度增生,管泡萎缩以致消失,小叶体积缩小,甚至轮廓消失,残留少量萎缩的导管,纤维组织可围绕萎缩的导管形成瘤样肿块。WHO 乳腺肿瘤组织学分类(2003 年版)中将乳腺腺病分为硬化腺病、大汗腺腺病、盲管腺病、微腺病及腺肌上皮腺病 5 型。

(二)超声表现

乳腺腺病的声像图依其不同的病理阶段各异,超声表现:①发病早期通常表现为低回声,边界不规则、与周围正常高回声的乳腺组织界限分明,无包膜。随着纤维组织不断增生及硬化,回声逐渐增强,此时与周围乳腺组织的界限多欠清晰,如有纤维组织的围绕可致边界逐渐清晰,甚或形成有包膜样回声的椭圆形肿块,类似乳腺纤维腺瘤声像图,少数病例后期可形成钙化。②肿块体积通常较小,随着病理分期的进展并无明显增大,直径多小于 2 cm。③肿块后方回声可有轻度增强。④单发或多发。⑤肿块纵横比多小于 1。⑥肿块好发于乳腺的外上象限。⑦CDFI:结节内常无血流信号。见图 6-5、图 6-6。

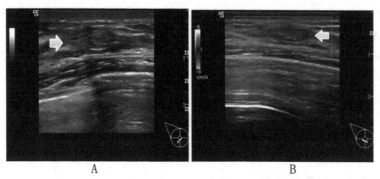

图 6-5　乳腺腺病
乳腺内低回声结节(A 指示部分),边界不规则、与周围组织界限分明,无包膜,肿块后方回声增强。CDFI 示其内及其周边未见明显彩流信号

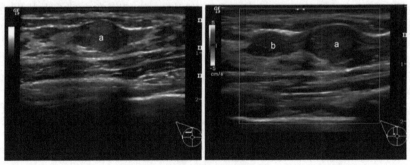

图 6-6　硬化性腺病

乳腺内相连的两个低回声肿块,为边界欠清的实性低回声肿块,与
周围组织界限分明,CDFI 示肿块内及其周边未见明显彩流信号。
术后病理:硬化性腺病(肿块 b),硬化性腺病并纤维腺瘤(肿块 a)

(三)鉴别诊断及比较影像分析

该部分病例由于病变较大,X 线及二维超声缺乏特异性表现,该病主要应与乳腺癌做鉴别,特别是在硬化性腺病型时,乳腺出现质硬、边缘不清的无痛性肿块时容易误诊为乳腺癌,彩色多普勒及超声弹性成像在鉴别诊断中具有一定的价值。但与纤维腺瘤、叶状瘤、特殊类型乳腺癌(如髓样癌、黏液腺癌)等鉴别诊断存在较大困难,特别是上述疾病肿块内无明显彩流信号显示且弹性系数与上述疾病相近时,诊断更加困难。对于难以鉴别的结节,组织病理学活检是必要的检查和鉴别手段。

三、放射状瘢痕

(一)临床概述

乳腺放射状瘢痕(radial scar,RS)是指女性乳腺组织中,由于放射状增生的导管系统围绕弹力纤维组织核心而形成的一种独特性病变;是一种少见的上皮增生性病变,因硬化性病变使小叶的结构扭曲,导致影像学上、病理诊断中极易与乳腺癌混淆;多以腺病为主,并伴其他良性病变。肉眼观察呈不规则硬块,可见由弹性纤维构成的黄色条索样间质。镜下观察病变呈星芒状,中心区可见透明变性的致密胶原纤维,有时存在明显的弹力纤维变性及小而不规则的导管,其细胞无异型,导管周围基底膜完整,间质中缺乏反应性成纤维细胞增生。

(二)超声表现

部分学者的研究发现超声可以发现 68.0% 的乳腺放射状瘢痕,多表现为低回声的肿物或团块,约22.0% 表现为结构不良。

病变部边界不清,形态不规则,边缘部不规则,呈毛刺状,类似乳腺浸润性癌超声改变;多数病变直径较小,超声短期随访病变体积变化不明显。彩色多普勒超声病变内常无明显血流信号显示,病变周边可检出彩流信号。

(三)鉴别诊断及比较影像分析

本病常难以与乳腺癌鉴别,均表现为边界不清、形态不规则的低回声肿块,钼靶 X 线及 MRI 对本病鉴别困难,常需病理学检查方可进行鉴别诊断。

本病需与乳腺术后瘢痕及纤维瘤病相鉴别。

(曲晓燕)

第二节 乳腺炎性疾病

一、急性乳腺炎及乳腺脓肿

(一)临床概述

急性乳腺炎是乳腺的急性化脓性病症,一般为金黄色葡萄球菌感染所致,多见于初产妇的哺乳期。细菌可自乳头破损或皲裂处侵入,亦可直接侵入乳管,进而扩散至乳腺实质。一般来讲,急性乳腺炎病程较短,预后良好,但若治疗不当,也会使病程迁延,甚至可并发全身性化脓性感染。

急性哺乳期乳腺炎的病程主要分为 3 个阶段。①初起阶段:患侧乳房胀满、疼痛,哺乳时尤甚,乳汁分泌不畅,乳房结块或有或无,全身症状可不明显,或伴有全身不适,食欲欠佳,胸闷烦躁等。②成脓阶段:局部乳房变硬,肿块逐渐增大,此时可伴明显的全身症状,如高热、寒战、全身无力、大便干结等。常可在4~5 天内形成脓肿,可出现乳房搏动性疼痛,局部皮肤红肿、透亮。成脓时肿块中央变软,按之有波动感。若为乳房深部脓肿,可出现全乳房肿胀、疼痛、高热,但局部皮肤红肿及波动不明显,需经穿刺方可明确诊断。有时脓肿可有数个,或先后不同时期形成,可穿破皮肤,或穿入乳管,使脓液从乳头溢出。③溃后阶段:当急性脓肿成熟时,可自行破溃出脓,或手术切开排脓。破溃出脓后,脓液引流通畅,可肿消痛减而愈。若治疗不善,失时失当,脓肿就有可能穿破胸大肌筋膜前疏松结缔组织,形成乳房后脓肿;或乳汁自创口处溢出而形成乳漏;严重者可发生脓毒败血症。急性乳腺炎常伴有患侧腋窝淋巴结肿大,有触痛;白细胞总数和中性粒细胞数增加。

哺乳期乳腺炎常见的主要有两种类型。①急性单纯乳腺炎:初期主要是乳房的胀痛,局部皮温高、压痛,出现边界不清的硬结,有触痛。②急性化脓性乳腺炎:局部皮肤红、肿、热、痛,出现较明显的硬结,触痛加重,同时患者可出现寒战、高热、头痛、无力、脉快等全身症状。此时腋下可出现肿大的淋巴结,有触痛,血白细胞升高,严重时可合并败血症。

少数病例出现乳汁大量淤积并脓肿形成时,短期内可出现单侧或局部乳房明显增大,局部乳房变硬,皮肤红肿、透亮。

非哺乳期乳腺炎发病高峰年龄在 20~40 岁,依据临床表现,可分为 3 种临床类型。①急性乳腺脓肿型:患者突然出现乳腺的红、热、痛及脓肿形成。体检常可扪及有波动感的痛性肿块,部分脓肿可自行穿破、溃出。虽局部表现剧烈,但全身炎症反应较轻,中度发热或不发热,白细胞增高不明显。②乳腺肿块型:逐渐出现乳腺肿块,微痛或无痛,皮肤无明显红肿,肿块边界可能比较清楚,无发热史,此型常被误诊为乳腺癌。③慢性瘘管型:常有乳腺反复炎症及疼痛史,部分患者可有乳腺脓肿手术引流史,且多为乳晕附近脓肿,瘘管多与乳头下大导管相通,经久不愈反复流脓。瘘管周围皮肤轻度发红,其下可扪及界限不清的肿块,严重者可形成多发性瘘管并致乳房变形。

(二)超声表现

(1)急性乳腺炎病程的不同阶段超声表现如下。①初起阶段:病变区乳腺组织增厚,边界不清,内部回声一般较正常为低,分布不均匀,探头挤压局部有压痛;少部分病例呈轮廓不规则的较高回声区,内点状回声分布不均;CDFI示肿块周边及内部呈点状散在血流信号(图 6-7A)。②成脓及溃后阶段:脓肿期边界较清楚,壁厚不光滑,内部为液性暗区,其间有散在或密集点状回声,可见分隔条带状回声,液化不完全时,呈部分囊性、部分实性改变;彩色多普勒血流显像示肿块周边及内部呈点状散在血流信号,液化坏死区无彩色多普勒血流显示(图 6-7B);患侧腋窝淋巴结具有良性肿大特征:淋巴结呈椭圆形,包膜完整,轮廓规则,淋巴门显示清晰(图 6-7C)。③乳腺炎超声弹性成像表现为病灶质地较软,组织弹性系数较低,受压可变形;定量弹性成像如病变内发生液化坏死时,因液体为非弹性体而无弹性信息显示(图 6-7D)。

(2)少数病例出现乳汁大量淤积并脓肿形成时,可见单侧或局部乳房明显增大,肿大乳房内检出局限大量的液性暗区,呈混浊回声,因局限液性暗区内张力较高而表现为暗区周边部较光滑(图 6-7E);正常乳腺组织因张力增高,乳腺内血流信号显示减少。

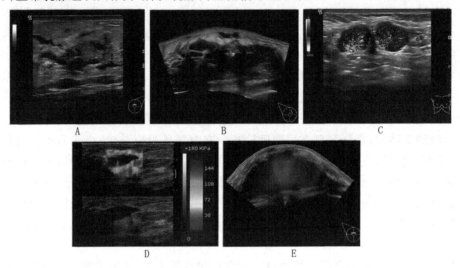

图 6-7　急性乳腺炎

A.产后哺乳 5 个月,乳腺导管明显扩张,局部可见片状低回声区,边界不清;B.右乳片状低无混合回声区,边界不清,形态不规则,穿刺引流可见大量脓汁;C.腋下淋巴结体积增大,内血流信号增多、丰富;D.病灶质地较软,组织弹性系数较低,受压可变形;病变内伴液化坏死,因液体为非弹性体,故无弹性信息显示;E.肿大乳房内检出大量的液性暗区,呈混浊回声

(3)非哺乳型乳腺炎超声表现与相应的急性乳腺炎超声表现类似。

(三)鉴别诊断及比较影像分析

在乳腺炎性病变的诊断过程中,超声是最常用的检查方法;在超声检查和诊断急性乳腺炎和乳腺脓肿的过程中,必须密切结合临床,包括结合病史及患者症状和体征、相关实验室指标;一般易于诊断,但必须注意与其他相类似临床表现疾病的鉴别诊断,如炎性乳腺癌和乳腺导管扩张症(浆细胞性乳腺炎型)的急性期。

(1)与炎性乳腺癌鉴别:①急性乳腺炎初起多发生在乳腺某一区段,而炎性乳腺癌细胞广泛浸润皮肤网状淋巴管,所以病变累及大部分乳房,皮肤呈橘皮样外观。②炎性乳腺癌乳房内可触及巨大肿块,皮肤红肿范围甚广,但局部压痛及全身中毒症状均较轻,穿刺细胞学检查可找到癌细胞确定诊断。③急性乳腺炎超声弹性成像表现为病灶质地较软,有助于对乳腺炎病灶与炎性乳腺癌的鉴别。

(2)与浆细胞性乳腺炎的鉴别：浆细胞性乳腺炎是一种比较复杂的乳腺炎症,是乳腺导管扩张综合征的一个发展阶段,因其炎症周围组织里有大量浆细胞浸润而得名。

(3)与哺乳期乳汁淤积相鉴别：哺乳期乳汁淤积是乳腺炎的主要诱因之一。在哺乳期,由于浓稠的乳汁堵住乳腺导管,而致乳汁在乳房某一部分停止流动时,形成体表触及的乳房内块状物,并有疼痛感,超声可检出局部淤积乳汁的异常回声。

哺乳期乳汁淤积如果部分乳房出现灼热、肿胀、疼痛,且伴有发热症状,很可能已经导致乳腺炎的发生。因此,哺乳期出现乳汁淤积一定要及时治疗,使乳腺管畅通,才能避免乳导管内细菌滋生,防止乳汁淤积导致乳腺炎的形成。

通常情况下,通过疏通乳腺管、尽可能多休息这些方式,哺乳期乳汁淤积所导致的乳腺炎在24 小时之内就可以好转。如果发热超过 24 小时,建议及时到专业的乳腺病医院接受治疗,不要再自行处理,以免处理不当加重病情,在治疗的同时,还应继续使奶水流动,用手法或吸奶器将奶排出。对于大量乳汁淤积合并脓肿形成时,无法通过乳腺管排出的,可进行穿刺引流排出淤积的乳汁及积脓。

二、慢性乳腺炎

(一)临床概述

慢性乳腺炎的成因有两个：一是急性乳腺炎失治误治；二是发病开始即是慢性炎症过程。慢性乳腺炎的特点是起病慢,病程长,不易痊愈,经久难消；以乳房内肿块为主要表现,肿块质地较硬,边界不清,有压痛,可以与皮肤粘连,肿块不破溃,不易成脓也不易消散；乳房局部没有典型的红、肿、热、痛现象,发热、寒战、乏力等全身症状不明显。

临床上分为残余性乳腺炎、慢性纤维性乳腺炎、浆细胞性乳腺炎及肉芽肿性乳腺炎。其临床表现如下。

(1)残余性乳腺炎：即断奶后数月或数年,乳腺仍有残留乳汁分泌而引起感染,临床经过较长,很少有脓肿形成,仅表现为局部疼痛及硬结,当机体抵抗力降低时出现,易反复,有的误认为炎性癌,病理诊断最有价值。

(2)慢性纤维性乳腺炎：是急性化脓性乳腺炎后,乳腺或乳管内残留一个或两三个硬韧的炎性结节,或由于炎性脓肿阻塞乳腺管,使乳管积液潴留而出现肿块。初期稍有压痛,后渐缩小,全身抵抗力降低时,此肿物可再度肿大、疼痛。易误诊为恶性肿瘤,需结合病史或病理诊断。

(二)超声表现

慢性乳腺炎病灶较局限,多发生于乳腺外上象限及乳晕区,超声表现：①局部腺体结构较紊乱,边界不清,病灶内部呈紊乱不均的实性低回声(图 6-8)。②多呈扁平不规则形,纵/横比值小于 1。③小脓肿形成时,肿块内可显示低回声中有不规则无或低回声(图 6-9)。④部分病灶内显示散在点状强回声,这通常需与乳腺癌的点状钙化鉴别。⑤慢性乳腺炎病灶质地较软,受压可变形,其内点状强回声受压可移动,周围无中强回声晕带。⑥彩色多普勒显示无或低回声内部无血流信号,低回声区可检出少许彩色血流信号(图 6-10)。

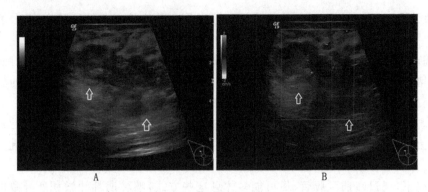

图 6-8 慢性乳腺炎(一)

患者女,31 岁,产后 2 年,反复发作 4 个月余,临床诊断为慢性乳腺
炎。超声示右乳内片状低回声区(指示部分),边界不清,形态不规
则,内部回声不均匀,CDFI 示其内及周边可见少许点状彩流信号

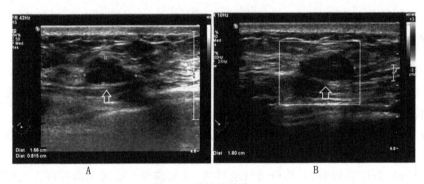

图 6-9 慢性乳腺炎(二)

超声示左乳内片状低回声区(指示部分),边界不清,形态不规则,内呈不
规则的无回声及低回声,CDFI 示其内及其周边未见明显彩流信号

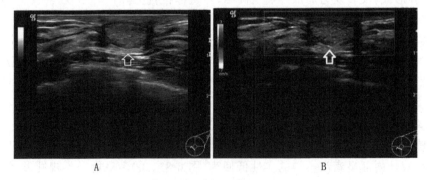

图 6-10 慢性乳腺炎(三)

患者女,20 岁,反复发作 7 年余,临床诊断为慢性乳腺炎。超声示左乳头内下的片状
实性低回声区(指示部分),周边可见低回声带,CDFI 示其内仅见少许点状彩流信号

(三)鉴别诊断及比较影像分析

慢性乳腺炎肿块型须与良性肿块(如纤维瘤、囊肿)鉴别,纤维腺瘤与囊肿均表现为边界清楚
的肿块,纤维腺瘤内呈均匀低回声,常伴侧壁声影,后方回声增强,CDFI 示肿块内常见少量彩流
信号;囊肿内呈无回声,后方回声增强,CDFI 示囊肿内无明显血流信号。

片状低回声结节型须与乳腺癌相鉴别,乳腺癌肿块质地较硬,受压不变形,周围可见明显中强回声晕带,内部血流丰富,走行紊乱。超声在慢性乳腺炎与上述疾病鉴别诊断时,必须结合临床病史及相关影像学表现。

三、乳腺导管扩张症

(一)临床概述

乳腺导管扩张症是乳腺的一根或数根乳导管因某些原因引起扩张,其中以主导管扩张为主,并累及该主导管所属的支导管、小导管及其周围乳腺组织的一系列疾病。初期表现为病变乳头周围主导管引流停滞。浆细胞性乳腺炎是乳腺导管扩张症的后期表现,当病变发展到一定时期,管周出现以浆细胞浸润为主的炎症时才称其为浆细胞性乳腺炎,因此浆细胞性乳腺炎并不是一种独立的疾病。

由于病变的原因、部位、范围等不同,乳腺导管扩张症在临床上可出现乳头溢液、乳晕下肿块、乳晕旁脓肿或瘘管等类型的临床表现。

(1)乳腺导管扩张症的早期是没有症状的。乳头溢液是乳腺导管扩张症常见症状,溢液的颜色可以是黄色的或棕绿色的,最终可成为血性的。溢液性质可以是水样的,或浆液性的,或乳酪状的。溢液是自发的,常常间断出现,并可持续相当长时间。

(2)当病情发展时,扩张的乳导管壁伴随炎性反应和淋巴增殖,由于纤维化而增厚,使得乳导管变短而引起乳头回缩,最早的乳头改变是中心性凹陷,乳头呈水平的唇样变,逐渐可发展为不全性凹陷和完全性凹陷。也有因原有的先天性乳头凹陷引起导管排泄不畅,最后导致乳导管扩张者。如果乳晕部出现水肿,就可见到假性橘皮样变。当导管扩张进一步发展时,在导管内容物的分解产物的刺激下,或在外伤(包括手术、撞击)后,不断萎缩的乳导管上皮连续发生破裂,管内分泌物通过导管壁,引起导管周围组织的炎症,形成了乳晕下或乳晕周围的肿块。

(3)随着炎症向四周扩散,肿块也迅速扩大,这一进程很快,肿块常可于2～3天内占据大部分乳房。由于肿块的迅速增大、僵硬、边缘不清、与周围组织有粘连,局部皮肤有橘皮样变,乳头回缩,腋下淋巴结肿大,此时常被误诊为乳腺癌。细胞学检查或病理切片上可见到大量的淋巴细胞及浆细胞,有时还可见到肉芽肿组织及朗汉斯巨细胞。当脓肿形成时,乳房局部可出现不太明显的皮肤发红、发热、胀痛,全身症状可见低热、疲倦、头昏或头痛等,脓肿破溃后或形成瘘管,或暂时痊愈,以后反复发作,并常在一侧发病后,另一侧也出现同样的病变。有人把此期病变称作"乳晕导管瘘"。

此期临床分为两个类型。①乳晕旁脓肿或瘘管型:即慢性复发性乳晕旁脓肿或瘘管,又叫"导管炎"。多见于未婚少女或年轻妇女,90%伴有乳头发育畸形,如乳头分裂、乳头内翻或内陷或乳头过小或扁平。因为乳头发育不良,乳头内翻必然造成导管扭曲变形,内容物排出不畅。乳头内翻使自然脱落的表皮细胞积聚,局部潮湿而糜烂,引发输乳管出口的堵塞,大导管内脂肪类物质积聚、变性,刺激导管壁引发导管周围的炎性反应。因为类脂性物质是自体产生的,诱发的炎症属于变态反应或细胞免疫反应;而不是像哺乳期急性乳腺炎那样由细菌感染引发的化脓性炎症。故炎性反应缓慢,初起症状轻微,不发热,疼痛不剧烈。②肿块型:即慢性炎症包块,可有多处破溃。多见于中年妇女,多伴有乳头内翻或分裂,但也有乳头正常者。发病可能与导管扩张有关。肿块距乳头较远,与皮肤粘连,很像乳腺癌。肿块呈慢性炎性改变,质地韧,边界不清,轻微压痛,可以突然增大,或时大时小。破溃后,形成多处复杂的瘘管或窦道,溃口总与乳头后的病灶相连。

根据乳腺导管扩张症的病理改变和病程经过,可分为三期。①急性期:临床上出现乳晕范围内皮肤红、肿、发热、触痛。腋下可触及肿大的淋巴结并有压痛。全身可有寒战、高热等表现;常无血象增高,一般抗生素治疗无效。②亚急性期:此期急性炎症已消退,在原有炎症改变的基础上,发生反应性纤维组织增生。表现为炎性肿块,边缘不清,似乳腺脓肿,经久不愈,或愈合后又有新的小脓肿形成,使炎症持续发展。③慢性期:当病情反复发作后,可出现1个或多个边界不清的硬结,多位于乳晕范围内,扪之质地坚实,与周围组织粘连固着,与皮肤粘连则局部皮肤呈橘皮样改变,乳头回缩,重者乳腺变形,可见粉渣样分泌物或血性溢液。腋窝淋巴结可扪及。临床上有时很难与乳腺癌相鉴别。

以上临床表现不是所有患者都按其发展规律而出现,即其首发症状不一定是先出现乳头溢液或急性炎症表现,也可能是先出现乳晕下肿块,在慢性期中可能出现经久不愈的乳晕旁瘘管。

乳腺导管扩张症多发生于绝经期前后或妊娠后,多数患者有授乳困难病史,发病率占乳腺良性病变的4%~5%;其自然病程长短不一,有的只有几天或几周,有的则可长达数年、数十年。可以一侧单发,也有双侧同时发病,或一侧发病之后,经过若干时间后另一侧也发病,亦有一侧先后多处发病者。乳腺导管扩张症的治疗,国内外西医历来都主张以手术为主,但采用中西医结合治疗的方法尚有保留乳房的可能。

(二)超声表现

根据乳腺导管扩张症的声像图特征,可分为以下4种类型。

1.Ⅰ型

乳腺腺体层内单纯扩张的乳腺导管,导管壁光滑,无明显增厚,导管内可见点状弱回声,导管腔内未见实性回声充填(图6-11)。

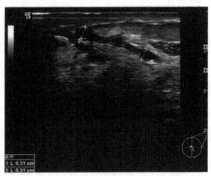

图6-11 乳腺导管扩张症Ⅰ型

乳腺导管不均匀扩张,管壁光滑,无明显增厚,导管
内可见点状弱回声,导管腔内未见实性回声充填

2.Ⅱ型(浆块型)

腺体层内出现囊实性团块,实性成分位于导管内和/或导管周围(图6-12A)。彩色多普勒超声显示团块内可检出动脉血流信号,多位于中心部位,血流信号丰富或不丰富(图6-12B);血流速度一般较低,有学者报道峰值血流速度:(17.2±8.57)cm/s,RI:0.60±0.07。

3.Ⅲ型

乳晕区或者周围带腺体层内有实性团块,团块周边可见弱回声带,内部回声为均匀稍强或者不均匀实性回声,彩色多普勒超声显示病灶内及周围未见明显彩流信号或仅见少许点状彩流信号(图6-13)。

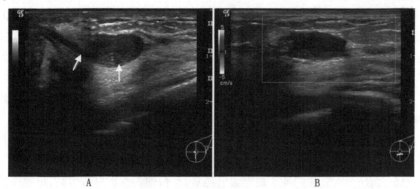

图 6-12　乳腺导管扩张症Ⅱ型
二维图像腺体层内出现囊实性团块,肿块位于导管旁(A箭头示肿块及导管),CDFI示肿块内未见明显彩流信号(B)

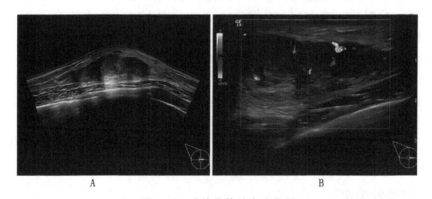

图 6-13　乳腺导管扩张症Ⅲ型
乳晕区腺体层内有实性团块,团块周边可见弱回声带,内部回声为不均匀实性低回声(A),彩色多普勒超声显示病灶内及周围可见少许点状彩流信号(B)

4.Ⅳ型

腺体层部分或者完全液化的脓肿样回声,边界不清楚,液化区可见细小运动点状回声,边缘血供较丰富,液化区无血流显示(图6-14)。

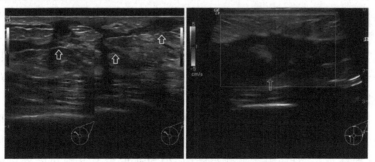

图 6-14　乳腺导管扩张症Ⅳ型
腺体层部分或者完全液化的脓肿样回声,边界不清楚,液化区可见细小运动点状回声,边缘可见少许血流,液化区无血流显示

以上表现既可单独存在,亦可同时出现。

(三)鉴别诊断及比较影像分析

在乳腺导管扩张症的诊断及鉴别诊断中,不同临床表现、不同进展阶段的乳腺导管扩张症表现均需与相应的疾病鉴别。如导管扩张型需与导管内乳头状瘤所引起的导管扩张相鉴别,脓肿型需与急性化脓性乳腺炎所形成的脓肿相鉴别,实性团块型需与乳腺结核及乳腺癌相鉴别。具体鉴别如下。

(1)导管扩张型与导管内乳头状瘤:二者均可表现为乳头溢液,但前者声像图为扩张乳管内点状弱回声,团块影少见;后者声像图表现为扩张乳管内边缘欠规则的实质性团块影,团块内部可见彩色血流信号。

(2)脓肿型与急性化脓性乳腺炎:二者从声像图上很难鉴别,需结合临床。前者发生于非哺乳期妇女,病程较长,病灶多位于乳晕区,其临床症状较一般乳腺炎轻,且抗感染治疗效果差;后者中90%发生于哺乳期妇女,病灶多在乳腺的外下象限或乳腺后,血白细胞总数显著增高,抗感染治疗有效。

(3)实质团块型与乳腺结核及乳腺癌鉴别如下。①与乳腺结核的鉴别:部分导管扩张症病灶内可见扩张导管,而乳腺结核病灶内常无扩张导管,所以单从声像图上二者鉴别困难,原发性乳腺结核很少见,临床上所见的乳腺结核多合并其他部位的活动性结核病灶,病理检查可发现病灶内干酪状坏死区。②与乳腺癌的鉴别:乳腺癌肿瘤,声像图表现为前、侧方有厚薄不均的强回声带包绕的弱回声肿块,其边缘不齐,可见蟹足状突起,形态不规则,肿块纵横比大于1,且多见沙砾样钙化,病灶后方回声衰减,团块内血流丰富,血流分布紊乱,RI常大于0.7。

(4)实质团块型与肉芽肿性乳腺炎结节/肿块型:单从二维声像图上两者鉴别困难,部分导管扩张症病灶内可见扩张导管,彩色多普勒血流显示肉芽肿性乳腺炎结节/肿块型常表现为较丰富血流且多位于周边,而实质团块型血流相对较少且多位于中心部位。

(5)乳腺导管扩张症早期与单纯性乳腺导管扩张鉴别困难,随着疾病的进展,当乳腺导管扩张症表现为浆细胞性乳腺炎时,则容易鉴别。

四、肉芽肿性乳腺炎

(一)临床概述

肉芽肿性乳腺炎是一类以肉芽肿为主要病理特征的乳腺慢性炎症,包括多个临床病种,其中肉芽肿性乳腺炎较为多见,病因不明。肉芽肿性炎症以乳腺小叶为中心,故叫肉芽肿性小叶性乳腺炎,1972年Kessler首先报道,病名得到多数学者的认可。以前有人叫特发性肉芽肿性乳腺炎、乳腺肉芽肿或肉芽肿性小叶炎,是指乳腺的非干酪样坏死局限于小叶的肉芽肿病变,查不到病原体,可能是自身免疫性疾病,像肉芽肿性甲状腺炎、肉芽肿性睾丸炎一样,易与结核性乳腺炎混淆,以前发病率不高,所以,临床和病理医师都对其观察研究不多。

其临床表现主要为乳腺肿块,疼痛,质地较硬,形态不规则,与正常组织界限不清,也可有同侧腋下淋巴结肿大。发病突然或肿块突然增大,几天后皮肤发红形成小脓肿,破溃后脓液不多,久不愈合,红肿破溃此起彼伏。

肉芽肿性乳腺炎病理表现为肿块无包膜,边界不清,质较硬韧,切面呈灰白间质淡棕黄色,弥漫分布着粟粒至黄豆大小不等的暗红色结节,部分结节中心可见小脓腔。镜下见病变以乳腺小叶为中心,呈多灶性分布;一般局限在乳腺小叶内,少数亦可累及乳腺小叶外。病变小叶的末梢导管或腺泡大部分消失,少数在边缘区尚有残存的乳腺小叶内导管。病变多呈结节状,大小不等,主要由淋巴细胞、上皮样细胞、多核巨细胞及少量中性粒细胞构成,偶见浆细胞。病变中常见中性粒细胞灶,无干酪样坏死及结核杆菌,无真菌,无脂质结晶及明显的泡沫细胞、扩张的导管。

肉芽肿性小叶性乳腺炎一旦确诊,手术治疗效果较好,而关键在于明确诊断。手术是治疗本病的主要手段,既要彻底切除病变,防止复发,又要最大限度地保留正常组织,台上整形,尽量保持乳房的完美。术后中药治疗至少半年,以改变机体超敏状态,肃清残余病灶,减少复发。

(二)超声表现

根据肉芽肿性乳腺炎声像图表现与病理对照分析,可将其分为结节/肿块型、片状低回声型和弥散型,上述各型是疾病发展或转归的不同时期的表现,各分型间相互转化。

其二维超声及彩色多普勒表现分别如下。

(1)结节/肿块型:常为本病初起改变,表现为边界模糊、不规则形态及不均匀的低回声或低无混合回声结节/肿块,结节/肿块内伴有或不伴有无回声区(图 6-15)。结节/肿块内呈中等血流信号,部分病变区内及病变边缘部常可见较丰富彩流信号,血管走行不规则,部分血流纤细,常无粗大、走行迂曲的血管。

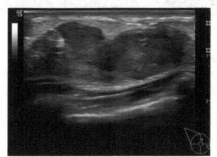

图 6-15 肉芽肿性乳腺炎肿块型
边界不清的低回声肿块,内回声不均匀

(2)片状低回声型:边界不清的片状低回声(图 6-16A)。皮肤表面伴有或不伴有局部破溃,片状低回声位于腺体内,也可向皮下延伸,可伴有局部皮肤破溃;伴局灶坏死液化时,片状低回声区内可伴有细密点状回声,加压前后细密点状回声有运动感;片状低回声区呈中等丰富血流信号,部分病变区内及病变边缘部常可见较丰富彩流信号,血管走行不规则,部分血流纤细(图 6-16B);病变无血流显示区常为肉芽肿性结节或坏死区域。片状低回声内合并大量脓肿时,可见大量的细密运动点状回声;片状低回声边缘部及周边仍可见较丰富彩流信号。

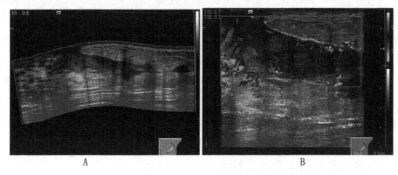

图 6-16 肉芽肿性乳腺炎片状低回声型
A.乳头旁边界不清的片状低回声,内回声不均匀,延伸至皮下,片状低回声区中央部可见细密点状回声,有运动感。B.CDFI 示其内大部分可见明显丰富彩流信号,中央部无彩流显示

（3）弥散型：局部未见明显肿块回声，仅为腺体发硬，为小叶内散在分布的肉芽肿性炎和微脓肿，常跨越多个象限存在，病变区域回声无正常腺体显示且回声明显低于正常腺体组织，部分弥漫低回声区内可见散在中等回声。并发脓肿形成时可在低回声区内细密点状回声，加压见前后细密点状回声有运动感（图6-17）。病变区内及病变边缘部常可见较丰富彩流信号，血管走行不规则，部分血流纤细。

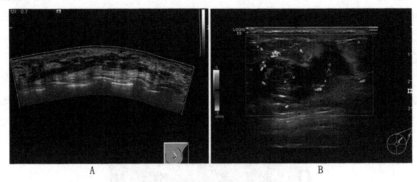

图6-17　肉芽肿性乳腺炎弥散型

局部未见明显肿块回声，可见局部腺体内大片状低回声区，无明显边界，内部回声减低、不均匀，弥漫低回声区内间有部分中等回声（A）。彩色多普勒显示片状低回声区内部分区域及周边血流信号明显增多、丰富，片状低回声区部分区域无彩流显示（B）

频谱多普勒表现：肉芽肿性乳腺炎病变区域频谱常呈低阻血流频谱。

超声弹性成像示病变区质地较软。肉芽肿性乳腺炎超声诊断困难，必要时可穿刺活检。

（三）鉴别诊断及比较影像分析

本病结节/肿块型酷似乳腺癌，易造成误诊误治。肉芽肿性乳腺炎二维超声图像及钼靶片均表现为形态不规则、回声不均匀等恶性征象，加上多数患者伴有同侧腋下淋巴结肿大，因此极易考虑为乳腺癌，是误诊的主要原因之一。但经仔细观察，仍可发现两者之间的不同：①虽然形态均不规则，但乳腺癌肿块边缘的角状突起常细而尖，可能与恶性肿瘤的侵蚀性生长特性有关，而本病角状边缘多较粗钝。②肉芽肿性乳腺炎肿块内散在分布的小囊状、管状无回声，而乳腺癌肿块内出现无回声区较少见。③典型的乳腺癌肿块内部多有微小的钙化斑点，而本病仅在伴有脓肿的病灶内可见细小点状回声，为黏稠脓液内的反射，亮度不如乳腺癌肿块内部的钙化斑点；肉芽肿性乳腺炎尤其与超声下钙化点呈阴性表现的乳腺癌肿块鉴别难度较大，此时应进一步行CDFI检查。④肉芽肿性乳腺炎与乳腺癌血流信号检出率均较高，但肉芽肿性乳腺炎内血管走行自然，乳腺癌肿块内血管排列不规则、迂曲且粗细不一。⑤肉芽肿性乳腺炎内动脉RI常小于0.70，而乳腺癌肿块内动脉RI常大于0.70。

本病伴有红肿、化脓时，可误诊为乳腺导管扩张症、乳腺结核或一般细菌性脓肿，而行错误的切开引流。

肉芽肿性乳腺炎结节/肿块型与乳腺导管扩张症实质团块型相鉴别。

肉芽肿性乳腺炎结节/肿块型同时需与局限脂肪坏死相鉴别，但后者多见于40岁以上女性，特别是体型肥胖者；且为外伤引起的无菌性炎症。

片状低回声型易误诊为其他类型乳腺炎，本病声像图上类似乳腺脓肿，本病声像图上类似乳腺脓肿，但脓肿囊壁往往较厚。当病变中心出现囊状、管状或簇状更低回声区、病变内透声差并见密集的点状弱回声，高度提示脓肿形成。CDFI病变边缘部血流明显较其他类型乳腺炎丰富。

弥漫型肉芽肿性乳腺炎需与乳腺结核的混合型及窦道型相鉴别,乳腺结核常继发于其他部位的结核,病程缓慢,初期无触痛;而肉芽肿性乳腺炎伴疼痛,且发病突然,抗感染及抗结核治疗无效。

(曲晓燕)

第三节 乳腺恶性肿瘤

一、乳腺癌概述

(一)临床概述

乳腺癌是常见的乳腺疾病,在 2007 年天津召开的临床肿瘤学术会议上,原卫生部正式宣布乳腺癌是中国女性肿瘤发病之首。目前正以每年 3% 的速度增长,且近年来有年轻化趋势。本病高发于在 40～50 岁女性,临床工作中 30 岁以上发病率逐渐增多,20 岁以前女性发病稀少。

尽管绝大多数乳腺癌的病因尚未明确,但该病的许多危险因素已被确定,这些危险因素包括性别、年龄增大、家族中有年轻时患乳腺癌的情况、月经初潮早、绝经晚、生育第一胎的年龄过大、长期的激素替代治疗、既往接受过胸壁放疗、良性增生性乳腺疾病和诸如 BRCA1/2 等基因的突变。不过除了性别因素和年龄增大外,其余危险因素只与少数乳腺癌有关。对于有明确乳腺癌家族史的女性,应当根据《NCCN 遗传性/家族性高危评估指南》进行评估。对于乳腺癌患病风险增高的女性可考虑采用降低风险的措施。

乳腺的增生异常限于小叶和导管上皮。小叶或导管上皮的增生性病变包括多种形式,包括增生、非典型增生、原位癌和浸润癌;85%～90% 的浸润性癌起源于导管。浸润性导管癌中包括几类不常见的乳腺癌类型,如黏液癌、腺样囊性癌和小管癌等,这些癌症具有较好的自然病程。

临床上多数就诊患者为自己无意中发现或者乳房体检时发现。乳房单发性无痛性结节是本病重要的临床表现。触诊肿物质地较硬,边界不清,多为单发,活动性差。癌灶逐渐长大时,可浸润浅筋膜或Cooper韧带,肿块处皮肤出现凹陷,继而皮肤有橘皮样改变及乳头凹陷。早期乳腺癌也可以侵犯同侧腋窝淋巴结及锁骨下淋巴结,通过血液循环转移,侵犯肝脏、肺及骨骼。

乳腺癌早期发现、早诊断、早期治疗是提高生存率和降低死亡率的关键。早期乳腺癌癌灶小,临床常触及不到肿块,因此早期乳腺癌诊断主要依靠仪器检查发现。国内超声仪器普及率远远超过钼靶及 MRI,且超声检查更适用于致密型乳腺,因此成为临床医师首选的乳腺检查方法。

(二)乳腺癌共有超声表现

(1)大小:可由数毫米到侵及全部乳房。肿块大小与患者自己或体检发现乳房肿物而就医时间有关。

(2)形态:多呈不规则形,表面凹凸不平,不同切面会呈现不同形态(图 6-18A)。极少数仅表现为临床触诊肿物处无明确边界团块,需通过彩色血流检查发现异常走行血管确诊。

(3)内部回声:癌灶内部呈极低回声。当合并出血坏死时呈不规则无回声(图 6-18B)。

(4)边缘:癌灶生长一般呈浸润性生长,其周围无包膜。直径<10 mm,癌灶边缘可见毛刺样改变(图 6-18C)。直径>10 mm,癌灶边缘多出现"恶性晕",表现为癌灶与周围组织无明显区别,出现高回声过渡带(图 6-18C)。肿块周围"恶性晕"是乳腺癌肿块的超声特征。当癌灶浸润脂肪层时会出现上述结构连续性中断声像(图 6-18C)。

(5)后方回声:多数无后方回声改变,少数出现弱声影。

(6)方位(纵横比):纵横比在小乳腺癌中有较高诊断价值,其理论依据是恶性肿瘤生长脱离正常组织平面而导致前后径增大,并有病灶愈小,比值愈大趋势(图 6-18D)。

(7)钙化:癌灶内典型改变表现为微钙化,几乎 50%~55%的乳腺癌伴有微小钙化,微钙化直径多小于 1 mm,呈簇状分布,数目较多且相对集中。也可以表现为癌灶内稀疏、散在针尖样钙化或仅见钙化而无明显肿块(图 6-18E)。

(8)周围组织改变:①皮肤改变:侵及皮肤时可出现皮肤弥漫性、局限性增厚(正常皮肤厚度<2 mm)。②压迫或浸润周围组织:癌灶可以超出腺体层,侵入脂肪层或者胸肌。③结构扭曲:癌灶周围解剖平面破坏、消失。④Cooper 韧带变直、增厚。⑤癌灶周围出现乳管扩张。

(9)淋巴结转移:因引流区域不同,淋巴结转移位置不同。可以出现同侧腋窝、锁骨上及胸廓内动脉旁。转移淋巴结多数增大,呈类圆形。淋巴结门偏心或者消失。彩色血流检查淋巴结内血流增多乃至丰富,动脉性为主,阻力指数可大于 0.7。

(10)血流走行方式:随着超声仪器对血流探测敏感性提高,血流丰富与否对乳腺癌诊断缺乏特异性。因癌灶内血流速度常常大于 20 cm/s,其内血流呈红蓝色镶嵌"马赛克"现象具有一定特征性。此外,癌灶内血管增粗、走行扭曲、杂乱分布及直接插入癌灶等特点有别于良性肿瘤。癌灶内血流走行方式可表现为以下方式。①中央型:血管走行癌灶中央。②边缘型:血管走行癌灶周边。③中央丰富杂乱型:血管位于癌灶中央,走行杂乱。④中央边缘混合型:血管在癌灶中央及边缘均存在,表现为由边缘进入中央。

(11)频谱多普勒:有学者认为 RI>0.7 有助于乳腺癌诊断与鉴别诊断,少部分癌灶内 RI 有时可达1.0,见图 6-18F;动脉收缩期最大流速 PSV>20 cm/s 是恶性肿瘤的特征。也有学者认为 RI 和 PSV 并非鉴别乳腺良恶性肿瘤的有效指标。

(12)生长速度:乳腺癌生长速度一般较快,而乳腺纤维瘤等良性肿瘤可存在多年无明显变化。

(13)癌块的硬度:既往癌块硬度主要通过触诊进行检查。近年来乳腺超声弹性成像逐渐被应用,癌灶大都表现为高硬度。

(14)肿块内微血管分布:近年来,超声造影的应用使超声观察乳腺癌肿块微血管分布成为可能。肿瘤血管生成是无序和不可控制的,部分学者研究显示乳腺癌的内部微血管多为不均匀分布,局部可见灌注缺损区,终末细小血管增多,分支紊乱,走行不规则,扭曲,并略增粗。病灶周围可见到毛刺样、放射状走行及多条扭曲、增粗的血管。有学者显示肿瘤血管存在着空间分布的不平衡,一般肿瘤周边的微血管密度大于中心,非坏死囊变区大于坏死、囊变区。

(三)乳腺癌诊断中需注意的问题

乳腺癌的诊断需要对病灶进行多角度、多切面扫查,综合以上各个方面考虑;同时,必须与其影像学表现相似的良性病变相鉴别。在诊断过程中,如果能抓住任何一点特征性改变,诊断思维定向就能确立。

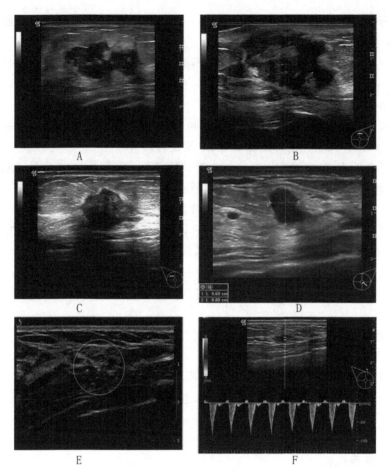

图 6-18 乳腺癌超声表现

A.乳腺内不规则形、表面凹凸不平肿块,肿块内部呈极低回声,病理:乳腺浸润性导管癌;B.肿
块内出现坏死时可见不规则无回声(指示部分),病理:乳腺浸润性导管癌;C.肿块边缘部可见
高回声晕,有毛刺感,后方回声衰减。箭头指示部分局部高回声晕连续性中断。病理:乳腺浸
润性导管癌;D.肿块纵横比大于1,病理:乳腺浸润性导管癌;E.病变处仅见点状高回声,无明
显肿块(标识处),病理:乳腺导管内癌;F.肿块内动脉阻力指数明显增高,RI=1.0

在乳腺癌诊断过程中,不同的影像检查具有各自的特点,综合参考多种影像检查可弥补各自
的缺点,凸显各自的优点,有利于得出正确的结论;因此,超声诊断医师也需了解各自影像特点,
取长补短进行综合分析。

疾病的发生发展是一个渐进的过程;在发生进展过程中,病变的病理学特征逐渐体现,同时
也可能存在不同阶段同时并存的可能;病变组成成分的不同而具有不同的病理学特征;因此在分
析超声图像时应全面,检查时应注意对细节的观察。

二、乳腺超声分级标准

目前最常用的评估乳腺病灶良恶性程度与风险的主要方法是 BI-RADS 分级评估系统。
BI-RADS分级标准被广泛应用于乳腺的各种影像学检查,如乳腺 X 线检查(MG)、超声检查和
MRI 等,用来评价乳腺病变良恶性程度与风险的一种评估分类法。

　　BI-RADS 分级法将乳腺病变分为 0～6 级，一般而言，级别越高，恶性的可能性越大。各个级别的具体含义分述如下。

　　0 级：是指评估不完全，需要补充其他相关影像检查，或需要结合以前的检查结果进行对比来进一步评估。

　　1 级：阴性结果，未发现异常病变。

　　2 级：良性病变，可基本排除恶性，如单侧囊肿、乳腺内淋巴结、乳腺植入物、稳定的外科手术后改变和连续超声检查无变化的纤维腺瘤等，定期复查即可。

　　3 级：可能是良性病变，恶性率一般＜2％，建议短期（一般建议 3～6 个月）随访，如边缘界限清楚、椭圆形且呈水平方位生长的实质性肿块，最有可能是纤维腺瘤、不能扪及的复杂囊肿和簇状小囊肿等归于此类，建议密切随访，有临床需要时可活组织检查。

　　4 级：可疑恶性病变，恶性可能性 3％～94％，建议活组织检查，如空芯针穿刺活组织检查（CNB）、真空辅助微创活组织检查（VAB）或手术活组织检查。此级可进一步分为 4A、4B 及 4C三大类。

　　4A：需要活组织检查，但恶性可能性较低（＜10％）。如活组织检查良性结果可以信赖，可以转为半年随访。

　　4B：倾向于恶性。恶性可能性为 10％～50％。

　　4C：进一步疑为恶性，可能性 50％～94％。

　　5 级：高度可能恶性，几乎可以肯定，恶性可能性≥95％，应采取积极的诊断及处理。

　　6 级：已经过活组织检查证实为恶性，但还未进行治疗的病变，应采取积极的治疗措施。

三、乳腺非浸润性癌及早期浸润性癌

(一)乳腺导管原位癌

1.临床概述

　　乳腺导管原位癌(ductal carcinoma in situ,DCIS)又称导管内癌，占乳腺癌的 3.66％，预后极好，10 年生存率达 83.7％。DCIS 是指病变累及乳腺导管，癌细胞局限于导管内，基底膜完整，无间质浸润。

　　DCIS 具有各种不同的临床表现，可表现为伴有或不伴有肿块的病理性乳头溢液，或在为治疗或诊断其他方面异常而进行的乳腺活检中偶尔发现。乳房 X 线检查异常是 DCIS 最常见的表现，通常 DCIS 表现为簇状的微小钙化。在 190 例 DCIS 女性的连续回顾性分析中，62％病例具有钙化，22％病例具有软组织改变，15％病例无乳房 X 线异常发现。

　　在大多数患者中，DCIS 累及乳腺为区域性分布，真正多中心病变并不常见。DCIS 肿瘤在乳腺内的分布、是否浸润和发生腋淋巴结转移都是 DCIS 患者选择恰当治疗时需要考虑的重要问题。

　　DCIS 可进一步发展为早期浸润癌，是浸润性癌的一个前驱病变，可较好地提示浸润性癌的发生，但不是必须出现的前驱病变。

　　2.超声表现

　　乳腺导管原位癌的超声声像图表现除微钙化征象外，76％的乳腺导管原位癌还表现为乳腺内低回声的肿块或导管增生性结节，一方面，该低回声病灶的形态、边界、包膜、后方回声等征象为我们进行良恶性判断提供了重要依据，另一方面，病灶的低回声背景也有助于显示其中的微小钙化。

根据其声像图表现可归纳为以下三型。①肿块型(伴或不伴微小钙化):声像图上有明显均匀或不均匀低回声肿块病灶(图 6-19)。②导管型(伴或不伴微小钙化):声像图上可见局部导管扩张,上皮增生形成的低回声结节,多呈扁平状(图 6-20)。③单纯微钙化型:声像图上仅见细小钙化点,局部腺体组织未见明显异常改变(图 6-21)。

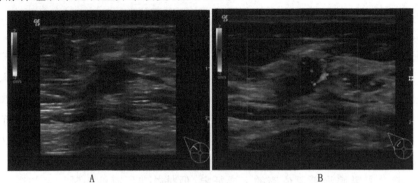

图 6-19 乳腺导管原位癌肿块型

声像图上有明显均匀或不均匀低回声肿块病灶(A);肿块
内及周边可见较丰富彩流信号(B)。病理:导管内癌

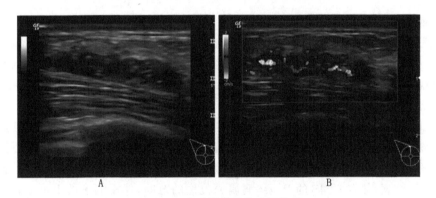

图 6-20 乳腺导管原位癌导管型

声像图可见局部导管扩张,上皮增生形成的低回声结节,呈扁平状,内伴多个
点状高回声(A);低回声结节内可见较丰富彩流信号(B)。病理:导管内癌

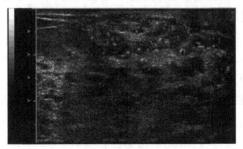

图 6-21 乳腺导管原位癌单纯微钙化型

声像图上仅见细小钙化点,局部腺体组织未见明显异常改变。病理:导管内癌

范围较大的病灶,彩色多普勒血流显像显示该区域有中等程度或丰富的血流信号,可有乳腺

固有血管扩张,或有穿入血流;病灶区域可检出动脉血流频谱,血流速度常常大于 20 cm/s,阻力指数常大于 0.7。如果在超声扫查时未能正确认识该种征象,则往往容易漏诊。

结构紊乱型的 DCIS 往往是低分化的 DCIS(粉刺癌),因此对可疑患者应进一步行 X 线检查以避免漏诊。

导管内癌病变内部的硬度分布有一定的特征,即 DCIS 病变内可见高硬度区域呈团状分布,其内间杂的质地较软的正常组织,该现象称为"沙滩鹅卵石征"。

3.鉴别诊断及比较影像分析

研究表明,70%左右的乳腺导管原位癌的检出归功于钼靶片上微钙化灶的发现;因此,钼靶检查被公认为乳腺导管原位癌的主要诊断方法,而超声检查由于对微小钙化灶的低敏感性,对乳腺导管原位癌的诊断意义颇有争议。超声检查的优势在于其对肿块或结节极高的敏感性。与超声相反,钼靶检查由于受乳腺致密或者病灶与周围组织密度相近等因素的影响,对肿块或结节不敏感,可能存在漏诊,尤其对 50 岁以下腺体相对较致密的女性。对于无微小钙化、以肿块为主的乳腺导管原位癌病例,超声检查具有重要的诊断价值,弥补了钼靶的不足。

虽然,微小钙化是乳腺导管原位癌的主要征象,但是并非所有的钼靶片上的微小钙化灶都是恶性的,文献报道其特异性低,仅 29%～45.6%。因此,高频超声检查所显示的肿块或结节的征象为其良恶性判断提供了重要的信息,有助于提高钼靶诊断特异性,从而避免一些不必要的手术。

(二)乳腺 Paget 病

1.临床概述

乳腺 Paget 病是乳腺癌的一种少见形式,占全部乳腺癌的 1.0%～4.3%,表现为乳头乳晕复合体表皮出现肿瘤细胞,其最常见的症状为乳晕湿疹、出血、溃疡和乳头瘙痒,由于疾病罕见且易与其他皮肤疾病混淆,故诊断经常延误。

WHO(2003 年)对乳腺 Paget 病的定义为乳头鳞状上皮内出现恶性腺上皮细胞,并和乳腺深处导管内癌相关,通常累及 1 条以上的输乳管及若干节段导管,伴有或不伴有浸润性成分。80%～90%的患者伴有乳腺其他部位的肿瘤,伴发的肿瘤不一定发生在乳头乳晕复合体附近,可以是 DCIS 或浸润癌,伴有 DCIS 的 Paget 病属原位癌的范畴,伴浸润癌的 Paget 病已属于浸润性乳腺癌。

大体表现为乳头下导管和/或乳腺深部导管均有癌灶存在,并可追踪观察到乳腺实质的癌沿乳腺导管及乳头下导管向乳头表皮内蔓延的连续改变。组织学表现为乳头表皮内有散在、成巢或呈腺管样结构的 Paget 细胞。

2.超声表现

乳腺 Paget 病主要超声表现:①乳头乳晕局部皮肤增厚,皮下层增厚、回声减低(图 6-22A),可出现线状液性暗区。②增厚皮肤层后方一般无明显的肿块回声。③增厚皮肤层后方结构紊乱,回声减低,边界不清,解剖层次不清;血流信号增多,可出现高速高阻动脉血流频谱。④增厚皮肤层内可见较丰富血流显示(图 6-22B)。⑤乳头凹陷:部分可见伴有乳头后或深部乳腺内的实性低回声或混合回声肿块,肿块内可见丰富血流信号(图 6-22C);少部分病例乳头部可出现钙化灶。⑥大多伴有腋下淋巴结肿大。

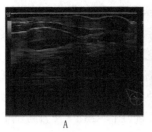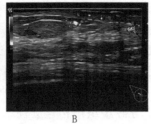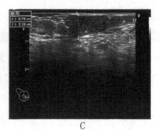

图 6-22　乳腺 Paget 病

A.乳头旁局部皮肤层明显增厚;B.彩色多普勒示增厚皮肤层
内血流信号明显丰富;C.乳头后方可见明显实性低回声肿块

3.鉴别诊断及比较影像分析

乳腺 Paget 病需与如下疾病相鉴别。

(1)与乳头皮肤湿疹鉴别:该病多见于中青年女性,有奇痒,皮肤损害较轻,边缘不硬,渗出黄色液体,病变皮肤与正常皮肤界限不清。

(2)与鳞状细胞癌鉴别:两者临床均无明显特点,鉴别主要靠病理检查。

四、乳腺浸润性非特殊型癌

(一)乳腺浸润性导管癌(非特殊类型)

1.临床概述

浸润性导管癌(invasive ductal carcinoma,IDC)发病率随年龄增长而增加,多见于 40 岁以上女性,非特殊类型浸润性导管癌占浸润性乳腺癌的 40%～70%。直径大于 20 mm 的癌块容易被患者或临床医师查到。直径小于 10 mm(小乳腺癌)时,结合临床触诊及超声所见,诊断率明显提高。

浸润性导管癌代表着最大的一组浸润性乳腺癌,这类肿瘤常以单一的形式出现,少数混合其他组织类型。部分肿瘤主要由浸润性导管癌组成,伴有一种或多种其他组织类型为构成的次要成分。部分学者将其归为浸润性导管癌(非特殊型的浸润性癌)并简单注明其他类型的存在,其他学者则将其归为"混合癌"。

(1)大体病理:IDC 没有明显特征,肿瘤大小不等,可以小于 5 mm,也可以大于 100 mm;外形不规则,常常有星状或者结节状边缘;质地较硬,有沙粒感;切面一般呈灰白、灰黄色。常见癌组织呈树根状侵入邻近组织内,大者可深达筋膜。如癌组织侵及乳头又伴有大量纤维组织增生时,由于癌周增生的纤维组织收缩,而导致乳头下陷。如癌组织阻塞真皮内淋巴管,可致皮肤水肿,而毛囊汗腺处皮肤相对下陷,呈橘皮样外观。晚期乳腺癌形成巨大肿块,肿瘤向癌周蔓延,形成多个卫星结节。如癌组织穿破皮肤,可形成溃疡。

(2)组织病理:肿瘤细胞呈腺管状、巢状、条索状、大小不一的梁状或实性片状排列,部分病例伴有小管结构;核分裂象多少不一;间质增生不明显或略有,有些则显示出明显的间质纤维化。

2.超声表现

非特殊类型浸润性导管癌超声表现如下。

(1)浸润性导管癌典型表现:①腺体层内可清晰显示的肿块。②垂直性生长方式:肿块生长方向垂直乳腺平面,肿块越小越明显(图 6-23A);当肿块体积超过 20 mm 时肿块一般形态趋于类圆形,而边缘成角改变(图6-23B)。③极低内部回声:肿块内部几乎都表现为低回声,大多不均匀,有些肿瘤回声太低似无回声暗区,此时需要提高增益来鉴别(图6-23B)。④不规则形态:肿块形态一般均不规则,呈分叶状、蟹足状、毛刺状等,为肿块浸润性生长侵蚀周边正常组织所致(图6-23C)。⑤微钙化常见:低回声肿块内出现簇状针尖样钙化要高度警惕浸润性导管癌,有时微钙化是发现癌灶的唯一线索(图6-23D)。⑥浸润性边缘:肿块边缘呈浸润性,无包膜;肿块可浸润脂肪层及后方胸肌,侵入其内部,导致组织结构连续性中断(图6-23E)。⑦周围高回声晕:肿块周边常有高回声晕环绕;一般认为是癌细胞穿破导管向间质浸润引起结缔反应,炎性渗出或组织水肿及血管新生而形成边界模糊的浸润混合带(图6-23F)。⑧后方回声减低:目前多认为肿块后方回声减低是因癌组织内间质含量高于实质,导致声能的吸收衰减(图6-23G)。⑨特异性血流信号:肿块边缘、内部出现增粗、扭曲及"马赛克"血管走行(图6-23G);PW显示肿块内动脉收缩期最大流速PSV>20 cm/s及RI>0.7对肿块恶性诊断具有一定价值(图6-23H)。⑩腋窝淋巴结转移:无论肿块大小,均可出现腋窝淋巴结转移;大多数转移性淋巴结表现为体积增大,呈类圆形,内部呈低回声,淋巴结门偏心或者消失;多发肿大时,淋巴结之间可见融合;彩色血流检查淋巴结内血供丰富。

(2)浸润性导管癌不典型表现:①小乳腺癌一般指直径6~10 mm的乳腺癌,多为患者自己发现后就诊,临床触诊包块质地较硬,有如黄豆覆盖于皮革之后的触感。尽管病变有一定移动度但范围不大。其诊断要点为:触诊质硬结节是诊断的重要线索;二维可能出现典型浸润性导管癌声像特点,肿块内部极低回声,垂直性生长,跨越两个解剖平面,内部微钙化灶,多普勒检查中央性穿心型血供,高阻力血流频谱,具备上述特征诊断乳腺浸润性导管癌比较容易;类圆形或者不规则形癌灶者,毛刺状边缘是诊断的关键。②无明确边界类型乳腺癌多为临床触诊发现质硬包块,乳房腺体层仅见片状极低回声,境界不清晰。彩色血流检查可见极低回声内粗大扭曲血管穿行,血流花彩样呈"马赛克"现象。频谱多普勒检查检出高速高阻力动脉性血流频谱,RI>0.7,甚至1.0。此型诊断主要依靠高敏感彩色血流及频谱多普勒检查。

非特殊类型浸润性导管癌的特殊检查:①超声弹性成像,非特殊类型浸润性导管癌肿块硬度常明显高于正常组织,肿块周边因肿瘤侵犯而硬度明显增高,肿块内部因肿瘤坏死等常表现为硬度分布不均匀,定量弹性成像可清晰显示弹性系数的这种不均匀分布(图6-24)。②三维及全容积成像,肿瘤的三维成像可清晰显示肿瘤冠状面影像和空间状况,三维血流成像时可显示肿块内及其周边血管的空间分布。③超声造影,非特殊类型浸润性导管癌肿块内及周边常具有丰富血供,因肿瘤的生长,瘤内血管分布常不均匀。超声造影时,瘤内及周边常表现为明显不均匀强化(图6-25)。

3.鉴别诊断及比较影像分析

需与浸润性小叶癌进行鉴别,同时也需与乳腺腺病或纤维腺瘤等相鉴别。

(二)乳腺浸润性小叶癌

1.临床概述

乳腺浸润性小叶癌(invasive lobular carcinoma,ILC)于1941年由Foote和Stewart首次提出,是一种具有特殊生长方式的浸润性乳腺癌。ILC是乳腺癌的第二大常见类型。据文献报道ILC的发病率差别较大,占浸润性乳腺癌的1‰~20%。大多数研究显示,ILC发病年龄高峰在45~67岁,75岁以上患者多于35岁以下者。与其他浸润性乳腺癌相比,浸润性小叶癌以同侧多灶性为特征,且双侧乳腺发病较常见。淋巴结阳性的ILC比淋巴结阴性者更容易发展为对侧乳腺癌。

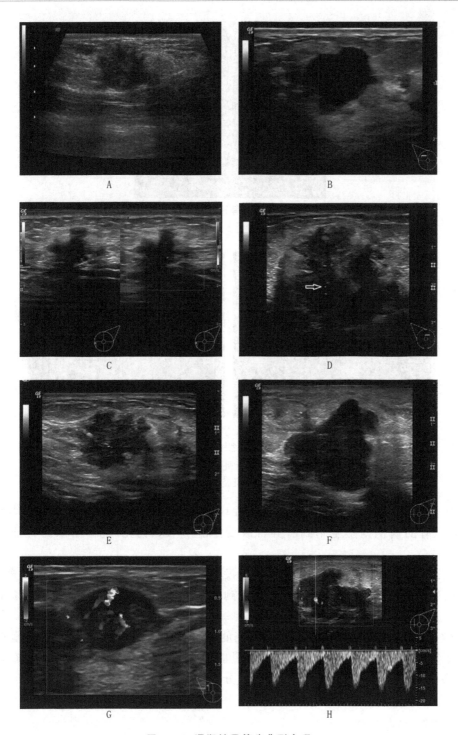

图 6-23 浸润性导管癌典型表现

A.肿块生长方向垂直乳腺平面及边缘呈蟹足样改变;B.二维表现:较大肿块形态趋于类圆形,边缘成角改变;C.肿块呈蟹足样生长,并肿块后方回声衰减;D.肿块内可见点状高回声(箭头指示部分);E.肿块形态不规则,向周边浸润;F.肿块周边常有高回声晕环绕;G.浸润性导管癌彩色多普勒血流表现;H.浸润性导管癌频谱多普勒,RI>0.7

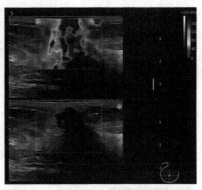

图 6-24　浸润性导管癌超声弹性成像

定量弹性成像可显示肿块内及周边弹性系数的不均匀分布

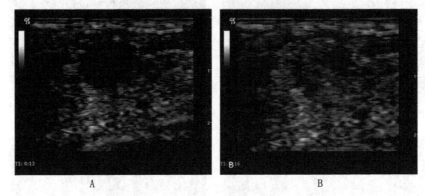

A　　　　　　　　　　　　　　B

图 6-25　浸润性导管癌超声造影

浸润性导管癌开始强化前(A)低回声肿块内无造影剂信号,强化后

(B)肿块内明显不均匀强化,强化范围大于无增强时肿块范围

　　ILC 常表现为乳腺内可触及界限不清的肿块,一些病例仅能触到不确切的细小的或者弥漫的小结节,有的病例则感觉不到有异常改变。由于 ILC 钙化少见,常缺乏特征性影像学改变。

　　大体病理:典型病例可见不规则形肿块,常没有明显的界线,病变区质地硬,切面多呈灰色或白色,硬化区呈纤维性外观,通常无肉眼所能见到的囊性变、出血、坏死和钙化。部分病例没有明显肿物。

　　组织学上是由一致的、类似于小叶原位癌的细胞组成的浸润性癌,癌细胞常呈单行线状排列,浸润于乳腺小叶外的纤维间质中,围绕乳腺导管呈靶环状排列;亦可单个散在弥漫浸润于纤维间质中;有时可见残存的小叶原位癌成分。本型又称小细胞癌,预后极差,10 年生存率仅 34.7%。

　　2.超声所见

　　ILC 组织学的特殊性是影响超声影像改变的根本原因,由于 ILC 的癌细胞之间散布着大量正常乳腺组织,因此形成影像中绝大多数肿物边界模糊不清,后方回声衰减多见,且肿物内大多为不均质低回声。文献报道超声诊断 ILC 的敏感度为 78%~95%。①二维超声:肿块内部呈极低回声,形态不规则,边界较浸润性导管癌模糊不清,周围组织结构扭曲常见,后方衰减明显;肿块内部微钙化少见(图 6-26A)。②彩色多普勒:多数肿块内部呈少血供,少数表现为血供丰富,

RI>0.70,呈高阻力频谱(图 6-26B)。③少数病例呈现多中心病灶,表现为同一乳房见多个类似结节存在。

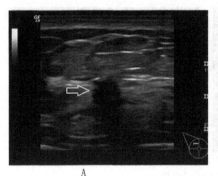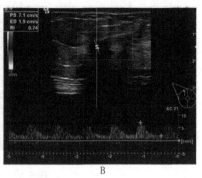

图 6-26 乳腺浸润性小叶癌

A.肿块内呈极低回声(箭头指示部分),形态不规则,边界模糊不清,组织

结构扭曲常见,后方衰减明显;B.肿块内 RI>0.70,呈高阻力频谱

3.鉴别诊断及比较影像分析

(1)浸润性导管癌与浸润性小叶癌鉴别:通过超声对两者进行鉴别很困难。当同一乳腺出现多个癌灶时,提示浸润性小叶癌可能性大。

(2)乳腺病或纤维腺瘤与浸润性小叶癌鉴别:对于声像不典型的病例常鉴别困难,但超声依然是判断乳腺肿块良恶性的较好的影像学检查方法。

(三)乳腺髓样癌

1.临床概述

髓样癌是一种合体细胞生长方式,缺乏腺管结构,伴有明显淋巴细胞及浆细胞浸润,界限清楚的癌;占全部浸润性乳腺癌的 5%～7%。

发病年龄 21～95 岁,与浸润导管癌比较,其患者相对年轻,至少有 10% 的患者在 35 岁以下,有40%～60% 的患者小于 50 岁。老年患者不常见,男性则更罕见。通常在一侧乳腺触到肿物,一般为单个,界清质实,临床和影像学容易误诊为纤维腺瘤。

大体病理:肿物平均 2～3 cm,呈结节状,界限清楚。切面灰白、灰黄到红褐色,鼓胀饱满,与浸润性导管癌相比,其质地较软,肿瘤组织缺乏皱缩纠集感;尤其是较大肿瘤者,其内常见出血坏死,亦可出现囊性变。

组织学上癌实质成分占 2/3 以上,间质成分少。癌细胞较大,形状大小不一,异型性明显,核分裂较多见;常排列成密集的不规则片状或粗条索状,相互吻合,由少量纤维间质分隔,可见腺体结构和导管内癌成分;癌巢中央部常见成片状坏死,间质缺乏淋巴细胞浸润。

乳腺髓样癌在乳腺癌中被认为相对预后较好,其 10 年生存率远高于浸润性导管癌。

2.超声表现

髓样癌的主要超声表现为:①二维超声,肿物呈膨胀式生长,内部呈低或极低回声,边界清晰规则,无包膜;后方回声增强或无变化;内部一般微钙化极少见,可以出现同侧腋窝淋巴结肿大(图 6-27A)。②由于肿瘤内细胞数多,间质纤维少,故肿物大而质软,易发生坏死而发生破溃。③有时,肿块内部可见散在不均的强回声点伴无回声区,后方回声一般不减弱,如后方衰减,则恶性程度大(图 6-27A)。④彩色多普勒检查,肿物内部血供丰富,血管走行杂乱扭曲,以中央性血

流为主,血流因流速低一般无"马赛克"现象;频谱多普勒检出高阻力血流频谱,RI>0.7
(图 6-27B)。

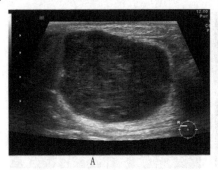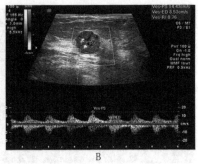

图 6-27　乳腺髓样癌
A.肿块较大时边界依然清晰,肿块内伴无回声区;B.肿块内呈高阻血流频谱

3.鉴别诊断及比较影像分析

髓样癌在诊断中需与如下疾病相鉴别。

(1)与乳腺纤维腺瘤鉴别:①乳腺髓样癌呈膨胀性生长,虽然边界清楚,但无包膜;纤维瘤常
有包膜。②乳腺髓样癌回声多低于纤维瘤,可为极低回声,大者内部可出现坏死、囊性变,肿物内
钙化极少见。③乳腺髓样癌血供丰富,为中央性血流,多为Ⅱ级和Ⅲ级血流;而纤维瘤血供为边
缘性,相对不丰富,多为 0 级。

(2)与浸润性导管癌鉴别:①浸润性导管癌呈垂直性生长,边缘浸润性改变;髓样癌呈膨胀式
生长,边缘清晰规则。②浸润性导管癌内部微钙化常见,髓样癌则极少见。③浸润性导管癌内部
血供以中央性粗大血管为主,血流呈典型"马赛克"现象;髓样癌内部血流丰富,血流为纯蓝或
纯红。

(3)与浸润性小叶癌相鉴别:浸润性小叶癌为第二常见的原发乳腺癌,由于其病理上的特殊
生长方式,而致临床及影像早期诊断困难,如 X 线片有显示,则其最常见征象为星芒状边缘肿块
和结构扭曲。

(4)与黏液腺癌相鉴别:黏液腺癌 X 线片上最类似髓样癌表现,但其常见于绝经后老年妇
女;而髓样癌在年轻患者中有较高比例,年龄因素形成两者鉴别的基础。

(四)乳腺大汗腺癌

1.临床概述

大汗腺癌是一种 90% 以上的肿瘤细胞显示大汗腺细胞形态学特点和免疫表型的乳腺浸润
癌,是乳腺癌浸润性特殊型癌中的一种,较少见,占乳腺癌的 0.4%～4%,患者多为中老年人。常
发生在乳腺外上象限,组织学结构特征为肿瘤由具有顶浆分泌特征的大汗腺样细胞组成,瘤细胞
体积较大,胞质丰富;细胞核较小,呈圆形或椭圆形。肿瘤生长缓慢,预后较好,较晚发生淋巴结
转移。

2.超声表现

超声图像上与其他类型乳腺癌不易区分,但有报道肿块内部见双线样管壁结构回声时,应高
度怀疑大汗腺癌,可能是腺管阻塞所致(图 6-28)。

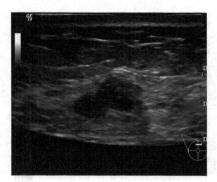

图 6-28　乳腺大汗腺癌二维超声表现

五、乳腺浸润性特殊型癌

(一)乳腺黏液癌

1.临床概述

乳腺黏液腺癌也称黏液样癌或胶样癌,是原发于乳腺的一种很少见的特殊类型的乳腺癌,占所有乳腺癌的 1%~4%。通常肿瘤生长缓慢,转移较少见,预后比其他类型乳腺癌好。患者的发病年龄分布广泛(21~94 岁),中位年龄为 70 岁,其平均年龄或中位年龄比浸润性导管癌偏大,以绝经后妇女常见。75 岁以上乳腺癌患者 7% 为黏液癌。

多数黏液癌患者的首发症状是发现可以推动的乳腺包块,触诊为软至中等硬度。由于黏稠液体被纤维分隔,触诊时可有捻发音。好发于外上象限,其次为外下象限。

大体病理:肿瘤直径从 10 mm 以下至 200 mm,平均 28 mm。典型黏液癌具有凝胶样外观,似胶冻状,伴有突出的、清楚的边界,可推动;肿瘤缺乏真正的包膜;囊性变在体积较大的病例出现。

乳腺黏液癌是由细胞学相对温和的肿瘤细胞团巢漂浮于细胞外黏液湖中形成的癌。可以分为单纯型和混合型。黏液腺癌病理表现为大量细胞外黏液中漂浮有实性团状、条索状、腺管状、筛状等结构癌组织灶,癌细胞大小相似、异型性明显,核分裂象易见;混合型还伴有浸润性导管癌等成分。黏液湖被纤维组织分隔,肿瘤周边也有纤维组织间隔,这可能是阻止癌细胞扩散的一个因素。黏液是癌细胞变性崩解产物,为酸性或中性黏液。黏液腺癌被认为系来源于导管内癌或浸润性导管癌。乳腺肿瘤中出现黏液或黏液变性者较多,因此,黏液腺癌须与其他肿瘤进行鉴别:①印戒细胞癌具有印戒细胞,呈单个纵列或弥漫浸润于纤维组织中,癌细胞胞质内出现黏液空泡,将核挤向一侧呈“印戒状”等特征,其生长方式也呈弥漫性。②纤维腺瘤、乳头状瘤、导管增生等良性疾病均可伴有局灶性或广泛性黏液样变,但细胞缺乏异型性,纤维腺瘤有真正胞膜等可资鉴别。③转移性黏液腺癌应进行 B 超、X 线、CT、纤维胃镜等检查,可排除消化道、生殖道等其他各部位肿瘤。

2.超声表现

乳腺黏液癌的超声特征与病理分型密切相关:①单纯性乳腺黏液癌表现为低回声肿块,有包膜,边界清楚,形态规则,内部回声均匀,后方回声增强(图 6-29),酷似纤维腺瘤。②混合型黏液腺癌表现为不均质回声的低回声肿块,肿块部分或全部边界不清,形态不规则(图 6-30);肿块内可伴等回声区、液性暗区或强回声钙化灶伴后方声影(图 6-31)。③CDFI:肿块内可见少量血流信号,部分呈较丰富彩流信号,RI 常大于 0.7。

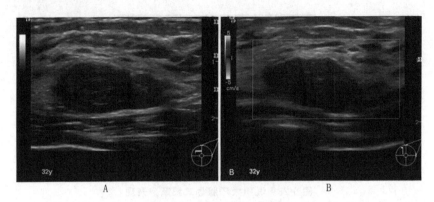

图 6-29　单纯性乳腺黏液癌

A.低回声肿块,有包膜,边界清楚,形态规则,内部回声均
匀,后方回声增强;B.CDFI:肿块内未见明显血流显示

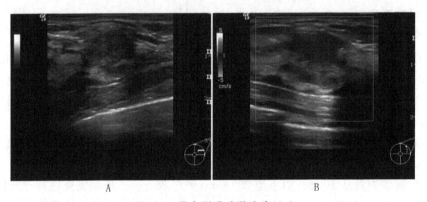

图 6-30　混合型乳腺黏液癌(一)

A.不均质低回声肿块,肿块边界不清,形态不规则;B.肿块内未见明显血流显示

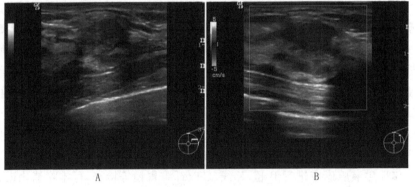

图 6-31　混合型乳腺黏液癌(二)

肿块内呈混合回声,可见等回声区和液性暗区

3.鉴别诊断及比较影像分析

　　单纯型乳腺黏液癌超声表现为边缘光滑的较低回声肿块,因此常需与腺瘤等良性病变鉴别,但存在一定难度;可以从临床发病特征上考虑,腺瘤常有多发征象,且病史长,变化不显著。

　　混合型乳腺黏液癌超声表现常为一些典型的恶性征象,又与浸润性导管癌或浸润性小叶癌不易鉴别,但浸润性导管癌钼靶 X 线常表现为毛刺性肿块,其次为钙化;浸润性小叶癌常表现为腺体扭曲和不对称密度。

(二)导管内乳头状癌

1.临床概述

乳腺导管内乳头状癌为一种特殊型乳腺癌,占全部乳腺癌的 2%～8%,多发生于乳腺中央区的大导管,常有乳头溢血,50 岁以上老人多见。肿块直径约 3 cm,预后较一般乳腺癌好,10 年存活率达 63.9%。

大体表现:肿瘤由管壁向腔内突出生长,形似乳头状,富于薄壁血管,极易出血。

病理检查:乳头状癌常见有纤维脉管束,乳头表面被覆异型癌细胞,细胞可单层或复层,排列极其紊乱,可见核分裂象,肌上皮消失,在乳头基底部与囊壁交界处可见癌组织浸润。

2.超声表现

超声表现为乳腺的中央导管扩张,内有实性中低回声团,形态不规则,呈"蟹足"样(图 6-32A),内有微粒样钙化点,后壁常呈衰减暗区。CDFI 示癌瘤内血流信号增多(图 6-32B)。

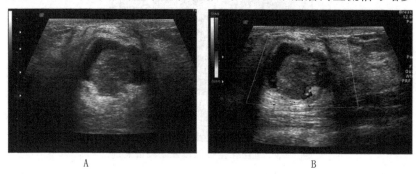

图 6-32 导管内乳头状癌

A.局部导管扩张,内见实性中低回声团块,形态不规则;B.肿块内血流信号增多

3.鉴别诊断及比较影像分析

乳腺导管内乳头状癌需与如下疾病相鉴别。

(1)与导管内乳头状瘤鉴别:①两者均可见到自发的、无痛性乳头血性溢液;均可扪及乳晕部肿块,且按压该肿块时可自乳管开口处溢出血性液体;由于两者的临床表现及形态学特征都非常相似,故两者的鉴别诊断十分困难。一般认为,乳腺导管内乳头状瘤的溢液可为血性,亦可为浆液血性或浆液性;而乳头状癌的溢液则以血性者为多见,且多为单侧单孔。②乳头状瘤的肿块多位于乳晕区,质地较软,肿块一般不大于 1 cm,同侧腋窝淋巴结无肿大;而乳头状癌的肿块多位于乳晕区以外,质地硬,表面不光滑,活动度差,易与皮肤粘连,肿块一般大于 1 cm,同侧腋窝可见肿大的淋巴结。③乳腺导管造影显示导管突然中断,断端呈光滑杯口状,近侧导管显示明显扩张,有时为圆形或卵圆形充盈缺损,导管柔软、光整者,多为导管内乳头状瘤;若断端不整齐,近侧导管轻度扩张,扭曲,排列紊乱,充盈缺损或完全性阻塞,导管失去自然柔软度而变得僵硬等,则多为导管内乳头状癌。④溢液涂片细胞学检查乳头状癌可找到癌细胞;最终确诊则以病理诊断为准,而且应做石蜡切片,避免因冷冻切片的局限性造成假阴性或假阳性结果。

(2)与乳腺导管扩张症鉴别:①乳腺导管扩张症溢液期均可以乳头溢液为主要症状,常伴有先天性乳头凹陷,溢液多为双侧多孔,性状可呈水样、乳汁样、浆液样、脓血性或血性。②导管扩张症的肿块期可见到乳晕下肿块,肿块形状可不规则,质地硬韧,并可与皮肤粘连,常发生红肿疼痛,后期可发生溃破而流脓;还可见患侧腋窝淋巴结肿大、压痛。③若较大导管呈明显扩张,导管粗细不均匀,失去正常规则的树枝状外形者,而无明显充盈缺损者,则多为导管扩张。④必要时可行肿块针吸细胞学检查或活组织病理检查。

六、乳腺其他罕见癌

(一)乳腺化生性癌

1.临床概述

乳腺癌常伴有各种类型的化生,如鳞状上皮化生、梭形细胞化生、软骨化生或骨化生,故称其为化生性癌。

2.超声表现

声像图表现与黏液癌相似,单纯应用超声很难对乳腺癌的病理类型做出诊断(图 6-33)。

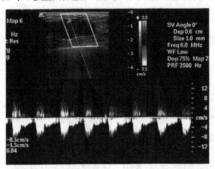

图 6-33　乳腺化生性癌多普勒频谱表现

3.相关影像学表现

钼靶 X 线表现无特殊性。多数边界较清楚,无钙化,有些患者中表现为良性征象,一些患者同时表现为部分边界清楚,部分呈毛刺状。

(二)乳腺神经内分泌癌

1.临床概述

乳腺神经内分泌癌较罕见,占乳腺癌的 2%～5%,其肿瘤细胞中往往含有亲银和/或嗜银颗粒,神经内分泌指标呈阳性表达。1977 年,Cubilla 和 Woodruff 首先报道了发生于乳腺的神经内分泌癌。2003 年,世界卫生组织(WHO)乳腺及女性生殖器官肿瘤组织分类将乳腺神经内分泌癌正式命名,并将其分为实体型神经内分泌癌、小细胞/燕麦细胞癌及大细胞神经内分泌癌 3 个亚类。

本病多见于老年人,主要发生于 60～70 岁。但临床上多缺乏神经内分泌综合征的表现。

大体形态表现为浸润性或膨胀性生长的肿块,切面呈实性、灰粉或灰白,质硬,大部分边界清晰,部分与周围组织分界欠清。按细胞类型、分级、分化程度和产生黏液的情况可将其分为不同的亚型:实性神经内分泌癌、不典型类癌、小细胞/燕麦细胞癌和大细胞神经内分泌癌。神经内分泌癌癌组织由密集的细胞构成,形成孤立的、界限清楚的小叶状肿块,或呈实性巢状、片状、小梁状;亦可由密集富染色质、细胞质稀少的细胞或由密集的细胞质丰富的大细胞团块组成。

2.超声表现

乳腺神经内分泌癌的声像图表现多为不均质低回声实性肿块,形态不规则,边界清晰或部分边界不清(图 6-34A)。肿瘤内伴部分黏液癌成分时,瘤内可部分表现为低、无回声;伴浸润性导管癌时,超声表现与浸润性导管癌相似(图6-34B)。

　　彩色多普勒血流显像显示大部分乳腺神经内分泌癌血流丰富(图6-34C),考虑与肿瘤细胞密集、实性癌巢中新生血管丰富有密切关系。少部分肿块内血流稀少。

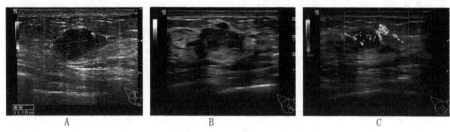

图 6-34　乳腺神经内分泌癌

A.不均质低回声实性肿块,形态不规则,部分边界不清。病理:乳腺实性神经内
分泌癌;B.肿块边界不清,形态不规则,内部回声不均匀,局部呈低无回声。病
理:乳腺实性神经内分泌癌,伴部分黏液癌成分及广泛性导管内癌成分(神经内
分泌性导管内癌);C.彩色多普勒示肿块内及边缘部可见明显丰富彩流信号

　　3.鉴别诊断及比较影像分析

　　(1)与常见的乳腺浸润性导管癌鉴别:乳腺神经内分泌癌的超声表现与其病理组织学特征有密切关系。乳腺神经内分泌癌的四个病理学亚型均由密集的细胞构成,可呈实性巢状、片状、小梁状,形成孤立的、界限清楚的肿块,使其在超声检查中可表现为边界清晰的实性肿块。乳腺浸润性导管癌实质向周围组织浸润明显,并伴有不同程度的间质反应,成纤维反应多,超声表现为毛刺及强回声晕。肿瘤间质的胶原纤维成分增多,排列紊乱形成后方回声衰减;而乳腺神经内分泌癌细胞成分丰富,间质成分少,以膨胀性生长为主,故多为实性肿块,边界清晰,无毛刺,后方回声无明显衰减,可据此加以鉴别。但乳腺神经内分泌癌呈浸润性生长时,则难以与乳腺浸润性导管癌相鉴别。

　　(2)与乳腺其他良性肿瘤相鉴别:乳腺神经内分泌癌呈膨胀性生长时,因其边界清楚而难以与其他乳腺良性肿瘤相鉴别,但肿块内血流丰富而提示恶性肿瘤可能。而肿块表现为部分边界不清,形态不规则并肿块内血流丰富,常提示乳腺恶性肿瘤。

(曲晓燕)

第七章

心血管疾病

第一节　冠状动脉粥样硬化性心脏病

随着我国人们生活水平的日益提高,冠心病的发病率逐年提高。近年来,超声仪器的不断改进及相应软件的研发为超声医学的发展提供了必要的技术支持,不断涌现的超声新技术为冠心病及各种心脏病变的评价提供了有效的工具,同时超声诊断因其简便性、无创性、可重复性及可床旁操作等优势在冠心病诊断中发挥着不可替代的作用。

一、冠状动脉的解剖及血流动力学

(一)冠状动脉解剖

正常冠状动脉分别起源于左、右冠状动脉窦,左冠状动脉起源于左冠状动脉窦,左冠状动脉主干在肺动脉左侧和左心耳之间向左走行大约1 cm后分为左前降支和回旋支,部分患者在左前降支和回旋支之间还发出斜角支。左前降支沿前室间沟走向心尖,多数达后间隔再向上、向后止于心脏的膈面;前降支在前纵沟沿途发出许多分支供应心室前壁中下部及室间隔前2/3。回旋支沿房室沟走向左后部,绕过左室钝缘到达膈面,它在行进中发出许多分支分布于左室前壁上部、侧壁、后壁及其乳头肌。右冠状动脉起源于右冠状动脉窦,然后沿后室间沟走向心尖;右冠状动脉除分布于右室壁外,尚分布于左室后壁及室间隔后1/3。上述血管及其分支如发生动脉粥样硬化或痉挛,可造成管腔狭窄而产生心肌缺血。

(二)冠状动脉血流动力学

心脏每分钟排血约5升。心脏连续不停地做功,耗氧量巨大。静息状态下氧的清除率为70%～80%,心肌组织内氧储备极少,因此心肌对供血不足最敏感。当心脏耗氧量增加时,冠状动脉的血流量将通过多种机制进行调节以满足心肌的需要,包括:血流动力学因素(舒张期血压、舒张期长短、冠状动脉内径);冠状动脉平滑肌的紧张度;神经调节因素(冠状动脉外膜上的肾上腺素能神经纤维调节及通过调节心脏收缩活动、收缩频率、电生理及心肌代谢等方面调节);代谢因素(多种代谢产物可引起血管扩张)等。

冠心病的病变基础是动脉粥样硬化的不断进展,造成冠状动脉管腔的狭窄,特别是易损斑块的破裂导致的血小板聚积和血栓形成,是冠心病急性事件的主要原因。

二、冠状动脉的超声心动图检查

超声心动图尤其是经食管超声心动图可以观察冠状动脉的起源、走行、形态及其内血流。近年来发展的彩色多普勒冠状动脉血流成像技术更可以较为直观地显示冠状动脉主干及其分支的血流,同时可探测心肌内冠状动脉血流,并对冠状动脉远端血流进行检测。以经胸超声观察冠状动脉为例介绍。

(一)二维超声心动图

二维超声心动图可清晰显示左、右冠状动脉的起始部,在心底短轴切面于主动脉根部4～5点钟处可见左冠状动脉的开口,在10点钟处可见右冠状动脉的起源(图7-1)。

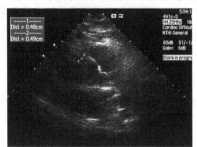

图 7-1 左、右冠状动脉经胸二维超声心动图成像
在心底短轴切面于主动脉根部可见左、右冠状动脉的起源

在胸骨旁主动脉根部短轴切面调整探头方位,可显示左冠状动脉的主干向左走行,随即顺时针旋转探头30°时,可见其长轴图像,发现分叉处时指向肺动脉瓣者为左前降支,其下方者为左回旋支。左主干向肺动脉倾斜15°～30°,而后平直走行,左前降支顺室间隔下行,而左旋支向左后走行。将探头稍向上翘,于主动脉根部的右上缘10至11点的部位可见右冠状动脉长轴图像。在左室长轴切面清楚显示主动脉前壁时,向内旋转探头,再略向上扬,也可见右冠状动脉。右冠状动脉自右冠状动脉窦起源后迅速行或进一步从出口处下行。右冠状动脉近端长轴在心尖四腔切面和剑突下五腔切面可显示,右冠状动脉中段短轴在剑突下心尖四腔切面可显示。冠状动脉及其分支不在同一水平,难以显示冠状动脉的全貌,通常在一个切面上只能显示一段冠状动脉,因此在超声扫查时须不时变换探头的方向方能观察到冠状动脉的连续情况。

在二维超声心动图上冠状动脉呈梭状、圆形或管状。左主干开口呈漏斗状,正常左主干长度<2 cm(约95％),直径为4～10 mm(平均7 mm),右冠状动脉直径为3～6 mm,左前降支近端为3～5 mm。

(二)彩色多普勒冠状动脉血流成像技术

近年来发展的彩色多普勒冠状动脉血流成像技术弥补了二维超声心动图观察冠状动脉的不足,在显示冠状动脉主干及其分支的同时,可探测心肌内冠状动脉血流,其有效性经冠状动脉造影对照证实对左前降支远端的总检出率达90％。与冠状动脉造影相比,此项技术具有无创、可重复观察的优越性,是冠状动脉造影的重要补充(图7-2)。扫查方法如下。

1.左前降支

患者取平卧或左侧卧位,在左心二腔切面基础上探头略向右侧倾斜,使室间隔前方出现部分右室结构再将探头逐渐向左倾斜,待右室结构正好消失,此时室间隔前方显示沿前室间沟下行的前降支的中下段。二维超声可显示其远端的短轴切面,稍微旋转探头可显示左前降支的长轴管型结构,用彩色多普勒显示其血流,脉冲多普勒可显示其血流频谱。在心尖三腔切面可显示左前降支末段彩色多普勒血流图。

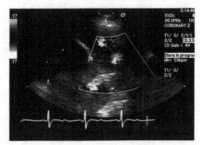

图 7-2 左冠状动脉彩色多普勒血流成像
清晰显示左冠状动脉主干,左前降支近端(LAD)和回旋支(CX)近端的血流

2.右冠状动脉后降支

患者取左侧卧位,于胸骨左缘第四或五肋间显示左室短轴切面,彩色多普勒可显示其血流。在左心二腔切面基础上探头略向下移动,显示左室心尖部,待右室结构正好消失,此时左室下壁与膈肌之间可出现沿后室间沟下行的后降支的中下段。

3.左旋支

在心尖四腔切面略改变探头倾斜角度,于左室的左外侧可显示左旋支的分支——钝缘支的血流。

在左室短轴切面上,于室间隔的前、后方可分别显示前降支和后降支的横断面,左室左侧可见钝缘支的横断面,室间隔前段及左室前壁心肌内可见心肌内的冠状动脉血流。彩色多普勒显示冠状动脉为舒张期持续的线状红色血流信号,脉冲多普勒显示的以舒张期为主的双期血流频谱。在彩色多普勒冠状动脉血流成像引导下采用频谱多普勒可定量分析冠状动脉血流灌注情况,认识冠状动脉血流的生理,了解各种生理和病理因素对冠状动脉血流灌注的影响,评估药物治疗的效果,为诊断和治疗提供可靠的依据。

常用参数有:收缩期最大和平均血流速度(PSV,MSV);舒张期最大和平均血流速度(PDV,MDV);收缩期和舒张期血流速度时间积分(VTIS,VTID);总血流速度时间积分(VTIS+D);总平均速度(MV);舒张期和收缩期血流速度时间积分比值(VTID/VTIS);收缩期和舒张期血流速度时间积分与总血流速度时间积分比值(VTIS/VTIS+D,VTID/VTIS+D)等。

彩色多普勒冠状动脉血流成像对于室间隔前段、左室前壁及侧壁前段心肌内血流可较为清晰的显示,而室间隔后段及左室后壁心肌内的冠状动脉血流显示欠佳。右室游离壁心肌内冠状动脉血流成像亦不理想。

(三)经胸超声观察内乳动脉桥

冠状动脉搭桥术是冠状动脉血流重建的一种有效方法,尤其对治疗多支病变或主干近端高危病变患者,与介入治疗和常规药物治疗相比有明显的优势。内乳动脉作为移植血管,其远期通畅率高于自体大隐静脉,冠状动脉前降支病变多采用该血管与前降支吻合的方法进行治疗。

内乳动脉又称胸廓内动脉,其解剖结构左右两侧基本相似,是锁骨下动脉的第一支分支,发自锁骨下动脉第一段的下壁,与椎动脉的起始部相对,沿胸骨侧缘外侧 1~2 cm 处下行,至第 6 肋间隙处分为腹壁上动脉和肌膈动脉两终支。内乳动脉血管长度约 20 cm,平均直径 3 mm。

左内乳动脉(LIMA)检查方法:将探头置于左锁骨上窝做横切,探及锁骨下动脉长轴,将探头旋转 90°,以彩色多普勒显示血流信号,于锁骨下动脉下壁即椎动脉起始部的对侧可见内乳动脉起始部。尽可能调整声束与血流的角度,在距起始部 1.0～1.5 cm 范围内取样,获得脉冲多普勒频谱。彩色多普勒超声能够提供有关内乳动脉的形态学信息,且通过多普勒检测了解其血管功能,为术前准备及术后随访评估提供相关信息,锁骨上窝较胸骨旁 LIMA 显示率高。检测指标:血管内径(D)、收缩期峰值流速(V_S)、舒张期峰值流速(V_D)、收缩期速度时间积分(VTI_S)、舒张期速度时间积分(VTI_D)、收缩期与舒张期峰值流速的比值(V_S/V_D)、收缩期与舒张期流速度时间积分的比值(VTI_S/VTI_D)。

冠状动脉搭桥术后,LIMA 脉冲多普勒频谱曲线特征由术前的收缩期优势型转变为术后的舒张期优势型,与冠状动脉的频谱曲线相似。在左室长轴切面基础上,探头向患者心尖方向滑动,并使探头旋转到右室结构正好消失时,应用冠状动脉血流成像技术,可显示沿前室间沟下行的 LAD 的中远段。在该切面,部分患者可显示桥血管与自体 LAD 吻合的特征性倒"Y"形冠状动脉血流成像图,即由桥血管远段、远段自体 LAD 及近段自体 LAD 组成,交汇点即吻合口的位置。在心尖二腔切面也可显示桥血管与自体 LAD 的吻合口。

冠状动脉血流成像技术检查 LIMA 桥以其无创性、可重复性、便于随访的优势,成为评价冠状动脉搭桥术前后内乳动脉功能及血管通畅性首选而可靠的检测技术。

三、心肌缺血的超声心动图检查

心肌一旦发生缺血,立即出现室壁运动异常,故缺血节段的室壁运动异常是诊断缺血心肌的主要方法之一。

(一)左心室室壁节段的划分

1. 20 节段划分法

美国超声心动图学会推荐的 20 节段法,将胸骨旁左室长轴四面分为三段,即基底段、中间段、心尖段;沿左室短轴环,在基底段和中间段的室壁,再每隔 45°划分一段,各分为 8 个节段在心尖水平分为 4 个段,共计 20 段。这种方法可以构成一球面的左室节段系统,这个系统像一个靶图,将异常节段标在靶图中,又称牛眼图,可以很容易显示异常节段室壁占整个心室壁的比例,估测病变程度。在心室再同步化治疗中亦可发挥定位作用。

2. 16 节段划分法

根据冠状动脉与各室壁节段间的对应关系,使用 16 节段划分法。该法在长轴切面把左室壁分为基部、中部、心尖部,在短轴切面把左室壁分为前壁、前间隔、后间隔、下壁、后壁、侧壁,而心尖部短轴切面仅分为四段即前壁、后间隔、下壁、侧壁,共计十六段。这种划分法与冠状动脉血供分布密切结合,又使各段容易在超声心动图两个以上的常规切面中显示出来。从图 7-3 中可看出,心尖侧壁和心尖下壁为冠状动脉供血重叠区,心尖侧壁可由左前降支或左回旋支供血,心尖下壁可由左前降支或右冠状动脉供血。在判断心尖侧壁的供血冠状动脉时,如果心尖侧壁室壁运动异常的同时伴有室间隔或左室前壁的室壁运动异常,则心尖侧壁划为左前降支供血节段;如果伴有左室后壁或后侧壁的室壁运动异常,则心尖侧壁划为左回旋支供血节段。同样,在分析判断心尖下壁的供血冠状动脉时,如果心尖下壁室壁运动异常的同时伴有下壁运动异常,则心尖下壁划为右冠状动脉供血节段;如果伴有室间隔或左室前壁的室壁运动异常,则心尖下壁划为左前降支的供血节段。

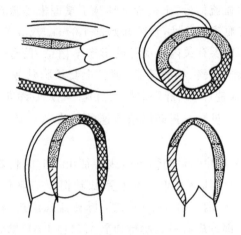

▨▨ 左前降支供血区　　▨▨ 左前降支回旋支重叠区
▧▧ 右冠脉供血区　　　▨▨ 左前降支右冠脉重叠区
▨▨ 回旋支供血区

图 7-3　冠状动脉供血区域分布图

3.17 节段划分法

20 节段和 16 节段划分法均不包括心尖顶部,即没有心腔的真正心肌心尖段。近年来超声方法评价心肌灌注的各项技术逐步应用发展,心尖顶部心肌段日益受到关注。因此,美国心脏病学会建议几种心脏影像学检查方法统一采用 17 段心肌分段方法,其命名及定位参考左心室长轴和短轴 360°圆周,以基底段、中部-心腔段及心尖段作为分段命名,沿左心室长轴从心尖到基底定位。17 节段划分法实际上是在 16 节段划分法的基础上把心尖单独作为一个节段。

(二)节段性室壁运动异常的分析

缺血性节段性室壁运动异常是冠心病在二维超声心动图上的特征性表现,节段性室壁运动异常的表现:①室壁运动幅度减低、消失、反常(矛盾)运动。②室壁运动时间延迟。③心肌收缩时的变形及变形率减低。④心肌收缩运动梯度低下。⑤室壁收缩期增厚率减低、消失、负值。心内膜运动<2 mm 者为运动消失,2~4 mm 者为运动减弱,≥5 mm 者为运动正常。

1.节段性室壁运动异常的目测分析

应用目测法对室壁运动进行定性分析。①运动正常:收缩期心内膜向内运动幅度和室壁增厚率正常者。②运动减弱:较正常运动幅度减弱,室壁增厚率<50%者。③不运动:室壁运动消失。④矛盾运动:收缩期室壁朝外运动。⑤运动增强:室壁运动幅度较正常大。同时采用室壁运动记分(wall motion score,WMS)法进行半定量分析:运动增强=0 分;运动正常=1 分;运动减弱=2 分;不运动=3 分;矛盾运动=4 分;室壁瘤=5 分。将所有节段的记分相加的总和除以所观察的室壁总数即得"室壁运动指数"(wall motion index,WMI)。凡室壁运动指数为 1 者属正常,室壁运动指数大于 1 者为异常,室壁运动指数≥2 者为显著异常。研究表明室壁运动指数与左室射血分数显著相关,室壁运动指数越高,射血分数越低。

2.组织多普勒成像(tissue Doppler imaging,TDI)

TDI 通过直接提取心肌运动多普勒信号,获得心肌长轴运动的方向运动速度、位移、时相等多项信息,对节段室壁运动进行定性、定量研究。

3.彩色室壁动态技术(color kinesis,CK)

CK 由声学定量技术(AQ)发展而来。AQ 技术是根据心肌和血液的背向散射信号不同,计算机自动将二者鉴别开来,在心肌和血液的分界(即心内膜)处给予曲线勾画出来,CK 技术正是在此基础上建立起来的。它通过心动周期中不同的时间段心内膜所在位置的不同给予不同的颜色,室壁运动即可通过观察某段室壁的收缩期心内膜运动幅度大小、心内膜颜色变化的方向来判断有无节段性室壁运动异常。

CK 以不同色彩显示在同一幅图像上直观显示整个心动周期心内膜向内或向外运动幅度和时相,从收缩期开始由内向外依次将心内膜图像编码为红→橘红→黄→绿→蓝,从舒张期开始由内向外依次为红→蓝→绿→黄,将无运动或矛盾运动者始终显示为红色,可用于分析室壁运动。

4.实时三维成像技术(real-time three-dimensional echocardiography,RT-3DE)

RT-3DE 克服了二维超声心动图切面有限的不足,可显示整个左室室壁运动。RT-3DE 对正常左室局部收缩功能的研究表明左室各节段的收缩功能并非均一,前壁、前间壁和侧壁收缩功能明显强于下壁和后壁,局部心搏量从心底部到心尖部有逐步下降的趋势,这说明单纯应用局部射血分数来评价左室局部功能具有一定的局限性。RT-3DE 测量包括:左室节段的局部心搏量、局部射血分数、局部-整体射血分数等系列局部心功能,可进一步提高冠心病患者左室局部收缩功能定量评价的准确性。

四、超声心动图负荷试验

负荷超声心动图是一种无创性检测冠心病的诊断方法。其通过最大限度激发心肌需氧增加而诱发心肌缺血,通过实时记录室壁运动情况,评估心肌缺血所致节段性室壁运动异常。由于心肌缺血时室壁运动异常往往遭遇心电图改变和心绞痛发生,从而提高了超声诊断冠心病的敏感性,也增加了其安全性。负荷超声心动图常用负荷的方法如下。①运动负荷试验:运动平板试验、卧位或立位踏车试验等。②药物负荷试验:包括正性肌力药(多巴酚丁胺)和血管扩张剂(双嘧达莫、腺苷)。③静态负荷试验:包括冷加压试验、握力试验、心房调搏等。

(一)运动负荷试验

常用的运动负荷试验为运动平板试验和踏车试验。运动试验的禁忌证与心电图运动试验相同,运动采用的方案及运动终点也与心电图运动试验一样。负荷超声心动图以出现室壁运动异常或原有异常室壁运动加重为确诊冠心病的标准。超声心动图运动试验在运动前记录各常规切面图像,运动中由于直立的体位,晃动的躯体及呼吸频率加快均影响了运动中超声心动图检查,运动后需立即让患者平卧检查。由于运动停止后心肌缺血尚能维持一段时间,其心肌缺血持续的时间与运动负荷量和心肌损害程度有关,故应尽快检查才能发现室壁运动异常。采用卧位踏车试验可避免患者起立运动,躺下检查的不便和停止运动时间过长记录不到异常的室壁运动的缺点。

虽然运动负荷超声心动图是最为生理的负荷试验,没有药物所致的血流动力学方面的不良反应。但由于受患者年龄、体能、下肢血管疾病或下肢肌肉骨骼疾病的限制,以及运动所致的呼吸增快、胸壁过度运动等因素影响超声图像质量,因而其临床应用受到一定限制。

(二)药物负荷试验

由于药物负荷试验不受体力及下肢疾病的限制,目前临床应用较为普遍。常用药物有多巴酚丁胺、腺苷和双嘧达莫。

1.多巴酚丁胺负荷超声心动图

多巴酚丁胺是异丙肾上腺素衍生物,是人工合成的儿茶酚胺类药物,具有较强的 β_1 受体兴奋作用,即正性肌力作用。经研究证实,静脉滴入 1~2 分钟后开始生效,8~10 分钟达高峰,血浆半衰期约 2 分钟,停药后 5~10 分钟作用消失。静脉注射 2.5~10 $\mu g/(kg \cdot min)$ 时,可使心肌收缩力增强,心排血量增加,左室充盈压、肺毛细血管楔压和中心静脉压下降,以此可检出存活心肌。当应用 20 $\mu g/(kg \cdot min)$ 以上时,可使心率增快,血压增高,心肌需氧量增加,流向狭窄冠状动脉的血流量减少,使该血管供血的心肌缺血,从而检测出缺血心肌。

多巴酚丁胺剂量及用法:起始浓度为 5 $\mu g/(kg \cdot min)$,每 3 分钟递增至 10 $\mu g/(kg \cdot min)$、20 $\mu g/(kg \cdot min)$、30 $\mu g/(kg \cdot min)$,最大剂量为 30~50 $\mu g/(kg \cdot min)$。经超声心动图各切面观察每一剂量及终止后 5 分钟的室壁运动,并记录血压、心率及 12 导联心电图。终止试验标准:多巴酚丁胺达峰值剂量;达到目标心率;出现新的室壁运动异常或室壁运动异常加重;出现心绞痛;心电图 ST 段下降 $\geqslant$ 2 mV;频繁室性期前收缩或室速;收缩压 $\geqslant$ 29.3 kPa(220 mmHg),1 mmHg $=$ 0.133 kPa),或舒张压 $\geqslant$ 17.3 kPa(130 mmHg),或收缩压比用药前降低 $\geqslant$ 2.7 kPa(20 mmHg);出现不能耐受的心悸、头疼、恶心、呕吐等不良反应。若出现室壁运动异常可诊断为冠心病。

以往对多巴酚丁胺负荷试验结果的判定多采用对节段心肌功能视觉评价上,以计算室壁运动记分指数(wall motion score index,WMSI)为评判标准,带有明显的主观性和经验依赖性,当图像质量较差时,不同观察者之间得出的结论差异明显,诊断精确性低。随着超声新技术的开展,在多巴酚丁胺负荷超声心动图基础上结合多种新方法以提高诊断率。①与声学造影结合:通过注入声学造影剂使左室造影,增强对心内膜边界的辨认,提高视觉评价的准确率,并且通过心肌灌注成像判断心肌活性,二者的结合能同时实现收缩储备和心肌灌注的评价,使对心肌活性的判断更客观准确。②与应变率成像结合:可测量所有心肌节段的心肌运动的量化指标在静息状态与负荷状态下的变化情况,特别是采集二维原始图像的 VVI 技术及二维应变技术的应用,避免了多普勒技术角度、帧频及噪声的影响,提高了试验的准确性。③与彩色室壁运动(CK)结合:在 CK 技术基础上评价室壁运动,提高了对室壁运动判断的准确性,减少了人为主观因素的影响,试验的敏感度、特异度和诊断准确率增加。

2.双嘧达莫药物负荷试验

双嘧达莫(潘生丁)为冠状动脉扩张剂,其发挥作用的机制主要是通过抑制心肌细胞、内皮细胞和血管平滑肌细胞对腺苷的摄取及增加冠状动脉对腺苷的敏感性。双嘧达莫使正常的冠状动脉扩张,使其血流量增加达正常的 5 倍,而心肌耗氧量不增或略低。但对已有粥样硬化和狭窄的冠状动脉,其扩张作用显著减弱,甚至完全不能扩张。在冠心病患者,正常的冠状动脉充分的扩张的同时,病变血管的血液灌注明显减少,出现"盗血现象"诱发心肌缺血。双嘧达莫药物负荷试验是评价冠状动脉固定狭窄病变和冠状动脉小血管病变的有效手段,在存活心肌的评价中应用较少。

双嘧达莫剂量及用法:0.56 $\mu g/kg$ 以生理盐水稀释后 4 分钟内缓慢静脉注射,观察 4 分钟,若无反应再于 2 分钟内给 0.28 $\mu g/kg$ 静脉注射,总剂量 0.84 $\mu g/kg$,10 分钟内注射完。

3.腺苷负荷超声心动图

腺苷是目前认为作用最确切和最强的冠状动脉扩张物质。部分正常细胞在代谢过程中可产生少量腺苷,但在心肌缺血时则可产生大量腺苷。腺苷可直接作用于内皮细胞和血管平滑肌细

胞的腺苷 A_2 受体而使动脉扩张,低剂量应用腺苷可通过增加冠状动脉血流速度检测冠状动脉血流储备,高剂量应用可通过对冠状动脉的"盗血作用"诱发心肌缺血。1990 年腺苷首次推出后即成为新一代的负荷试验药物。腺苷以其半衰期短、作用直接、不良反应轻的优势,在缺血性心脏病的诊断及对治疗效果的评估上具有广泛的应用价值。

腺苷注射液经静脉持续静脉泵注入,剂量为 140 $\mu g/(kg \cdot min)$,用药时间 6 分钟。在给予腺苷注射液前、用药 3 分钟、终止给药时和停药后 5 分钟分别记录二维超声心动图与 12 导联心电图,观察 ST 段变化,同时监测血压和心率,出现明显阳性结果或不良反应及时停药。腺苷不良反应的发生率达 80%,主要有头痛、面红、心悸、胸部不适、呼吸加深或困难、低血压、房室传导阻滞等。但腺苷的半衰期极短,停药后不良反应很快消失。

五、存活心肌的超声心动图检测

随着冠心病内科介入治疗及外科冠状动脉搭桥术的广泛开展,如何评价受损心肌的血流灌注,功能改善状况也越来越受到关注。因为再血管化治疗仅能提高具有存活心肌患者的生存率,无活性的心肌经再血管化治疗后功能不能恢复。为此,提出了存活心肌的概念:即指冠状动脉缺血或再灌注后具有收缩力储备的心肌,包括:①顿抑心肌,指在严重短暂的心肌缺血缓解后(一般少于 20 分钟)受损心肌功能延迟恢复的状态,即血流已经恢复正常或接近正常时心肌收缩功能仍低下,延迟恢复。②冬眠心肌,指长期低血流灌注使受损心肌收缩功能适应性下降,心肌降低做功、减少氧耗,以维持细胞活性。二者的共同的特点是心肌代谢存在、心肌细胞膜完整、具有收缩储备,对正性肌力药物有收缩增强的反应。

研究表明,冠状动脉微血管的完整性是确保心肌收缩力储备和局部功能恢复的先决条件,是心肌存活的必备条件。但微血管的完整性(心肌组织灌注)与收缩储备并不匹配,心肌收缩储备与微血管完整性是存活性的两个不同方面,它们不能互相替代。因此,如何运用超声方法评价存活心肌成为超声技术发展的新热点。

(一)药物负荷超声心动图

1.小剂量多巴酚丁胺负荷超声心动图

目前临床检测存活心肌多应用小剂量多巴酚丁胺,起始浓度为 2.5 $\mu g/(kg \cdot min)$,每次递增 2.5 $\mu g/(kg \cdot min)$ 至 10 $\mu g/(kg \cdot min)$ 或 15 $\mu g/(kg \cdot min)$,每个剂量维持 5 分钟。也有应用多巴酚丁胺 3 $\mu g/(kg \cdot min)$、5 $\mu g/(kg \cdot min)$、10 $\mu g/(kg \cdot min)$,每个剂量维持 5 分钟的方法。

小剂量多巴酚丁胺负荷试验的注意事项:①心肌梗死患者对小剂量多巴酚丁胺耐受性好,多数患者不出现不良反应。②必须注意观察室壁运动的改变,尤其是心肌梗死节段,但对正常节段也应注意观察,因部分患者有多支血管病变,在负荷后也可能出现新的室壁运动异常。③在试验过程中,应注意有无室性心律失常和心肌缺血表现。禁忌证为:心肌梗死后,病情不稳定,仍有心肌缺血表现者;有频发严重心律失常者;左室腔内血栓者;高血压控制不佳者;不能耐受多巴胺类药物者。

心肌缺血反应的标志是在静滴多巴酚丁胺时,收缩减弱节段收缩运动进一步恶化,无收缩活动节段在小剂量时出现一过性改善,但在较大剂量时,收缩运动再度恶化(双相反应)。缺血心肌收缩期后异常收缩常提示该处心肌存活,出现以下改变有利于诊断存活心肌:①收缩活动减弱的节段负荷后较前增强。②无收缩活动的节段负荷后出现收缩变厚,位移增加。③收缩减弱的节段在小剂量时较前改善，但随着剂量增加，出现收缩活动再次减弱。以第 3 条为特异性最高。有文献报道：如果心肌部分受损，有 50% 心肌存活时心肌的收缩后收缩最显著，超声心动图可应用收缩后收缩指数、收缩后增厚及心肌背向散射积分周期变异(CVIB)等参数进行评价。

多巴酚丁胺负荷超声心动图预测存活心肌的准确率和正电子断层成像(PET)和单光子断层成像(^{201}TI-SPECT)相似，总阳性预测率为 83%，总阴性预测率为 81%。对缺血心肌尤其是对运动消失节段的检测，多巴酚丁胺负荷超声心动图有更高的阳性预测率。

2.腺苷负荷超声心动图

腺苷剂量及用法同前。

目前认为心肌缺血后微循环的损伤是一个动态变化过程，再灌注早期心肌灌注异常可同时见于坏死心肌和存活心肌区域，因此早期的心肌灌注缺损并不代表心肌坏死。另外，再灌注后早期由于"微循环顿抑"而导致的微循环灌注的异常是随时间可逆的，心肌灌注逐渐恢复的心肌节段其功能也逐渐恢复。由此提示对存活心肌的检测也要动态观察。

缺血后微循环损伤伴有显著的冠状动脉血流储备的异常，而在局部微循环灌注仍异常的早期阶段存活心肌的冠状动脉血流储备已恢复，因此再灌注后冠状动脉血流储备的测定能更早地检测心肌的存活性。腺苷负荷超声心动图结合心肌声学造影，能够对局部心肌微循环扩张储备功能进行定量评价，从而在再灌注早期检测存活心肌。

(二)心肌声学造影

从心肌微循环灌注的角度检测存活心肌的超声技术是近年发展起来的心肌声学造影(myo-cardial contrast echocardiography,MCE)技术。声学造影剂由周围静脉注入后可产生大量微泡，新一代声学造影剂的微泡直径 $4\sim6\ \mu m$、流变学特性与红细胞相似，结合 MCE 成像技术，可清晰地显示心肌的灌注状态，评价心肌血流灌注强度、范围，检测缺血心肌，评估冠状动脉狭窄程度及冠状动脉血流储备，心肌梗死溶栓或冠状动脉介入治疗后心肌再灌注效果，在冠状动脉搭桥术中为血运重建术适应证提供决策、评价搭桥效果等。

心肌微循环的完整性是 MCE 检测存活心肌的基础。微循环的完整性包括解剖结构的完整以及功能状态的完整，后者即微循环扩张储备功能的完整性。在冠状动脉缺血及再灌注过程中，心肌微循环的有效灌注是确保心肌存活的先决条件。MCE 即通过评估心肌的灌注和微血管的完整性来识别存活心肌。

1.MCE 的评价方法

(1)MCE 心肌灌注的评价方法：MCE 对心肌灌注的评价方法主要有两种：①进行定性分析预测局部心肌的存活性，通过观察无运动心肌节段注射声学造影剂后有无灌注。与坏死心肌不同，存活心肌虽有局部运动异常，但由于微血管结构相对完整，保证了有效的心肌灌注，MCE 常表现为正常均匀显影或部分显影。而坏死心肌由于局部微血管的破坏，再灌注后出现无复流现象，MCE 表现为灌注缺损。②对局部心肌灌注进行定量分析。有学者选择 31 例陈旧前壁心肌梗死伴梗死相关冠状动脉通畅的患者，应用 MCE 对比相关心肌区域的运动状态。观察经左冠状动脉注入声学造影剂后，左室前壁心肌与后壁心肌灰阶峰值强度(PI)比值与左室前壁运动的关系，证明梗死区 PI 比值与局部收缩功能相关($r=0.88$)。因此，PI 是估计梗死区心肌存活性简单而可靠的指标。

在慢性冠状动脉缺血的条件下，心肌对慢性低灌注的反应是收缩功能下降但保持其存活性(即冬眠心肌)。有学者研究显示 MCE 的再充盈曲线参数可以反映冬眠心肌的微血管特性，从而能够很好地预测局部心肌的存活性。

（2）MCE 对微血管的完整性的评价：MCE 结合冠状动脉扩张剂的使用，通过对局部心肌微循环扩张储备功能的定量分析来评价冠状动脉微血管的完整性。缺血后微循环损伤伴有显著的冠状动脉血流储备的异常，在再灌注后局部微循环灌注仍异常的早期，具备收缩力储备的存活心肌的冠状动脉血流储备已恢复。研究提示再灌注后 24 小时冠状动脉血流储备＞1.6，局部心肌收缩功能恢复的可能性大。因此，再灌注后冠状动脉血流储备的测定能更早的检测存活心肌。

（3）MCE 结合多巴酚丁胺负荷试验：MCE 的特征是能显示心肌毛细血管是否健全，虽然心肌无收缩活动，但如果超声微泡能进入心肌梗死区则可证明有毛细血管，认为有存活心肌。在小剂量多巴酚丁胺作用下，可能出现心肌内微血管血流再分布，二者的结合进一步提高了诊断的准确性。

2.MCE 的分析方法

（1）目测法：属定性和半定量分析方法。通过声学造影获得心肌灌注图像，使心肌组织回声增强，根据显影增强的效果分为 0～3 级。局部组织血供丰富区域显影明显增强，而病变部位组织血流灌注较差，局部造影显影增强较弱或无增强，显示为灌注缺损。

（2）定量分析：心肌显影的二维灰阶及能量谐波成像的彩色视频密度由暗至亮分为 0～255 级。微泡造影剂进入冠状动脉循环后迅速产生心肌成像并达到峰值强度（peak intensity，PI），随后逐渐消退。对 MCE 观察区域进行定量分析并绘制时间-强度曲线，并得到定量指标：峰值强度（PI）注射造影剂到出现心肌造影增强的时间；造影开始增强到峰值的时间（AT）；造影峰值强度减半时间（PHT）；造影持续的时间和曲线上升下降速率及曲线下面积等。曲线下面积及 PI 反映进入冠状动脉血管床的微泡数总量，可用于评估心肌血流量。时间-强度曲线可计算出区域性心肌血流分布和心肌灌注情况。

当声学造影强度处于一个稳态后，微泡进入或离开某一部分心肌循环的量是相同的，脉冲间隔时间与视频强度之间呈指数关系，符合公式：$y＝A(1－e^{-\beta t})$。y 是脉冲间期 t 时间的视频强度（VI）；A 是局部组织能蓄积的最大微泡数量，反映的是局部微血管密度，代表了毛细血管容积；β是曲线上升平均斜率，即造影剂微泡的充填速度，反映的是局部血流速度；两者的乘积（A×β）即反映了局部心肌血流量（MBF）。坏死心肌的（A×β）值明显低于存活心肌，当标化后的（A×β）值＜0.23 时，提示局部心肌坏死。MCE 显示顿抑心肌的峰值强度（PI）较正常心肌无明显差别，再灌注早期由于反应性充血，PI 值轻度增加，而此时心肌收缩功能减低，由此提示存活心肌。

由于实时 MCE 能对心肌内感兴趣区的再灌注强度曲线进行分析，并对峰值强度、曲线斜率等参数进行测量，因此能定量局部心肌的血流量，提高 MCE 对存活心肌判断的准确性。许多研究将 MCE 与 PET、SPECT 等临床采用的其他检测存活心肌的方法进行比较，证实 MCE 在判断存活心肌方面有着极高的准确性。

六、急性心肌梗死及并发症的超声心动图检测

急性心肌梗死（acute myocardial infarction，AMI）是冠状动脉内斑块破裂的动态变化过程发展到血栓使冠状动脉完全闭塞，致使冠状动脉供血的相关心室壁因持久缺血而完全或几乎完全坏死。心室壁收缩功能因而丧失，收缩运动异常。

（一）心肌梗死的超声诊断

超声心动图在 AMI 诊断中可评价心脏室壁节段的运动、室壁厚度、心腔形态、左心室收缩及

舒张功能,评价存活心肌等。同时可进行排除性诊断,如二维超声可明确急性心包炎心包积液的诊断,二维结合经食管超声可明确主动脉夹层的诊断等。当心肌坏死后,室壁运动改变常表现为无运动或矛盾运动,室壁收缩期无增厚。室壁增厚率改变比室壁运动更能反映心肌梗死的存在、程度和范围。心肌梗死后瘢痕形成时,局部节段室壁变薄,超声回声增强。根据节段性室壁运动的部位,结合心电图心肌梗死部位能准确判断梗死相关血管。心肌声学造影可通过造影剂灌注缺失确定心肌梗死范围。

　　超声心动图对心肌梗死的诊断也存在局限性,在透壁性心肌梗死时几乎都能检出室壁运动异常。但在非透壁性心肌梗死时,由于存在足够数量的有功能的心肌故不一定出现室壁运动的异常。另外,超声心动图在判断梗死面积大小时也存在局限性,因为梗死周围非坏死及非缺血心肌受附近坏死心肌的影响可出现室壁运动异常;心肌梗死后由于再灌注有些心肌处于顿抑状态或处于冬眠状态,这些心肌的运动异常导致超声对梗死范围的高估。

　　美国心脏病学会(AHA)推荐心肌梗死超声检查的指征:①伴有休克或重症泵功能衰竭,心肌功能衰竭;或有可能进行外科手术治疗的并发症如室间隔穿孔,心脏游离壁破裂,重度二尖瓣反流,左心室真性或假性室壁瘤。②大面积心肌梗死(心电图上多部位,或 CKMB＞150 IU/L,总 CK＞1 000 IU/L)。对此类患者需要了解有关其预后及是否需要抗凝治疗以防止左室血栓等信息。③心肌梗死并发心动过速,血流动力学不稳定,肺淤血,难治性心绞痛,或心包填塞。④AMI合并有心脏瓣膜病变或先天性心脏病。⑤AMI并发心包积液。⑥AMI患者应用钙拮抗剂或β受体阻滞剂等可引起左心功能抑制,或引起左心室功能进一步损害时以及时发现并立即处理。

(二)右心梗死

　　右心梗死在临床诊断中常漏诊。右室功能损害多发生于下壁心肌梗死,为右冠状动脉近端闭塞,阻断右室支或后降支的血流,导致右室梗死。超声心动图上的主要表现为右室游离壁异常运动和右室扩张。短轴图可见下壁和正后壁运动异常,在心尖四腔面见右室扩大,也可出现右室室壁瘤及右室血栓形成。常并发三尖瓣反流,系由于室间隔运动异常所致。

(三)急性心肌梗死并发症的超声检测

　　急性心肌梗死患者由于有典型的症状、心电图及心肌酶学标记物检测,临床医生通常可以迅速做出诊断,因此超声心动图用于 AMI 发病时的检查并非常规,但在 AMI 并发症的诊断中,超声心动图因其可床旁操作的优势,其作用不容忽视。

　　1.心肌梗死的扩展和延展

　　急性心肌梗死后,特别是大面积透壁性梗死,导致左室腔变形,出现几何形态学改变,即左室重构。左室重构表现为早期左室扩大,起于急性期,持续到恢复期,超声心动图证实梗死区扩展和心室扩张。扩展是指梗死部位变薄向外扩张,收缩功能进一步减低,室壁运动积分指数变差,但功能正常心肌的百分比没有改变。AMI 时扩展常发生在心肌破裂之前,并提示较差的预后。而心肌梗死的延展是指梗死周围的缺血心肌发生梗死,功能正常心肌的百分比下降,室壁运动积分上升(心室功能变差),又出现新的梗死区进一步扩展。

　　超声心动图检查可以从多方面检测梗死扩展。

　　(1)二维图像:在心肌梗死早期观察梗死扩展的范围、部位和程度;在心肌梗死发展过程中梗死扩展可发展为室壁瘤,也是左室"心室重构"的一部分,心室局部和整体的扩张是左室重构的主要因素,损害左室功能并影响预后。超声心动图可床旁动态观察心室进行性扩大的范围、程度及对心功能的影响,是否出现严重瓣膜反流,是否发生室壁瘤及附壁血栓,是否发生机械并发症(室壁破裂及室间隔穿孔)等。

(2)测量参数如下。①左室容量:以观察是否发生梗死扩展。②测量左室前壁和后壁的长度:发生梗死扩展,梗死节段长度延长。③测定梗死区的半径:以判定有无扩展。当梗死部位扩张,膨出,其半径缩短。如前壁半径短轴与左室短轴比,可反映前壁或下壁局部膨出及其程度。④扩展指数:梗死区室壁运动失调节段心内膜长度与非梗死区心内膜长度的比值。⑤室壁心肌厚度减薄率(ventricular wall thinning ratio,VWTR):梗死区运动失调节段室壁厚度与正常室壁厚度的比值,正常大于 0.8。

2.室壁瘤

室壁瘤是 AMI 的最常见并发症,是由于梗死区心肌扩张变薄,心肌坏死、纤维化,少数钙化,心腔内压力使其逐渐向外膨出所致,常累及心肌各层,绝大多数累及心尖。室壁瘤通常发生在 AMI 后 1 年内,其发生率占心肌梗死患者的 3.5%~38%。发生部位以左室前壁、心尖部及室间隔为多,也可发生在下壁基底部。AMI 后形态学改变在 2 周内已形成,室壁瘤形成的患者占心肌梗死患者的百分比在急性期与陈旧期大致相同。超声心动图对室壁瘤诊断的敏感性达93%~100%。

左室室壁瘤可分为真性室壁瘤、假性室壁瘤及功能性室壁瘤。超声心动图是检测心肌梗死后室壁瘤形成的常规方法之一,可准确测量室壁瘤的大小、位置,判断瘤腔内有无血栓及室壁运动功能测定,鉴别真、假性室壁瘤,敏感性达 93%~98%。室壁瘤的超声心动图检出率与血管造影相关较好。在某些情况下,超声对室壁瘤的观察优于血管造影和核素心脏检查。

(1)真性室壁瘤的超声特征:心肌组织消失,瘢痕形成,病变局部扩张,在心室舒张期和收缩期均向外膨出变形,在收缩期扭曲形态的室壁瘤瘤壁无向心性收缩或呈相反方向的离心运动(亦称矛盾运动),与正常心肌交界部位可见宽大的"瘤口",呈瓶颈形态。室壁瘤实质上是梗死扩展的结果。室壁瘤的另一个特征是血流异常,在大片无收缩区(AK)和反向搏动区(DK)多普勒超声常显示有涡流血流频谱,亦可见到因血流缓慢形成的超声自显影现象。心尖部大块无收缩区常可见到这种自显影现象。异常血流和自显影常是血栓形成的预兆。

多数前壁心尖部室壁瘤在心尖四腔面或二腔面见到,心尖部收缩功能受损,心底部收缩功能尚保持正常。大的室壁瘤也能使整个心室功能受损,可见心室壁变薄,心腔扩大。超声心动图除能确定有无室壁瘤及其大小外,还能对非梗死心肌的功能进行评估。M 型超声心动图测定室壁瘤患者心底部活动预测这类患者室壁瘤切除术后的生存率。二维超声心动图作同样的研究证明:在心尖部室壁瘤的患者,心底部经对手术预后预测比血管造影及左室射血分数更有价值。

(2)假性室壁瘤:假性室壁瘤是因为左心室游离壁破裂,局部心包和血栓等物质包裹血液形成的一个与左心室腔相通的囊腔,这种并发症通常是致命性的。二维超声与彩色多普勒合用是诊断假性室壁瘤的有效方法。二维超声心动图可以显示在心包腔内血肿,其外壁为心包和血凝块而不是心肌,其所在部位心室壁回声断裂,形成一瘤口与瘤体相通,瘤口直径小于瘤体最大直径,瘤壁由纤维样心包组织和/或血凝块构成,没有心肌成分,瘤腔内壁可有强弱不均的块状或片状回声,彩色血流频谱可显示血流信号从左心室腔通过心肌破裂口流入假瘤腔内。应用超声声学造影,可见到造影剂进入瘤体内。经胸实时三维超声可更好地显示,发现经胸二维超声漏诊的假性室壁瘤。

假性与真性室壁瘤的本质区别是心脏已破裂,假性室壁瘤处的心肌、心内膜中断,不连续。超声心动图鉴别假性与真性室壁瘤的要点是室壁瘤的颈部宽度,假性室壁瘤的颈部比较窄,一般情况下,其颈部比瘤体窄,而真性室壁瘤的颈较宽。假性室壁瘤在心室收缩心室变小时瘤体反而变大。彩色血流频谱亦有助于血流观测。超声诊断假性室壁瘤极为重要,这类室壁瘤可能突然破裂,导致患者立即死亡。因此,一旦诊断,应尽快手术。

(3)功能性室壁瘤:在形态上与真性室壁瘤不同,其是由纤维组织或瘢痕构成,局部可有心肌纤维,同样影响心肌的整体收缩运动,引起射血分数降低。功能性室壁瘤仅见于心室收缩期,膨出的室壁区域与邻近正常心肌区域不形成"瘤口"样形态,是心肌梗死扩展的结果。

3.室间隔穿孔

室间隔穿孔是 AMI 时发生于室间隔的心肌破裂,形成室间隔缺损,是 AMI 的严重机械并发症之一,出现严重的血流动力学障碍,可迅速发展至心力衰竭,乃至心源性休克,预后极差,病死率很高。室间隔穿孔多发生在 AMI 后 1 周内。国内报道:75%的穿孔发生在 AMI 后 1 周内,24 小时内发生穿孔者为31.3%。另文不同报道:91.4%出现在 AMI 后 7 天内,其中 24 小时内发生者占 25.7%。

超声心动图是检测室间隔穿孔的理想方法。二维超声可以直接观察到破裂的室间隔。彩色多普勒可显示室间隔缺损所致的异常左向右分流,由于左室收缩期压力明显高于右室,左室内血液急速向右室分流,彩色多普勒血流成像可见以蓝色为主的五彩镶嵌血流,如破损口较大,彩色血流束较宽,心尖四腔切面可见红色血流束。当左室下壁心肌梗死后室间隔穿孔时,在左室短轴位于下壁与后间隔之间可见彩色血流穿过缺损口沿右室膈面进入右室。

室间隔破裂可发生于任何部位,前壁、下壁心肌梗死均可发生,常发生于室间隔近心尖部,多数为开放性穿孔,较少为不规则性穿孔。室间隔穿孔的大小不等,直径一般小于 4 mm,穿孔直径越大者,左向右分流量越大,对血流动力学的影响和心室功能损害的程度越大,直接关系到患者的生存率。穿孔也可能是多发的。经食管超声有助于诊断。

AMI 合并室间隔穿孔多见于老年人,有时合并多种疾病,图像显示不清晰,且穿孔部位多在前室间隔与心尖部,彩色多普勒在此处衰减明显,脉冲、连续多普勒取样困难。因此,如 AMI 后突发胸骨左缘 3~4 肋间粗糙的收缩期杂音,临床怀疑并发室间隔穿孔时,需仔细扫查能够显示室间隔的各个切面,注意心肌变薄、有节段运动障碍的部位是否有断续的回声失落及心肌结构紊乱,在此基础上用彩色多普勒显示有无收缩期五彩血流束经此处自左室流向右室。同时用连续多普勒取样显示有高流速湍流频谱即可明确诊断。

4.左室附壁血栓

左室附壁血栓是 AMI 常见的并发症之一。通常多附着于有反向搏动的室壁瘤样扩张部位。二维超声是检出左室附壁血栓的常规方法,其对诊断左室附壁血栓价值甚至高于 X 光下左室造影及核素左室造影。在许多前瞻性研究中,超声心动图已成为检测附壁血栓的"金标准"。

大多数附壁血栓发生前壁心肌梗死,多发生于心尖部。在心室各个部位均可以见到血栓,可形成球形突向腔内,并随血流活动。右室心尖部也可能有血栓。

附壁血栓的二维超声心动图检查可见:左心室腔内不规则团块状回声附着于左室心内膜表面,可凸向左心室腔,也可呈薄片状在心尖部附着,位置固定,回声强度及密度不均匀,表示血栓有不同程度的机化、纤维化,回声较弱的血栓提示该血栓较为新鲜。附壁血栓通常位于心尖部,其密度不随心肌收缩活动改变,以此与心内膜结构相鉴别。团块状回声附着区的心肌室壁运动失调,减弱或消失。附壁血栓凸向心腔内,有时可见其随血流活动,这种血栓易脱落造成体循环栓塞,危险性较大,二维超声可动态追踪观察其大小及活动度,以此评价临床抗凝治疗效果。

诊断左室心尖部血栓应注意以下几点。①与心尖部肌柱回声鉴别:心尖部肌柱随收缩活动发生形态改变,血栓则无变化。②与超声近场伪差鉴别:人工伪差不随心脏搏动活动,而随探头移动而移动。③绝大多数左室血栓都发生于室壁运动异常的部位。④血栓必须在至少两个以上观察面上见到。

如患者超声图像质量差,或者血栓较为新鲜回声较弱,常规经胸超声不易判断,以及左室肌小梁及假腱索或者近场伪像均影响对附壁血栓的判断。可采用左室声学造影,造影后可显示造影剂充盈缺损,此时左室附壁血栓边界一目了然,从而使左室附壁血栓易于识别。

5.心肌梗死后二尖瓣反流

心肌梗死后二尖瓣反流(MR)病因及病理生理:①心肌梗死后左室扩大,二尖瓣环扩张,造成二尖瓣相对关闭不全。②左心室扩大,乳头肌位置下移,使腱索相对变短,导致二尖瓣关闭不全。③乳头肌及相关心脏游离壁的急性缺血导致的乳头肌断裂或功能不全,造成MR。乳头肌断裂的发生率为1%,低于室间隔穿孔,后乳头肌累及的机会比前侧乳头肌多6～12倍,断裂常发生在乳头肌的远端,可能累及一个或数个小的乳头肌头部,发生在乳头肌近端的完全断裂非常罕见。

AMI患者出现MR时只有46.9%可闻及心尖部收缩期杂音,反流严重者较反流轻者的收缩期杂音闻及率反而降低,提示并发MR的AMI患者仅靠心脏听诊极易漏诊。超声心动图因其诊断MR的敏感性、无创、可床旁操作等特点而广泛应用。彩色多普勒可显示左房内蓝色的反流束,二维超声可显示因乳头肌断裂所致的二尖瓣连枷状运动,乳头肌功能不全时显示二尖瓣瓣叶在收缩期最大关闭时未达到瓣环水平,形成瓣叶错位的外观。

超声心动图显示的MR对AMI的预后具有预测价值,AMI后早期(一周内)MR多为轻度,中、重度MR较少见。有MR患者30天及1年的死亡率显著高于无MR者,提示有MR患者的预后较差。AMI早期出现不同程度的MR与梗死的部位明显相关,下壁、后壁心肌梗死MR的发生率高。AMI后MR与左室形态和下壁异常运动相关,在前壁梗死患者也是如此,而下壁梗死患者MR只与下壁异常运动相关。

七、血管内超声成像

冠心病急性心脏事件(急性冠状动脉综合征)发生的病理基础是动脉粥样硬化斑块破裂或内皮溃疡基础上诱发血栓形成。随着对斑块稳定性的认识,识别不稳定斑块越来越受到关注。冠状动脉造影(coronary angiography,CAG)曾被认为是诊断冠心病的"金标准",然而它是根据造影剂充盈缺损影像来诊断,只能反映造影剂充填的管腔轮廓,提供有关血管管壁和病变形态结构的信息有限。现在临床上不仅关心冠状动脉的狭窄程度,而且越来越重视冠状动脉内斑块的形态和组成,血管内超声(intravascular ultrasound,IVUS)因此应运而生。血管内超声首次为临床提供了直接观察血管壁的动脉粥样硬化斑块和其他病理情况的工具。与冠状动脉造影相比,IVUS提供了更多潜在的信息,IVUS可以在冠状动脉内直接观察血管内膜下结构,即动脉全层(包括斑块厚度),提供管腔、管壁横截面图像,分辨出斑块的大小、组成成分、分布以及观察斑块处血管的重构情况,在斑块稳定性的诊断上具有CAG无法比拟的优势。

目前使用的IVUS系统主要包括相控阵技术和机械扫描技术。相控阵系统通过同步产生一束 360°的超声束而生成图像,操作过程中需要将整个导管在血管内推送或回撤以获得图像,相对于机械扫描探头,具有更小的外径,其主要缺点是位于转换器周围的伪像。机械扫描是将装载有单晶体的转换器设计在外鞘内,利用一个灵活的传动轴带动转换器发生机械旋转,获取图像,操作时需要用生理盐水冲洗以保证转换器与外鞘间没有空气,转速可达每分钟 1800 转,获取的图像清晰度高。机械旋转型导管的近场分辨力较好,可提供清晰的支架小梁影像,且不需滤掉伪影。但机械导管因不能使影像束动态聚焦,其远场分辨力较差。另外,不均匀旋转伪像也是影响机械旋转型导管影像质量的因素。

IVUS 在每个图像切面上有三个空间方向上的分辨力,通常轴向分辨力为 $80\sim120~\mu m$,侧向分辨力为 $200\sim250~\mu m$,环形切面上的分辨力主要与图像伪像有关,目前还不能量化。研究表明 IVUS 所显示的斑块组成和组织学检查有良好的相关性,通过与组织学对比研究,IVUS 在判断粥样斑块成分方面的可信性已经得到证实,有"活体组织学"之称。

虚拟组织学成像(VH)是利用频率-范围分析的一种新兴技术,IVUS-VH 是在传统灰阶 IVUS 采集不同组织回声信号振幅的基础上,同时收集回声信号的频率,通过射频信号的频率范围分析,可以识别5 种颜色编码的 4 种组织学斑块类型:即钙化、坏死、纤维以及纤维脂质性斑块,可以区分动脉粥样斑块的组成,判断易损斑块,这些不同的斑块成分被赋予彩色编码。钙化、纤维化、纤维脂质混合和坏死脂质核心分别被标以白色、绿色、黄色和红色。IVUS 弹力成像技术已经被用于研究血管壁的机械性质,以间接反映斑块的组织病理学成分,它是将心动周期中的心腔内压力与 IVUS、图像相结合,提供血管壁的张力并反映组织学构成。

(张传书)

第二节　主动脉瓣疾病

主动脉瓣疾病主要包括主动脉瓣狭窄和关闭不全及主动脉瓣脱垂,可以是先天性,也可是后天性的。超声检查时均有特征表现,对临床诊断上具有重要价值,兹分别论述如下。

一、主动脉瓣狭窄

主动脉瓣狭窄有先天性和后天性两大类。后天性主动脉瓣狭窄可由多种病因所致,虽然风湿性心脏病在我国仍是后天性主动脉瓣狭窄的常见病因,但近年来,主动脉瓣退行性改变所致的狭窄有明显上升趋势。在欧美国家,二叶式主动脉瓣并钙化是主动脉瓣狭窄的最常见原因,此类患者约占主动脉瓣狭窄置换术病例的 50%。

(一)病理解剖与血流动力学改变

后天性者多为风湿性心脏病所致。由炎性细胞浸润,纤维增生,钙质沉积,主动脉瓣的正常解剖结构被破坏,瓣叶增厚、钙化和畸形,钙化在瓣叶边缘最为明显,瓣叶结合部融合,形成主动脉瓣狭窄。瓣叶的钙化与畸形使收缩期瓣叶对合部存在明显缝隙,形成程度不等的关闭不全。多在青年和成年即出现症状与体征。后天性的另一原因为主动脉瓣纤维化、钙化等退行性病变,形成的主动脉瓣轻至中度狭窄。钙化主要发生在瓣叶根部及瓣环处,钙化的程度是患者预后的一个预测指标。

先天性者主要为二瓣式主动脉瓣,约80%的病例是右、左冠瓣融合,主动脉瓣呈现为一个大的前瓣与一个较小的后瓣,且左、右冠状动脉均起自前窦。约20%为右冠瓣与无冠瓣融合,形成一个较大的右冠瓣与一个较小的左冠瓣,左、右冠状动脉起自左、右冠状动脉窦。左冠瓣与无冠瓣融合罕见。出生时二瓣式主动脉瓣常无明显狭窄;儿童至青年时期二叶式瓣叶形成瓣口狭窄,但瓣叶一般无明显钙化;中老年期狭窄的二叶主动脉瓣则有明显钙化。由于瓣叶畸形,出生后开闭活动可致瓣叶受损,纤维化及钙化,最终形成狭窄。二叶瓣钙化是成人与老年人单发主动脉瓣狭窄的常见病因。青少年时期钙化发展较慢,中老年期进展迅速,并多伴有主动脉瓣关闭不全。

正常主动脉瓣口面积约3 cm^2,因病理过程致瓣口面积轻度减小时,过瓣血流量仍可维持正常,瓣口两端压差升高不明显。此时只有解剖结构上的狭窄,而无血流动力学上的梗阻。当瓣口面积减少1/2时,瓣口两端压差明显上升,左室收缩压代偿性升高。当减少至正常面积的1/4时,瓣口两端压差与左室收缩压进一步上升,心肌代偿性肥厚。主动脉瓣狭窄初期,虽已有左室压力负荷增加,但患者仍可无临床症状;一旦症状出现,往往提示主动脉瓣口面积已缩小到正常的四分之一以下。主要症状有呼吸困难、心绞痛、晕厥甚至休克。

(二)超声心动图表现

1.M型超声心动图

风湿性主动脉瓣狭窄患者,心底波群显示主动脉瓣活动曲线失去正常的"六边形盒状"结构,主动脉瓣反射增强,开放幅度明显减小,常小于1.5 mm。狭窄程度重时,主动脉瓣几乎没有运动,瓣膜图像呈分布不均的片状反射。对二瓣化主动脉瓣狭窄患者,由于瓣膜开口呈偏心改变,心底波群上呈主动脉瓣关闭线偏于主动脉腔一侧。此外M型超声心动图上主动脉壁活动曲线柔顺性减低,曲线僵硬。V峰低平,V'峰不清,有时几乎平直。同时,左心室因压力负荷加重,室间隔和左室后壁增厚,多在13 mm以上。

2.二维超声心动图

(1)左心长轴切面:如为先天性单叶主动脉瓣,由于单叶瓣开口常偏向一侧,长轴切面显示为一连续的膜状回声,变换声束方向,见其开口贴近主动脉前壁或后壁;如为二叶瓣,可见一大一小的两条线状回声的瓣叶,开口偏心,收缩期瓣叶回声呈帐篷状(图7-4)。老年性钙化者,见瓣环及瓣叶根部回声增强,活动僵硬,严重者可累及瓣体与瓣尖部。风湿性病变者,见瓣叶有不同程度的增厚,回声增强,主动脉瓣变形、僵硬,开口幅度明显减小(图7-5)。在左心长轴切面上,除显示瓣叶本身的病变外,还可见主动脉内径呈狭窄后扩张。早期左室不大,室间隔与左室后壁呈向心性增厚,其厚度>13 mm,在病变晚期,左室亦可增大。

(2)心底短轴切面:单叶瓣呈片状的膜状回声,无多叶瓣的结合部回声,偏向主动脉壁侧有一狭窄开口,开口边缘回声增强。二叶瓣时,多数情况下表现为一叶瓣发育不良,而另外两叶瓣在结合部融合,形成一个大瓣。该切面上见收缩期开放时瓣口呈椭圆形,与瓣环间只有两个瓣叶结合部。较大瓣叶常保留瓣叶融合形成的界嵴,易被认为瓣叶间的结合部而漏诊二瓣化主动脉瓣。老年性钙化者,则见瓣叶根部或整个瓣叶回声增强,活动僵硬,但一般狭窄程度较轻。风湿性病变者,可见三个不同程度增厚的主动脉瓣叶,舒张期关闭时失去正常的"Y"字形态,开口面积变小,变形,呈不对称性的梅花状,主动脉的横断面积可变形,边缘可不规则。

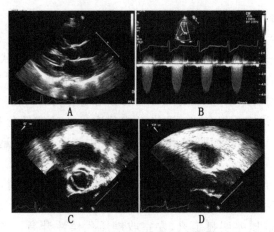

图 7-4　主动脉瓣二瓣化畸形并狭窄

A.左心长轴切面显示收缩期主动脉瓣叶开放时不能贴壁,开口间距减小(箭头);
B.主动脉瓣口的高速血流频谱信号;C.经食管超声心动图于主动脉根部短轴显
示主动脉瓣为二瓣化畸形(箭头);D.长轴方向显示主动脉瓣开口

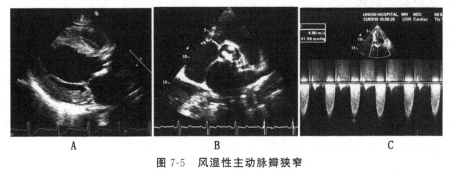

图 7-5　风湿性主动脉瓣狭窄

A.左心长轴切面见主动脉瓣增厚,回声增强,收缩期开口间距减小;B.心底短轴切面见主动脉瓣收
缩期开口面积(箭头)减小;C.心尖五腔心切面显示收缩期主动脉瓣口的高速血流频谱多普勒信号

(3)四心腔切面:除见室间隔、左室壁增厚之外,右房、右室无增大。

3.三维超声心动图

三维超声成像在获取二维数据的过程中,应将扫查切面的中心轴对准主动脉瓣结构,获取锥体数据库。在主动脉瓣上或瓣下位置,取与主动脉瓣平行的方位进行成像,可充分显示主动脉瓣三瓣叶的整体形态。主动脉瓣狭窄患者,可见主动脉瓣增厚,瓣叶边缘粗糙,狭窄主动脉瓣口的全貌显示十分清楚。三维超声心动图不但可直观简便地对主动脉瓣狭窄做出定性诊断,而且还可对狭窄的瓣口进行更为准确的定量评估。

4.经食管超声心动图

将多平面经食管超声探头前端置于食管中段,运用相控阵声束控制装置,调整声束至30°～60°间,可清楚显示主动脉瓣口短轴切面,进一步旋转至110°～130°,则可显示主动脉瓣口和左室流出道的长轴切面。上述方位的长轴与短轴切面,是食道超声心动图评价主动脉瓣病变最重要的切面。操作中,先运用二维成像观察瓣叶的数量、大小、厚度、活动度以及升主动脉和左室流出道的解剖结构,再用彩色多普勒显示主动脉瓣口的收缩期射流束。不同病变的主动脉瓣狭窄,其瓣叶超声图像特征类似于经胸检查,但经食管扫查图像更为清晰,对病变的判断更为准确。

5.彩色多普勒

(1)M型彩色多普勒:M型彩色多普勒成像时,可见变窄的盒形结构内充满五彩镶嵌的血流信号。由于M型超声心动图成像扫描线频率极高,对射流束的色彩变化显示更为敏感,对射流束的时相分析极有价值。

(2)二维彩色多普勒血流成像:主动脉瓣狭窄时,左室流出道血流在主动脉瓣口近端加速形成五彩镶嵌的射流束。射流束的宽度与狭窄程度成反比,即狭窄程度越重,射流束越细。射流束进入升主动脉后逐渐增宽,呈喷泉状。

6.频谱多普勒

(1)脉冲型频谱多普勒:主动脉瓣狭窄时,血流在狭窄的主动脉瓣口加速,其速度超过脉冲多普勒的测量范围,将取样容积置于主动脉瓣口或主动脉根部,可记录到双向充填的方形血流频谱。

(2)连续型频谱多普勒:连续多普勒于狭窄的主动脉瓣口可记录到收缩期高速射流频谱,依此可对主动脉瓣狭窄进行定量评估。

7.主动脉瓣狭窄定量评估

(1)跨瓣血流速度:运用CW测量跨狭窄瓣口的前向血流速度,必须在多个声窗扫查,以求测得最大流速。最大血流速度常可于心尖、高位肋间、右侧胸骨旁等声窗扫查到,偶尔也在剑突下与胸骨上窝等部位扫查。由于跨瓣高速血流束的三维空间走向复杂、多变,为了保证扫查声束与血流方向的平行,仔细、认真检查与熟练的操作手法对获取最大流速十分重要。主动脉瓣的跨瓣血流速度定义为在多个声窗扫查中所获取的最大速度。其他所有的低值不能用于报告分析中,超声报告应注明最大血流所测取的声窗部位与切面。如果声束与血流的夹角小于5%,则测值低估真实高速血流的程度可控制在5%以内。要小心使用角度校正键,如使用不当,则导致更大误差。跨瓣血流速度越高,在一定程度上反映狭窄程度越重。

(2)跨瓣压差:跨瓣压差是指收缩期左室腔与主动脉腔的压力差。测量指标包括最大瞬时压差与平均压差。尽管平均压差与最大瞬时压差的总体相关性好,但二者间的相互关系主要依赖于频谱的形态,而频谱形态则随狭窄程度与流率不同而改变。平均压差较最大瞬时压差能更好地评估主动脉瓣的狭窄程度。

最大瞬时压差:最大瞬时压差是指收缩期主动脉瓣口两侧压力阶差的最大值。最大瞬时压差点相当于主动脉瓣口射流的峰值速度点,将速度峰值代入简化Bernoulli方程,即可求出最大瞬时压差。此法测量简便、实用,局限性是只能反映收缩期峰值点的压差,不能反映整个心动周期内主动脉瓣口两端压差的动态变化。最大瞬时压差受多种因素影响,与狭窄的瓣口面积之间并无直线相关关系,故不能准确反映狭窄程度。

平均压差:指主动脉瓣口两侧所有瞬时压差的平均值,为准确反映瓣口两端压力变化的敏感指标。现代超声仪器上设置有平均压差计算软件,测量时只需用电子游标勾画出主动脉瓣口血流频谱的轮廓,仪器显示屏上即自动报出最大瞬时速度、平均速度、最大瞬时压差、平均压差等指标。值得指出的是,平均速度是通过对各瞬时速度进行积分计算得出,而不是通过平均速度计算而得。

主动脉瓣口面积:瓣口面积是判断主动脉瓣病变程度的重要依据。多普勒所测瓣口速度与压差取决于瓣口血流。对一定的瓣口面积,瓣口的血流速度与压差随血流流率增加而增加。基于连续方程原理,在无分流及反流的情况下,流经左室流出道与狭窄主动脉瓣口的每搏量(SV)

相等。设 AVA 为主动脉瓣口面积,CSALVOT 为主动脉瓣下左室流出道横截面积,VTIAV 为收缩期通过主动脉瓣口血流速度积分,VTILVOT 为通过主动脉瓣下左室流出道的血流速度积分,依据连续方程的原理可推导出如下计算公式:

$$AVA \times VTI_{AV} = CSA_{LVOT} \times VTI_{LVOT}$$

由此可以推导:

$$AVA = CSA_{LVOT} \times VTI_{LVOT} / VTI_{AV}$$

运用连续方程计算狭窄主动脉瓣口面积,需进行三种测量:①CW 测量狭窄瓣口的血流速度。②2D 超声测量主动脉瓣下左室流出道直径(D),计算其横截面积[CSALVOT $= \pi(D/2)^2$]。③PW 测量左室流出道血流速度积分。

在自然主动脉瓣狭窄的情况下,左室流出道与主动脉血流速度曲线形态相似,上述连续方程可简化为 AVA $= CSA_{LVOT} \times V_{LVOT} / V_{AV}$,$V_{LVOT}$ 与 V_{AV} 分别为左室流出道与主动脉瓣口的血流速度。

速度比率:为了减少上述连续方程中左室流出道内径测量的误差,可将上述简化连续方程中 CSALVOT 移除,仅计算左室流出道与主动脉瓣口的血流速度比值,其反映的是狭窄主动脉瓣口面积占左室流出道横截面积的比率。

瓣口面积切面测量:在多普勒信号获取不理想的情况下,可通过经胸或经食管的二维或三维图像,直接测量瓣口的解剖面积。但当瓣口存在钙化时,直接切面测量的结果往往误差较大。

根据左室-主动脉间收缩期跨瓣压差、收缩期主动脉瓣口血流速度及主动脉瓣面积等,可将主动脉瓣狭窄分为轻、中、重三度。

(三)鉴别诊断

主要应和瓣上、瓣下的先天性狭窄相鉴别。二维超声可显示瓣上或瓣下的异常结构如纤维隔膜、纤维肌性增生性狭窄等。频谱多普勒和彩色多普勒检测狭窄性射流的最大流速的位置,也有助于鉴别诊断。

二、主动脉瓣关闭不全

(一)病理解剖与血流动力学改变

主动脉瓣关闭不全的病因可大致分为两类:一类为瓣膜本身的病变;另一类为主动脉根部病变。瓣膜病变中,风湿性心脏瓣膜病是最常见病因。其次为感染性心内膜炎、先天性主动脉瓣畸形、主动脉瓣黏液性变、主动脉瓣退行性变以及结缔组织疾病。在主动脉根部病变中,主动脉窦瘤破裂、主动脉夹层和马方综合征是较常见的病因,其次为类风湿关节炎、长期高血压病、主动脉创伤等。临床表现上有急性、亚急性、慢性主动脉瓣关闭不全。

主动脉瓣关闭不全的主要血流动力学改变是左心室容量负荷增多。舒张期左室将同时接受来自二尖瓣口的正常充盈血液和来自主动脉瓣口的异常反流血液,形成血流动力学意义上的左室双入口。随着病情发展,左室舒张期容量过重,左室舒张末压明显升高,出现心排血量减少等心功能不全改变。左心房及肺静脉压力明显升高,可发生肺水肿。晚期少数患者可出现左房压的逆向传导产生右心衰竭。

(二)超声心动图表现

1.M 型超声心动图

(1)主动脉瓣改变:单纯主动脉瓣关闭不全患者,主动脉瓣开放速度增快,开放幅度可能增大。如合并有狭窄,开放幅度减小。另外,有时可见主动脉瓣关闭线呈双线和扑动现象。

(2)二尖瓣前叶改变:主动脉瓣病变特别是以主动脉瓣右冠瓣病变为主时,常产生方向对向二尖瓣前叶的偏心性反流。反流血液的冲击使二尖瓣前叶产生快速扑动波(30~40 次/秒)。扑动的发生率约为 84%。

在严重主动脉瓣反流时,左室舒张压迅速升高,使左室压力提前高于左房压,故在二尖瓣曲线出现二尖瓣提前关闭。

2.二维超声心动图

主动脉瓣关闭不全时,二维超声心动图对观察瓣叶的解剖结构病变、主动脉扩张与程度以及左室结构改变能提供重要的信息。一般来说,主动脉瓣轻度反流时,主动脉瓣病变与主动脉腔扩张较轻,左室腔没有明显的重构。慢性严重的主动脉瓣反流时,其主动脉瓣结构严重损害,主动脉根部明显扩张,左室前负荷增加,腔室明显增大。明显主动脉反流时,左室腔的大小与功能可提示发生病变的时间长短,并为制定治疗方案、选择手术时机提供重要信息。

(1)左心长轴切面:单纯性主动脉瓣关闭不全患者,心搏出量增多,主动脉增宽,搏动明显。舒张期主动脉瓣关闭时瓣膜闭合处可见裂隙。风湿性主动脉瓣关闭不全合并狭窄者,瓣膜增厚,回声增强,瓣口开放幅度减小,右冠瓣与无冠瓣对合不良(图 7-6)。二叶式畸形者,瓣叶开口偏心,瓣膜对合错位。感染性心内膜炎瓣叶穿孔者,部分可见瓣膜回声中断及赘生物回声(图 7-7)。主动脉根部夹层者,主动脉腔内见剥离内膜的飘带样回声。左室腔明显增大,室壁活动增强,晚期失代偿时室壁活动减弱。

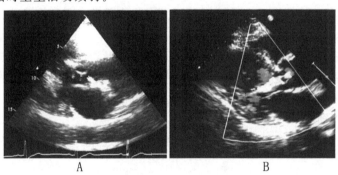

A   B

图 7-6 主动脉瓣中度关闭不全

A.主动脉瓣叶舒张期对合不良;B.彩色多普勒显示中度主动脉瓣反流信号,反流束对向二尖瓣前叶。由于主动脉瓣反流血流冲击,二尖瓣短轴切面上见二尖瓣前叶舒张期不能充分开放

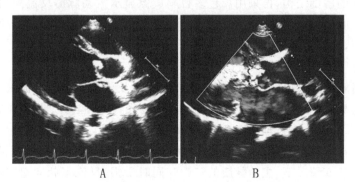

A   B

图 7-7 主动脉瓣赘生物形成并重度关闭不全

A.箭头示主动脉瓣赘生物;B.主动脉瓣重度反流信号

(2)心底短轴切面:可显示三瓣叶活动。风湿性主动脉瓣关闭不全者,瓣叶边缘增厚变形,闭合线失去正常的"Y"字形态。严重关闭不全时可见闭合处存在明显的缝隙(图7-8)。病变往往累及三个瓣叶,亦可以一个和/或两个瓣叶的病变为主。二叶式主动脉瓣则呈两瓣叶活动。

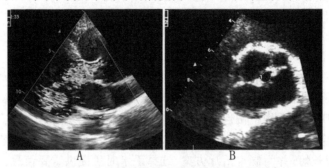

图 7-8　主动脉扩张并主动脉瓣重度关闭不全

A.主动脉明显扩张,左室流出道见主动脉瓣重度反流信号;B.主动脉根部短

轴切面显示主动脉瓣三瓣叶舒张期对合处见明显缝隙

(3)二尖瓣水平短轴切面:主动脉瓣反流束朝向二尖瓣前叶时,舒张期因反流血液冲击二尖瓣前叶,限制了二尖瓣前叶的开放。二尖瓣短轴切面上,二尖瓣前叶内陷,内陷多位于二尖瓣前叶的中间部分,使二尖瓣短轴观舒张期呈"半月形"改变。

(4)四心腔切面:左室扩大,室间隔活动增强并向右室偏移。早期右房、右室无明显改变。

3.三维超声心动图

主动脉瓣关闭不全时,三维超声心动图不但可显示瓣叶边缘增厚变形的立体形态外,还可显示病变累及瓣体的范围与程度。可从多个角度纵向或者横向剖切主动脉瓣的三维图像数据,显示病变主动脉瓣叶及其与主动脉窦、主动脉壁及左室流出道的立体位置关系。

4.经食管超声心动图

由于主动脉瓣位置靠近胸壁,经胸超声心动图即可清楚显示主动脉瓣的病变,很少另需经食管超声心动图检查。

对肥胖、肋间隙狭窄及肺气过多等患者,经胸超声检查常不能清晰显示主动脉瓣结构及判断有无反流,经食管可获取高质量的图像,清楚地显示瓣叶的结构病变。检查方法和观察切面与主动脉瓣狭窄时经食管超声检查类似,首先运用二维图像显示左室流出道、主动脉瓣环和瓣叶、主动脉窦和升主动脉的解剖结构,再采用彩色多普勒成像显示主动脉瓣反流束的起源、大小、方向和分布。角度恰当时,可清楚显示反流束的血流会聚区。经食管超声心动图检查中声束很难与反流束方向相平行,多普勒超声难以准确测量真正的反流速度。

5.彩色多普勒

彩色多普勒可直接显示出舒张期过主动脉瓣的彩色反流束。彩色反流束由三部分组成:主动脉腔内的血流会聚区;彩色血流束经瓣口处的最窄内径;左室腔内反流束的方向与大小。常规选用左心长轴切面、心尖左心长轴切面及五腔心切面进行观察,可见左室流出道内出现舒张期反流信号。反流束起自主动脉瓣环,向左室流出道内延伸。视反流程度不同,反流束的大小与形态有明显不同。多数病变情况下,主动脉瓣的三瓣叶同时受损,反流束朝向左室流出道的中央;如病变主要累及右冠瓣,则反流束朝向二尖瓣前叶;如以左冠瓣或无冠瓣受损为主,反流束则朝向室间隔。在心底短轴切面上,二维彩色多普勒可更清楚显示反流束于瓣叶闭合线上的起源位置,有的反流束起自三瓣对合处的中心,有的则起自相邻两瓣叶的对合处。如为瓣叶穿孔,则反流束起自瓣膜回声中断处。

通过测量反流束的长度、起始部宽度、反流束面积及反流束大小与左室流出道大小的比例,可半定量估计主动脉瓣反流程度。但必须注意,反流束大小受血流动力学因素(如压力阶差、运动等)和仪器设置(如增益,脉冲重复频率高低)等因素的影响。反流束长度并不是评价反流程度的理想指标。临床上较常用的是反流束近端直径与瓣下 1.0 cm 内左室流出道直径之比,>65%则为重度反流,以及左室流出道横截面上反流束横截面积与流出道横切面积之比,>60%为重度。值得注意的是,单一切面上的彩色多普勒反流束面积大小,并不能准确显示反流束的真正大小,特别是对偏心性的主动脉反流更是如此,需在多个切面上进行显示。测量彩色反流束过瓣部位最窄处径线,是临床上评价反流程度的一个常用、可靠指标。

6.频谱多普勒

(1)脉冲型频谱多普勒:在胸骨上窝,将脉冲多普勒取样容积置于升主动脉内,正常人可记录到舒张期负向波。主动脉瓣关闭不全时,随着程度加重,负向波的速度与持续时间将增加。如负向波为全舒张期,则提示主动脉瓣关闭不全程度至少是中度以上。将取样容积置于主动脉瓣下左室流出道内,可记录到舒张期双向充填的方块形频谱。高重复频率的脉冲多普勒检查时,频谱常呈单向。频谱方向视取样容积与探头的位置关系而定。在左心长轴切面上常为负向频谱,而在心尖五腔图上则为正向。

(2)连续型频谱多普勒:常在心尖五腔切面上用连续多普勒检测主动脉瓣关闭不全的反流速度。因在此切面上,声束方向易与反流束方向平行。

反流速度下降斜率的测量:类似于二尖瓣狭窄患者,主动脉瓣反流时,压差减半时间与瓣口面积成反比,压差减半时间的长短可反映反流的严重程度。主动脉瓣反流患者舒张期升主动脉与左室间压差变化的过程类似于二尖瓣狭窄时舒张期左房与左室之间压差变化的过程。轻度主动脉瓣反流患者,由于反流口面积较小,升主动脉和左室在整个舒张期保持较高的压差,因此在反流频谱中反流速度的下降斜率较小,频谱形态呈梯形;反之,在重度主动脉瓣反流的患者,由于反流口面积较大,舒张期升主动脉的压力迅速下降而左室压力迅速上升,两者的压差迅速减小,反流频谱中下降斜率较大,频谱形态呈三角形。但应用该方法时,必须考虑周围血管阻力和左室舒张压的影响。

反流分数测量:其原理是收缩期通过主动脉瓣口的血流量代表了左室的全部心搏量,而收缩期通过肺动脉瓣口或舒张期通过二尖瓣口的血流量代表了左室的有效心搏量,全部心搏量与有效心搏量之差即为反流量,反流量与全部心搏量之比即为反流分数。反流分数为一定量指标,其测量在临床上对病情随访和疗效评价具有重要价值。

一般认为,当主动脉瓣反流分数小于 20%时为轻度反流,20%~40%时为中度反流,40%~60%时为中重度反流,大于 60%时为重度反流。

左室舒张末压测量:在主动脉瓣反流的患者,应用连续波多普勒技术可估测左室舒张末压。假设升主动脉舒张压为 AADP,左室舒张末压为 LVDP,则升主动脉与左室之间的舒张末期压差 ΔP 为:

$$\Delta P = AADP - LVDP$$

由上式可得:

$$LVDP = AADP - \Delta P$$

由上式可见,若已知升主动脉舒张末压和舒张末期升主动脉和左室之间的压差,即可以计算出左室舒张末压。由于肱动脉舒张压与升主动脉舒张压较为接近,可近似地将肱动脉舒张压(BADP)看作是升主动脉舒张压,代入上式得:

$$LVDP=BADP-\Delta P$$

肱动脉舒张压可由袖带法测出,一般取 Korotkov 第五音即肱动脉听诊音完全消失时的血压值作为肱动脉舒张压。在重度主动脉瓣反流的患者,出现第五音时的血压值可较低,此时可取第四音即肱动脉听诊音突然减弱时的血压值作为肱动脉舒张压。舒张末期升主动脉与左室间的压差可由连续波多普勒测得。在反流频谱中测量相当于心电图 QRS 波起始点的舒张末期最大流速,并按照简化的 Bernoulli 方程将此点的最大流速转化为瞬时压差,这一压差即为舒张末期升主动脉与左室之间的压差。

(三)鉴别诊断

1.生理性主动脉瓣反流

在部分正常人,脉冲波和彩色多普勒检查均可发现主动脉瓣反流束的存在。但目前大多数学者认为,一部分正常人的确存在着所谓生理性主动脉瓣反流,其特点为:①范围局限:反流束通常局限于主动脉瓣瓣下。②流速较低:反流束通常显示为单纯的色彩而非五彩镶嵌。③占时短暂:反流束通常只占据舒张早期。④切面超声图像上主动脉瓣的形态结构正常。据上述特点,可与病理性主动脉瓣反流相区别。

2.二尖瓣狭窄

二尖瓣狭窄时,在左室内可探及舒张期高速湍流信号,湍流方向与主动脉瓣反流的方向相似,尤其当主动脉瓣反流束朝向二尖瓣同时二尖瓣狭窄的湍流束朝向室间隔时,两者易于混淆。其鉴别要点是:①多个切面扫查反流束的起源,可见主动脉瓣反流束起源于主动脉瓣口,而二尖瓣狭窄的湍流束起源于二尖瓣口。②二尖瓣狭窄的血流束起始于二尖瓣开放,而主动脉瓣反流束起始于主动脉瓣关闭,两者相隔一等容舒张期;二尖瓣狭窄的湍流终止于二尖瓣关闭,主动脉瓣反流终止于主动脉瓣开放,两者相隔一等容收缩期。③二尖瓣狭窄的最大流速一般不超过 3 m/s,而主动脉瓣反流的最大流速一般大于 4 m/s。④二尖瓣狭窄时,二尖瓣增厚,回声增强,开口面积减小;主动脉瓣关闭不全时,瓣叶边缘增厚,瓣叶对合处存在缝隙。

三、主动脉瓣脱垂

主动脉瓣脱垂是主动脉瓣关闭不全的一种特殊类型,系不同原因导致主动脉瓣改变,使主动脉瓣于舒张期脱入左室流出道,超过了主动脉瓣附着点的连线,从而造成主动脉瓣关闭不全。

(一)病理解剖与血流动力学改变

与房室瓣不同,主动脉瓣无腱索支撑,其正常对合有赖于瓣叶本身结构的正常及其支撑结构的完整,瓣叶与支撑结构的病变均可导致主动脉瓣脱垂。Cater 等按病理变化将其分成四类:Ⅰ类为主动脉瓣形态结构完整,但由于瓣叶内膜脆弱、损伤或先天性二叶主动脉瓣等病变,易于在舒张期脱垂;Ⅱ类为瓣膜破裂,可由自发性瓣膜破裂或感染性心内膜炎引起,撕裂的瓣叶于舒张期脱垂向左室流出道;Ⅲ类为主动脉瓣根部与主动脉壁结合处支持组织丧失,如 Marfan 综合征,夹层动脉瘤和高位室间隔缺损等;Ⅳ类表现为主动脉瓣粗大、冗长、松软、有皱褶。组织学检查可见左室及主动脉瓣边缘有许多弹力纤维浸润,瓣膜结构疏松和纤维化,黏多糖增多和黏液样变性。

20％主动脉瓣脱垂患者仅有瓣叶脱垂，瓣叶对合线移向左室流出道，但瓣叶对合严密，无主动脉血液反流，患者无明显的临床症状与体征。而80％的主动脉瓣脱垂患者伴有主动脉瓣反流，程度可为轻度、中度、重度。伴有主动脉瓣反流时，主动脉瓣脱垂患者的血流动力学改变与临床表现类同于主动脉瓣关闭不全。

(二)超声心动图表现

1.M 型超声心动图

心底波群上主动脉明显增宽，主波增高，主动脉瓣活动幅度增大。感染性心内膜炎者，主动脉瓣上多有赘生物出现或主动脉瓣有破坏征象。主动脉瓣关闭线呈偏心位置，如脱垂的主动脉瓣呈连枷样运动，则在左室流出道内 E 峰之前，可见脱垂的主动脉瓣反射。

二尖瓣波群上左室扩大，室间隔活动增强。伴有主动脉瓣关闭不全时，反流血液冲击二尖瓣叶，二尖瓣前叶可出现舒张期扑动波。

2.二维超声心动图

(1)左心长轴切面：舒张期主动脉瓣呈吊床样凸入左室流出道，超过了主动脉瓣根部附着点的连线以下，同时关闭线往往偏心，位于一侧。右冠瓣脱垂时，主动脉瓣闭线下移，接近主动脉后壁；而无冠瓣脱垂时，关闭线往往上移，接近主动脉前壁(图 7-9)。主动脉瓣受损严重时，脱垂瓣叶可呈连枷样运动，活动幅度大，舒张期脱入左室流出道，收缩时又返入主动脉腔，左心长轴切面上主动脉瓣两个瓣不能对合。

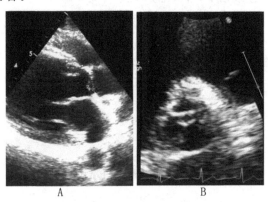

图 7-9　主动脉瓣脱垂

A.左心长轴切面箭头示主动脉瓣叶脱入左室流出道；

B.主动脉根部短轴切面示主动脉瓣叶对合处有缝隙

主动脉瓣脱垂如伴关闭不全，主动脉可以增宽，活动幅度增大。Marfan 综合征患者主动脉增宽程度更明显。由于主动脉血流在舒张期反流，使左室容量负荷过重，左室扩大，左室流出道增宽，室间隔活动增强。

(2)心底短轴切面：在此切面上见主动脉根部断面增宽，主动脉瓣活动幅度增大，关闭线变形。正常人呈"Y"形，主动脉瓣脱垂时，其关闭线失去正常的"Y"形，瓣膜不能完整闭合。

3.经食管超声心动图

大多数主动脉瓣脱垂患者，经胸壁超声心动图可清楚显示脱垂的主动脉瓣叶及其程度。但对肥胖、肋间隙过窄、肺气过多及胸廓畸形的患者，经胸检查不能清晰显示主动脉瓣的形态及其活动，需行经食管超声检查。检查时，将多平面经食管探头插入食管中段，启动声束方向调节按钮,于 45°左右方位获取主动脉瓣口短轴切面,于 120°方位获取主动脉根部的长轴切面。在上述切面中,先采用二维切面观察主动脉瓣叶的形态结构及与主动脉瓣环的相对位置关系,再采用彩色多普勒成像观察有无主动脉瓣反流及反流束的起源、大小、方向与分布。于胃底左室长轴切面采用连续多普勒测量主动脉瓣反流束频谱。

经食管超声二维切面显示时,舒张期可见一个或多个瓣叶的瓣体超过主动脉瓣的水平,脱向左室流出道。病变为瓣膜的黏液样变性,则主动脉瓣显示为松软过长或出现皱褶,易被误认为赘生物,此时变换扫描角度则可清晰显示。Marfan 综合征患者,主动脉呈梭形增宽形成升主动脉瘤,如有主动脉根部夹层形成,剥离的内膜连同主动脉瓣可一同脱向左室流出道。感染性心内膜炎主动脉瓣损害严重者,脱垂的主动脉瓣叶可呈连枷样运动。高位较大室间隔缺损,多伴有右冠瓣脱垂,脱垂的瓣叶可部分阻塞缺损口。如有主动脉瓣反流,经食管超声彩色多普勒与频谱多普勒的检查方法与图像特征类同于主动脉瓣关闭不全。

4.超声多普勒

如主动脉瓣脱垂伴有主动脉瓣反流,彩色多普勒显示与频谱多普勒扫查类同于主动脉瓣关闭不全(见主动脉瓣关闭不全)。

(三)诊断与鉴别诊断

诊断主动脉瓣脱垂应注意以下两点:①切面超声心动图上主动脉瓣舒张期向左室流出道脱垂,超过了主动脉瓣附着点连线以下,且收缩期又返回主动脉腔内。②M 型超声心动图上,用扫描法检查,在心脏舒张期,左室流出道内二尖瓣前叶之前出现异常反射,此异常反射和主动脉瓣相连。

此外,有以下表现者在诊断上有一定参考价值:①主动脉增宽并二尖瓣舒张期扑动。②左室增大,室间隔活动增强,有左室容量负荷过重。

(张传书)

第三节　肺动脉疾病

肺动脉疾病以肺动脉狭窄(pulmonary stenosis,PS)最为常见,多为先天性,可独立存在,也可伴有其他心脏畸形。肺动脉狭窄是指右室至肺动脉血管之间的血流出现动态的或者固有的解剖梗阻,包括右室漏斗部、肺动脉瓣膜、瓣环、肺动脉主干及其分支狭窄,其中以瓣膜本身狭窄最常见,占 90% 以上,占所有先天性心脏病的 10%。后天获得性肺动脉瓣狭窄非常少见,即使风湿病变累及肺动脉瓣,但导致风湿性肺动脉瓣狭窄非常罕见,肿瘤是导致肺动脉瓣病变的最常见的后天性原因,往往同时引起肺动脉瓣狭窄与关闭不全,但以关闭不全为主。肺动脉瓣狭窄多伴有狭窄部位远端的肺动脉扩张。右心室与肺动脉之间的压差超过 6.7 kPa(50 mmHg)以上代表有意义的肺动脉狭窄。严重时,右心室的压力可高于体循环收缩压。肺动脉瓣狭窄可以是复杂先天性心脏病的一部分,包括法洛四联症、房室间隔缺损,右室双出口及单心室等。肺动脉狭窄常合并有遗传和获得性疾病,包括风疹和 Alagille,cutaneous laxa,Noonan,Ehlers-Danlo 及 Williams综合征等。

一、病理解剖和血流动力学改变

肺动脉狭窄的原因包括部分瓣叶融合、瓣叶增厚、瓣上或者瓣下区域狭窄等。根据病变部位肺动脉狭窄通常主要分为以下几型。

(一)肺动脉瓣狭窄

正常肺动脉瓣为三叶结构,先天性肺动脉瓣狭窄瓣膜可为三叶、二叶、单叶或瓣膜发育不良。典型的表现包括;瓣膜部分融合构成圆锥形或圆顶形状的结构,突向主肺动脉,中央有 2～3 mm 圆形或者不规则的小孔。由于肺动脉主干组织结构薄弱,可出现不同程度的狭窄后肺动脉扩张,可能会出现由于"射流效应"引起的血流动力学改变。

10%～15%的肺动脉瓣狭窄患者存在肺动脉瓣发育不良。发育不良的肺动脉瓣的形状不规则、增厚、变形、缩小、僵硬、活动不良或几乎没有瓣膜(瓣膜缺失),瓣叶的交界处仅轻度融合或无融合。

90%的法洛四联症患者伴有肺动脉瓣二瓣化畸形,而单纯瓣膜性肺动脉狭窄时二瓣化畸形则罕见。

重症肺动脉瓣狭窄时,瓣下右心室肥厚可引起漏斗部缩小并导致右心室流出道梗阻。肺动脉瓣狭窄解除后继发的右心室流出道梗阻往往逐渐减轻或消失。

(二)肺动脉瓣下(漏斗部)狭窄

肺动脉瓣区下方肌束肥厚或者隔膜致使右室流出道狭窄,肺动脉瓣往往无明显异常。多见于法洛四联症或室间隔缺损患者。

1.隔膜型

室上嵴和肺动脉瓣之间出现一隔膜,隔膜中心有一小孔。孔径大于 1.5 cm 以上者多无临床症状;小于 0.5 cm 时症状明显。

2.肌束肥厚型

右室室上嵴、隔束、壁束异常肥厚,流出道变窄伴右室壁肥厚。肺动脉主干多无狭窄后扩张。狭窄区可能为狭窄管道状,亦可局限于漏斗部。

双腔右心室是一种伴随右心室流出道纤维肌性狭窄的罕见特例,存在瓣下水平的右心室流出道梗阻。

3.外周肺动脉狭窄(肺动脉主干及分支狭窄)

狭窄发生在主肺动脉水平、肺动脉分叉或者更远端的分支。左、右肺动脉狭窄可同时存在。可能合并其他先天性心脏畸形,如瓣膜性肺动脉狭窄,房间隔缺损,室间隔缺损或动脉导管未闭,20%的法洛四联症患者伴有外周肺动脉狭窄。

功能性或生理性的外周肺动脉狭窄是婴儿收缩期杂音的常见原因。它发生在早产儿和足月儿,随着时间的推移,肺动脉的发育完善,杂音通常在几个月内消失。

肺动脉狭窄时血流动力学改变与狭窄的部位、程度、范围及类型密切相关。轻度单纯性肺动脉狭窄时,多无明显血流动力学变化。而重度狭窄或者多发性狭窄时右心压力负荷过重,此时肺动脉狭窄致使右心排血受阻,右室长期负荷过重而导致右室壁向心性肥厚,顺应性减低,右房压随之升高,同时由于肺动脉狭窄,经肺静脉回流入左房的血液减少而使左房压力减低。右房压力增高而左房压力减低,卵圆孔开放,形成心房水平右向左分流,产生中心性发绀。

2006 年 ACC/AHA 心脏瓣膜疾病管理指南及 2009 年 EAE/ASE 超声心动图评估瓣膜狭窄临床应用指南规定,依据峰值流速和肺动脉压力阶差,肺动脉狭窄分轻、中、重三级(表 7-1)。

表 7-1　肺动脉狭窄程度分级

狭窄程度	轻度	中度	重度
峰值速度（m/s）	＜3	3～4	＞4
峰值压差（mmHg）	＜36	36～64	＞64

二、超声心动图表现

(一)二维及 M 型超声心动图

1.肺动脉瓣狭窄

心底短轴切面收缩期肺动脉瓣呈穹隆状（圆顶状或圆锥形）突向肺动脉主干,瓣口较小,瓣叶活动幅度较大。部分患者瓣叶增厚、回声增强,开口较小,瓣叶活动幅度也较小。瓣环狭窄时可见瓣环内径变小。M 型超声肺动脉瓣活动曲线 a 波加深,肺动脉瓣开放时间延长。正常肺动脉瓣活动曲线 a 波深度为2～4 mm,肺动脉瓣狭窄 a 波深度大于 4 mm(图 7-10)。

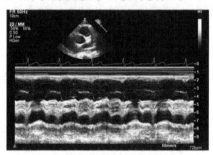

图 7-10　肺动脉狭窄 M 型曲线
显示肺动脉瓣增厚,回声增强,a 波加深

2.右室流出道狭窄

隔膜型狭窄者在心底短轴及右室流出道切面上于右室流出道内可见异常细线状回声,一端连于前壁,另一端连于室上嵴侧,中央见一小孔。此孔的大小决定狭窄的程度。肌束肥厚型在室上嵴部位心肌环形肥厚,壁束、室束均明显肥厚,致使流出道明显狭窄(图 7-11),M 型曲线显示肺动脉瓣收缩期高速震颤。

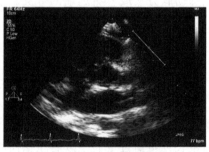

图 7-11　心底短轴切面
显示右室流出道肌性狭窄

3.肺动脉主干及分支狭窄

主肺动脉长轴切面可显示主肺动脉局部狭窄管壁增厚或向腔内突入,管腔变狭小;或者整个主肺动脉明显变细使管腔变狭小。左、右肺动脉分支近端狭窄时可显示相应管腔局限性狭窄,超声心动图不能显示远端肺动脉及其分支狭窄。

4.其他表现

肺动脉狭窄时右室壁多有不同程度的肥厚,右室前壁舒张末期厚度>5 mm(图7-12)。右室腔多扩大,但是肌束肥厚型右室腔可变小。另外,可见卵圆孔未闭或房间隔缺损。

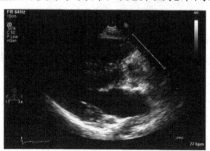

图 7-12　左心长轴切面

显示右室壁肥厚

(三)频谱多普勒

1.脉冲多普勒

将取样容积由右室流出道向肺动脉瓣环、肺动脉瓣口、肺动脉移动时,血流速度明显变化,于狭窄处可见明显加快的射流频谱,而于狭窄后肺动脉内则呈湍流频谱。

2.连续多普勒

利用连续多普勒技术可记录肺动脉狭窄处收缩期高速射流频谱,测得峰值流速,依次可进行一系列的计算,以判断肺动脉狭窄的程度。通过肺动脉狭窄的血流频谱可测量其峰值血流速度和平均血流速度,按简化 Bernoulli 方程可计算出肺动脉狭窄处的最大瞬时压差和平均压差,狭窄程度越重,上述压差就越大。

(四)经食管超声心动图

经食管超声心动图检查肺动脉狭窄的临床意义。

1.确定肺动脉狭窄的部位及程度(图7-13)

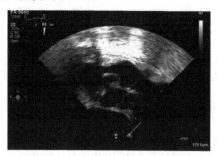

图 7-13　经食管超声心动图

心底短轴切面

2.确定有无伴发卵圆孔未闭或房间隔缺损

经食管超声心动图检查可以清晰显示房间隔结构,因此非常有助于两者的鉴别诊断。

3.监测肺动脉瓣球囊扩张成形术及评价疗效

在肺动脉瓣狭窄的介入治疗术中进一步观察肺动脉形态,评估部位及狭窄程度,实时进行监测,即刻判断疗效。

(五)三维超声心动图

三维超声心动图特别是实时三维经食管超声心动图能够较为清晰地显示肺动脉和房间隔的三维立体结构。

对于肺动脉瓣狭窄,三维超声心动图可直观地显示瓣膜的形态、厚度、活动情况,并可能显示瓣膜开口的大小,更加直观准确地判断其狭窄程度。右室流出道狭窄的患者,三维超声心动图在确定其狭窄部位及程度方面具有更为重要的价值。

三、鉴别诊断

重度肺动脉狭窄合并卵圆孔未闭者从病理解剖及血流动力学上分析应归入法洛三联症。肺动脉狭窄的患者常常合并房间隔缺损。二者均有肺动脉狭窄和心房水平的分流,应注意鉴别。Fallot 三联症为心房水平右向左分流,患者有发绀;轻度肺动脉瓣狭窄合并房间隔缺损为心房水平左向右分流,患者无发绀。肺动脉狭窄最常见的原因为先天性,风湿性和肿瘤所致的肺动脉狭窄均有相应特征改变,前者几乎同时伴有其他瓣膜的形态和血流动力学改变,后者为肿瘤转移累及心脏的表现,因此鉴别诊断并不困难。

(张传书)

第四节　二尖瓣疾病

超声心动图检查已经成为诊断心脏瓣膜病最常用、最重要的无创性检查方法。其中二尖瓣是心脏四个瓣膜中最先得到超声心动图观测评估的瓣膜。这是因为在超声心动图技术出现早期风湿性心脏病发病率较高,二尖瓣瓣叶的运动幅度相对较大并且有特征性运动轨迹,最容易被早期使用的 M 型超声技术检测到。现在广泛使用的二维和多普勒超声心动图技术以及正在发展完善之中的三维超声心动图极大提高了对瓣膜病变的诊断能力,可以对不同类型的二尖瓣病变做出诊断和定量评估。

一、二尖瓣狭窄

(一)病理解剖与血流动力学改变

在我国二尖瓣狭窄患者中,风湿热作为病因者高达 90%。风湿热所导致的二尖瓣狭窄病理改变可分为三型。①隔膜型:二尖瓣前叶和后叶的边缘呈纤维性增厚、交界区粘连,偶有钙化点,使瓣孔狭窄。瓣膜的病变较轻,瓣体的活动一般不受限制。②隔膜漏斗型:除瓣孔狭窄外,前叶本身尤其后叶都有较严重病变,交界区粘连明显,同时腱索也发生粘连、缩短,使瓣膜边缘和部分组织受到牵拉,形成漏斗状。前叶的大部分仍可活动,但受到一定限制。③漏斗型:前叶和后叶的病变都发展为极严重的纤维化和/或钙化,腱索和乳头肌异常缩短使整片瓣膜僵硬而呈漏斗状狭窄。由于前叶失去弹性活动,无论在收缩或舒张期,二尖瓣均为一漏斗状的通道,故此型除狭窄外均伴有明显关闭不全。

二尖瓣狭窄形成之后,舒张期左房血流排出受阻,左房血液凝滞,可形成血栓。左房压力增高,左房扩大。左房压力增高后,导致肺循环阻力增加,右室负荷加重,后期有右室扩大。如不合并二尖瓣关闭不全,左室一般不扩大。

(二)超声心动图表现

1.二尖瓣狭窄的定性诊断

(1)M 型超声:二尖瓣运动曲线呈"城墙"样改变。其中包括二尖瓣前叶 EF 斜率减低、运动幅度(D-E 或 E-E′间距)减小,曲线增粗回声增强。后叶与前叶同向运动,同时伴左心房继发性增大(图 7-14)。

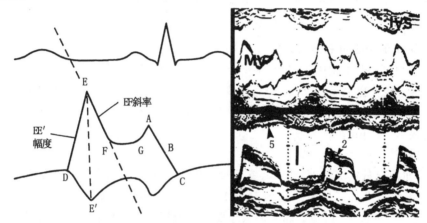

图 7-14 风湿性心脏病二尖瓣狭窄 M 型超声表现

A. 二尖瓣 M 型运动曲线模式图;B.正常二尖瓣的运动曲线;C.风湿性心脏病二尖瓣狭窄的运动曲线

(2)二维超声:左室长轴可见二尖瓣瓣叶增厚,回声增强,瓣口开放活动减低,在风湿性心脏病患者呈"圆顶"征;左室短轴可见前后叶交界区粘连,瓣口开放面积减小呈"鱼口"征(图 7-15),瓣叶散在或弥漫性强点片或团块样强回声。同时伴有左心房增大,肺动脉增宽,右心腔增大等继发性改变。单纯性二尖瓣狭窄时,左心室较正常相对偏小。

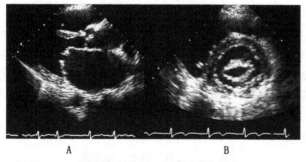

图 7-15 风湿性心脏病二尖瓣狭窄二维超声表现

A.胸骨旁长轴二尖瓣开放呈"圆顶"征;B.胸骨旁短轴二尖瓣开放呈"鱼口"征

(3)多普勒超声:频谱多普勒显示过二尖瓣流速增快,E 峰减速时间延长,湍流导致的"空窗"充填。彩色多普勒显示瓣口左房侧有血流汇聚,左室侧有五色镶嵌的表现(图 7-16)。

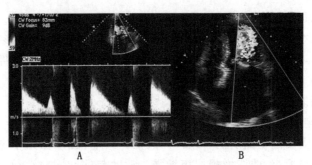

图 7-16　风湿性心脏病二尖瓣狭窄多普勒超声表现

A.频谱多普勒显示二尖瓣口流速加快,"空窗"充填;B.彩色多普勒显示二尖瓣口左房侧血流汇聚及左室侧湍流

2.二尖瓣狭窄的半定量和定量诊断

(1)M 型超声:①根据二尖瓣 EF 斜率半定量狭窄程度,EF 斜率越慢,狭窄程度越重,正常人 70~160 mm/s。轻度狭窄 35~55 mm/s;中度狭窄 10~35 mm/s;重度狭窄<10 mm/s。②根据 D-E 间距半定量狭窄程度,正常人 D-E 间距约 28 mm。轻度狭窄 13~20 mm;中度狭窄 9~12 mm;重度狭窄<8 mm。

(2)二维超声。

根据瓣口面积定量狭窄程度:在左心室短轴二尖瓣口平面用仪器轨迹球沿瓣口回声内缘勾画瓣口面积,正常人为 3.5~6.0 cm²,轻度狭窄>1.5 cm²;中度狭窄 1.0~1.5 cm²;重度<1.0 cm²。此方法简便易行,在正确掌握操作要领的前提下准确性较高。本方法在操作时须注意几点:①声束方向须垂直通过前后叶瓣尖,即扫查到瓣口最狭小的平面。如果声束偏高通过的不是瓣尖而是瓣体部位,势必造成瓣口面积检测结果偏大。②采用电影回放功能,在舒张早期瓣口开放最大时进行检测,必要时以同步心电信号作为时间坐标。③当钙化明显,声影较重时,应适当减低仪器灵敏度和增益,避免回声增粗导致的测量误差。④以左室长轴瓣尖开放间距作为短轴瓣口开放间距的参考对照,沿瓣口内缘勾画面积。取多次检测平均值,特别是当心房纤颤或操作欠熟练时多次检测取平均值更为重要。

根据二尖瓣前后叶瓣尖开放间距半定量狭窄程度:正常人开放间距 25~30 mm。极轻度狭窄17~20 mm;轻度狭窄 12~16 mm;中度狭窄 8~11 mm;重度狭窄<8 mm。须注意二尖瓣开放间距的检测与瓣口面积检测相同,应该在舒张早期瓣口开放最大时进行,否则结果出入较大。

根据二尖瓣的运动性、瓣叶厚度、瓣下组织增厚程度以及瓣叶钙化程度四个方面对二尖瓣狭窄进行综合评分。每个方面分为 1~4 级(表 7-2)。1 级记 1 分,随级别增加记分分数递增,4 级记 4 分。每个患者从四个方面打分,最低 4 分,最高 8 分。当得分≤8 分时可考虑采用介入性球囊扩张术治疗二尖瓣狭窄。

表 7-2　二尖瓣狭窄综合评分

记分	瓣膜活动度	瓣下装置	瓣叶厚度	瓣叶钙化
1 分	仅瓣尖活动受限,其余部分活动尚好	仅二尖瓣叶下的腱索局限性轻度增粗	瓣叶厚度接近正常(4~5 mm)	回声光点增强局限于瓣尖的一个区域内
2 分	瓣叶下部活动受限,中部和基底部尚正常	腱索上 1/3 区域受累增粗	瓣叶中部正常,瓣尖明显增厚(5~8 mm)	回声光点增强弥散到整个瓣尖区域

记分	瓣膜活动度	瓣下装置	瓣叶厚度	瓣叶钙化
3分	瓣叶中下部活动受限,基底部尚好	腱索增粗扩展到远端1/3处	整个瓣叶均有增厚(5~8 mm)	回声增强扩展到瓣叶中部
4分	舒张期瓣叶无或仅有微小前向运动	所有腱索广泛增粗缩短并累及到乳头肌	整个瓣叶明显增厚(>8 mm)	大部分瓣叶组织都有回声增强

(3)多普勒超声:①根据二尖瓣血流频谱的压力减半时间(PHT)半定量狭窄程度,正常人PHT<60 ms,轻度90~150 ms,中度150~220 ms,重度>220 ms。须注意本方法属于经验公式,适用于瓣口面积小于1.8 cm² 的单纯性二尖瓣狭窄,当存在二尖瓣反流或主动脉瓣病变时可能导致对瓣口面积的过低或过高评估,准确性欠佳。②二尖瓣口瞬时最大压力阶差(PPG)和平均压力阶差(MPG)定量狭窄程度,正常人 PPG<0.5 kPa(4 mmHg);MPG≤0.1 kPa(1 mmHg)。轻度狭窄 PPG 1.1~1.6 kPa(8~12 mmHg),MPG 0.4~0.8 kPa(3~6 mmHg);中度狭窄 PPG 1.6~3.3 kPa(12~25 mmHg),MPG 0.8~1.6 kPa(6~12 mmHg);重度 PPG>3.3 kPa(25 mmHg),MPG>1.6 kPa(12 mmHg)。须注意当合并二尖瓣反流时可能高估瓣口面积,当合并左心室功能减低时可能低估瓣口面积。

(4)连续方程法测定二尖瓣口面积:根据流体力学的连续方程原理,在一个连续的管道内,不同截面处的流量相等,即 $A_1 \times V_1 = A_2 \times V_2 = A_3 \times V_3$。公式中 A=截面的面积,V=截面处的血流速度。因为心血管系统内的血流为搏动性,所以公式中的流速(V)实际上要采用各截面的平均流速乘以射血时间,即血流速度时间积分。假设公式中的 A_2 为二尖瓣平面,只要知道了其上游或下游任一平面的流量,同时得到过二尖瓣的血流流速时间积分,就能求出二尖瓣口面积。即 $A_2 = (A_1 \times V_1)/V_2$ 或 $(A_3 \times V_3)/V_2$。换言之,只要把二维和多普勒超声在主动脉瓣平面或肺动脉瓣平面检测到的相关参数代入上述公式即可求出二尖瓣口面积。主动脉瓣或肺动脉瓣的面积可将相应瓣环的直径代入圆的面积公式($\pi D^2/4$)而求出。此方法涉及的测量参数较多,必须保证每一个参数检测的准确性,否则造成误差的机会和程度增大。另外,连续方程法不适用存在二尖瓣反流或其他瓣膜有功能异常的患者。

(5)血流会聚法测定二尖瓣口面积:应用血流会聚法评价二尖瓣狭窄严重程度,不受二维超声直接瓣口面积测量法和多普勒压力减半时间法许多影响因素的限制(如瓣口形状、增厚度、钙化度、合并反流、操作手法、仪器条件等),经胸超声检查时可在心尖左心长轴切面、两腔切面或四腔切面上进行,经食管超声心动图检查时,由于左房内血流会聚区显示范围大而清晰,尤其适宜应用该法进行定量研究(图7-17)。

计算方法为:

$$MVA = Q/V$$
$$Q = 2 \times \pi \times R^2 \times AV \times \alpha/180$$

式中 MVA 为二尖瓣口面积(cm²),Q 为经过二尖瓣口的最大瞬时流量(mL/s),V 为经过二尖瓣口的最大流速(cm/s),R 为心动周期中最大血流会聚区红蓝交错界面至二尖瓣口(两瓣尖连线)的距离,AV 为 Nyquist 速度(cm/s),α 为二尖瓣前后叶瓣尖的夹角。

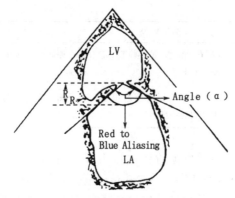

图 7-17　血流汇聚法检测二尖瓣口面积示意图

R 为会聚区的半径,Angle(α)为血流会聚区二尖瓣前后叶间夹角,Red to Blue
Aliasing 为血流红色转为蓝色的 Nyquist 速度倒错线

(6)三维超声观测二尖瓣口面积:二尖瓣口的三维成像更直观形象,可以实现外科医师的手术切面观(图 7-18)。

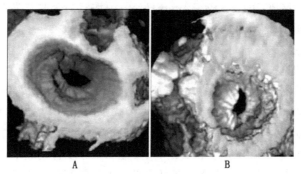

图 7-18　二尖瓣狭窄三维超声图像

A.从左房往左室方向观察;B.从左室往左房方向观察,均可见瓣口缩小

理论上在三维立体图像上配合相应软件检测瓣口面积更精确,特别是对于瓣口形态不规则,二维超声难以寻找与瓣尖平面真正平行的切面时用三维超声检测瓣口面积更具优势。但目前三维超声成像技术和相应的定量检测软件尚在研究发展成熟中,临床尚未普及应用。

3.二尖瓣狭窄并发症的超声所见

(1)心房纤颤:M 型二尖瓣运动曲线 E-E 间距或室壁运动曲线的收缩顶点间距绝对不等。二尖瓣血流频谱 A 峰消失,呈高低、宽窄、间距不等的单峰波。

(2)左房血栓:二维超声表现为轮廓清晰的回声团,形状不规则,边界不规整,基底部较宽与左房侧后壁或左心耳壁紧密相连,一般无活动性。少数随心房运动存在一定活动性,血栓内回声强度可不均匀甚至存在钙化(图 7-19)。左心耳的血栓经胸超声有时难以显示,需经食管超声检查明确诊断。

(3)肺动脉高压:二维超声可见主肺动脉增宽,右心腔扩大。多普勒超声可见不同程度的肺动脉瓣和/或三尖瓣反流。肺动脉瓣反流速度增加≥2 m/s。三尖瓣反流速度增加≥3 m/s。肺动脉高压明显时还可伴有下腔静脉扩张,塌陷指数减低。肝脏扩大、瘀血等表现。

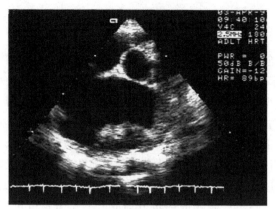

图 7-19 二尖瓣狭窄心底短轴切面

左心耳血栓延伸到左房侧后壁(箭头指向左心耳内血栓)

(三)鉴别诊断

1.左心房黏液瘤

左心房黏液瘤为最常见的心脏原发性肿瘤。临床症状和体征与二尖瓣狭窄相似,但存在间歇性,随体位而变更,心房颤动少见而易有反复的周围动脉栓塞现象等特征。超声心动图表现为二尖瓣后面收缩期和舒张期均可见一团云雾状团块样回声,多数有一窄蒂附着于房间隔上,活动度大,往往随心脏舒张运动甩到二尖瓣瓣口甚至进入左心室流入道,导致舒张期过二尖瓣血流受阻,流速加快。同时超声动态观察二尖瓣瓣叶本身的活动度、厚度以及回声无明显异常。能造成类似血流动力学改变的左房内占位还有左房内活动性血栓。

2.主动脉瓣关闭不全

当存在中度以上特别是向二尖瓣前叶一侧偏心性的主动脉瓣反流时,二尖瓣在心室舒张期受主动脉反流血液的冲击,同时还有主动脉瓣反流致左室血容量增多,左室舒张压增高等因素,二尖瓣前叶开放受限表现为相对性二尖瓣狭窄,听诊在心尖区可闻及舒张期隆隆样杂音(Austin-Flint 杂音)。二维和 M 型超声心动图可见舒张期二尖瓣前叶开放受限,同时存在震颤现象,而二尖瓣后叶的结构形态及开放活动正常。同时明显主动脉瓣反流时往往存在左心室扩大,升主动脉增宽等超声表现。彩色多普勒在左心室长轴(包含主动脉瓣的五腔切面)可见舒张期来自主动脉瓣的反流束冲击二尖瓣前叶,但同时通过二尖瓣的血流也加速明亮,此时要特别注意如果仅在左室长轴四腔切面观察彩色多普勒可能把主动脉瓣的偏心性反流误认为过二尖瓣的高速血流。只要多角度进行全面的超声观察,抓住上述与典型二尖瓣狭窄的不同之处,两者的鉴别并不困难。

3.扩张型心肌病

当左心收缩功能明显减低,左室舒张压力明显增高时,二尖瓣开放活动幅度减小,特别是个别患者由于存在较长时间的二尖瓣关闭不全,瓣叶长时间受高速反流的冲击还存在轻度增厚回声增强。某些缺乏经验的超声工作者可能将其误诊为二尖瓣狭窄。鉴别的关键点在于扩张型心肌病舒张期过二尖瓣的血流速度在正常范围内。同时注意 M 型超声虽存在 D-E 或 E-E' 间距减低,EF 斜率减低等表现,但前后叶运动始终呈镜像。而且超声存在着与"二尖瓣狭窄"明显不相称的左室扩大,收缩功能明显减低。

二、二尖瓣关闭不全

(一)二尖瓣关闭不全的病理分类

为了阐明二尖瓣关闭不全的机制,以便指导二尖瓣关闭不全的外科治疗,二尖瓣修复术的开创者,Dr.Alain Carpentier 根据二尖瓣瓣叶开放和关闭运动特征,将二尖瓣关闭不全分为三类,又称 Carpentier 分类。以后经过补充修改分为四类及相应亚型,后者又称为改良的 Carpentier 分类。

Ⅰ类:二尖瓣叶运动正常并二尖瓣关闭不全,进一步分为Ⅰa和Ⅰb两个亚型,Ⅰa是由于瓣环扩大导致二尖瓣关闭不全,Ⅰb是由于瓣叶穿孔导致二尖瓣关闭不全。

Ⅱ类:二尖瓣叶运动过度并二尖瓣关闭不全,即二尖瓣脱垂或连枷运动导致收缩期二尖瓣叶越过二尖瓣环平面,到了左心房一侧。进一步分为Ⅱa、Ⅱb、Ⅱc和Ⅱd四个亚型,Ⅱa是由于瓣叶和/或腱索冗长所致;Ⅱb是由于腱索断裂所致;Ⅱc是由于乳头肌梗死或瘢痕所致;Ⅱd是由于乳头肌断裂所致。

Ⅲ类:二尖瓣叶运动受限并二尖瓣关闭不全,进一步分为Ⅲa和Ⅲb两个亚型,Ⅲa是由于风湿性瓣膜病变导致瓣叶(腱索)收缩期运动受限引起的关闭不全;Ⅲb是由于心脏扩大、乳头肌移位导致瓣叶运动受限不能有效关闭。

Ⅳ类:二尖瓣叶运动状态不定并二尖瓣关闭不全,即由于动态乳头肌功能异常导致二尖瓣关闭活动呈动态变化并关闭不全。

(二)二尖瓣关闭不全的血流动力学变化

二尖瓣关闭不全的病理生理和临床表现取决于反流血量、左室功能状态和左房顺应性。多数慢性轻中度二尖瓣关闭不全患者可保持长期无症状。因为根据 LaPlace 定律,室壁张力与心室内压力和左室半径的乘积相关。而二尖瓣关闭不全患者在收缩早期就有血液反流入左房,从而左室壁张力显著降低,心肌纤维缩短较多,表现为总的心搏量增加,EF 通常增高,但需注意有效心搏量并未增大,因此,二尖瓣关闭不全患者 EF 在正常低值范围,意味着心肌收缩功能已有减退。而患者的 EF 轻度降低(40%~50%),意味着患者已有明显心肌损害和心功能减低。一般单纯慢性二尖瓣反流患者的左室压力低,左室腔无明显变化,左室和左房往往有一个较长时间功能代偿期,在相当长时间内无明显左房增大和肺瘀血。然而,慢性中度以上反流,较多的血液在收缩期返回左心房,舒张期又进入左心室。这部分无效循环的反流血液导致左房和左心室的容量负荷增加,长期的容量负荷加大可导致左心房压力逐渐升高,并进一步出现肺淤血和肺动脉高压,甚至右心负担加重,右室肥大。同时导致左室逐渐扩大和左室功能失代偿,一旦出现左室功能失代偿,不仅心搏出量降低,而且加重反流,病情往往短期内急转直下表现为全心力衰竭。急性严重二尖瓣反流,早期阶段左房、左室扩大不明显,由于起病急骤,左心房未能适应突然增多的反流充盈量,左心房来不及增大,顺应性差,左房压力迅速升高,于是肺血管床压力升高,出现肺水肿、肺高压,有时肺动脉压力可接近体循环压力,但及时矫治二尖瓣关闭不全后仍可恢复正常。如未及时治疗,不长时间后左心室扩张,相对慢性二尖瓣关闭不全,左心室来不及产生代偿性肥厚,左心室心肌质量与舒张末期容积比值减小,左室心肌质量与左心室舒张末压不相称,同时加上左心房顺应性差,左室迅速衰竭。

(三)超声心动图表现

1.M 型超声心动图

由于超声心动图的飞速发展,彩色多普勒与二维超声已成为二尖瓣反流检测及反流病因诊断的主要手段,但 M 型超声在某些情况下,特别是对个别具有特征改变的疾病协助诊断方面仍有一定作用。

(1)二尖瓣波群:收缩期二尖瓣 CD 段明显下凹呈"吊床样"改变,提示二尖瓣脱垂,可能伴有反流(图 7-20)。腱索断裂时收缩期左房内可见高速扑动的二尖瓣叶。

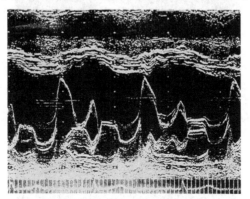

图 7-20　二尖瓣脱垂 M 型图像

箭头标识处显示收缩中晚期二尖瓣后叶呈"吊床"样改变

(2)心室波群:表现为左室内径和室壁运动幅度增大。

2.二维超声心动图

二维超声可以观察心脏形态,腔室大小,在提供反流原因与机制方面有其独特的价值,对评判瓣膜形态学与功能学方面有其重要的临床意义。不同病变的二尖瓣形态结构往往有某些特征性改变,这些改变常常是病因诊断的重要依据。

(1)二尖瓣反流的病因诊断。

风湿性二尖瓣关闭不全:可单独存在或与狭窄合并存在。超声往往有前后叶瓣尖增厚,回声增强。重度关闭不全者,大部分或整个瓣叶、腱索及乳头肌明显增厚、增粗,边缘不规则,回声反射增强,腱索间互相粘连缩短,腱索与瓣叶间结合点常已无法分辨,局部呈杂乱征象。部分重度关闭不全者可见前后叶对合不良或其间有裂隙。

二尖瓣脱垂:胸骨旁左心长轴切面为诊断二尖瓣脱垂的标准切面。二尖瓣瓣环前缘与瓣环后缘两点相连为瓣环线。正常二尖瓣收缩期前后叶关闭时,瓣叶不超过瓣环的连线,前后叶与左房后壁的夹角均大于 90°。二尖瓣前叶或后叶脱垂收缩期瓣叶呈弧形弯曲进入左房,弯曲的最大处至少超过瓣环线上2 mm。二尖瓣前叶脱垂时,瓣叶活动幅度大,收缩期前叶与后叶的结合点后移,偏向左房侧,两叶对合点错位。前叶体部与主动脉后壁之间夹角变小成锐角。二尖瓣后叶脱垂时,瓣体部活动幅度大,瓣环向左房侧弯曲,前后瓣的结合点移向左房侧,可有错位,二尖瓣后叶与左房后壁间夹角亦变小(图 7-21)。此外收缩期左房内出现脱垂瓣膜,舒张期消失。

二尖瓣腱索或乳头肌断裂:其典型超声特征是受损瓣叶以瓣环附着处为支点呈 180°或更大幅度的挥鞭样运动,又称连枷样运动,此时的病变瓣膜称为连枷瓣。舒张期瓣尖进入左室腔,体部凹面朝向左室,收缩期则全部瓣叶脱入瓣环水平以上,瓣尖进入左房,体部凹面亦向着左房(这种特征与瓣膜脱垂刚好相反;后者体部凹面始终朝向左室),前后叶收缩期对合点消失(图 7-22)。由于连枷瓣常由腱索、乳头肌断裂引起,故瓣叶尖端或边缘常有断裂的腱索或乳头肌回声附着。

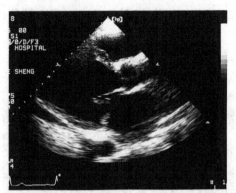

图 7-21 二尖瓣脱垂收缩期胸骨旁左心长轴切面

图中箭头所指处为脱垂的二尖瓣后叶

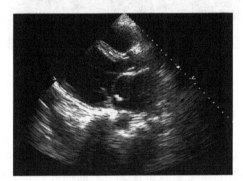

图 7-22 二尖瓣乳头肌断裂胸骨旁左心室长轴

收缩期二尖瓣前叶呈连枷样运动甩入左心房,顶端附着断裂

的乳头肌残端,前后叶不能对合,前叶凹面朝向左心房

　　二尖瓣环钙化:是一种老年性退行性病变,随年龄增大发病率增高,糖尿病患者更易罹患,女性发病较男性多见,尤其在超过 90 岁的女性患者可高达 40%。二尖瓣环钙化可与钙化性主动脉瓣狭窄、肥厚型心肌病、高血压、二尖瓣脱垂等同时存在,但病理机制尚不明确。钙化通常局限于二尖瓣环,以后叶基底部钙化多见,病变可延伸到前叶,沿着纤维层或瓣叶的下面进行,但较少累及瓣叶体部。由于瓣叶基底部钙化使瓣叶正常活动受限,易出现二尖瓣反流。此外,钙化的瓣环在收缩期不能缩小,可能是引起瓣膜关闭不全的另一机制。直接征象为二尖瓣环后叶或前叶基底部(即二尖瓣后叶与左室后壁、前叶与室间隔之间)出现浓密的反射增强的新月形回声。

　　乳头肌功能不全:乳头肌功能不全指房室瓣腱索所附着的乳头肌由于缺血、坏死、纤维化或其他原因,发生收缩功能障碍或位置异常,导致对二尖瓣牵拉的力量改变而产生的二尖瓣反流。急性心肌梗死后的二尖瓣关闭不全发生率平均约为 39%,其中下后壁心肌梗死发生二尖瓣反流的比例高于前壁心肌梗死。对此类患者,在超声检查时除了注意二尖瓣对合运动和反流之外,还需注意观察室壁运动异常等相关改变。

　　先天性二尖瓣异常:可引发二尖瓣关闭不全的瓣膜畸形包括瓣叶裂、双孔型二尖瓣、二尖瓣下移畸形与瓣膜缺损;乳头肌发育不良包括拱形二尖瓣、乳头肌缺失、吊床形二尖瓣;腱索发育障碍包括腱索缩短、腱索缺失等。其中最常见引起二尖瓣关闭不全的先天性畸形是二尖瓣叶裂,多为心内膜垫发育异常的一部分,系二尖瓣某一部分发育不全形成完全或不完全的裂隙,多发生在二尖瓣前叶,常伴原发孔房间隔缺损或完全性房室通道。

感染性心内膜炎：以二尖瓣赘生物为主要表现，同时可能存在二尖瓣穿孔、膨出瘤、腱索断裂等瓣膜装置被破坏的表现，前叶受累多于后叶。往往同时存在主动脉瓣的赘生物。不少二尖瓣感染性心内膜炎原发部位为主动脉瓣，当发生主动脉瓣反流后，由于反流冲击二尖瓣前叶使之产生继发感染。超声可见病变二尖瓣瓣叶局部有絮状或团块状回声随瓣膜运动在二尖瓣口来回甩动，穿孔部位可见开放和关闭时形态异常甚至裂隙，形成膨出瘤时可见局部菲薄呈"球形"膨出，腱索断裂时可见瓣膜脱垂或连枷样运动。

（2）二尖瓣反流的继发改变。①左心房：较短时间的轻度二尖瓣反流，一般无继发改变。中度以上反流，或时间较长的轻度反流，往往有相应的左房容积及前后径扩大表现。②左心室：中度以上反流，左室腔多扩大，左室短轴切面可见圆形扩大的左室腔，室间隔略凸向右室侧。室壁运动幅度相对增强，呈左室容量负荷过重现象。③肺动、静脉和右心腔：肺静脉因为淤血和压力增加常常增宽。晚期患者肺动脉增宽，肺动脉压力增高，右房右室也可扩大，右室流出道亦较正常增宽。④心功能：在心功能代偿期，各种心功能参数的检测可正常，重症晚期心功能失代偿时，左室运动幅度减低，但射血分数减低程度与其他病变导致的收缩功能减低有所不同，由于大量反流的原因，射血分数减低幅度相对较小，有时与临床心力衰竭表现程度不成比例。

（3）二尖瓣瓣叶病变的定位诊断：二尖瓣关闭不全的治疗最主要和有效的手段是二尖瓣修复或二尖瓣置换。对于二尖瓣修复手术，术前明确二尖瓣叶的病理损害性质和位置十分重要。因为术中心脏停搏状态下的注水试验结果与正常心跳状态下的实际情况不完全相同，甚至有较大出入。而超声心动图是目前无创观测正常心跳状态下瓣膜状况首选方法。经过大量实践和总结，现已归纳出二尖瓣前后瓣分区与二维超声检查不同切面之间的关系。如果将二尖瓣前后瓣的解剖结构按照 Carpenter 命名方法分区，即从左到右将前叶和后叶分别分为 A1、A2、A3，以及 P1、P2、P3 共六个区域（图 7-23）；则标准的左心室长轴切面主要显示 A2 和 P2 区；标准的左心室两腔心切面主要显示 A3 和 P3 区，A3 位于前壁一侧，P3 位于后壁一侧；标准的左心室四腔心切面主要显示 A1 和 P1，A1 位于室间隔一侧，P1 位于左室游离壁一侧。在左心室两腔与四腔心切面之间，还可观测到前后叶交界区，此切面主要显示 P1、A2 和 P3 区，P1 和 P3 位于两侧，A2 位于中间。需注意，每个患者病变累及的部位可能不止一个区域，检查时不但应对所有切面认真观察，还需要与短轴切面，以及多角度的非标准切面结合才能更全面和准确地定位。

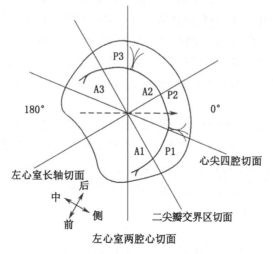

图 7-23　常规检查切面与二尖瓣瓣叶分区关系

3.三维超声心动图

三维超声心动图可以从心房向心室角度,或从心室向心房的角度直观地显示整个二尖瓣口及瓣叶的形态、大小、整个对合缘的对合和开放状态,而这些是二维超声所无法显示的。在上述三维直观显示的基础上可以直接定量检测二尖瓣口甚至反流口的开放直径和面积。当存在瓣膜结构和功能异常时,可以从多角度取图观察测量瓣叶的对合状态、当病变明显时可直接观测到增厚的瓣膜、瓣膜交界处的粘连、增粗的腱索、对合缘存在的细小裂隙、前后叶错位、某个瓣叶或瓣叶的一部分呈"瓢匙状"脱垂(图7-24)、附着在瓣膜上的团块样赘生物、随连枷瓣运动而甩动的断裂的腱索或乳头肌。

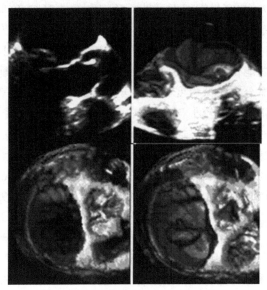

图7-24 二尖瓣脱垂三维超声图像

图中箭头所指示处示脱垂呈"瓢匙状"

4.经食管超声心动图

经食管超声心动图相对于经胸超声心动图在二尖瓣关闭不全中的作用有如下特点。

(1)扫查二尖瓣反流束更敏感:有研究比较118例患者使经食管超声与经胸壁超声两种方法扫查的结果,发现有25%的二尖瓣反流仅能由经食管多普勒探及,其中14%反流程度达到2~3级。

(2)判断病变的形态与性质准确率更高:经食管超声对细微病变(小于5 mm赘生物)的高分辨力以及更近距离和更多角度的观察,明显提高了对瓣膜赘生物、穿孔、腱索断裂、脓肿、瘘管等病变的诊断能力。

(3)经食管超声在二尖瓣手术中有重要作用:由于经食管扫查不妨碍手术视野,故在二尖瓣关闭不全成形的外科治疗中可进行实时监测。在手术前可再次评估瓣膜结构与反流量的改变是否属整形术适应证、整形后可即刻观察反流改善情况、决定是否还需进一步整形或改做换瓣手术。在二尖瓣置换手术中经食管超声也可及时观察术后机械瓣的活动情况、判断有无瓣周漏等并发症。

5.彩色多普勒超声心动图

(1)二尖瓣反流的定性诊断:二尖瓣口左房侧出现收缩期反流束是二尖瓣关闭不全的特征性表现,是诊断二尖瓣反流最直接根据。比较严重的二尖瓣反流,在二尖瓣反流口的左室侧可见近端血流会聚区。由左心扩大、二尖瓣环扩张导致的继发性二尖瓣关闭不全多为中心型反流。由瓣叶、腱索、乳头肌等器质性损害造成的反流多为偏心型。如果反流的原因为瓣膜运动过度所致,如瓣膜脱垂、腱索或乳头肌断裂、瓣叶裂缺等病变,偏心反流走行偏向正常或病变相对病变较轻的瓣膜一侧,例如,后瓣脱垂时,偏心反流朝向前瓣一侧走行,在心尖四腔切面表现为向房间隔一侧走行。

(2)二尖瓣反流的半定量诊断:现临床应用最广泛、最简便易行的方法是通过彩色多普勒观测左房内反流束长度、宽度、面积以及反流束宽度等参数做出半定量评估。必须注意,反流束大小除与反流量有关外,还受血流动力学状态(如动脉血压)和仪器参数设置(如 Nyquist 速度、彩色增益、壁滤波)、评估切面与时相的选择等有关。

(3)彩色多普勒血流会聚法测定反流量:二尖瓣关闭不全时,大量左室血通过狭小的反流口反流入左房中,在反流口的左室侧形成血流会聚区,根据此血流会聚区的大小可定量计算二尖瓣反流量,其计算公式为:

$$Q = 2 \times \pi \times R^2 \times AV \times VTI / V$$

式中 Q 为反流量(mL),R 为血流会聚区半径(cm),AV 为 Nyquist 速度(cm/s),VTI 为二尖瓣反流频谱的速度时间积分(cm),V 为二尖瓣反流峰值流速(cm/s)。

最新的实时三维超声心动图除能对二尖瓣关闭不全的相关结构进行立体观测外,还可对二尖瓣反流束进行三维成像。这有利于客观评价反流束的起源、走行途径、方向及其截面,尤其对附壁的偏心性反流的评价更有价值。理论上讲,在三维成像基础上对反流束进行容量计算可使定量评估二尖瓣反流程度更具有可信度及客观性。但目前这一技术还未完全成熟普及,相信随着电子技术的进步,这一技术将在不远的将来真正应用于临床。

6.频谱多普勒超声心动图

(1)二尖瓣舒张期血流频谱变化:由于舒张期左房除排出由肺静脉回流血液外,尚需将收缩期二尖瓣反流的血液一并排出,故舒张期二尖瓣口血流速度较正常人增快。E 波峰值升高>1.3 m/s时,提示反流严重。

(2)肺静脉血流频谱变化:肺静脉血流频谱在二尖瓣反流尤其是中重度反流时出现明显改变,收缩期正向 S 波低钝或消失并出现负向波形。

(3)主动脉瓣血流频谱变化:二尖瓣反流较重时,收缩期主动脉血流量减少,主动脉瓣血流频谱峰值降低、前移,减速支下降速度增快,射流持续时间缩短。在重度二尖瓣反流时,有可能仅记录到收缩早中期的主动脉瓣血流信号。当收缩期主动脉流速低于舒张期二尖瓣流速时,提示为重度反流。

(4)流量差值法测定反流量与反流分数:利用脉冲多普勒检测二尖瓣和主动脉瓣前向血流速度积分($VTImv$ 和 $VTIav$)并结合二维检测二尖瓣和主动脉瓣口面积(MVA 和 AVA),可以计算二尖瓣反流分数作为二尖瓣关闭不全的一种定量诊断参数。根据连续方程的原理,在无二尖瓣反流的患者中,通过主动脉血流量($AVF = AVA \times VTIav$)等于通过二尖瓣血流量($MVF = MVA \times VTImv$),而在单纯二尖瓣反流的患者中,主动脉血流量加上二尖瓣反流量才是全部左室心搏量,亦即收缩期二尖瓣反流量应为舒张期二尖瓣前向血流量(代表总的每搏排血量)与收缩期主动脉瓣前向射血量(代表有效的每搏排血量)的差值,各瓣口血流量计算方法是各瓣口的多普勒速度时间积分乘以该瓣口的面积。由于反流量随心搏量变化而变化,瞬间测值代表性差,计算反流分数可克服此缺点。用公式表示为:

$$RF = \frac{(MVF - AVF)}{MVF} = 1 - \frac{AVF}{MVF}$$

RF 为反流分数。反流分数可具体计算出反流血流占每搏排血量的百分比,有较大的定量意义。这一评估反流程度的方法已得到临床与实验室的广泛验证,有较高的准确性。一般认为轻度反流者反流分数为 20%~30%,中度反流者反流分数为 30%~50%,重度反流者反流分数为 >50%,其结果与左室造影存在良好相关性,相关系数为 0.82。但此方法也有其局限性:①必须排除主动脉瓣反流。②当二尖瓣口变形严重时需进行瓣口面积的校正,或应改用二尖瓣环水平计算流量。③计算步骤烦琐,需要参数值较多,测算差错的概率增加。④对于轻度二尖瓣反流不敏感。

(5)流量差值法测算有效反流口面积:有效反流口面积(effective regurgitant orifice area;EROA)不受腔内压力变化的影响,故而逐渐受到临床重视。由上述流量差值法可进一步计算有效反流口面积,具体计算公式为:

$$EROA = \frac{(MVF - AVF)}{VTI}$$

公式中 EROA 为二尖瓣反流口有效面积,VTI 为二尖瓣反流流速积分。有效反流口面积大小与反流程度的关系见彩色多普勒一节中血流会聚法测定 EROA 的相关论述。

(6)连续多普勒频谱特征:连续多普勒取样线通过二尖瓣口可记录到收缩期负向、单峰、充填、灰度较深、轮廓清晰完整的反流频谱,在左室和左房压力正常者,在整个收缩期均存在着较高的压力阶差,因此频谱的加速支和减速支均较陡直,顶峰圆钝,频谱轮廓近于对称。左室收缩功能减退者,左室压力上升迟缓,故频谱的加速支上升缓慢,流速相对于心功能正常者减低。左室收缩功能正常情况下,二尖瓣关闭不全的反流频谱峰值速度一般均超过 4 m/s。反流量大、左房收缩期压力迅速升高者,左室-左房间压差于收缩中期迅速减低,故频谱曲线减速提前,顶峰变尖、前移,加速时间短于减速时间,曲线变为不对称的三角形。

(四)诊断要点及鉴别诊断

二尖瓣反流的定性诊断并不困难。诊断要点是彩色多普勒超声和频谱多普勒超声在收缩期发现起自二尖瓣口左室侧进入左心房的异常血流。罕见碰到需要与之鉴别的病变。极少数情况下,需要与位于二尖瓣口附近的主动脉窦瘤破入左心房以及冠状动脉左房瘘相鉴别。前者的鉴别点在于异常血流呈双期连续性,后者的鉴别点在于异常血流以舒张期为主。加上相应的主动脉窦和冠状动脉结构形态异常不难做出鉴别。

(张传书)

第五节 三尖瓣疾病

大量临床实践表明,三尖瓣狭窄与关闭不全时缺乏特异性症状与体征,多普勒超声心动图是诊断三尖瓣疾病的首选方法,具有极高的敏感性与特异性,可正确判断病因和病变程度,为治疗提供重要诊断依据。

一、三尖瓣狭窄

三尖瓣狭窄较少见,主要由慢性风湿性心脏病所致,常合并有二尖瓣或(和)主动脉瓣病变。其他少见病因包括先天性三尖瓣畸形、后天性系统性红斑狼疮、类癌综合征、右房黏液瘤、心内膜弹力纤维增生症和心内膜纤维化等。病理解剖发现器质性三尖瓣病变占慢性风湿性心脏病的 $10\%\sim15\%$,但临床仅靠症状和体征的诊断率为 $1.7\%\sim5\%$。随着多普勒超声心动图的广泛应用和手术方式的进步,临床诊断率已大幅提高。

(一)病理解剖与血流动力学改变

风湿性三尖瓣狭窄时病理改变为三尖瓣叶增厚、纤维化及交界处粘连,使瓣口面积减小,舒张期由右房流入右室的血流受阻,造成右室充盈减少,右心排血量减低。同时瓣口狭窄致右房血流瘀滞,右房压力逐渐升高,超过 $0.7\ kPa(5\ mmHg)$ 时可引起体循环回流受阻,出现颈静脉怒张、肝大、腹水和水肿。由于正常三尖瓣口面积达 $6\sim8\ cm^2$,轻度缩小不致引起血流梗阻,通常认为当减小至 $2\ cm^2$ 时方引起明显的血流动力学改变。

(二)超声心动图表现

1.M 型超声心动图

三尖瓣狭窄造成右室充盈障碍,舒张期压力上升缓慢,推动三尖瓣前叶向后漂移的力量减弱,致使三尖瓣 EF 段下降减慢,常小于 $40\ mm/s$(正常为 $60\sim125\ mm/s$),典型者曲线回声增强、增粗,呈"城墙样"改变。但轻度狭窄者常难以见到典型曲线改变。

2.二维超声心动图

三尖瓣回声增强、增厚,尤以瓣尖明显。前叶活动受限,瓣体于舒张期呈圆顶状膨出,后叶和隔叶活动度减小。瓣膜开口减小,前叶与隔叶间的开放距离减小。腱索和乳头肌回声可增粗缩短。右房呈球形扩大,房间隔向左侧弯曲。下腔静脉可见增宽。

3.三维超声心动图改变

二维超声心动图不能同时显示三尖瓣的三个瓣膜,因此无法同时显示三个瓣膜的几何形态及其病变特征。实时三维超声心动图可以从右室面清晰地观察三尖瓣的表面及交界。

4.彩色超声多普勒

(1)M 型彩色多普勒:可显示舒张期右室腔内红色为主、间杂有蓝白色斑点的血流信号,起始于三尖瓣 E 峰处,终止于 A 峰,持续整个舒张期。

(2)二维彩色多普勒血流成像:在狭窄的三尖瓣口处,舒张期见一窄细血流束射入右室,射流距较短,一般显示为红色,中央部间有蓝、白色斑点。吸气时射流束彩色亮度明显增加,呼气时彩色亮度减弱。

5.频谱多普勒

(1)脉冲型频谱多普勒:可记录到狭窄所致的舒张期正向射流频谱。频谱形态与二尖瓣狭窄相似,但流速较低,一般不超过 $1.5\ m/s$(正常三尖瓣流速为 $0.30\sim0.70\ m/s$),吸气时出现 E 波升高,呼气时流速下降。

(2)连续型频谱多普勒:频谱形态与脉冲多普勒相似。许多学者应用与研究二尖瓣狭窄相似的方法估测三尖瓣狭窄的程度。

(三)鉴别诊断

(1)右心功能不良时,三尖瓣活动幅度可减小,EF 斜率延缓,但无瓣叶的增厚粘连,三尖瓣口不会探及高速射流信号。

(2)房间隔缺损与三尖瓣反流时,因三尖瓣口流量增大,舒张期血流速度可增快,但通过瓣口的彩色血流束是增宽而非狭窄的射流束,脉冲多普勒显示流速的增加并不局限于三尖瓣口,而是贯穿整个右室流出道。E波的下降斜率正常或仅轻度延长。

二、三尖瓣关闭不全

三尖瓣关闭不全亦称为三尖瓣反流,三尖瓣的器质性病变或功能性改变均可导致三尖瓣关闭不全。由右室扩大、三尖瓣环扩张引起的功能性关闭不全最为常见。凡有右室收缩压增高的心脏病皆可继发功能性三尖瓣关闭不全,如重度二尖瓣狭窄、先天性肺动脉瓣狭窄、右室心肌梗死、艾森曼格综合征、肺源性心脏病等。器质性三尖瓣关闭不全的病因可为先天畸形或后天性疾病。先天畸形(如 Ebstein 畸形、心内膜垫缺损等)将在有关章节中详述;而在后天性器质性三尖瓣关闭不全中,风湿性心脏病是主要病因,其次为感染性心内膜炎、外伤、瓣膜脱垂综合征等所引起。近年来,由于静脉吸毒、埋藏起搏器、机械肺通气、室间隔缺损封堵术引起的三尖瓣关闭不全有上升趋势。

大量临床研究发现,应用多普勒超声在许多正常人中(35%以上)发现轻度三尖瓣反流,谓之生理性反流。据报道儿童和老年人的检出率高于青壮年人。经食管超声心动图的检出率高于经胸检查。

(一)病理解剖与血流动力学改变

风湿性心脏病、感染性心内膜炎等疾病累及三尖瓣时所产生的病理解剖学改变与二尖瓣相似。而在功能性三尖瓣关闭不全时,瓣叶并无明显病变,瓣环因右室收缩压升高、右室扩大而产生继发性扩张,乳头肌向心尖和外侧移位,致使瓣叶不能很好闭合。在收缩期,右室血液沿着关闭不全的瓣口反流入右房,使右房压力增高并扩大,周围静脉回流受阻可引起腔静脉和肝静脉扩张,肝淤血肿大、腹水和水肿。在舒张期,右室同时接受腔静脉回流的血液和反流入右房的血液,容量负荷过重而扩张,严重者将导致右心衰竭。反流造成收缩期进入肺动脉的血流减少,可使肺动脉高压在一定程度上得到缓解。

(二)超声心动图表现

1.M 型超声心动图

除出现原发病变的 M 型曲线改变外,常见三尖瓣 E 峰幅度增大,开放与关闭速度增快。由腱索或乳头肌断裂造成者,可见瓣叶收缩期高速颤动现象。右房室内径均增大,严重的右室容量负荷过重可造成室间隔与左室后壁呈同向运动。由肺动脉高压引起者可见肺动脉瓣 a 波消失,收缩期呈"W"形曲线。下腔静脉可因血液反流而增宽,可达(24±4)mm[(正常(18±4)mm)],严重时可见收缩期扩张现象。

2.二维超声心动图

三尖瓣活动幅度增大,收缩期瓣叶不能完全合拢,有时可见对合错位或裂隙(需注意除外声束入射方向造成的伪像)。由风湿性心脏病所致者瓣叶可见轻度增厚,回声增强。有赘生物附着时呈现蓬草样杂乱疏松的强回声。瓣膜脱垂时可见关闭点超越三尖瓣环的连线水平,或呈挥鞭样活动。右房、右室及三尖瓣环均见扩张。下腔静脉及肝静脉可见增宽。

3.三维超声心动图

应用实时三维超声心动图可对三尖瓣环、瓣叶及瓣下结构的立体形态进行观察。有学者应用实时三维超声心动图研究正常人三尖瓣环的形态,沿瓣环选择 8 个点,分别测量这些点随心动周期的运动,发现三尖瓣环为一个复杂的非平面结构,不同于二尖瓣环的"马鞍形"结构,从心房角度看最高点位于瓣环前间隔位置,最低点位于瓣环后间隔位置。另有学者发现在右心衰竭或慢性右室扩张时三尖瓣环呈倾斜角度向侧方扩张,几何形态与正常三尖瓣有显著性差异。分析三尖瓣环运动和右室收缩功能之间的关系,发现二者有很好的相关性。这些研究在一定程度上加深了对三尖瓣反流机制的认识。对反流束的三维容积测定有望成为定量诊断的新途径。

4.经食管超声心动图

经胸超声心动图基本可满足三尖瓣关闭不全的诊断需求,经食管超声心动图仅用于经胸超声图像质量不佳,或需要观察心房内有无血栓以及三尖瓣位人工瓣的评价。经食管超声心动图可从不同的视角观察三尖瓣的形态与活动,所显示三尖瓣关闭不全的征象与经胸超声检查相似,但更为清晰。

5.彩色多普勒

(1)M 型彩色多普勒:在三尖瓣波群上,可见 CD 段下出现蓝色反流信号。多数病例反流起始于三尖瓣关闭点(C 点),终止于三尖瓣开放点(D 点)。三尖瓣脱垂时,反流可起于收缩中、晚期。在房室传导阻滞患者中,偶见三尖瓣反流出现于舒张中、晚期。这是由于房室传导延缓,导致舒张期延长,心室过度充盈,舒张压力升高;而心房收缩过后,心房压迅速降低,故心室压力相对升高,造成房室压差逆转,推动右室血流沿着半关闭的三尖瓣返回右房。

在下腔静脉波群上,正常人与轻度三尖瓣关闭不全者,肝静脉内均显示为蓝色血流信号,代表正常肝静脉的向心回流。在较严重的三尖瓣关闭不全时,收缩中、晚期(心电图 ST 中后段及 T 波处)因右室血液反流,右房与下腔静脉压力上升,故肝静脉内出现红色血流信号,但舒张期仍为蓝色血流信号。

(2)二维彩色多普勒:三尖瓣关闭不全时,收缩期可见反流束自三尖瓣关闭点处起始,射向右房中部或沿房间隔走行。在肺动脉压正常或右心衰竭患者,反流束主要显示为蓝色,中央部色彩鲜亮,周缘渐暗淡。继发于肺动脉高压且右室收缩功能良好者,反流速度较快,方向不一,呈现五彩镶嵌的收缩期湍流。在较严重的三尖瓣反流病例,肝静脉内可见收缩期反流,呈对向探头的红色血流信号;舒张期肝静脉血仍向心回流,呈背离探头的蓝色血流信号,因随心脏舒缩,肝静脉内红蓝两色血流信号交替出现。在胸骨上窝扫查上腔静脉时,亦可见类似现象。

6.频谱多普勒

(1)脉冲型频谱多普勒:在三尖瓣反流时,脉冲多普勒频谱主要出现以下三种异常:①右房内出现收缩期反流信号:在三尖瓣关闭不全时,右房内可记录到收缩期负向、频率失真的湍流频谱,为离散度较大的单峰实填波形,可持续整个收缩期,或仅见于收缩中、晚期。②腔静脉、肝静脉内出现收缩期反流信号:正常的肝静脉血流频谱呈三峰窄带波形,第一峰(S 峰)发生于收缩期,第二峰(D 峰)发生于舒张期,均呈负向,S 峰高于 D 峰。在 D 峰与下一 S 峰间,可见一正向小峰(A 峰),由心房收缩所致。在轻度三尖瓣反流时,频谱与正常人相似,但在中重度反流时,由于右房内反流血液的影响,收缩期负向 S 峰变为正向,D 峰仍为负向,但峰值增大。上腔静脉血流频谱与肝静脉血流变化相似;下腔静脉血流方向与上述相反,反流较重时出现负向 S 峰,D 峰为正向,但由于下腔静脉血流与声束间角度过大,常难以获得满意的频谱图。③三尖瓣舒张期血流速度增快:在三尖瓣关闭不全较重时,通过瓣口的血流量增加,流速亦增快,故频谱中 E 峰值增高。

（2）连续型频谱多普勒：三尖瓣关闭不全时，连续多普勒在三尖瓣口可记录到清晰的反流频谱，其特征如下。①反流时相：绝大多数三尖瓣反流频谱起自收缩早期，少数病例起于收缩中、晚期，反流多持续全收缩期乃至等容舒张期，直至三尖瓣开放时方才停止。②反流方向：自右室向右房，故频谱为负向。③反流速度：最大反流速度通常为2～4 m/s。④频谱形态：反流频谱为负向单峰曲线，峰顶圆钝，频谱上升与下降支轮廓近于对称。在右室功能减低者，由于收缩期右室压力上升缓慢，频谱上升支加速度减低，呈现不对称轮廓。⑤离散幅度：反流频谱离散度较大，呈实填的抛物线形曲线，轮廓甚光滑。

7.心脏声学造影

经周围静脉注射声学造影剂后，四腔心切面显示云雾影首先出现于右房，而后心室舒张，三尖瓣开放，造影剂随血流到达右室。当三尖瓣关闭不全时，收缩期右室内部分造影剂随血流经过瓣叶间的缝隙退回右房而形成反流。这种舒张期流向右室，收缩期又退回右房的特殊往返运动，称为造影剂穿梭现象，此为三尖瓣关闭不全声学造影的一个重要特征。M型曲线显示造影剂强回声从右室侧穿过三尖瓣CD段向右房侧快速运行，当加快M型扫描速度时，其活动轨迹更易于观察（图7-25）。为观察下腔静脉有无反流血液，应由上肢静脉注射造影剂。显示下腔静脉长轴切面时，可见收缩期造影剂强回声从右房流入下腔静脉。

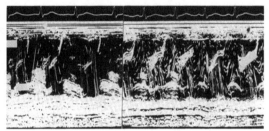

图7-25　三尖瓣关闭不全声学造影三尖瓣曲线

注射过氧化氢溶液后，右房、室内可见造影剂反射，收缩期见造影剂由右室穿过三尖瓣反流至右房，形成与CD段交叉的流线

（三）鉴别诊断

1.生理性与病理性三尖瓣反流的鉴别

最重要的鉴别点是二维超声心动图显示生理性反流无心脏形态及瓣膜活动的异常。其次，生理性三尖瓣反流多发生于收缩早期，持续时间较短，反流束范围局限，最大长度＜1 cm，最大流速＜2 m/s。

2.器质性与功能性三尖瓣反流的鉴别

鉴别的关键点是二维超声心动图显示三尖瓣本身有无形态学的改变，如增厚、脱垂、附着点下移等。功能性三尖瓣反流时瓣叶形态可保持正常，但瓣环扩张。连续多普勒测定反流的最大流速亦可作为鉴别参考：器质性三尖瓣反流的流速极少＞2.7 m/s，而功能性反流速度常＞3.5 m/s。

（黄　涛）

第六节 扩张型心肌病

扩张型心肌病(dilated cardiomyopathy,DCM)既往称为充血型心肌病,是原发性心肌病的最常见类型,其特点是心肌收缩无力,心排血量减少,心脏普遍扩大。扩张型心肌病病因不明,发病因素有可能为:感染、营养缺乏、酒精中毒、代谢性疾病或自身免疫性疾病等。

一、病理解剖

扩张型心肌病的主要病理解剖改变是全心扩大(全心型)或左心扩大为主(左心室型)或右心扩大(右心室型)。心肌重量增加,心肌纤维不均匀肥大、退行性病变及间质性纤维化,室壁厚度低于正常,心内膜纤维性增厚和心外膜轻度局灶性淋巴细胞浸润。心肌间质性纤维化是最常见的病变,呈灶性分布于室壁的内缘,也可出现心壁成片受损,心脏的起搏传导系统均可受侵犯;晚期可有心肌细胞溶解;双侧心房亦可扩大,心室腔内常见附壁血栓。

二、血流动力学

扩张型心肌病的患者,心肌病变使心脏收缩力减弱,左心室射血分数和心搏量下降。早期心搏量减少由增加心率代偿,心排血量尚可维持。后期失代偿,左心室收缩末期残余血量增多,舒张末期压增高,心腔扩大,瓣环增大,造成二、三尖瓣关闭不全,发生充血性心力衰竭。进而左心房、肺静脉压及肺动脉压力相继升高,最后出现右心衰竭,心腔进一步扩大,心室壁内张力增大,氧耗增多,心肌变薄、心率加速引起心肌相对缺血,而心肌摄氧的能力已达极限,因而可引起心绞痛;当心脏传导系统受累可引起各种心律失常。

三、诊断要点

(一)定性诊断

1.二维超声心动图

各房室腔均明显扩大,以左心室扩大更显著,左心室流出道明显增宽;严重者整个心脏呈球形扩大伴肺动脉增宽。心腔的扩大以前后、左右径增加为显著。相对缩小的二尖瓣口与扩大的心腔形成明显的"大心腔、小瓣口"。随着心腔的扩大,腱索与乳头肌出现相应的延长和肥大。在左心室收缩功能明显减退的患者,左心室内可见附壁血栓形成或合并心包积液。

2.M型超声心动图

心室壁多数变薄,呈弥漫性运动幅度减低,以室间隔为明显;室壁增厚率、左心室短轴缩短率明显下降;二尖瓣开放幅度的减低和左心室舒张末期内径的增大,使舒张早期二尖瓣前叶 E 峰与室间隔之间的距离增大(图 7-26)。

3.彩色多普勒超声心动图

心室收缩功能下降,导致各瓣口的血流速度降低,瓣口血流显色暗淡。由于瓣环扩大以及乳头肌和腱索向心尖的移位,收缩期二尖瓣及三尖瓣瓣尖对合不良,瓣口关闭不全,于左心房及右心房内可探及反流束(图 7-27)。

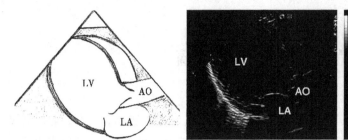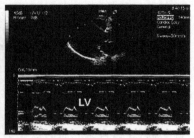

图 7-26　左心室长轴切面见左心室扩大,二尖瓣相对缩小(大心腔、小瓣口),M 型超声见室壁
运动明显减弱,舒张期二尖瓣 E 峰顶端至室间隔左心室面间的距离(EPSS)增大
(LA 左心房;LV 左心室;AO 主动脉)

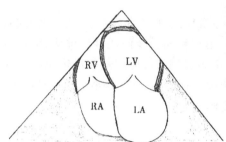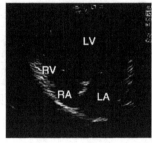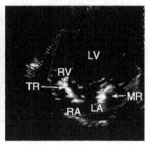

图 7-27　四腔心切面见左心扩大,二尖瓣、三尖瓣相对性关闭不全
(LA 左心房;RV 右心室;LV 左心室;RA 右心房;MR 二尖瓣反流;TR 三尖瓣反流)

4.频谱多普勒

左心室收缩功能下降,导致左心室流出道及主动脉瓣口流速下降。在病程早期,二尖瓣正向血流频谱 E 波流速下降,A 波流速增高,随着病情发展,E 波升高,A 波流速减低。收缩期二尖瓣及三尖瓣瓣尖对合不良,瓣口关闭不全,于左心房及右心房内可探及反流频谱。

(二)定量诊断

(1)心腔扩大,左心室舒张末径大于 55.0 mm。左心室流出道增宽,前后径大于 35.0 mm。M 型超声心动图显示舒张期二尖瓣 E 峰顶端至室间隔左心室面间的距离(EPSS)大于 10.0 mm (正常为 2.0~5.0 mm)。

(2)左心室收缩功能下降,射血分数小于 50.0%。收缩功能下降可采用如下分级标准:在静息状态下,小于 50.0% 可认为左心室收缩功能减低,41.0%~50.0% 时为轻度减低,30.0%~40.0% 时为中度减低,小于 30.0% 为重度减低。

(3)通过测量扩张型心肌病患者的二尖瓣和肺静脉瓣血流频谱,可将患者左心室充盈异常分为:轻度舒张功能受损、中度舒张功能受损、重度舒张功能受损和非常严重舒张功能受损四个阶段。

四、诊断注意点

诊断中要注意排除风湿性心脏病、冠心病、高血压性心脏病、先天性心脏病等所致的心肌病变。

五、鉴别诊断

（一）冠状动脉粥样硬化性心脏病

冠脉广泛受累患者超声显示心脏扩大，可伴有心力衰竭，心功能降低，室壁运动减弱，心律失常等表现，与扩张型心肌病十分相似，鉴别点为：冠状动脉粥样硬化性心脏病大多表现有节段性室壁运动异常，而扩张型心肌病的室壁运动以弥漫性减弱为特征。对少数扩张型心肌病患者伴有节段性室壁运动异常引起鉴别诊断困难时，可行多巴酚丁胺超声心动图负荷试验进一步鉴别。

（二）高血压性或肺源性心脏病

晚期高血压性心脏病左心室明显扩大，室壁运动幅度减低应与左心型扩张型心肌病鉴别：高血压性心脏病患者均有长期高血压病史，左心室室壁增厚，升主动脉增宽及左心室舒张功能异常。肺源性心脏病表现右心增大应与右心扩张型心肌病鉴别：肺源性心脏病患者右心室压力负荷过重，超声心动图检查可见右心室壁增厚，运动增强，肺动脉压明显升高。

（三）器质性心脏瓣膜病

当风湿性病变累及二尖瓣造成二尖瓣反流时，左心明显扩大，疾病晚期左心室室壁运动幅度明显降低，左心室射血分数下降，与扩张型心肌病合并二尖瓣反流相似；但风湿性心脏病常有瓣膜显著病变，如二尖瓣瓣尖的结节样增厚，脱垂或腱索断裂，多数患者合并二尖瓣狭窄。

（四）病毒性心肌炎

急性病毒性心肌炎的超声表现与扩张型心肌病类似，鉴别主要根据临床表现以及实验室检查结果（病毒性心肌炎患者常有上呼吸道感染、腹泻等病毒感染病史，病毒学检查阳性，血清酶CK、CK-MB 水平升高）。

（王云花）

第七节　肥厚型心肌病

肥厚型心肌病是指不明原因的左心室心肌的非对称性肥厚，心腔缩小，心室顺应性减弱，左心室流出道狭窄，收缩功能亢进，舒张功能的减退。出现左心室流出道狭窄者，称为肥厚型梗阻性心肌病，不出现左心室流出道狭窄者，称为肥厚型非梗阻性心肌病。

一、病理解剖

肥厚型心肌病主要累及左心室中层环行肌，心室壁呈普遍性、局限性或向心性肥厚，通常多为非对称性室间隔肥厚；当室间隔与左心室游离壁增厚相近时，不易发生左心室流出道梗阻。当室间隔比心室游离壁厚时，左、右心室流出道可能发生梗阻。左心室流出道梗阻的患者，由于收缩期二尖瓣长期向前接触左心室流出道内膜，可造成该处内膜损伤增厚。在室间隔肥厚的患者中，肥厚部位常位于室间隔上 2/3，室间隔下 1/3 部位的肥厚较少见；部分患者也可见全段室间隔均明显肥厚，左心室腔呈一窄腔，常伴有右心室肥厚。心尖部肥厚型心肌病是一种少见类型，通常不伴有流出道梗阻。另有少数变异型肥厚型心肌病患者表现为左心室中部的哑铃形肥厚，产生肌性狭窄。个别患者可有整个左心室的向心性肥厚。

二、血流动力学

肥厚型梗阻性心肌病患者,收缩期肥厚的室间隔凸入左心室流出道,造成梗阻;使二尖瓣前叶与室间隔靠近而向前移位,引起左心室流出道狭窄与二尖瓣关闭不全,此作用在收缩中、后期较明显。左心室射血早期,流出道梗阻轻,射出约30.0%心搏量,其余70.0%在射血中晚期射出。流出道梗阻在收缩期造成左心室腔与流出道之间有压力差,而流出道与主动脉间无压力差。有些患者在静息时流出道梗阻不明显,运动后变为明显。肥厚型非梗阻性心肌病患者,无相应血流动力学改变。

晚期患者由于心肌纤维组织的进一步增多,心肌收缩力减弱,心搏量减少,心室收缩与舒张末期存血量增多,射血分数减少,心腔扩大,由于心室舒张末压增高,心房压增高致肺循环和体循环压增高,继而发生心力衰竭。

三、诊断要点

(一)定性诊断

1.二维超声心动图

左心室内膜增厚、非对称性心肌肥厚,左心室流出道狭窄;左心室腔内径变小,收缩末期容量显著变小甚至闭塞;部分患者可于左心室心尖部探及血栓回声(图7-28)。

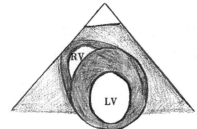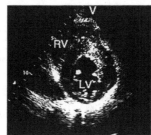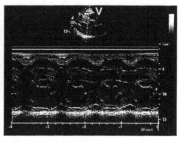

图7-28　左心室短轴切面及M型超声心动图显示室壁非对称性增厚
(LA 左心房;RV 右心室)

2.M型超声心动图

在多数患者中,二尖瓣曲线可观察到收缩期二尖瓣前向运动(sys-tolic anterior motion,SAM),即二尖瓣前叶在收缩中期迅速移向室间隔,加重左心室流出道梗阻(图7-29);少数患者二尖瓣前叶于收缩早期甚至等容收缩期即出现前移;主动脉瓣曲线可观察到特征性的"M"或"W"形征象,这是由于收缩早期左心室射血加速,使主动脉瓣处于完全开放状态,而收缩中期左心室流出道发生梗阻,主动脉血流量突然减少,又使主动脉瓣处于半关闭状态导致的。

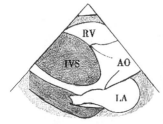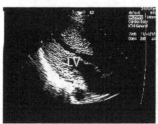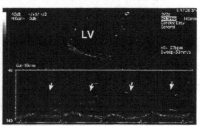

图7-29　左心室长轴切面见二尖瓣前叶收缩中期向前运动(SAM征)
(LA 左心房;RV 右心室;AO 主动脉;IVS 室间隔)

3.彩色多普勒超声心动图

流出道梗阻患者于流出道内出现收缩期射流信号(图 7-30)。

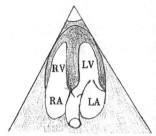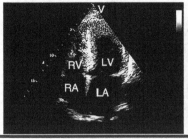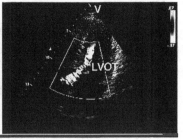

图 7-30 四腔心切面显示室间隔明显增厚,彩色多普勒见左心流出道出现收缩期射流信号

(LA 左心房;RV 右心室;LV 左心室;RA 右心房)

4.频谱多普勒

流出道梗阻患者于流出道内可记录到收缩期高速血流频谱。

(二)分型诊断

1.室间隔中上部肥厚型

胸骨旁左心室长轴切面,可见室间隔中上部呈纺锤形增厚,突向左心室流出道,一般均有左心室流出道的梗阻,此型最为常见。

2.前侧壁肥厚型

左心室前壁和侧壁增厚,室间隔无增厚,常伴有左心室流出道梗阻。

3.心尖部肥厚型

左心室心尖部增厚,累及近心尖部的室间隔、侧壁或下壁;室间隔中上部无增厚或略增厚,一般不伴有左心室流出道的梗阻。

4.后下壁肥厚型

左心室后壁和下壁增厚,室间隔无增厚,一般无左心室流出道梗阻,如果后壁显著增厚,则可导致左心室流入道的梗阻。

5.左心室中部肥厚型

室间隔和左心室侧壁中部局限性增厚突向左室腔,造成左心室腔中部肌性狭窄,收缩期血流梗阻。

6.对称性肥厚型

室间隔和左心室壁普遍增厚,常伴有右心室游离壁增厚和左心室流出道梗阻。

(三)定量诊断

(1)非对称性肥厚型心肌病患者室间隔舒张末期厚度>15.0 mm,游离壁厚>11.0 mm,室间隔/后壁比值>1.3。

(2)心内膜厚度 5.0~15.0 mm。

(3)左心室流出道内径≤21.0 mm,收缩早期的流速一般 2.0 m/s 左右,明显高于左心室流出道的正常最大流速,峰值流速取决于梗阻程度,一般超过 4.0 m/s。

(4)病程早期射血分数可在正常范围,部分患者高于正常,每搏输出量减低。

四、鉴别诊断

(一)高血压性心脏病

高血压性心脏病患者有长期高血压病史,左心室室壁增厚,通常为向心性,无二尖瓣前向运动和左心室流出道梗阻,升主动脉增宽及左心室舒张功能异常,可借此与肥厚型心肌病进行鉴别。

(二)主动脉瓣、瓣上及瓣下狭窄

在较重狭窄的患者,可继发左心室壁的肥厚,左心室腔变小,易误诊为肥厚型心肌病,但这些患者不出现二尖瓣前叶收缩期前向运动和继发性左心室流出道动力梗阻,同时伴有左心室流出途径相应部位的结构改变。

(王云花)

第八节　限制型心肌病

限制型心肌病(restrictive cardiomyopathy,RCM),以往又称为闭塞型心肌病。本病患者心内膜或心内膜心肌纤维化并增厚导致左心室腔缩小,左心室充盈受限,排血量减少,左心室收缩功能相对正常。

一、病理解剖

原发性限制型心肌病患者病理解剖表现为心内膜和心内膜下心肌纤维化并增厚,常侵犯二尖瓣和三尖瓣瓣下区域,心肌不厚,心房增大。

患者在急性期时心肌炎症明显,心内膜心肌血管周围可见嗜酸细胞浸润,随后心肌炎症减轻,心内膜增厚,房室瓣下和心尖增厚的内膜可出现附壁血栓。晚期,心内膜和心肌显著纤维化,以心室流入道和心尖为主,腱索本身的增厚可导致房室瓣反流,而腱索被周围的纤维组织所包绕可导致房室瓣狭窄。纤维化可深入至心肌内,引起室壁僵硬度增高,最终导致双侧心房的扩大,而双侧心室内径正常或减小。

二、血流动力学

心内膜与心肌纤维化使心室舒张发生障碍,还可伴有不等程度的收缩功能障碍。心室腔变小,心室充盈压的升高,使心室的充盈受限制;心的顺应性降低,血液回流障碍,随之心排血量也减小。房室瓣受累时可以出现二尖瓣或三尖瓣关闭不全。肺循环和体循环静脉压均升高;肺动脉收缩压超过 6.7 kPa(50 mmHg),左心室充盈压超过右心室充盈压 0.7 kPa(5 mmHg)以上。

三、诊断要点

(一)定性诊断

1.二维超声心动图

双心房扩大,双心室内径正常或缩小,心尖部心室腔甚至闭塞;室壁厚度正常,心内膜增厚、

回声增强,室壁运动减弱;房室瓣下和心尖部可出现血栓回声;心包膜一般不增厚;下腔静脉和肝静脉增宽(图7-31、图7-32)。

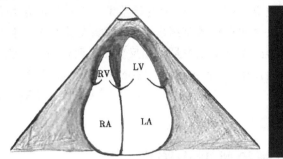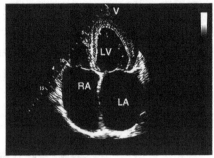

图 7-31 四腔心切面见双心房增大,心室内膜回声增强
(LA 左心房;RV 右心室;LV 左心室;RA 右心房)

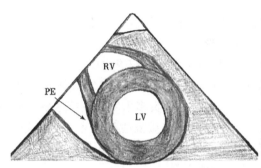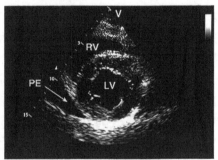

图 7-32 左心室短轴切面见心室室壁增厚,内膜回声增强,心包内见少量积液
(RV 右心室;LV 左心室;PE 心包积液)

2.M 型超声心动图

室壁运动僵硬,幅度低下。

3.彩色多普勒

收缩期于左、右心房内分别来源于二尖瓣口、三尖瓣口的反流束。

(二)定量诊断

(1)患者心内膜厚度可达 10.0～20.0 mm,收缩期室壁增厚率小于 30.0%;早期患者左心室射血分数大于 50.0%,晚期由于心肌纤维化严重,收缩功能受损,射血分数小于 50.0%。

(2)患者左心室舒张功能下降:左心室等容舒张时间缩短,二尖瓣血流呈限制型血流频谱,表现为 E 波高尖,A 波变小,E/A>2.0,这是由于患者的舒张早期左心房压升高,左心室压降低,二尖瓣前向血流压差增大,但由于左心室僵硬度升高,左心室压力又迅速上升,导致前向血流压差迅速减小;肺静脉血流频谱反流速度增大。

(3)通过记录三尖瓣反流频谱,可以估测出患者右心室和肺动脉的收缩压。多数患者肺动脉收缩压大于 6.7 kPa(50 mmHg)。

四、诊断注意点

在诊断限制型心肌病时,要先排除缩窄性心包炎及其他左心室充盈受限的疾病。

五、鉴别诊断

限制型心肌病的临床表现与缩窄性心包炎相似,须对两者进行鉴别。缩窄性心包炎的重要征象是心包增厚,伴有室壁-心包间间隙的消失和室壁动度减弱;心包的病变使整个心包腔的容量成为一固定值,右心室充盈量的增减,将导致左心室充盈量的相反变化。而限制型心肌病的患者,心包壁无相应病变,对心腔容量也无限制作用,无上述左右心室充盈之间的相互影响。

(王云花)

第九节　感染性心内膜炎

感染性心内膜炎(infective endocarditis,IE)是指病原微生物侵犯心瓣膜、心内膜或大动脉内膜所引起的感染性炎症,其特征性的损害为赘生物形成。

感染性心内膜炎可分为急性和亚急性两类。急性感染性心内膜炎主要由金黄色葡萄球菌引起,表现为严重的全身中毒症状,在数天至数周内发展为瓣膜及其周围组织破坏和迁移性感染,可发生于没有心血管基础病变的基础上;亚急性感染性心内膜炎多由草绿色链球菌等病菌引起,病程发展为数周至数月,中毒症状轻,很少引起迁移性感染,多数发生于原有心血管基础病变的患者。随着心血管系统创伤性检查、介入治疗和心脏手术的广泛开展,如人工瓣膜置换术、心血管畸形矫治术、心脏起搏器安置等,本病的发病率也有所上升。

超声心动图通过检测赘生物、瓣膜形态和功能改变、并发症以及血流动力学改变,有助于IE的早期诊断和治疗。

一、病理解剖与血流动力学改变

(一)病因学

感染性心内膜炎是由于细菌、真菌和其他病原微生物(如病毒、立克次体、衣原体、螺旋体等)入血繁殖,在心瓣膜、心内膜或大动脉内膜侵蚀生长,与血小板、白细胞、红细胞和纤维蛋白及坏死组织等形成大小不等的赘生物。链球菌、葡萄球菌、肠球菌以及厌氧的革兰氏阴性杆菌是引起感染性心内膜炎的主要致病菌。

儿童感染性心内膜炎患者中,大多数存在心脏结构异常,如室间隔缺损、动脉导管未闭、法洛四联征等。成人患者主要的基础心脏病为风湿性二尖瓣和/或主动脉瓣关闭不全,主动脉瓣二瓣化畸形、二尖瓣脱垂、老年性瓣膜退行性病变均为易患因素。人工瓣膜也是感染的好发部位,随着人工心脏瓣膜的广泛使用,占所有感染性心内膜炎的比例也在增加,瓣膜置换术后最初6个月危险性最大。静脉内药物滥用者发生心内膜炎的危险度是风湿性心脏病或人工瓣膜患者的数倍,并具有右心瓣膜感染的特有倾向,瓣膜受累最常见于三尖瓣。医疗相关性心内膜炎,如长期留置中心静脉导管、埋藏导管、血透导管等。

(二)发病机制

1.内膜损伤

感染的常见部位多在二尖瓣左房侧、二尖瓣腱索、主动脉瓣左室面、右室心内膜和肺动脉内膜。三种血流动力学条件可损伤内膜：①反流或分流高速喷射冲击内膜。②血液从高压腔室流向低压腔室。③血流高速流经狭窄瓣口。心内膜损伤后，内膜下的胶原暴露，使血小板及纤维素更易于黏附和沉积。

2.非细菌性血栓性心内膜炎

内膜损伤和高凝状态导致血小板-纤维素在损伤部位的沉积，这种沉积物称为非细菌性血栓性心内膜炎（NBTE）。非细菌性血栓性心内膜炎的沉积物附在二尖瓣和三尖瓣心房面的关闭线，以及主动脉瓣和肺动脉瓣心室面的关闭线。

3.感染性心内膜炎

菌血症是最终促发非细菌血栓性心内膜炎转化为感染性心内膜炎的因素。菌血症的发生率以口腔黏膜，特别是牙龈最高。细菌黏附于非细菌性血栓性心内膜炎，持续存在并繁殖，通过血小板-纤维素聚集而增大形成赘生物，造成局部或超出瓣膜范围的破坏，持续菌血症和赘生物碎片可导致栓塞和任何器官或组织的迁移性感染。

（三）病理解剖与血流动力学改变

赘生物黏附在瓣叶、腱索、心内膜或大动脉内膜表面，其形态多变，可呈孤立无蒂的团块黏附在瓣膜上，或呈钟摆样易碎团块，甚至条带状。IE引起的瓣膜变形或穿孔，腱索断裂和大血管与心腔室之间或腔室间的穿孔或瘘管均可导致进行性充血性心力衰竭。发生于二尖瓣的IE，可引起瓣叶穿孔、撕裂，腱索断裂，瓣环破坏，导致瓣膜反流，左房、左室增大。累及主动脉瓣的心内并发症比累及二尖瓣者进展更快。主动脉瓣或人工瓣膜的感染，通常扩展至瓣环及环旁组织，以及二尖瓣-主动脉瓣的瓣间纤维组织，引起瓣周漏、瓣环脓肿、间隔脓肿、瘘管和心律失常，甚或化脓性心包炎。大的赘生物尤其附着于二尖瓣上者，可引起功能性瓣膜狭窄。赘生物容易脱落并造成栓塞，栓塞部位以脾、肾和脑血管最为常见，患有三尖瓣感染性心内膜炎的静脉内药物滥用者，肺栓塞通常为化脓性栓子。赘生物直径≥10 mm者，栓塞发生率可达33%，且死亡率较高。

IE典型的临床表现有发热、杂音、贫血、栓塞、皮肤病损、脾大和血培养阳性等。

二、超声心动图表现

（一）赘生物的一般超声表现

赘生物在二维超声图像上有相应的特殊表现：①大小不等。小至2~3 mm，大至10~20 mm。②形态不一。可呈绒毛絮状、团块状、息肉状、条带状或不规则形。③回声强度不等。新鲜的赘生物松散，回声较弱；陈旧的或有钙化的赘生物回声增强。④活动度不一。有蒂与瓣膜相连者，可随瓣膜呈连枷样运动；已发生纤维化或钙化的赘生物活动明显减低，甚至消失。⑤变化较快。经有效抗感染治疗，赘生物逐渐缩小，病变局部回声增强；赘生物的突然消失，多提示赘生物脱落；赘生物增加、增大和/或心血管结构进一步受到破坏，多提示病变进展。

（二）不同瓣膜的赘生物特征

1.主动脉瓣

主动脉瓣赘生物的促发因素主要有：风湿性主动脉瓣关闭不全、先天性二叶式主动脉瓣畸形以及老年性主动脉瓣退行性变等。

（1）二维和实时三维超声心动图：重点采用胸骨旁左心室长轴、胸骨旁大动脉短轴、心尖五腔心以及心尖左心室长轴切面显示主动脉瓣上团块状或条带状赘生物。赘生物大小不一，回声强弱不等，多附着于主动脉瓣的心室面，随心脏舒缩呈连枷样运动。左心室长轴切面还可观察到脱垂的主动脉瓣携带赘生物甩向左室流出道(图 7-33)。合并主动脉瓣破损或穿孔者,瓣膜回声粗糙,应用局部放大(ZOOM 键),常可于主动脉瓣根部见到裂隙。间接征象为左心室增大。

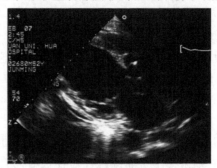

图 7-33 主动脉瓣赘生物
左心室长轴切面二维超声见主动脉无冠瓣心室侧
条状赘生物附着(Veg)

(2)经食管超声心动图:采用多平面经食管超声技术,可清楚显示主动脉瓣口短轴切面、主动脉瓣口和左室流出道的长轴切面。主动脉瓣赘生物的超声图像改变类似于经胸检查,但图像更为清晰,对病变的判断更为准确(图 7-34)。

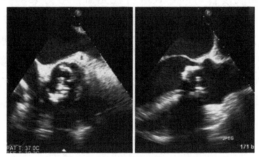

图 7-34 室间隔缺损合并主动脉瓣赘生物
经食管超声心动图显示膜周部室间隔缺损 6 mm,主动脉瓣增
厚,无冠瓣团状赘生物附着

(3)M 型超声心动图:M 型主动脉波群可见舒张期主动脉瓣关闭时出现不规则条带状赘生物回声,将取样线移至二尖瓣水平,在左室流出道内亦可见不规则条带状赘生物回声。合并主动脉瓣穿孔者,收缩期主动脉瓣开放时出现不规则的粗震颤。合并主动脉瓣关闭不全者,二尖瓣前叶可出现舒张期细震颤。

(4)多普勒超声心动图:彩色多普勒显示源于主动脉瓣口的五彩镶嵌反流束,基底宽,色彩紊乱,流程较短,多为偏心性。合并主动脉瓣破损或穿孔者,反流束常呈多束。

2.二尖瓣

多发生在风湿性心脏病、二尖瓣脱垂等基础上,也可发生在无器质性心脏病的患者。

(1)二维和实时三维超声心动图:重点采用胸骨旁左心室长轴、二尖瓣水平左室短轴及心尖四腔心切面显示二尖瓣上附着团状或条带状赘生物。赘生物形态不规则,回声强弱不等,随瓣膜开放、关闭活动,多见于二尖瓣心房面。合并瓣叶破损或穿孔者,瓣膜回声粗糙,回声中断,有时呈串珠样(图 7-35);合并腱索断裂者,瓣膜活动度异常增大呈"连枷样"运动。继发改变为左心腔增大,室壁运动增强。

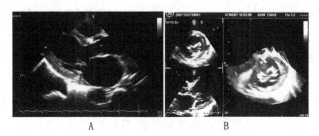

图 7-35 二尖瓣赘生物伴穿孔

A.左心室长轴切面二维超声见二尖瓣前瓣尖心房侧条状赘生物附着(Veg),瓣体裂

孔 5 mm;B.同一患者,实时三维超声显示二尖瓣前叶赘生物伴穿孔

(2)M 型超声心动图:二尖瓣叶活动曲线增粗,出现不规则多重回声,但仍为双峰曲线。较大的赘生物可以影响瓣叶关闭,导致 CD 段曲线分离。

(3)多普勒超声心动图:彩色多普勒显示收缩期左心房内源于二尖瓣口的蓝色反流束,流程短,色彩紊乱,多有偏心。合并瓣叶穿孔时,反流束起源于瓣叶穿孔部位,其形态、方向与经瓣叶对合缘的反流束不同,常呈多束反流;频谱多普勒于二尖瓣左心房侧记录到收缩期负向高速湍流频谱。

3.三尖瓣

三尖瓣 IE 较左心系统少见,右心系统的心内膜炎主要发生于新生儿或静脉注射毒品成瘾的成年人,其中大多数为三尖瓣受累。

(1)二维和实时三维超声心动图:右室流入道切面和心尖四腔心切面是观察三尖瓣赘生物的最佳切面,赘生物附着于三尖瓣前叶者居多,呈团块状或条带状,随瓣叶开闭摆动于右心房与右心室之间。病程较长者,赘生物多发生钙化。通常三尖瓣瓣膜增厚,回声粗糙,闭合不严,有时可见三尖瓣脱垂。间接征象为右心腔扩大,右室前壁运动幅度增强。

(2)M 型超声心动图:三尖瓣运动曲线增粗,可见赘生物呈不规则的绒毛样回声。

(3)多普勒超声心动图:彩色多普勒可见收缩期右心房内源于三尖瓣口的蓝色为主的多色镶嵌血流束;频谱多普勒于三尖瓣右心房侧记录到收缩期负向高速湍流频谱。

4.肺动脉瓣

单纯累及肺动脉瓣的 IE 极为少见,多发生于原有器质性病变基础上,常为先天性心脏病患者,如肺动脉瓣狭窄、动脉导管未闭、法洛四联症和室间隔缺损;少数见于瓣膜原本正常而有明显诱因或发病条件者,如长期静脉营养输液、置放心导管及由药物依赖静脉注射而致病者。

(1)二维超声心动图:胸骨旁心底短轴、肺动脉长轴切面可见肺动脉瓣增厚,回声增强,有团块状或条带状赘生物附着,随瓣膜活动而在右室流出道和肺动脉之间摆动。间接征象可见右室增大。少数患者赘生物可附着于肺动脉主干、分叉处或一侧肺动脉壁内,随血流甩动,极易脱落造成栓塞(图 7-36)。

(2)M 型超声心动图:在右室流出道内,舒张期出现绒毛状赘生物回声,收缩期消失。

(3)多普勒超声心动图:肺动脉瓣关闭不全者,彩色多普勒显示舒张期右室流出道内源于肺动脉瓣口的红色反流束;赘生物引起肺动脉瓣狭窄者,收缩期肺动脉内血流加快,频谱为负向高速湍流。动脉导管未闭合并肺动脉赘生物者,彩色多普勒显示主肺动脉内连续性左向右分流束。

5.人工瓣膜

赘生物多附着在生物瓣瓣膜及瓣环处,机械瓣则多附着在瓣片的基底部或瓣环处。多切面显示异常团状或条带状赘生物附着于人工瓣瓣环或瓣片上,可呈低回声或高回声,形态不规则,可随血流摆动。如果赘生物位于瓣叶交界处，相互融合，常导致人工瓣开放受限，闭合不严。如果 IE 侵及瓣周，常导致严重的瓣周漏。但由于人工瓣特殊的结构特点，如机械瓣金属瓣架及瓣片的强回声和后方明显声影的影响，经胸超声心动图很难早期发现人工瓣的赘生物，如高度怀疑应进行经食管超声心动图检查（图 7-37）。有医院曾遇一例 Marfan 综合征主动脉瓣置换术后 2 个月患者，因发热，常规经胸超声心动图未发现异常，经食管超声心动图发现主动脉夹层合并感染性心内膜炎伴赘生物形成，再次行人造血管置换术。

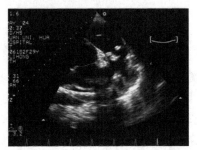

图 7-36　动脉导管未闭合并肺动脉赘生物

右室流出道长轴切面见肺动脉左前及右后壁团状赘生物附着（Veg）

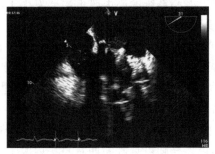

图 7-37　人工瓣赘生物

二尖瓣位人工机械瓣置换术后 2 年，经食管超声心动图显示瓣架左房侧团状赘生物附着（Veg）

（三）并发症的超声表现

感染性心内膜炎最常见的并发症是瓣膜穿孔、腱索断裂，超声图像上表现为相应瓣膜的反流及连枷样运动。此外，发生于瓣膜外的并发症最多见于主动脉瓣，感染从主动脉瓣叶扩展到瓣叶周围组织，其发展和严重程度取决于瓣膜和瓣膜外扩张的方向和程度。

1.瓣周脓肿

急性感染性心内膜炎较常见，尤以金黄色葡萄球菌和肠球菌为其致病菌。多位于前间隔、环绕主动脉根部，包括瓣膜脓肿、瓣环脓肿、心肌内脓肿。主动脉瓣周脓肿表现为在主动脉根部与右室流出道，左心房前壁、肺动脉之间大小不等、形态各异的无回声区或回声异常的间隙，含有化脓物质，形成脓肿。脓肿可为单个或多个，位于瓣叶体部、瓣环或心肌内，其周围可见主动脉瓣膜赘生物（图 7-38）。感染因不同主动脉窦受累可向三个方向蔓延：①右冠状动脉窦，典型的感染途径经主动脉瓣根部蔓延到膜部或肌部室间隔，进而至右心室或右室流出道；偶尔室间隔破裂形成室间隔缺损。②左冠状动脉窦及其相邻的部分无冠状动脉窦，感染经主动脉与二尖瓣间的纤维组织向二尖瓣前叶基底部蔓延；感染也可直接波及主动脉瓣与左心房间相对无血管组织区；偶尔进入房间隔。③无冠状动脉窦,感染可伸展到室间隔后部、右心房、偶尔可达右心室基底部。主动脉瓣环的感染延伸至室间隔可形成室间隔脓肿,表现为受累区室间隔增厚,回声增强,增厚的心肌内可见到无回声腔。

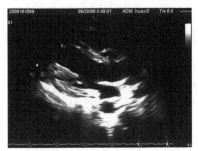

图 7-38　主动脉根部脓肿
左心室长轴切面二维超声见主动脉前壁与相邻室
间隔内呈现无回声区(箭头所指处)

2.主动脉根部感染性膨出瘤

在主动脉根部,感染侵入内膜并在主动脉瓣环、主动脉窦或壁内形成一与主动脉管腔相通的盲囊。致病菌由赘生物的栓塞或从感染的主动脉瓣直接蔓延而抵达主动脉壁内,在该处生长并引起中层灶性坏死,乃至形成膨出瘤。该膨出瘤向内破裂形成心内瘘,使血流动力学恶化,常需外科干预。彩色多普勒超声有助于发现该瘤破裂,可见多色镶嵌血流束并可记录到连续性湍流频谱。

3.二尖瓣膨出瘤

因主动脉瓣感染性心内膜炎而引起。表现为二尖瓣前叶的左心房侧可见一风袋样结构,由于左心室压力较高,该膨出瘤总是突向左心房,在收缩期更明显,瘤体可完整,也可有不同程度的收缩期漏,甚至完全破裂,导致严重的二尖瓣反流。其产生机制为主动脉瓣破裂后,反流血液喷射冲击二尖瓣前叶造成损伤并继发感染,破坏二尖瓣的内皮及纤维体,使二尖瓣薄弱部位在左心室高压下逐渐向低压的左心房突出,从而导致二尖瓣膨出瘤的形成。

4.心内瘘

主动脉根部脓肿和感染性主动脉窦瘤均可破入邻近腔室,形成心内瘘管。心内瘘可单发或多发,通常从主动脉伸展到右室、右房或左房,并引起相应的血流动力学改变和超声征象(图 7-39)。

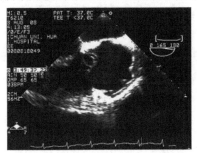

图 7-39　人工瓣合并心内瘘
主动脉瓣位人工机械瓣置换术后半月,经食管超声心动图显
示无冠状动脉窦感染性窦瘤破入右房,窦壁赘生物附着(Veg)

5.冠状动脉阻塞

当左、右冠状动脉开口与受感染的主动脉瓣十分接近时,赘生物的碎片栓塞至冠状动脉内,

则可造成心肌梗死。二维超声可发现新出现的心肌节段性运动异常,也可观察到大的赘生物于堵塞冠状动脉开口。

6.化脓性心包炎

在急性感染性心内膜炎,可由血源性播种、心肌脓肿破裂、或细菌性膨出瘤穿孔等诸多途径引起化脓性心包炎。在亚急性感染,偶可产生反应性浆液性积液。二维超声可确定积液的存在与分布。

三、诊断要点与鉴别诊断

(一)诊断要点

赘生物形成是 IE 最重要的诊断依据。超声心动图动态观察赘生物的变化,对临床正确诊断和处理具有重要意义。超声心动图诊断 IE 重要的阳性特征有:①摆动的心内团块状、条带状或不规则形状赘生物,附着于瓣膜或支持结构上,或在反流以及分流喷射的路线上,或在植入的材料上,而缺乏其他的解剖学解释。②瓣周脓肿。③人工瓣瓣周漏。④新出现的瓣膜反流。如果患者上述特点不典型时还应结合患者有无易患因素、发热、栓塞等综合考虑。

(二)鉴别诊断

由于本病的临床表现多样,常易与其他疾病混淆。瓣膜赘生物主要需与下列疾病鉴别。

1.瓣膜黏液样变性

可引起瓣叶不均匀性增厚、回声增强,当二尖瓣黏液样变性伴脱垂或腱索断裂时与赘生物相似。二者主要的鉴别点在于累及的范围:前者病变呈弥漫性,瓣叶冗长;后者多局限,常常发生在瓣尖。

2.风湿性心瓣膜病

患者也可出现发热、瓣膜增厚、脱垂、腱索断裂以及风湿性赘生物等类似 IE 的临床和超声表现,但风湿性赘生物多呈小结节状,位于瓣膜关闭线,与瓣膜附着部位较宽,无独立活动,而 IE 赘生物活动度大,基底部窄。

3.心脏肿瘤

大的赘生物与小的瓣膜黏液瘤、纤维弹性组织瘤等有时很难鉴别。左房黏液瘤临床最常见,偶也可发生于二尖瓣左心房面,导致二尖瓣关闭不全或狭窄,其活动度与二尖瓣赘生物相似,需结合病史、临床表现以及随访观察病情演变加以鉴别。

4.老年性瓣膜退行性病变

附着于瓣膜的钙化团块多同时伴有瓣环钙化,随瓣膜开闭而活动,活动度小,与陈旧性赘生物有时较难区别,可结合年龄、病史、临床表现进行鉴别。

(修　宇)

第十节　心包炎和心包积液

心包炎与心包积液关系密切,心包积液是心包炎症最重要表现之一,但并非所有心包炎均有心包积液,少数仅有少量炎性渗出物。反之,心包积液不一定是炎症性,还有非炎症性。心包炎一般分为急性、慢性心包炎及缩窄性心包炎。心包积液按性质一般分为漏出液性、渗出液性、脓性、乳糜性、血性等。

一、病理解剖

急性心包炎心包呈急性炎症性病理改变,包括炎性细胞浸润、局部血管扩张、纤维素沉积等。受累心包常有纤维蛋白渗出,纤维素沉积等多种渗出物,表现为心包积液等各种形式。心包炎反复发作,病程较长为慢性心包炎,容易发展为缩窄性心包炎,主要表现为心包增厚、粘连、纤维化和钙化等。部分心包腔消失,壁层及脏层融合或广泛粘连。

二、血流动力学

急性心包炎没有心包积液时,对血流动力学无明显影响,随心包积液量增多,心包腔内压力升高,渐渐地对血流动力学产生影响,主要表现为心房、心室舒张受限,舒张末期压力增高,心室充盈不足,心排出量减少。短时间内出现较多心包积液可引起心包填塞,发生急性心力衰竭。缩窄性心包炎也主要影响心脏舒张功能,心腔充盈受限,导致慢性心力衰竭。

三、诊断要点

(一)定性诊断

1.二维超声心动图

缩窄性心包炎可见心包增厚,尤其以房室瓣环部位为显著,双心房扩大,双心室腔相对缩小,吸气时室间隔舒张早期短暂向左心室侧异常运动。超声只能间接反映积液性质,如心包腔内的纤维条索、血块、肿瘤和钙盐沉着等。化脓性和非化脓性心包积液均可见到纤维条索;手术及外伤后,血性心包积液内可见血块;恶性肿瘤时,心包腔内有时可见到转移性病灶,常附着于心外膜表面(图 7-40)。

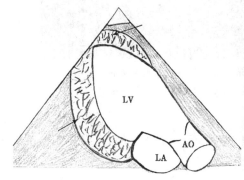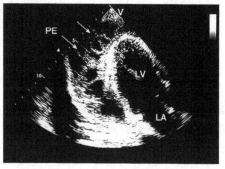

图 7-40 左心室流入流出道切面显示心包积液合并纤维索形成

(LA 左心房;LV 左心室;AO 主动脉;PE 心包积液)

2.彩色多普勒超声心动图

急性心包炎及少量心包积液一般对血流动力学不产生影响。较大量心包积液及缩窄性心包炎时,房室瓣口血流速度可增快。吸气时右侧房室瓣口血流增加更明显。

3.频谱多普勒超声心动图

较大量心包积液可疑心包填塞及缩窄性心包炎时,频谱多普勒可探及较特别血流频谱:

左房室瓣口舒张早期前向血流速度明显增高、EF斜率快速降低、舒张晚期充盈血流明显减少,形成E峰高尖而A峰低平、E/A比值明显增大。吸气时左房室瓣口舒张早期血流峰值速度可减低。

(二)定量诊断

1.微量心包积液(小于50.0 mL)

心包腔无回声区宽2.0~3.0 mm,局限于房室沟附近的左心室后下壁区域(图7-41)。

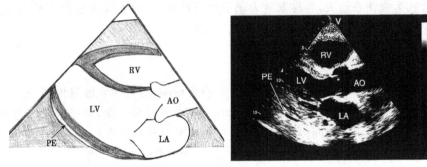

图7-41　左心室长轴切面显示左心室后方微量心包积液

(LA左心房;RV右心室;LV左心室;AO主动脉;PE心包积液)

2.少量心包积液(50.0~100.0 mL)

心包腔无回声区宽3.0~5.0 mm,局限于左心室后下壁区域(图7-42)。

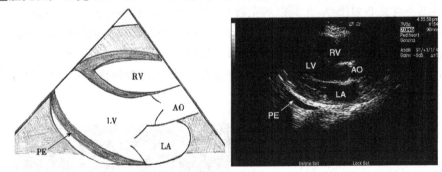

图7-42　左心室长轴切面显示左心室后方少量心包积液

(LA左心房;RV右心室;LV左心室;AO主动脉;PE心包积液)

3.中量心包积液(100.0~300.0 mL)

心包腔无回声区宽5.0~10.0 mm,主要局限于左心室后下壁区域,可存在于心尖区和前侧壁,左心房后方一般无积液征(图7-43)。

4.大量心包积液(300.0~1 000.0 mL)

心包腔无回声区宽10.0~20.0 mm,包绕整个心脏,可出现心脏摆动征(图7-44)。

5.极大量心包积液(1 000.0~4 000.0 mL)

心包腔无回声区宽20.0~60.0 mm,后外侧壁和心尖区无回声区最宽,出现明显心脏摆动征(图7-45)。

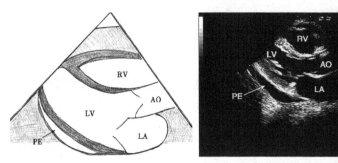

图 7-43 左心室长轴切面显示左室后方中等量心包积液

（LA 左心房；RV 右心室；LV 右心室；AO 主动脉；PE 心包积液）

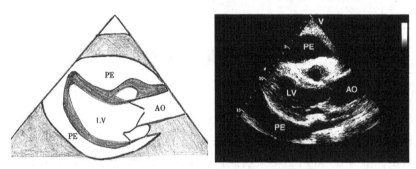

图 7-44 左心室短轴切面显示心包大量积液

（LV 右心室；AO 主动脉；PE 心包积液）

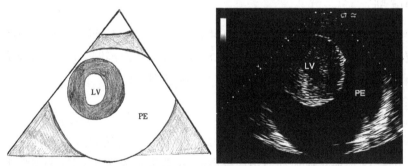

图 7-45 左心室短轴切面显示左心室周边心包极大量积液

（LV 右心室；PE 心包积液）

四、诊断注意点

（1）正常健康人的心包液体小于 50.0 mL，不应视为异常。另小儿心前区胸腺及老年人和肥胖者心外膜脂肪，在超声心动图上表现为低无回声区，应避免误诊为心包积液。

（2）大量心包积液或急性少量心包积液伴呼吸困难时，应注意有无心包填塞征象，如：右心室舒张早期塌陷、心房塌陷、吸气时右房室瓣血流速度异常增高等。

（3）急性血性心包积液时，应注意有无外伤性心脏破裂、主动脉夹层破入心包情况，彩色多普勒有助于诊断。

（4）超声引导心包积液穿刺已广泛应用于临床，应注意选择最适宜的穿刺途径及进针深度。

五、鉴别诊断

(一)限制型心肌病

限制型心肌病的病理生理表现类似缩窄性心包炎,双心房扩大,心室舒张受限。但限制型心肌病心内膜心肌回声增强,无心包增厚及回声增强。

(二)胸腔积液

胸腔积液与极大量心包积液较容易混淆,仔细观察无回声暗区有无不张肺叶或高回声带是否为心包,有助于鉴别。

(黄 涛)

第十一节 心 包 肿 瘤

心包肿瘤非常罕见,但种类繁多,大体分为继发性肿瘤和原发性肿瘤。原发性良性心包肿瘤有脂肪瘤、分叶状纤维性息肉、血管瘤和畸胎瘤。原发性恶性包肿瘤为间皮细胞瘤和肉瘤,分布广泛,常浸润组织。继发性肿瘤,直接从胸腔内扩散累及心包,最常见的是肺癌、乳腺癌和白血病等。

一、病理解剖

原发性肿瘤可能从胚胎残余发展而来,良性肿瘤形态较规则,而恶性肿瘤浸润心包,常伴有大量心包积液。继发性肿瘤常引起血性心包积液且量较大,部分转移灶附着心包呈“菜花样”,部分肿瘤浸润心包,使心包增厚,产生类似缩窄性心包炎表现。

二、血流动力学

肿瘤较小且心包积液量较少时,对血流动力学无明显影响,随肿瘤增大及心包积液量增多,心包腔内压力升高,渐渐地对血流动力学产生影响,主要表现为局部压迫、心室舒张受限,心室充盈不足,心排出量减少,导致心力衰竭。

三、诊断要点

(一)二维超声心动图

继发性肿瘤多呈“菜花样”形状,从心包壁层或脏层突向心包腔。原发性恶性肿瘤肿块不规则,基底较宽,若肿瘤出血坏死,可探及不规则无回暗区形成。继发性肿瘤及原发性恶性肿瘤常合并心包积液,于心包腔内可探及液性暗区。原发性良性肿瘤一般外形较规则,可探及包膜回声,其内回声依肿瘤类型不同而异(图7-46)。

(二)彩色多普勒及频谱多普勒超声心动图

心包内小肿瘤受心脏搏动影响,血流信号一般不显示,较大肿瘤内可见血流信号,并可探及相应的动脉血流频谱。

四、诊断注意点

（1）心包肿瘤瘤体较小或继发性肿瘤仅浸润心包增厚，容易漏诊，应注意观察，特别是有心包积液及原发肿瘤病史者。

（2）心包原发性或继发性肿瘤在超声表现有所不同，但有时难于区别，应结合病史或其他影像技术资料。

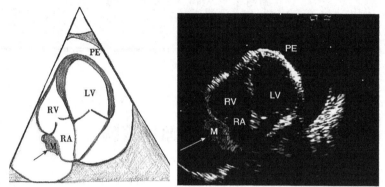

图 7-46　心尖四腔心切面显示右心房外上侧心包脏层见一不规则略高回声团
（RV 右心室；LV 右心室；RA 右心房；PE 心包积液；M 心包肿瘤）

五、鉴别诊断

心包血肿如血凝块应与心包肿瘤鉴别。心包内血凝块多呈高回声，游离于心包腔内，部分可随体位改变而移动，彩色多普勒未见血流信号，常有心脏手术或外伤病史。

（黄　涛）

第八章

周围血管疾病

第一节 颈部血管疾病

一、颈部血管解剖

(一)颈动脉与椎动脉解剖

虽然脑的重量仅占体重的 2%,但是在基础状态下,脑的血流量占心排血量的 15%,整个脑的氧耗量占全身氧耗量的 20%。

1.正常解剖

脑的血供主要来源于双侧颈内动脉和椎动脉(图 8-1)这 4 根动脉及其近心端动脉,因为这些血管的阻塞性疾病、溃疡性斑块、血管瘤或其他异常都可能引起脑卒中或血管功能不全的症状。

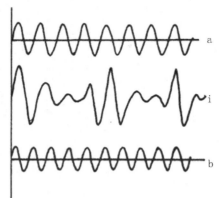

图 8-1 颈动脉及椎动脉解剖示意

头臂干、左颈总动脉(CCA)和左锁骨下动脉三根大血管发自位于上纵隔的主动脉弓。无名动脉发自主动脉弓并向右后外侧上行至右颈部,在右胸锁关节的上缘发出右颈总动脉和右锁骨下动脉,无名动脉长约 3.5 cm,内径 3 cm。左颈总动脉从主动脉弓发出。两侧颈总动脉近心端无分支,均在甲状软骨上缘水平分为颈内动脉和颈外动脉。

颈内动脉(ICA)是大脑的主要供血动脉(图 8-2)。颈内动脉颈段相对较直、无分支,而颅内段走行迂曲。正常情况下,颈外动脉(ECA)主要供应颅外颜面部组织,不向颅内脑组织供血。

脑后部血液循环主要是由锁骨下动脉的分支椎动脉供应。椎动脉上行至第六颈椎时,走行于颈椎的横突孔内,蜿蜒上行,在寰椎-枕骨交界水平进入颅内(图 8-2)。

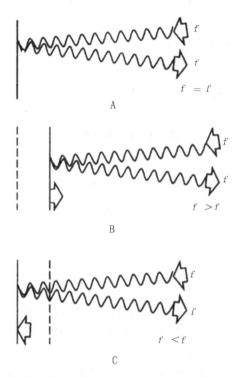

图 8-2　颅内脑血管解剖显示 Wilis 环的吻合连接,表明颅内组织的基础血供主要由颈动脉提供

2.重要的旁路供血途径

当颈动脉或椎动脉狭窄或闭塞时,是否会产生脑缺血及其严重程度,在很大程度上取决于颅内侧支循环的有效性。颅内侧支循环可分为三类:颅内大动脉交通(Wilis 环)、颅内外动脉之间的交通和颅内小动脉之间的交通。颈内动脉颅内分支(双侧大脑中动脉、大脑前动脉和后交通动脉)和基底动脉颅内分支(双侧大脑后动脉)在大脑基底部连接为动脉环,即 Wilis 环。在正常情况下,Wilis 交通动脉内很少发生血液混合,在颈动脉或椎基底动脉发生闭塞时,Wilis 环将开放形成重要的侧支循环通路。

(二)颈静脉解剖

颈静脉分为深、浅静脉两个系统。颈部深静脉为颈内静脉及其颅内、外属支,浅静脉为颈外静脉及其属支。

1.颈内静脉

颈内静脉包括颅内属支和颅外属支,颈内静脉为颈部最宽的静脉干,左右对称,平均宽度1.3 cm。颈内静脉伴随颈内动脉下行,向下行并与同侧的锁骨下静脉汇合成头臂静脉(图 8-3)。颈内静脉与锁骨下静脉汇合处可有阻止血液逆流的 1～2 对静脉瓣膜,多数为双叶瓣,少数为单叶瓣或三叶瓣。

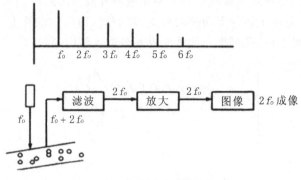

图 8-3　颈内静脉解剖

2.颈外静脉

颈外静脉是颈部最大的浅静脉,在耳垂下由下颌后静脉的后支、耳后静脉和枕静脉汇合而成,主要引流头皮、面部以及部分深层组织的静脉血液。颈外静脉引流入锁骨下静脉。

二、超声检查方法

(一)颈动脉与椎动脉

1.仪器条件

通常选用 4~10 MHz 的线阵探头。对于相对浅表的血管也可以使用 7.5~12 MHz 的高频线阵探头检查。颈内动脉远段、CCA 起始部及右锁骨下动脉位置较深,特别是肥胖患者,也可使用凸阵探头(如 2~5 MHz)检查,且效果较好。颈动脉超声检查时选择颈动脉超声检查条件,检查过程中可随时调整。检查者可以根据自己的检查习惯,建立预设条件。

2.患者体位与探头方向

检查床一般放在检查者右侧,患者取仰卧位,双臂自然平放于身体两侧。颈部或头部后方可以放一个低枕头,充分暴露颈部,同时头部偏向检查部位的对侧。嘱患者尽量放松颈部肌肉,这一点非常重要。一般纵切面检查时探头示标朝向患者头部,横切面检查时探头示标朝向患者右侧。

3.颈动脉检查方法

进行颈动脉纵切面检查时,有几种探头置放方法。一般后侧位和超后侧位是显示颈动脉分叉处及 ICA 最常用的位置,当然有些时候在前位或侧位检查效果最佳。颈部动脉超声检查包括纵切面和横切面扫查。①纵切面检查:观察彩色多普勒血流和采集多普勒频谱。②横切面检查:自 CCA 近端开始向上进行横切面扫查血管,直至 ICA 远端,有助于帮助了解动脉解剖、探头定位、显示偏心性斑块及管腔内径(血管无明显钙化时)。

4.椎动脉检查方法

由于椎动脉的解剖特点,只采用纵切面扫描。椎动脉的检查包括三部分:①椎前段,从锁骨下动脉发出到进入第六颈椎横突孔部分。因为大多数椎动脉狭窄发生在其起始部,所以该段是重点检查部位。②横突段,第六至第二颈椎横突孔的椎动脉的椎间段部分。③寰椎部分的椎动脉为远段。

通过正前后位获得良好的颈总动脉中段的纵切面图像,然后稍稍地向外侧摆动探头就会看到椎动脉横突段,颈椎横突表现为强回声线伴声影(图8-4),声影间的矩形无回声区内有一个无回声带,此即椎动脉。彩色多普勒显示椎动脉血流具有搏动性,在彩色多普勒引导下采集多普勒频谱。从解剖学上讲,近1/3的患者检查椎动脉起始段困难,这段位置较深,并可能受锁骨遮挡妨碍探头摆放。

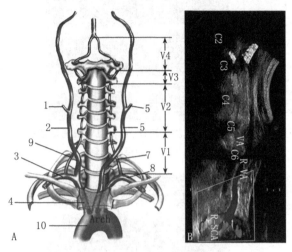

图 8-4 椎动脉解剖示意图及彩色多普勒血流图像

A.椎动脉解剖示意图(1.右侧颈外动脉;2.右侧颈总动脉;3.右侧锁骨下动脉;4.无名动脉;5.左侧颈外动脉;6.左侧颈总动脉;7.左侧椎动脉;8.左侧锁骨下动脉;9.右侧椎动脉;10.主动脉;V1.近段或称椎前段;V2.中间部分为中段或横突段;V3.椎动脉为远段或寰椎段;V4.椎动脉颅内段至基底动脉起始端);B.椎动脉彩色多普勒血流图像,显示椎动脉的近段及横突段

(二)颈部静脉

由于颈静脉位置表浅,超声探测时通常选用7.0~11.0 MHz高频线阵探头。检测深度设置在3~5 cm范围;启动彩色多普勒血流图像时,彩色量程设置在9~15 cm/s,调整探头声束方向,使之与血流方向夹角<60°;分别获取颈静脉血管长轴和短轴切面的二维和彩色多普勒血流图像,并在彩色多普勒血流图像的引导下对感兴趣区域进行脉冲多普勒检查。检测时要注意避免受检静脉受压。

观察内容应包括:通过灰阶超声图像,可了解血管走行、内径、腔内有无异常回声及瓣膜情况。在灰阶超声清晰的基础上,观察彩色血流的方向、性质、走行、彩色充盈情况及狭窄阻塞部位。最后进行脉冲多普勒频谱检测,观察频谱形态和流速。

三、正常超声表现

(一)颈动脉

1.灰阶超声表现

(1)颈动脉结构:超声图像能显示动脉壁的三层结构。在典型的 CCA 灰阶超声图像,正常血管壁呈双线征(图8-5);第一条线(图8-5,箭头1所指)代表血液与管壁内膜之间的界面,回声厚度要超过内膜实际厚度;第二条稍亮的线(图8-5,箭头3所指)代表中层与外膜之间的界线,两条线相平行;两条线之间的低回声带(图8-5,箭头2所指)为中膜。当声束与血管壁直角时,双线征最清晰;在 CCA 很容易看到双线征,正常颈动脉窦、ICA 和 ECA 近段有时也可看到双线征。

(2)内中膜厚度:一般将内膜和中层的厚度称为内中膜厚度(IMT)。通常在颈动脉短轴切面测量(图 8-6)。目前我国尚无公认的 IMT 正常值标准。根据国内外研究,以 IMT<0.9 mm 为正常值标准似乎较为合理。正常人颈总动脉 IMT 随年龄呈线性增加。

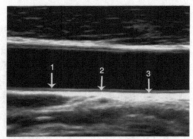

图 8-5　CCA 灰阶超声,正常血管壁呈双线征
1.内膜;2.中膜;3.外膜

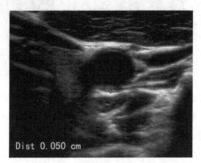

图 8-6　在颈动脉短轴切面测量内中膜厚度(IMT)

2.彩色多普勒表现

一般来讲,颈总动脉中段的血流近似于层流状态(图 8-7A)。层流时血细胞平行运动,血流为层流,近血管壁处流速较慢,血管中心流速较快,彩色多普勒显示血液呈相同的色彩。CCA 近端和远端、颈动脉窦、ICA 近端和远端迂曲段、血管接近分叉处及走行迂曲处,均有血流紊乱现象,彩色多普勒可以观察到五彩镶嵌样血流。颈动脉窦处的血流紊乱是一种"正常"表现(图 8-7B)。

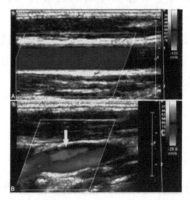

图 8-7　颈动脉窦处的彩色多普勒血流图像
A.颈总动脉中段的血流近似于层流状态;B.颈动脉窦处外侧收缩期有反向血流

3.多普勒频谱表现

颈总动脉多普勒频谱特点:约 70% 的 CCA 血流进入 ICA,所以 CCA 频谱表现为典型的低阻波形,舒张末期(EDV)位于基线上方(图 8-8C)。两侧的 CCA 频谱形状应该对称,颈动脉超声检查时应双侧对照进行。

颈动脉窦多普勒频谱特点：因局部膨大和血管分叉的存在，颈动脉窦的多普勒频谱波形很复杂，当取样容积在颈动脉窦横截面不同位置移动时，可以看到复杂、典型的颈动脉窦多普勒频谱波形变化（图 8-9）。

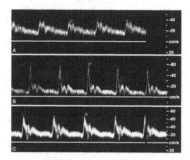

图 8-8　颈动脉脉冲多普勒频谱特点

A.颈内动脉；B.颈外动脉；C.颈总动脉

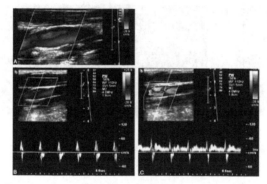

图 8-9　颈动脉窦不同部位脉冲多普勒频谱特点不同

A.颈动脉窦彩色多普勒血流图；B.取样容积置于近颈动脉窦外后侧壁脉冲多普

勒频谱特点；C.取样容积置于颈动脉窦中央位置脉冲多普勒频谱特点

颈内动脉多普勒频谱特点：颈内动脉多普勒频谱为典型低阻血流，舒张末期流速大于零（图 8-10A）。颈内动脉远段通常位置较深，走行弯曲，显像角度不理想，灰阶超声显像多不佳，故彩色多普勒非常有价值，可以帮助显示、追查迂曲走形的颈内动脉远段。

颈外动脉多普勒频谱特点：ECA 为脸部及头皮供血，并非大脑栓子的来源血管，因此从临床角度看，ECA 并不是一支很重要的动脉。ECA 多普勒频谱为高阻力型，舒张末期速度接近或等于零（图 8-10B）。

血流速度正常值：国外研究及临床经验提示 CCA 或 ICA 收缩期峰值流速＞100 cm/s 时通常有异常；ECA 收缩期峰值流速最高不应超过 115 cm/s。但是，ICA 狭窄时 PSVECA 可能明显增高。

关于 CCA、ICA 和 ECA 正常血流速度，国内不少学者做了大量的工作（表 8-1）。

表 8-1　正常人颈总、颈内、颈外动脉血流参数测定值

	PSV(cm/s)	EDV(cm/s)	RI
颈总动脉	91.3±20.7	27.1±6.4	0.7±0.005
颈内动脉	67.7±14.3	27.3±6.4	0.59±0.06
颈内动脉	70.9±16.1	18.1±5.1	0.74±0.09

4.颈内动脉和颈外动脉的鉴别

正确区分 ICA 和 ECA 极其重要。表 8-2 列举了 ICA 和 ECA 的鉴别要点。

表 8-2　颈内动脉和颈外动脉的鉴别

鉴别指标	颈外动脉	颈内动脉
解剖位置	位于前内侧,朝向面部	位于后外侧,朝向乳突
起始部内径	一般较小	一般较大
颈部有无分支	有	无
多普勒频谱特征	高阻	低阻
颞浅动脉敲击试验	波形锯齿样震荡	无

颞浅动脉敲击试验:用指尖轻轻叩击颞浅动脉,同时观察 ECA 多普勒频谱,可见频谱呈锯齿样改变(图 8-10B 图中箭头所指),即颞浅动脉敲击试验。多普勒频谱锯齿样改变在舒张期频谱显示更加清晰,而 ICA 频谱无锯齿样改变。

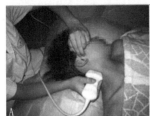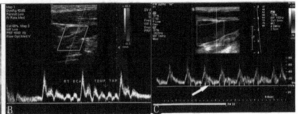

图 8-10　颞浅动脉敲击试验

A.颞浅动脉敲击试验手法;B.颈外动脉,敲击颞浅动脉时,波形呈锯齿状波动;C.颈内动脉,敲击
颞浅动脉时,箭头所指基线上方的信号,心电图上心脏起搏器信号,但是波形无锯齿样改变

(二)椎动脉

1.正常灰阶超声

从长轴切面上,可以清楚显示出从锁骨下动脉的起始部至第六颈椎的椎动脉的近段,左侧椎动脉起始段显示率约 66%,右侧椎动脉起始段显示率约 80%;椎动脉的中段走行在椎体的横突孔内,呈现强弱交替的、有规律的椎体横突和椎间隙的回声,在每个椎间隙处有椎动脉和椎静脉呈平行的无回声纵切面图像;椎动脉的远段随寰椎略有弯曲。两侧椎动脉内径不一定相同,内膜光滑,壁呈弱回声或等回声,腔内为无回声。

2.正常彩色多普勒表现

椎动脉近、中段血流颜色应与同侧颈总动脉相同,中段椎动脉血流为节段性规则出现的血流图像;远段椎动脉随寰椎略有弯曲,多呈两种不同的颜色。

3.正常脉冲多普勒表现

动脉多普勒频谱呈低阻力型动脉频谱,即收缩期为缓慢上升血流频谱,双峰但切迹不明显,该频谱下有一无血流信号的频窗,其后有较高、持续舒张期正向血流(图 8-11)。

在正常情况下,椎动脉收缩期峰值的绝对流速变化范围很大,20~60 cm/s,表 8-3 为正常椎动脉内径和血流速度。1/3 至 1/2 的患者一侧椎动脉较粗,即一侧椎动脉优势,多见于左侧,并且流速较高。在这些病例中,解剖学上非优势的较细椎动脉阻力一般较高,并且收缩期峰值和整个舒张期流速较低。

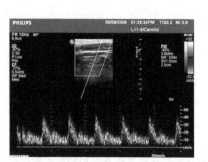

图 8-11　椎动脉中段的正常脉冲多普勒血流图像

收缩峰边界清楚整个心动周期中表现为持续的前向血流,类似于正常颈内动脉的血流

表 8-3　椎动脉内径和血流速度等指标的测定结果($\overline{X}\pm s$)

指标	D(mm)	PSV(cm/s)	EDV(cm/s)	PI	RI
正常值	3.7±0.45	52.1±14.0	19.2±5.8	0.97±0.30	0.62±0.05

注:D,椎动脉内径;PSV,椎动脉收缩期峰值流速;EDV,椎动脉舒张末期流速;PI,搏动指数;RI,阻力指数

(三)颈静脉

1.灰阶超声

颈内静脉与颈总动脉伴行,位于颈总动脉前外方。纵切面扫查显示前、后管壁呈两条平行的较薄、清晰、强回声线状结构,受压时两条管壁距离变小甚至完全闭合(图 8-12);在近心端可见到静脉瓣回声,并可观察到瓣膜随呼吸动态启闭。横切扫查其短轴切面显示管腔呈椭圆形或长椭圆形,若探头加压管腔可变形甚至闭合。

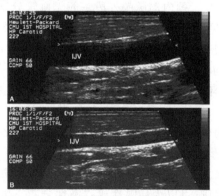

图 8-12　正常颈内静脉灰阶图像长轴切面

A.探头加压前管壁无受压;B.探头加压后管壁受压。IJV:颈内静脉

2.彩色多普勒

颈内静脉血流方向与颈总动脉血流方向相反,一般为无明显动脉周期样搏动的蓝色血流信号,并随呼吸而呈亮暗交替样变化;由于流速较低,颈静脉血流颜色较动脉暗(图 8-13)。

3.脉冲多普勒

正常人仰卧位静息状态时,颈内静脉血流频谱形态主要随心动周期变化,仰卧位静息状态时,颈部静脉频谱受呼吸影响较大。吸气时,胸腔压力减低,颈部静脉回流入心脏增加。呼气时,胸腔内压增高,回流减少,在深呼气时由于胸腔压力明显升高可导致回心血流停止(图 8-14)。

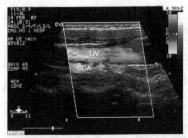

图 8-13 正常颈内静脉彩色多普勒血流成像长轴切面可见颈内静脉血流颜色与颈总动脉相反

CCA：颈总动脉；IJV：颈内静脉

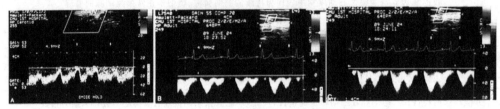

图 8-14 正常颈内静脉脉冲多普勒频谱

A.正常颈内静脉频谱；B.正常呼气时颈内静脉频谱；C.正常吸气时颈内静脉频谱。IJV：颈内静脉

四、常见疾病

（一）颈动脉粥样硬化

1.病理与临床

颈动脉粥样硬化好发于颈总动脉分叉处和主动脉弓的分支部位。这些部位发病率约占颅内、颅外动脉闭塞性病变的80%。颈内动脉颅外段一般无血管分支，一旦发生病变，随着病程的进展，可以使整条颈内动脉闭塞。本病病理变化主要是动脉内膜类脂质的沉积，逐渐出现内膜增厚、钙化、血栓形成，致使管腔狭窄、闭塞。动脉粥样硬化斑块分为两大类：单纯型和复合型。单纯型斑块的大部分结构成分均一，表面内膜下覆盖有纤维帽。复合型斑块的内部结构不均质。单纯性斑块在慢性炎症、斑块坏死和出血等损伤过程中，可能转化为复合型斑块。

2.声像图表现

（1）颈动脉壁：通常表现为管壁增厚、内膜毛糙。早期动脉硬化仅表现为内膜增厚，少量类脂质沉积于内膜形成脂肪条带，呈线状低回声。

（2）粥样硬化斑块形成：多发生在颈总动脉近分叉处，其次为颈内动脉起始段，颈外动脉起始段则较少见。斑块形态多不规则，可以为局限性或弥漫性分布。斑块呈低回声或等回声者为软斑（图 8-15A）；斑块纤维化、钙化，内部回声增强，后方伴声影者为硬斑（图 8-15B）。

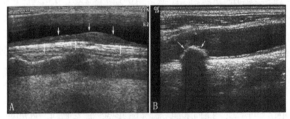

图 8-15 颈动脉粥样硬化斑块

A.颈动脉壁上见低回声斑块（箭头所指处）；B.颈动脉壁上斑块纤维化、钙化，回声增强，后方衰减（箭头所指）

（3）狭窄程度的判断：轻度狭窄可无明显湍流；中度狭窄或重度狭窄表现为血流束明显变细，且在狭窄处和狭窄远端呈现色彩镶嵌的血流信号，峰值与舒张末期流速加快；完全闭塞者则闭塞段管腔内无血流信号，在颈总动脉闭塞或者重度狭窄，可致同侧颈外动脉血流逆流入颈内动脉。对于颈动脉狭窄程度评估的血流参数，可参考2003北美放射年会超声会议的检测标准（表8-4），该标准将颈动脉狭窄病变程度分类有四级。Ⅰ级：正常或＜50％（轻度）；Ⅱ级：50％～69％（中度）；Ⅲ级70％～99％（重度）；Ⅳ级：血管闭塞。

表8-4 2003北美放射年会超声会议公布的标准

狭窄程度	PSV(cm/s)	EDV(cm/s)	PSV颈内动脉/PSV颈总动脉
正常或＜50％	＜125	＜40	＜2.0
50％～69％	≥125,＜230	≥40,＜100	≥2.0,＜4.0
70％～99％	≥230	≥100	≥4.0
闭塞	无血流信号	无血流信号	无血流信号

3.检查报告书写举例

右侧颈总动脉内-中膜厚0.16 cm，膨大处为0.21 cm；左侧颈总动脉内-中膜厚0.12 cm，膨大处为0.21 cm。双侧颈总动脉和颈内动脉内壁可见多个强回声斑块，右侧最大者长0.38 cm、厚0.2 cm，位于颈总动脉膨大处后壁，左侧最大者长0.32 cm、厚0.35 cm，位于颈内动脉起始部后壁。右颈总动脉管腔内充满低回声，无血流信号显示，右侧颈内动脉血流信号充盈满意，峰值流速为45 cm/s，右侧颈外动脉血流方向逆转，并供给颈内动脉血液。左颈内动脉起始部血流束明显变细，呈杂色血流信号，峰值流速为50 cm/s，左侧颈总动脉血流频谱为高阻型，舒张期可见反向波，峰值流速为3 cm/s。

超声提示：①双侧颈动脉粥样硬化伴多发斑块形成。②左颈内动脉起始部极严重狭窄，内径减少＞90％。③右颈总动脉血栓形成并闭塞，同侧颈外动脉血流逆转供给颈内动脉。

4.鉴别诊断

本病主要应与多发性大动脉炎累及颈动脉、颈动脉瘤鉴别。

（二）颈动脉体瘤

1.病理与临床

正常颈动脉体是一个细小的卵圆形或不规则形的粉红色组织，平均体积为6 mm×4 mm×2 mm左右，位于颈总动脉分叉处的外鞘内，其血供主要来自颈外动脉。颈动脉体瘤根据它的形态可分为两种：一种是局限型，肿瘤位于颈总动脉分叉的外鞘内；另一种是包裹型，较多见，肿瘤位于颈总动脉分叉处，围绕颈总、颈内及颈外动脉生长，有丰富的滋养血管。除颈部肿块外，大多无其他症状，少数患者有晕厥、耳鸣、视力模糊等脑组织血供障碍的表现。当肿瘤增大时可累及第Ⅸ、Ⅹ、Ⅺ及Ⅻ对脑神经，引起吞咽困难、声音嘶哑、霍纳（Horner）综合征等。

2.声像图表现

（1）肿瘤常位于下颌角下方，胸锁乳突肌内侧的深部，恰在颈动脉分叉处。

（2）多表现为实性低回声，边界清晰，边缘规则或呈分叶状。肿瘤较小时，多位于颈动脉分叉处的外鞘内，可使颈内与颈外动脉的间距拉大。肿物较大时，常围绕颈总动脉、颈内动脉与颈外动脉生长，将这些血管包裹（图8-16A）。当用手推挤时，可观察到肿瘤在垂直方向活动受限，但常可向侧方推动。

(3)肿物内部可探及较丰富的动脉与静脉血流信号,并可见颈外动脉的分支直接进入肿瘤内部(图 8-16B、C)。肿瘤一般不侵犯颈动脉内膜与中层,管腔无明显狭窄,少数可由于肿瘤的挤压、包裹或侵犯造成颈动脉狭窄甚至闭塞,呈现相应的彩色多普勒超声表现。

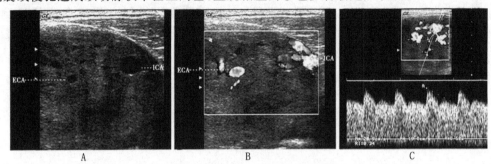

图 8-16　颈动脉体瘤

A.颈内外动脉周边可见低回声,包绕动脉生长;B.CDFI:低回声可见颈外动脉供血;
C.CDFI:低回声可见丰富血流信号,RI 0.34 ECA:颈外动脉 ICA 颈内动脉

3.检查报告书写举例

左颈动脉分叉处可见一大小 2.5 cm×1.8 cm×1.5 cm 的不均质低回声区,形态欠规则,边界清晰。肿物将颈内、颈外动脉明显推开使其间隔增大,并部分包裹颈内动脉。颈外动脉有许多分支供给肿物,肿物内部可见丰富的动、静脉血流信号,多数动脉血流频谱为高阻型,PSV 35 cm/s,RI 0.88。同侧颈内、颈外动脉内膜平整,未见明显狭窄。

超声提示:左颈动脉分叉处实性占位,颈动脉体瘤可能性大。

4.鉴别诊断

本病主要应与颈交感神经鞘瘤、颈神经鞘瘤、颈神经纤维瘤和颈动脉瘤相鉴别,其次应与颈部其他肿物如鳃裂囊肿、腮腺肿瘤等鉴别。

(1)颈动脉体瘤与颈交感神经鞘瘤、颈神经鞘瘤、颈神经纤维瘤的鉴别:后者均为实质性肿物,边界光滑,位于颈总动脉后方,将颈内、颈外动脉推向前方,与颈动脉分叉无黏附关系,一般不包裹颈动脉。

(2)颈动脉体瘤与颈动脉瘤的鉴别:后者为颈动脉局限性扩张或动脉旁有一囊实性肿物,瘤体内可见血栓回声并充满紊乱的血流信号,易与颈动脉体瘤鉴别。

(3)颈动脉体瘤与鳃裂囊肿、腮腺肿瘤的鉴别:鳃裂囊肿为一无回声囊性肿物,腮腺肿瘤位于耳下的腮腺内,一般两者均与颈动脉无密切关系。

(三)颈动脉夹层动脉瘤

1.病理与临床

各种原因引起动脉管壁内膜撕裂后,受血流的冲击,使内膜分离,血液注入形成假性管腔或血栓形成,导致真性血管腔狭窄或闭塞,引发缺血性脑血管病。根据假腔破裂口的位置与真假腔血液流动的方向不同,血流动力学变化有所不同。临床上的主要表现与病变引起的脑缺血程度相关。

2.声像图表现

(1)二维超声:假腔破裂出、入口均与真腔相通者,二维超声纵断、横断切面均显示真、假双腔结构,血管腔内可见线状中等回声随血管搏动而摆动。假腔只有单一入口无出口时,血管腔外径明显增宽,真腔内径相对减小,假腔内径增宽,内可探及低回声或不均回声(血栓)。

(2)彩色血流显像:若假腔入口位于近心段、出口位于远心段时,假腔内的血流方向与真腔一致,但假腔内血流无中心亮带,真腔管径减小出现血流加速五彩镶嵌样特征。若假腔入口位于远心段,假腔内血流方向与真腔相反,真、假腔内血流色彩不同。若假腔只有入口(单一破裂口)时,病变早期可探及双腔结构,假腔内单向收缩期低速血流信号。若假腔内血栓形成,血管腔内膜状结构消失,撕脱的内膜附着于假腔内的血栓表面,真腔管径减小,出现血管狭窄血流动力学改变。若假腔内血栓形成迅速可导致真腔闭塞。

(3)频谱多普勒:当存在真假双腔结构时,真腔内血流速度升高,血流频谱与血管狭窄相同。假腔内血流频谱异常,收缩与舒张期流速不对称,血管阻力相对升高。

3.检查报告书写举例

右侧颈总动脉管腔未见扩张,内可见条状中等回声,与近心段血管壁相延续,随血管搏动而有规律地摆动,CDFI可见该条状中等回声两侧血流频谱形态明显不同,一侧PSV 54 cm/s,另一侧可探及花色血流信号,PSV 165 cm/s。

超声提示:右侧劲总动脉夹层动脉瘤可能性大。

4.鉴别诊断

颈动脉夹层动脉瘤主要与以下疾病鉴别:

(1)颈动脉真性动脉瘤:超声表现为血管壁结构完整,血管腔呈瘤样扩张,病变管腔内探及低速涡流血流信号。

(2)假性动脉瘤:病变与外伤或医源性诊疗操作等相关。超声表现为动脉周边组织间隙形成无血管壁结构的搏动性包块,内可见涡流血流信号,其后方或侧方与邻近动脉之间形成细小管状或针孔样通道,CDFI显示红蓝交替的血流信号,频谱多普勒显示双向振荡型血流频谱。

(四)椎动脉闭塞性疾病

1.病理与临床

椎动脉闭塞性疾病大多由于动脉粥样硬化或多发性大动脉炎所致,好发部位为椎动脉起始部。狭窄可导致椎-基底动脉供血不足症状。

2.声像图表现

(1)椎动脉管壁增厚,内膜毛糙,可伴有斑块形成。

(2)管腔明显狭窄,同时可见狭窄处血流束变细,彩色血流紊乱,峰值流速局限性加快,频带增宽。完全闭塞则闭塞段管腔内无血流信号。狭窄或闭塞远端椎动脉呈狭窄下游频谱改变。对侧椎动脉可呈现代偿性改变,表现为内径增宽、流速加快和血流量增加。

3.报告书写举例

双侧椎动脉管壁增厚,内膜毛糙,壁上可见强回声斑块。右侧椎动脉起始段管腔内血流信号明显紊乱,频谱呈毛刺样,峰值流速明显加快达180 cm/s,其远段血流呈狭窄下游频谱改变。左侧椎动脉起始处至第四颈椎横突管腔内充满低回声,无明显血流信号,其周围可见侧支循环。

超声提示:①右侧椎动脉起始段狭窄。②左侧椎动脉近段闭塞。

4.鉴别诊断

(1)椎动脉狭窄与椎动脉不对称的鉴别:一般情况下,双侧椎动脉的粗细差异无临床意义。但当一侧椎动脉很细小(内径<2 mm),可引起椎-基底动脉供血不足。一侧椎动脉发育不全表现为管腔普遍细小,但血流充盈满意,频谱形态正常,对侧椎动脉可增宽。而椎动脉狭窄表现为某段管腔血流束变细,流速局部增快。应该说两者较容易鉴别。

（2）椎动脉完全闭塞与椎动脉缺如的鉴别：前者二维图像仍然可见椎动脉管壁，而后者在椎静脉后方不能发现椎动脉样结构，有时两者难以鉴别。诊断椎动脉缺如尚需排除椎动脉走行变异。

（3）椎动脉起始部狭窄与锁骨下动脉狭窄的鉴别：对于单独的椎动脉起始部狭窄与锁骨下动脉椎动脉开口后狭窄的鉴别，仅依据在椎动脉远端或上肢动脉分别探及狭窄下游血流频谱，两者比较容易鉴别。而对于锁骨下动脉椎动脉开口前的狭窄，同侧远端椎动脉和上肢动脉同时呈现狭窄下游的频谱改变。如在自然状态下或行束臂试验时，同侧椎动脉出现逆向血流，则支持锁骨下动脉椎动脉开口前的狭窄。但锁骨下动脉椎动脉开口前狭窄所致射流，可同时引起同侧椎动脉起始段血流紊乱和流速加快，此时，判断是否合并椎动脉起始段狭窄存在一定困难。

（4）锁骨下动脉、颈动脉和对侧椎动脉闭塞性疾病，可引起椎动脉流速代偿性升高，应与椎动脉狭窄鉴别：前者为整条椎动脉流速均升高，而后者为椎动脉狭窄处流速加快，且其远端呈狭窄后的紊乱血流。

（5）椎动脉流速降低与椎动脉狭窄下游血流的鉴别：远端椎动脉或基底动脉闭塞可引起近端椎动脉流速减低，但多普勒频谱收缩期上升陡直，而椎动脉狭窄下游的频谱表现为收缩期上升倾斜，两者可以鉴别。另外，严重心功能不全也可导致椎动脉流速减低，甚至呈现类似狭窄下游的频谱改变，但这种波型改变一般都是双侧的，而椎动脉狭窄引起的狭窄下游频谱改变一般为单侧。

五、临床意义

颈动脉疾病常常引起脑供血不足，甚至引起脑卒中，过去应用创伤性动脉造影进行诊断，彩色多普勒超声能够较准确地定性、定量诊断颈部动脉疾病，不仅能无创地诊断血管闭塞狭窄的程度和范围，还可以判断斑块的性质和形态，对神经内科、血管外科治疗方案的选择和疗效的判断都有重要的临床价值。

（吴　桐）

第二节　四肢静脉血管疾病

一、四肢静脉解剖

（一）上肢静脉解剖

上肢静脉可分为深、浅两类。深静脉多走行于深筋膜的深面并与同名动脉相伴而行，因而也常称为并行静脉。桡静脉、尺静脉、肱静脉、腋静脉和锁骨下静脉构成了上肢的深静脉系统，桡静脉、尺静脉及肱静脉常成对，分别伴行于桡动脉、尺动脉及肱动脉的两侧，腋静脉与锁骨下静脉一般为单根，少数人可见成对（图 8-17）。

浅静脉走行于皮下组织内，一般称为皮下静脉。头静脉、贵要静脉、肘正中静脉和前臂正中静脉构成了上肢的浅静脉系统。浅静脉不与动脉伴行而有其特殊的行径和名称。深浅静脉之间常通过穿静脉相互交通。上肢的深、浅静脉都具有重要的临床意义，因此均须检查。

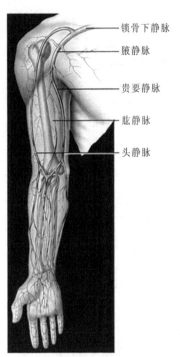

图 8-17 上肢深、浅静脉解剖示意

上肢静脉除了管腔较大、管壁薄和属支较多以外,深、浅静脉都有一些静脉瓣,而深静脉的瓣膜更为丰富,在浅静脉汇入深静脉处常有瓣膜。静脉瓣对保障上肢静脉血流返回心脏起着重要作用。静脉瓣叶通常成对排列,但瓣叶数目也可为1~3个不等。从上肢的近心端到远心端,静脉瓣分布的密度增大。

(二)下肢静脉解剖

同上肢静脉一样,下肢静脉也分为深浅两大类。由于下肢静脉的回流要克服较大的地心引力,因此静脉瓣的配布要比上肢静脉更为密集。

下肢深静脉系统包括小腿的胫前静脉、胫后静脉、腓静脉、胫腓静脉干;腘窝处的腘静脉;大腿的股浅静脉、股深静脉和股总静脉。特别强调的是,股浅静脉属于深静脉系统。此外,部分教材亦将盆腔的髂外静脉和髂总静脉归入下肢静脉范畴(图 8-18)。深静脉与同名动脉相伴,胫前静脉、胫后静脉、腓静脉一般呈双支,25%的人的股浅静脉和腘静脉为双支。

下肢浅静脉系统主要由大隐静脉和小隐静脉构成。浅静脉位于两层筋膜之间(图 8-19)。

深静脉和浅静脉之间的交通是通过穿静脉实现的。相对于上肢,下肢的穿静脉临床意义重大。

二、四肢静脉检查方法

(一)超声仪条件

1.仪器

用于肢体静脉检查的超声仪器应具备以下的特征:极好的空间分辨力,超声频率在 5~15 MHz;极好的灰阶分辨力(动态范围);多普勒对检测低速静脉血流信号敏感;具有彩色多普勒或能量多普勒,有助于确定小静脉及显示血流。

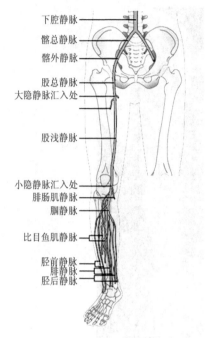

下腔静脉
髂总静脉
髂外静脉
股总静脉
大隐静脉汇入处
股浅静脉
小隐静脉汇入处
腓肠肌静脉
腘静脉
比目鱼肌静脉
胫前静脉
腓静脉
胫后静脉

图 8-18　下肢深静脉解剖示意

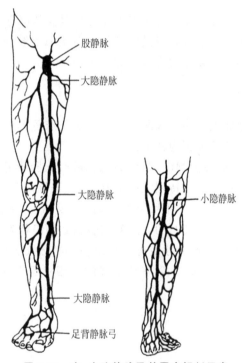

股静脉
大隐静脉
大隐静脉
小隐静脉
大隐静脉
足背静脉弓

图 8-19　大、小隐静脉及其属支解剖示意

2.探头类型及频率

上肢其他静脉比较表浅,则使用 7.5～10 MHz 的线阵探头,有时更高频率的探头效果更好。下肢静脉一般使用 5～7 MHz 线阵探头。锁骨下静脉、肢体粗大者、位置深在的静脉(如股浅静

脉远心段)需使用 3.5 MHz 的凸阵探头。

3.预设条件

选用仪器内设的静脉检查条件,可迅速进入合适的检查条件。检查过程中根据不同静脉和目的随时调节。

(二)四肢静脉检查体位

1.上肢静脉检查体位

取仰卧位,也可取半坐卧位使静脉扩张而易于观察。上肢呈外展和外旋姿势,掌心向上。受检上肢外展角度以与躯干呈 60°为宜,应注意避免过度外展,因为过度外展也会阻止正常血流并影响波形和波幅。

上肢浅静脉系统位置表浅,多位于皮下,一定要注意探头轻压,否则静脉会被压瘪而不能被探及。可利用探头加压横切扫查来观察上肢浅静脉有无血栓。

2.下肢静脉检查体位

下肢静脉足够膨胀是清晰显示的前提。一般来说,站立位较卧位更适合下肢静脉的检查,尤其对静脉反流、管壁结构和细小血栓的观察。也可取卧位(头高脚低)或坐位检查。所有的静脉超声检查时,检查室和患者应足够温暖以防止外周血管收缩而致静脉变细,导致超声检查困难。

(三)四肢静脉的探测步骤和观察要点

四肢静脉疾病主要包括静脉血栓和功能不全。每条(段)静脉的探测步骤和观察内容大致相同,不过,上肢静脉很少要求检查瓣膜功能。具体的探测步骤和观察内容叙述如下。

(1)观察静脉变异、内膜、管腔内回声情况:卧位检查如有困难,可站立位检查,由于站立位静脉膨胀,容易观察这些情况,特别适合于大部分或完全再通的血栓形成后综合征患者内膜和残存小血栓的观察。

(2)进行压迫试验:灰阶图像上横切扫查应用间断按压法或持续按压法,观察静脉腔被压瘪的程度。间断按压法是指探头横切按压血管,尽量使静脉腔被压瘪,然后放松,按顺序每隔 1~2 cm 反复进行,以完整扫查整条血管。持续按压法是指探头横切滑行时持续按压血管,观察管腔的变化。静脉腔被压瘪程度的判定主要依据压迫前后近、远侧静脉壁距离的变化。若探头加压后管腔消失,近、远侧静脉壁完全相贴,则认为无静脉血栓。否则,存在静脉血栓。

(3)观察静脉管腔内是否有自发性血流信号以及血流信号的充盈情况。

(4)检查瓣膜功能:彩色多普勒超声具有无创、简便、可进行半定量和重复性好的优点,能够判断反流的部位和程度,但对瓣膜数目、位置的判断不如 X 射线静脉造影准确。由于彩色多普勒超声在临床上的普遍使用,大大减少了有创检查方法(静脉压测定和静脉造影)的临床应用。

挤压远端肢体试验:在人工挤压检查处远侧肢体放松后,同时观察静脉内的血液反流。有学者认为,由于这种检查方法能够获得由下肢静脉血液的地心引力所致的真实反流,故不仅可用于整条下肢静脉瓣膜功能的评价,而且其临床应用价值优于乏氏试验。但也有学者认为,人工挤压后放松不太可能使静脉血液的反向流速迅速增加,从而不能彻底地促使瓣膜闭合或诱发本来存在的反流,故其临床价值受到限制。必须注意,检查者挤压的力量不同,可导致相互间的超声测值的差异。从临床应用情况来讲,挤压远端肢体试验对小腿静脉瓣膜功能的评价有较大的帮助。

乏氏(Valsalva)试验:乏氏试验是指患者做乏氏动作,通过测量髂静脉、股静脉的反流时间和其他相关参数,来判断下肢静脉反流的检查方法。有学者指出,乏氏试验是利用乏氏动作时阻碍血液回流而人为地诱发反流,在某种程度上不能反映下肢静脉的真实反流状况。

下肢静脉瓣膜功能不全的定量分析：多数学者认为，反流时间＞0.5秒和反流峰速＞10 cm/s的结合可作为深静脉瓣膜功能不全的诊断标准，从股浅静脉至静脉的反流时间之和＞4秒，表明存在严重的静脉反流。反流时间＞3秒和反流峰速＞30 cm/s的结合与浅静脉慢性瓣膜功能不全密切相关。

三、正常四肢静脉超声表现

(一)灰阶超声

四肢主要静脉内径大于伴行动脉内径，且随呼吸运动而变化。正常四肢静脉具有以下四个超声图像特征：静脉壁非常薄，甚至在灰阶超声上都难以显示；内膜平整光滑；超声图像上管腔内的血流呈无回声，高分辨力超声仪可显示流动的红细胞而呈现弱回声；可压缩性：由于静脉壁很薄，仅凭腔内血液的压力会使静脉处于开放状态，探头加压可使管腔消失（图 8-20）。此特征在鉴别静脉血栓时具有重要意义。部分人在管腔内看见的瓣膜，经常见于锁骨下静脉、股总静脉及大隐静脉。瓣膜的数量从近端到远端是逐渐增多的。

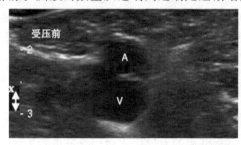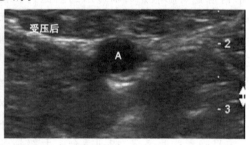

图 8-20　正常静脉（左：受压前；右：受压后）

(二)彩色多普勒

正常四肢静脉内显示单一方向的回心血流信号，且充盈于整个管腔（图 8-21）。挤压远端肢体静脉时，管腔内血流信号增强，而当挤压远端肢体放松后或乏氏动作时则血流信号立即中断或短暂反流后中断。有一些正常小静脉（桡、尺静脉，胫、腓静脉）可无自发性血流，但人工挤压远端肢体时，管腔内可呈现血流信号。当使用一定的外在压力后静脉管腔消失，血流信号亦随之消失。

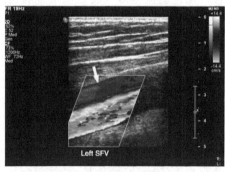

图 8-21　下肢静脉彩色多普勒图像（箭头所示为股浅静脉）

(三)脉冲多普勒

正常四肢静脉具有五个重要的多普勒特征：自发性、期相性、乏氏反应、挤压远端肢体时血流信号增强及单向回心血流。

1.自发性

当受检者肢体处于休息或活动状态时,大、中静脉内存在血流信号,小静脉内可缺乏自发血流。

2.呼吸期相性

正常四肢静脉的期相性血流是指血流速度和血流量随呼吸运动而变化。脉冲多普勒较彩色多普勒更能直观地观察四肢静脉血流的期相性变化。①上肢静脉:吸气时胸膜腔内压降低,右房压随之降低,上肢静脉压与右房压的压力阶差增大,上肢静脉血液回流增加、血流速度加快;呼气时则相反。此外,上肢静脉血流可存在搏动性,因上肢较下肢更接近心脏,心脏右侧壁的收缩也就更容易传递到上肢的大静脉,所以上肢静脉血流的这种搏动性变化会比下肢更明显,尤其是锁骨下静脉。②下肢静脉:血流的期相性变化正好与上肢静脉相反。吸气时,膈肌下降,腹内压增高,下腔静脉受压,下肢外周静脉与腹部静脉之间的压力阶差降低,造成下肢血液回流减少和血流速度减慢;呼气时则相反,表现为下肢静脉血流速度加快(图 8-22)。

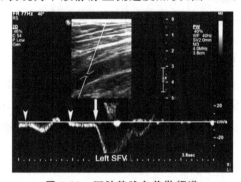

图 8-22　下肢静脉多普勒频谱

两端箭头所示之间,血流速度不断变化,提示呼吸期相性存

在。挤压远端肢体后,血流速度增高(长箭头所示处)

当静脉血流缺乏期相性时,则变为连续性血流。它预示着检查部位近端、有时为远端严重的阻塞。

3.乏氏反应

正常乏氏反应是指乏氏试验时,即深吸气后憋气,四肢大静脉或中等大小的静脉内径明显增宽,血流信号减少、短暂消失甚至出现短暂反流。乏氏反应用于判断从检查部位至胸腔的静脉系统的开放情况。严重的静脉阻塞才引起异常的乏氏反应,当静脉腔部分阻塞时可以显示正常的乏氏反应。

4.挤压远端肢体血流信号增强

肢体静脉的突然受压,静脉回心血流量和流速增加,并可使静脉瓣完好的受压部位远端回流停止。如果挤压检查处远端肢体后,血流信号没有增强,则说明在检查部位近端的静脉存在阻塞;血流信号延迟或微弱的增强,提示近端静脉不完全阻塞或周围有侧支循环。

5.单向回心血流

因静脉瓣膜防止血液反流,故正常四肢静脉血液仅回流至心脏。

四、常见疾病

(一)四肢深静脉血栓形成

1.病理与临床

四肢深静脉血栓形成(deep vein thrombosis,DVT)是一种常见疾病,以下肢多见。在长期卧床、下肢固定、血液高凝状态、手术和产褥等情况下,下肢深静脉易形成血栓。血栓由血小板、纤维素和一层纤维素网罗大量红细胞交替排列构成,由于水分被吸收,血栓变得干燥,无弹性,质脆易碎,可脱落形成栓塞。血栓的结局有两种可能,一是血栓软化、溶解、吸收,另一种血栓机化,由血管壁向血栓内长入内皮细胞和成纤维细胞,形成肉芽组织,并取代血栓。下肢深静脉血栓形成可分为小腿静脉血栓形成(包括小腿肌肉静脉丛血栓形成)、股静脉-腘静脉血栓形成和髂静脉血栓形成。它们都可以逆行和/或顺行蔓延而累及整个下肢深静脉,常见的上肢深静脉血栓形成为腋静脉-锁骨下静脉血栓形成。

主要病因包括:①深静脉血流迟缓。常见于外科手术后长期卧床休息、下肢石膏固定的患者。②静脉损伤。化学药物、机械性或感染性损伤导致静脉壁破坏。③血液高凝状态。各种大型手术、严重脱水、严重感染及晚期肿瘤等均可增强血液的凝固性,为血栓形成创造了条件。

临床表现包括:①血栓远侧的肢体持续地肿胀,站立时加重。②患者有患肢疼痛和压痛,皮温升高,慢性阶段有瓣膜功能受损的表现,有浅静脉曲张。③如果血栓脱落可造成肺栓塞,70%~90%肺栓塞的栓子来源于有血栓形成的下肢深静脉,这对下肢深静脉血栓形成的正确诊断非常重要。

2.声像图表现

(1)急性血栓:指2周以内的血栓(图8-23)。其声像图表现为:①血栓形成后几个小时到几天之内常表现为无回声,1周后回声逐渐增强至低回声,边界平整。②血栓段静脉内径往往增宽,管腔不能被探头压瘪。③血栓在静脉腔内可自由飘动或随近端、远端肢体挤压而飘动。④血栓与静脉壁之间和血栓之间可见少量点状和线状血流信号;或血栓段管腔内无血流信号。⑤当血栓使静脉完全或大部分闭塞时,人工挤压远端肢体可见血栓近端静脉血流信号增强消失或减弱;血栓远端静脉血流频谱变为带状,失去周期性及 Valsalva 反应减弱甚至消失。

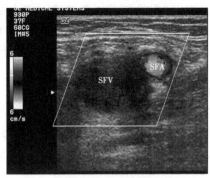

图 8-23　急性股浅静脉血栓形成

图中所示股浅静脉明显扩张,管腔内充满低回声,未见明显
的血流信号(SFV:股浅静脉;SFA:股浅动脉)

(2)亚急性血栓:指2周至6个月之间的血栓。其声像图表现为:①血栓回声较急性期增强。

②血栓逐渐溶解或收缩,导致血栓变小且固定,静脉管径也随之变为正常大小。③血栓处静脉管腔不能被压瘪。④由于血栓的再通,静脉腔内血流信号逐渐增多。

(3)慢性血栓:发生在6个月以上的血栓。其声像图表现为:①血栓为中强回声,表面不规则(图8-24),位置固定。②血栓机化导致血栓与静脉壁混成一体,部分病例可能由于静脉结构紊乱而无法被超声辨认。③血栓段静脉内径正常或变小,管腔不能被完全压瘪,内壁毛糙、增厚。④瓣膜增厚,活动僵硬或固定。当慢性血栓致使瓣膜遭受破坏丧失正常功能时,挤压远端肢体放松后或Valsalva试验时静脉腔内可见明显的反流信号。⑤部分再通者,血栓之间或血栓与静脉壁之间可见部分血流信号;完全再通者,静脉腔内基本上充满血流信号。血栓段静脉周围可见侧支循环血管。

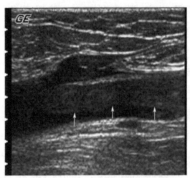

图8-24 股静脉慢性血栓

超声提示:右下肢股总、股浅静脉血栓形成

3.鉴别诊断

(1)急性与慢性肢体静脉血栓的鉴别。两者的鉴别依据见表8-5。

表8-5 急性与慢性肢体静脉血栓的鉴别要点

	急性血栓	慢性血栓
回声水平	无或低回声	中强回声
表面	平整	不规则
稳定性	漂浮	固定
血流信号	无或少量	再通后有
侧支循环血管	无	有

(2)将正常四肢静脉误认为静脉血栓。这是由于仪器调节不当、图像质量差以及探头挤压后静脉被压瘪的效果不好等原因造成。见于髂静脉、收肌管裂孔处的股浅静脉及腘静脉以及小腿深部的静脉。

(3)四肢静脉血栓与静脉周围的肌肉、脂肪及浅表软组织的鉴别。由于探查方法不当如探头用力过大,某些小的深部静脉缺乏自发性血流信号等原因,可将上述组织结构误认为静脉血栓。这种情况可发生于头静脉、贵要静脉及大隐静脉等浅静脉系统以及小腿深部静脉。

(4)四肢静脉血栓与外压性静脉狭窄的鉴别诊断。手术后、肿瘤压迫、左髂总静脉受压综合征及胸出口综合征等因素均可因静脉变狭窄导致静脉回流障碍而引起肢体肿胀。血栓与外压性静脉狭窄虽然临床表现有相似之处,但治疗方法完全不同。必须注意,外压性静脉狭窄导致的静脉回流障碍与血栓引起的静脉回流受阻所致的远心段静脉血流频谱具有相似的改变,但采用灰阶超声观察梗阻处的静脉及其周围结构是正确鉴别的关键。

(5)四肢静脉血栓与静脉血流缓慢的鉴别。当静脉管腔内血液流动缓慢或使用较高频率探头时,血液可表现为似云雾状的血栓样回声,采用压迫试验可很好地鉴别。而且,血栓一般不移动,仅新鲜血栓可随肢体挤压而飘动。

(6)四肢静脉血栓与肢体淋巴水肿的鉴别。淋巴水肿是淋巴液流通受阻或淋巴液反流所致的浅层组织内体液积聚,以及继而产生的纤维增生、脂肪硬化、筋膜增厚及整个患肢变粗的病理状态。早期淋巴水肿与四肢静脉血栓形成的临床表现有相似之处,应注意鉴别。前者除在炎症急性发作期,患者一般没有痛苦,彩色多普勒超声检查静脉血流通畅;而后者发病开始时,患者首先感觉有受累静脉区的钝性胀痛及压痛,数小时内,水肿迅速发展,累及部分或整个肢体。晚期淋巴水肿的临床表现比较特别,表现为患肢极度增粗与典型的橡皮样改变,与四肢静脉血栓较易鉴别。两者鉴别的关键是静脉血流是否通畅。

(二)下肢深静脉瓣膜功能不全

1.病理与临床

下肢深静脉瓣膜功能不全是临床常见的静脉疾病之一。瓣膜功能不全时,造成血液反流,静脉高压。分为原发性与继发性两类。前者病因尚未完全阐明,可能与胚胎发育缺陷及瓣膜结构变性等因素有关。后者是继发血栓形成后的后遗症,故又称下肢深静脉血栓形成后综合征。两者临床表现均为下肢深静脉功能不全所引起的一系列症状,包括下肢胀痛、肿胀、浅静脉曲张,足靴区皮肤出现营养性变化,有色素沉着,湿疹和溃疡。

2.声像图表现

(1)原发性下肢深静脉瓣膜功能不全表现为静脉增粗,内膜平整,管腔内无实性回声,探头加压后管腔能被压瘪,瓣膜纤细、活动良好,以及血液回流通畅、充盈好。

(2)继发性下肢深静脉瓣膜功能不全则表现为静脉壁增厚,内膜毛糙,内壁及瓣膜窦处可附着实性回声,血栓处管腔不能被完全压瘪,瓣膜增厚、活动僵硬或固定,以及血栓处血流信号充盈缺损。

(3)不管是原发性还是继发性下肢静脉瓣膜功能不全,均表现为挤压远端肢体放松后或Valsalva试验时管腔内血液反流(图8-25)。利用多普勒频谱可测量静脉反流持续时间、反流最大流速和反流量等。有学者建议采用持续反流时间来判断静脉反流程度。若超声发现某段深静脉反流持续时间>1秒,则一般可提示该静脉瓣膜功能不全。轻度反流,1~2秒;中度反流,2~3秒;重度反流,>3秒。

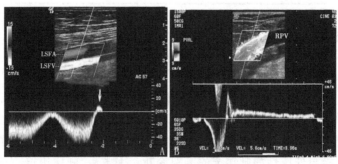

图 8-25　Valsalva 试验

A.Valsalva 动作时正常股浅静脉的频谱多普勒,箭头所指为 Valsalva 动作时的短暂反流;B.原发性腘静脉瓣膜功能不全,基线上方为反流频谱,持续反流时间为 3.96 秒

3.鉴别诊断

(1)下肢深静脉瓣膜功能不全与正常下肢深静脉的鉴别:在许多无下肢深静脉瓣膜功能不全症状的受试者中,经常可发现挤压远端肢体放松后或 Valsalva 试验时有短暂反流,但持续时间一般在 0.5 秒以内。而有明显此症状的受试者中,一般反流持续时间>1 秒。当反流持续时间介于 0.5~1 秒之间,则可疑下肢深静脉瓣膜功能不全。

(2)原发性与继发性下肢深静脉瓣膜功能不全的鉴别:若发现静脉腔内有明显的血栓或患者有血栓史,一般认为这种瓣膜功能不全是继发性的。但是,深静脉血栓后血流完全或绝大部分再通后所致瓣膜功能不全与原发性的鉴别存在一定的困难,然而只要认真检查,还是可以辨别的。

五、临床价值

彩色多普勒超声能够提供下肢深静脉的解剖和功能信息,可以观察深静脉开放的情况和血栓后异常的范围,以及反流的分布和程度。

（李　娟）

第九章

胃 肠 疾 病

第一节 胃 肠 肿 瘤

一、胃肠癌

(一)胃癌

1.临床病理和表现

胃癌在我国消化道恶性肿瘤中占第一位。最常见于胃幽门窦,其他依次为胃小弯、贲门区、胃底及胃体。病理组织分类以腺癌和黏液腺癌最多见。肿瘤最初发生于黏膜层,以肿块或管壁增厚的形式向腔内生长,同时向四周扩展,并向胃壁深度浸润。局限于黏膜层的较小胃癌称为原位癌;肿瘤深度浸润未超过黏膜下层者属于早期胃癌;超过黏膜下层称为进展期胃癌,又称为中晚期胃癌。癌肿的大体形态学分成肿块型、溃疡型、管壁增厚三种基本类型。目前国际公认的进展期胃肠癌病理形态学的分型是 Borrmann 于 1926 年提出的四种类型:Borrmann Ⅰ 型为向腔内生长的局限而不规则的肿块,称为肿块型;肿瘤表面坏死形成凹陷是溃疡型胃癌的特征,Borrmann Ⅱ 型溃疡周围癌组织局限,和正常胃壁界限分明,为局限(或单纯)溃疡型;Borrmann Ⅲ 型的溃疡周围癌组织向周围浸润生长,界限不清,病变范围扩大,为浸润溃疡型;Borrmann Ⅳ 型为弥漫浸润型胃癌,是癌组织在胃壁广泛浸润的结果,大部分或全部胃壁增厚,部分病例的肿瘤组织主要在黏膜下生长,黏膜结构残存。

早期胃癌常无明显症状,逐渐出现胃区不适或疼痛、恶心、呕吐,消化道出血常见于溃疡型胃癌,晚期胃癌引起腹水、恶病质。腹部实质脏器(如肝脏、胰腺等)、淋巴结、腹膜、盆腔、左锁骨上淋巴结是癌瘤容易侵及的部位。

2.声像图表现

(1)管壁不规则增厚或肿块形成。

(2)内部回声呈低回声,欠均匀;低分化和黏液腺癌内部回声较少,较均匀。

(3)病变区内膜面不平整,或有管腔狭窄。

(4)常见功能异常:蠕动减缓、幅度减低或蠕动消失、胃潴留等。

(5)彩色超声多普勒所见:在部分较大肿瘤实质内常发现有不规则的血流信号。

3.超声分型

(1)结节蕈伞型(BorrmannⅠ):肿瘤向腔内生长,呈结节状或不规则蕈伞状,无明显溃疡凹陷(图9-1)。

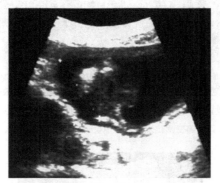

图9-1　胃窦结节蕈伞型癌

胃窦小弯侧胃壁结节状隆起,实质为低回声,欠均匀,周围正常胃壁
层次结构清楚,胃后方小圆球状淋巴结,手术病理证实为胃腺癌转移

(2)局限增厚型(BorrmannⅠ):肿瘤部分胃壁增厚,范围局限,与正常胃壁界限清楚。

(3)局限溃疡型(BorrmannⅡ):溃疡明显,边缘隆起与正常胃壁界限分明。整个病变呈火山口状。

(4)浸润溃疡型(BorrmannⅢ):"火山口"征象明显,溃疡周围有较大范围的壁不规则增厚区(图9-2)。

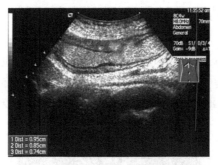

图9-2　胃癌声像图

浸润溃疡型胃癌,有回声型胃充盈剂衬托下,胃壁
前壁增厚(＋＋2,和＋＋3标示范围),中央部位
见溃疡凹陷,后壁部分也有轻度增厚

(5)局限浸润型(BorrmannⅣ):胃壁局部区域受侵,全周增厚伴腔狭窄,但内膜面无明显凹陷(图9-3)。

(6)弥漫浸润型(BorrmannⅣ):病变范围广泛,侵及胃大部或全胃,壁厚明显、管腔狭窄。部分病例可见胃黏膜层残存,呈断续状,胃第三条强回声线紊乱、增厚、回声减低、不均匀或中断(图9-4)。

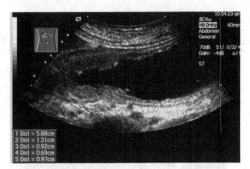

图 9-3 局限浸润型胃癌(自然组织谐波条件下,使用 8.0 MHz 凸阵腹部探头)

在无回声液体衬托下,胃窦癌变部位低回声增厚(++),正常胃壁层次消失,胃腔狭窄

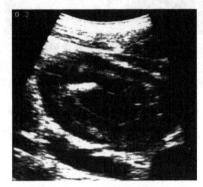

图 9-4 弥漫浸润型胃癌

胃窦短轴切面,胃腔像,胃壁全周增厚,胃壁正常层次破坏,第三层回声减低、中断

4.胃癌深度侵及范围

(1)早期胃癌:肿瘤范围小、局限、胃壁第 3 层(黏膜下层及浅肌层线)存在。但黏膜下层受侵时此层次则呈断续状。在此类型中,息肉型(早期癌Ⅰ型)和壁厚者超声显示较好(图 9-5),对早期癌Ⅱc 和Ⅲ型(凹陷型)显示率差。胃早期癌的确诊要依靠胃镜活检。

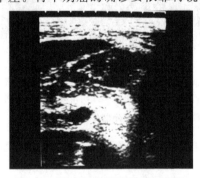

图 9-5 胃幽门窦早期癌(息肉型)

胃幽门窦前壁局限性小隆起,呈乳头状,肿块深方第三条黏膜下
强回声线完整,局部肌层蠕动正常。手术病理证实为原位癌

(2)肌层受侵:胃壁第 3、4 层回声线消失,但第 5 层线尚完整。胃壁趋于僵硬。

(3)浆膜受侵:胃壁第 5 层强回声线不清。

(4)侵出浆膜:胃壁第 5 层强回声线中断,肿瘤外侵生长。

5.贲门癌

贲门癌是发生在贲门部(包括和贲门邻近的食管末端、胃底和近端胃小弯)的胃癌;贲门癌的声像图特征与胃癌相同,超声分型也和胃癌一致。其中,弥漫浸润型管壁全周呈规则或不规则性增厚,病变范围较广,常上延及腹段食管,下可侵及胃底体较大范围,梗阻征象较明显(图9-6)。贲门短轴切面呈现"靶环"征,液体通过困难,局部管腔狭窄明显。位于食管起始段和腹段的食管癌可分别经颈部和腹部超声探及病变,常见征象为"假肾"征。检查中主要注意病变大小厚度和周围浸润,胸段食管癌需内镜超声检查。

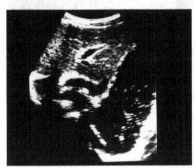

图 9-6　胃底贲门局限浸润型癌

食管-胃连接部长轴切面,腹段食管前后壁至胃底内侧壁低回声增厚为肿瘤

6.残胃癌

胃癌术后的超声检查重点是对腹腔(包括肝脏、腹膜后、盆腔)等处转移病灶的发现和观察。残胃位置深在,受干扰因素较多。尤其毕Ⅱ式手术,残胃与空肠吻合时胃内容物易迅速进入小肠,在胃充盈状态下超声对残胃癌的显示效果并不理想,超声未见明显病变时应建议内镜超声或胃镜检查确诊。

(二)小肠癌

1.临床病理和表现

小肠癌在临床少见,其中1/3~1/2发生在十二指肠的第二段到十二指肠空肠曲,也可以发生在回肠远端。肿瘤的形态学变化是不规则肿块形成或管壁增厚。早期症状少,随肿瘤增大而引起病变以上部位管腔梗阻,患者有呕吐、腹痛等,便血或呕血和肿瘤溃疡有关。肿瘤周围和腹膜后淋巴结容易因转移而肿大;肿瘤还可以向肝脏和胰腺转移。

2.声像图表现

(1)管壁不规则向心性增厚或肿块形成,管腔狭窄。最常见的超声征象是"假肾"征和"靶环"征。

(2)肿瘤实质呈低回声,欠均匀;低分化和黏液腺癌内部回声较少,较均匀。

(3)病变区内膜面不平整,外界也常因肿瘤浸润而显得边界不清。

(4)常见功能异常:近端肠管内容物积聚,通过困难,胃潴留。

(5)彩色超声多普勒所见:常被用于观察肿瘤周围的浸润程度,肿瘤向外界浸润常使周围的血管受压而使血流信号减少或消失。

3.超声分型

(1)肿块型:低回声型不规则肿块凸向腔内,实质回声欠均匀(图9-7)。

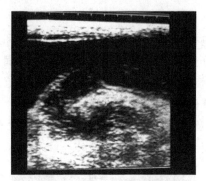

图 9-7　十二指肠下曲癌

高位肠梗阻患者,急诊超声检查发现胃潴留(st),幽门开放,十二指
肠内容物向胃腔返流,在十二指肠下曲发现不规则状低回声肿瘤

(2)管壁增厚型:以局部管壁增厚为特点,大多数在超声检查时已经波及全周,管腔狭窄,近端肠管因内容淤积而扩张,通过受阻。

(三)大肠癌

1.临床病理和表现

大肠癌是胃肠道常见的恶性肿瘤,占胃肠道肿瘤的第二位,包括结肠癌和直肠癌。以回盲部、直肠、乙状结肠、结肠肝曲和脾曲为高发处。

大肠癌的病理形态可分为:①肿块型,呈菜花样肿物凸向肠腔内。②管壁增厚型,以不规则的管壁增厚形式向心性生长,同时向周围扩展,常因管腔通过障碍而发生肠梗阻。③溃疡型,多在管壁增厚型肿块基础上发生,肿瘤中央出现凹陷溃疡,此型出现梗阻症状者不多,但常伴有便血。大肠癌可以直接向局部扩散,腹腔种植;也常引起淋巴结,或肝脏等部位的转移。便血是大肠癌主要症状,其他常见症状有腹痛、便秘、腹胀、肿瘤晚期常出现腹水。

2.声像图表现

(1)增厚型:肠壁向心性不规则增厚伴管腔狭窄,肿瘤实质为稍欠均匀的低或较低回声;常见超声病理征象为"假肾"征和"靶环"征。病变处管腔通过不畅、近端肠管淤胀或肠梗阻。在肿瘤和近端正常肠管交界处呈现管腔向心性收缩的挛缩状(图 9-8)。

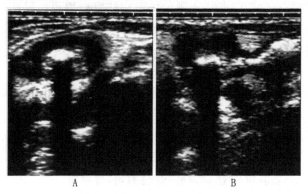

图 9-8　结肠肝曲癌

A.短轴切面;B.长轴切面。结肠肝曲管壁不规则增厚,实质回声不均,局部管腔狭窄,狭窄管腔内强回声伴有声影的结构为粪块(S)。近端升结肠(AS)管腔内容物淤积。LN:淋巴结肿大(转移)

（2）肿块型：表现为局限性、形态不规则或呈菜花状的、向腔内隆起的较低回声型肿块，表面不平整，实质回声不均。肿块外界常因癌组织浸润而显得界限不清；病变周围肠壁多正常。

（3）溃疡型：以管壁增厚为主，中心区有局限的溃疡凹陷，溃疡基底处的管壁和周围部分相比明显变薄。

（4）其他表现：肿瘤部位肠管僵硬，肠蠕动消失。

（5）肿瘤转移征象：可见肿瘤淋巴回流区淋巴结肿大，肝脏等器官内转移灶。

（6）彩色超声多普勒所见：在肿块型和部分管壁增厚型肿瘤实质内有较丰富的、不规则的血流信号。

二、胃肠恶性淋巴瘤

（一）临床病理和表现

胃肠恶性淋巴瘤是源于胃肠黏膜下淋巴组织的恶性肿瘤。肿瘤常呈单发或多发肿块状，也可以管壁增厚方式生长。病变处常有黏膜覆盖，黏膜面有时发生溃疡。肿瘤发生的常见部位是胃体窦、空肠近段和升结肠。极少数也可发生在横结肠或回肠末端。

本病常以上腹饱胀、疼痛、恶心、呕吐、黑便、食欲减退或腹部肿块等就诊时被影像学或内镜检出。

（二）声像图表现

（1）肿瘤位于黏膜下，大部分瘤体表面可见拱桥样黏膜皱襞。

（2）胃肠壁弥漫性增厚或局限型肿物，有时表现为黏膜下多结节。

（3）实质呈均匀的低回声或近似无回声，透声性好，后方回声略增强。

（4）适当调节仪器增益条件可见肿物内部多结节或网格结构。

（5）胃肠腔狭窄的程度不严重。

（6）部分病例可出现溃疡凹陷，溃疡凹陷周围的胃黏膜层完整。

（7）有时可见肝脾大或腹部淋巴结肿大。

（8）彩色超声多普勒所见肿瘤内部见散在不规则走行的低速血流信号。

（三）超声分型

1.巨块型

病变广泛，壁厚明显，并伴有肿块形成。内部回声欠均匀，并见瘤内有大小不等的结节融合征象。各结节间有中等回声边界，使整个肿块区呈网织状。

2.浸润型

全周广泛而明显壁增厚，增厚壁呈结节隆起状。瘤内有多个低回声小结节。

3.多结节型

是胃恶性淋巴瘤的一种，胃黏膜隆起、肥大；胃黏膜下有多发小低回声结节。

4.肿块型

局限性肿块。胃部肿块型淋巴瘤在胃腔充盈下可见黏膜被抬起现象。肠道肿块型淋巴瘤则因肿块局限，内部回声低而均匀，易误诊为囊肿。

5.溃疡型

分大溃疡型和小溃疡型两种。大溃疡型病变以较大而明显的溃疡为特征，溃疡环堤处有黏膜层覆盖，肿瘤体内常见数个低回声结节，是最具有超声诊断特点的一种类型（图9-9）。小溃疡型病变呈中等度壁均匀增厚(厚度为 1.0～1.5 cm)。溃疡多发且表浅(称为"匐行溃疡"),超声不易辨认,易误诊为胃癌。

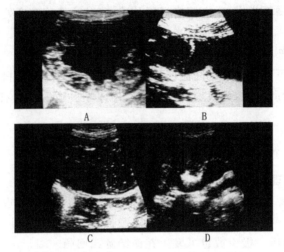

图 9-9　胃黏膜下恶性淋巴瘤声像图

A.胃黏膜下肿瘤(胃恶性淋巴瘤-多发结节型),胃全周性增厚,黏膜
层呈波浪状隆起;B.胃黏膜下肿瘤(胃恶性淋巴瘤-肿块型);C.肿瘤
处的黏膜层呈"拱桥"样;D.胃黏膜下肿瘤(胃恶性淋巴瘤-溃疡型)

三、胃肠间质瘤

(一)临床病理和表现

胃肠间质瘤属于消化管黏膜下肿瘤。既往的平滑肌瘤和平滑肌肉瘤、神经组织来源性肿瘤属于此类。肿瘤可发生在消化道的任何部位。较小的肿瘤多是圆球状,随即可以向分叶状或更不规则形态发展。肿瘤的生长方式:或将黏膜顶起向管腔内生长;或突出浆膜,长在管壁外;也可以向管腔内、外同时扩展。肿瘤的病理组织学变化为溃疡形成;较小的肉瘤就会出现实质的弥漫性出血坏死、继而出现液化,当坏死液化腔和溃疡相通时有假腔形成。患者临床常见症状为腹部不适或疼痛,常因消化道出血,腹部肿块而就诊。

(二)声像图表现

(1)胃肠区圆球状或分叶状肿块(图 9-10)。

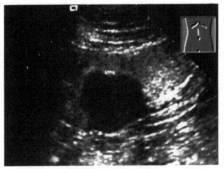

图 9-10　胃黏膜下良性肿瘤(间质瘤)

有回声胃充盈剂衬托下,胃后壁黏膜下类圆球状实性肿瘤,
实质为不均匀的低回声,肿瘤表面有溃疡形成

(2)内部呈均匀或较均匀的低回声。

(3)肿瘤最大直径多在5.0 cm以下(偶见于直径9.0 cm者)。

(4)肿块边界清晰。

(5)可有小溃疡,溃疡规整,基底较平滑。

(三)间质瘤的恶变

(1)肿瘤的形态多为分叶状或不规则状。

(2)直径大于5.0 cm,文献报道肿瘤平均直径多在10.0 cm。

(3)瘤体内部回声增强、不均匀。

(4)常有深、大而不规则的溃疡凹陷。

(5)实质内液化,液化区较大而不规则。

(6)若液化与溃疡贯通,肿瘤内生成假腔(图9-11)。

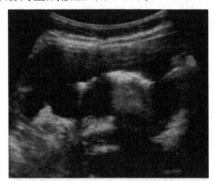

图9-11 小肠间质瘤(恶性)

肿瘤(T)呈分叶状,中心假腔形成,有窦道和小肠腔相通

(7)易引起周围淋巴结和肝脏转移。

(四)超声分型

1.腔内型

肿物向腔内生长,局部管腔变窄;胃充盈下检查常见被肿瘤抬起的黏膜。此型在小肠和大肠少见。

2.壁间型

肿瘤同时向腔内、外生长,管腔内黏膜稍见隆起。

3.腔外型

肿瘤主要向浆膜外生长,管腔受压变形不明显。

四、胃肠脂肪类肿瘤

(一)临床病理和表现

胃肠脂肪类肿瘤包括脂肪瘤和血管平滑肌脂肪瘤,属于黏膜下肿瘤,良性居多,临床较少见。肿瘤体积一般较小(直径为2.0～4.0 cm),肿瘤多为管腔内生型。可生长在胃到结肠的各段,临床多以肠梗阻、肠套叠等并发症来就诊时被超声检查确定。

(二)声像图表现

位于黏膜下的圆球或扁圆球体肿块,实质为较强回声。超声检查时容易被误认为胃肠内容物。肠道脂肪类肿瘤的声像图上不容易发现隆起的黏膜皱襞。

五、胃息肉

(一)临床病理和表现

胃息肉属于胃黏膜层上皮性良性肿瘤,分真性和假性两种。假性息肉系黏膜炎性增生形成;真性息肉,又名息肉样腺瘤,最常见。由增生的黏膜腺上皮构成,多为单个。表面呈结节状,多数有蒂,大小一般不超过 2 cm。息肉样腺瘤属于癌前期病变。发病部位以胃窦多见。

发病早期通常无明显症状。部分有上腹不适、腹痛、恶心、呕吐及消化道出血等症状。发生在幽门部较大的息肉可引起幽门梗阻。

(二)声像图表现

空腹超声检查时,很难发现较小的胃息肉;在胃充盈条件下,声像图上表现为自胃黏膜层向腔内隆起病变,呈圆球状、乳头状或分叶状,大小约 1.0 cm(偶可见大于 2.0 cm 者),息肉质地软,瘤体多为不均匀的中等或较强回声。基底部有较细的蒂与胃壁连接,局部胃壁层次结构和蠕动正常(图 9-12)。

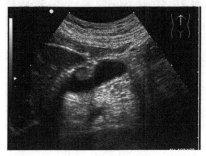

图 9-12　胃窦息肉

胃窦短轴切面:胃前壁乳头状隆起,实质为等回声

六、胃壁囊肿

(一)临床病理和表现

胃壁囊肿属于胃黏膜下囊性肿瘤,临床很少见,大多数囊肿继发于胃壁的迷走胰腺,是胰液潴留性的假性囊肿。形成的囊肿向胃腔内膨出。患者主要症状是胃区不适,腹胀等。

(二)声像图表现

表现为向胃腔内膨出的黏膜下囊性无回声,囊壁薄而平滑,囊液清晰(图 9-13)。

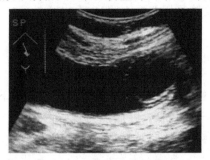

图 9-13　胃壁假性胰腺囊肿

胃腔无回声液体充盈,胃体大弯侧球状黏膜隆起,内部为液性无回声,术前超声诊断胃壁囊肿,手术病理确诊为胃壁假性胰腺囊肿

七、阑尾黏液囊肿

(一)临床病理和表现

阑尾黏液囊肿是发生在阑尾的囊性肿瘤,临床也比较少见。大多数囊肿因阑尾黏膜粘连,管腔闭塞后黏液潴留所致。少数为原发于阑尾的囊性黏液腺癌。此种肿瘤极易破裂,流出的黏液向全腹扩散,在腹膜上形成大小不等的多处转移,同时有大量腹水。患者经常以腹水、腹胀而来就诊。

(二)声像图表现

表现为盲肠下方的长椭球状囊性无回声区,囊壁薄而均匀。囊液稠厚或感染时使回声增强不均匀。囊腺癌形态欠规则,囊壁厚而不平整,回声不均匀,囊液稠厚呈不均质的低回声。转移的肿块表现为腹膜上形态各异的低回声结构。实质间可见散在小的囊性区。腹水稠厚,变换体位时可见飘落的细小回声。

(郭　莉)

第二节　胃非肿瘤性疾病

一、贲门失弛缓症

(一)病理和临床表现

贲门失弛缓症是食管神经肌肉功能障碍所致的一种疾病,又名贲门痉挛。主要表现是食物不能顺利通过贲门入胃,导致食物潴留,食管壁可出现继发性肥厚、炎症、憩室、溃疡或癌变。

本病多见于青壮年,男女发病无差异。主要症状是吞咽困难,剑突下或胸骨后疼痛。

(二)声像图表现

(1)空腹见腹段食管扩张,内容物潴留。近贲门口的长轴超声断面上形成鸟嘴状或尖锥状,短轴断面表现为扩大的食管管腔。

(2)嘱患者饮水,之后液体滞留于食管下段,食管壁蠕动增强,贲门口关闭状,液体不能通过。

(3)贲门管壁轻度、均匀性、局限性增厚(6~8 mm)。

(4)再嘱患者饮热水,食管内液体迅速通过贲门喷射状入胃,最后仍然有少量液体残存于食管下端。

二、先天性肥厚性幽门狭窄

(一)病理和临床表现

先天性肥厚性幽门狭窄(congenital hypertrophic pyloric stenosis,CHPS)属于新生儿的先天性疾病。患儿的幽门肌过度肥厚,致使幽门管狭窄,胃内容物潴留。男婴的发病率明显高于女婴,临床症状主要是呕吐,常在出生后2、3周开始,就诊时间多在1~2个月。体检患儿消瘦,右上腹可扪及橄榄形肿块。严重者可引起脱水和碱中毒。

(二)声像图表现

(1)幽门胃壁肌层全周性、均匀性、限局性增厚。短轴超声断面呈均匀性"靶环"征。长轴断面呈梭形或橄榄形,长为 2.0～2.5 cm,壁厚度为 4～8 mm(图 9-14)。

(2)幽门管狭细,胃内容物通过困难,胃腔内容物潴留,有时可见胃壁逆蠕动。

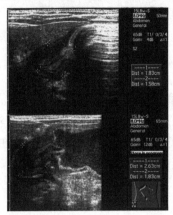

图 9-14　先天性肥厚性幽门狭窄(8 MHz 频率自然组织谐波条件)

5 周男婴,消瘦,吐乳。空腹幽门区"橄榄核"状低回声包块(上图＋＋标示范围)。母乳充盈胃腔后,过幽门主轴长轴切面显示胃幽门均匀性增厚(下图:＋＋标示范围),幽门管腔狭窄

三、胃黏膜巨大肥厚症

(一)临床病理和表现

胃黏膜巨大肥厚症是一种较少见的胃黏膜过度增生性疾病,发病部位在胃底、体,很少累及胃窦部。病理表现为胃黏膜外观隆起、增大,黏膜皱襞间凹沟深,X 线和胃镜称为脑回样黏膜皱襞。发病无年龄差异,男性较女性多见。主要症状是上腹部疼痛、食欲减退、呕吐、体重减轻和腹泻。患者常有低蛋白血症,严重时出现水肿和腹水。

(二)声像图表现

空腹超声检查见胃底、体部"假肾"征。胃充盈后见胃底、体黏膜层明显增厚,黏膜皱襞肥大,走行迂曲。黏膜实质为低回声,内有多发(数毫米)小囊肿样结构,为黏膜腺体过度分泌所致的潴留性囊肿,一般胃壁蠕动功能无异常变化。严重时可见腹水。

四、胃肉芽肿病

胃肉芽肿病是一种胃壁炎性肉芽肿性浸润,又称为炎性假瘤。由多种不同病因引起。感染性肉芽肿包括胃壁结核病、梅毒、血吸虫病等;病因不明的肉芽肿主要有嗜酸性肉芽肿和 Crohn 病。疾病的确诊需要胃内镜活检和对疾病病史的了解,血清特异性检查对梅毒的确诊有重要帮助。

声像图表现:①胃壁低回声增厚;②息肉样改变;③有时可以发生溃疡;④增厚胃壁或息肉均为低回声。

由于肉芽肿的超声表现无特异性,容易被误诊为胃肿瘤,因而属于非特异性检查。

五、胃和十二指肠球溃疡

(一)病理和临床表现

溃疡病的全称为消化性溃疡,是消化道最常见的疾病之一。继发于激素等药物或精神因素者称为应激性溃疡。由于放射照射引起的称为放射性溃疡,放射性溃疡和放射性胃肠炎常同时发生。溃疡的发病部位以胃小弯的角切迹、幽门管和十二指肠球部最多见。基本病理是黏膜层局限性凹陷,直径多在 2.0 cm 以内,凹陷深度超过黏膜肌层。溃疡周围的黏膜经常伴有水肿、充血或增生等炎症变化。通常单发,多发性溃疡仅占 5%~10%。溃疡病的严重并发症有出血、幽门梗阻和溃疡穿孔。常见症状有腹痛和腹部不适。胃溃疡的疼痛部位在剑突下,疼痛的节律性不明显,多为餐后痛;十二指肠球溃疡的疼痛在上腹部腹正中线偏右部位,疼痛的特点为节律性、周期性,疼痛的时间在空腹和夜间。

(二)声像图表现

(1)空腹超声检查可以发现胃或十二指肠球部壁局限性增厚,厚度常小于 1.5 cm。范围局限,增厚胃壁呈较低回声。

(2)胃充盈状态下,典型的胃溃疡周围的黏膜层及黏膜下层局限性增厚,中央有较平滑的溃疡凹陷(图 9-15A、B)。

(3)急性较大溃疡以胃壁局限性胃黏膜层缺损凹陷为主,溃疡基底胃壁变薄,甚至向浆膜外凸;胃壁增厚程度轻微(图 9-15C、D)。

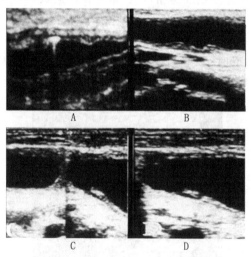

图 9-15 胃溃疡

A.胃窦前壁小溃疡内气体积存,呈现强回声伴有"彗星尾"样征象("comet"sign);B.胃窦后壁慢性溃疡,呈现小"火山口"征象,溃疡底部增厚处的黏膜结构清晰可见;C.过胃角长轴切面,恶性淋巴瘤患者,接受化疗过程中因激素过量,突发腹痛、呕血,急诊超声检查:胃腔充盈下见胃角近后壁凹陷,溃疡基底明显变薄;超声提示胃角应激性穿通性急性溃疡;D.过胃角短轴切面图像

(4)小而较浅的溃疡仅以局限性壁增厚为唯一表现。

(5)幽门管溃疡以水肿充血的局限性壁增厚为主要特点,经常伴有胃排空延迟;急性期时常出现幽门痉挛和胃潴留,幽门管腔狭窄,液体难以充盈。

(6)十二指肠球溃疡的超声表现为局限性管壁增厚,球部变形,液体充盈欠佳、通过球部迅速

（激惹现象）；溃疡面有局限性凹陷,当溃疡内有气体贮存时表现为壁间小点状强回声,小的溃疡面超声不容易发现。

（7）三维超声对溃疡面的显示近似于胃内镜图像。

六、胃炎

（一）病理和临床表现

胃炎是由多种病因引起的急性和慢性胃黏膜弥漫性炎症。

感染性物质或毒素,化学性、物理性（温度或机械）损伤,心、肝、肾、肺等严重疾病均可以成为急性胃炎的病因。急性胃炎的主要病理有胃黏膜充血、水肿,严重者出现浅表糜烂,酸碱烧伤所致的急性胃炎,严重时出现胃黏膜部分断裂、脱落和出血,病情较凶险。

慢性胃炎在我国属于常见病,占胃病患者的50%以上。成年人胃内镜检查统计中几乎90%以上有程度不同的胃黏膜慢性炎症表现。慢性胃炎分慢性浅表性胃炎和慢性萎缩性胃炎两种。经常在同一个胃内,两者同时存在。慢性胃炎的病理比较复杂,主要有胃黏膜水肿,炎性细胞浸润。慢性萎缩性胃炎的基本病理改变是腺体萎缩、黏膜层变薄;进而出现肠上皮化生。门静脉高压所致胃黏膜炎性改变主要是黏膜充血。

疣状胃炎属于慢性胃炎,又称为痘疹样胃炎或慢性胃炎活动期;胃黏膜轻度糜烂和多发小疣状隆起是此种胃炎的特点。

胃炎的主要症状是:上腹部不适或疼痛,轻者常无任何症状。

（二）声像图表现

1.急性胃炎

空腹胃壁轻度低回声型增厚,厚度多在1.5 cm以下;胃充盈后胃黏膜层肥厚,黏膜皱襞粗大,尤其在胃窦区出现粗大黏膜皱襞有确诊意义（图9-16）。

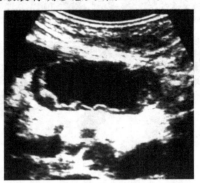

图 9-16　急性胃炎

胃窦短轴切面图像,胃黏膜层增厚,黏膜皱襞增多肥大

因酸碱烧伤,胃黏膜急性损伤时可见粗大的黏膜表面呈不平整状,或可见黏膜断续及部分呈游离状。

二维彩色多普勒超声在急性胃炎的肥厚黏膜中可以测到血流信号。

2.慢性胃炎

超声诊断慢性胃炎存在着较大争议。因为慢性胃炎的超声表现也经常见于许多正常人;而超声的诊断和胃镜活检结果经常出现不一致。因此单纯用超声诊断慢性胃炎宜慎重。

当胃黏膜上出现多发的较强回声疣状赘生物时,可以考虑痘疹样胃炎或慢性胃炎活动期。

二维彩色多普勒超声或有回声型超声造影剂检查时,发现幽门区的液体反流征象,对于诊断胆汁反流性慢性胃炎有一定帮助。

七、胃黏膜脱垂

(一)病理和临床表现

胃黏膜脱垂是由于胃窦黏膜下结缔组织疏松,致使黏膜皱襞活动度过大,在胃壁蠕动收缩时被推送入幽门或十二指肠球。随局部蠕动的完结,胃窦黏膜皱襞又退回原位。多发生于30~60岁的男性,其临床表现缺乏特征性,常有上腹部不适或疼痛,左侧卧位可使疼痛加剧。此外,该病多与溃疡及胃炎并存,多数患者的症状可被溃疡和胃炎的症状掩盖。

(二)声像图表现

(1)胃窦部黏膜肥厚隆起,局部层次尚可辨认。

(2)在胃充盈下实时超声观察,见指状黏膜随胃蠕动向幽门移动,既而进入十二指肠球,然后随蠕动波消失,胃窦黏膜回复到胃窦部。

八、胃扭转

(一)病理和临床表现

胃正常位置的固定机制发生障碍,或胃受邻近脏器病变影响发生移位,胃沿某一轴线产生反转或重叠,称为胃扭转。上腹部疼痛为主要症状。

(二)声像图表现

空腹超声检查无阳性发现。胃充盈下检查时见胃腔失去正常形态,扭转部位的胃腔缩小,胃壁出现明显褶皱;或在同一切面下见前后重叠的两个胃腔。

九、胃下垂

(一)病理和临床表现

在站立位胃正常充盈时,胃的最下缘达盆腔,胃小弯角切迹在髂嵴连线以下,十二指肠球部向左偏移,称为胃下垂。病因主要是由胃膈韧带与胃肝韧带松弛无力,以及腹部肌肉松弛所致。

临床主要症状有慢性腹痛与不适感、腹胀、恶心、嗳气与便秘等。轻度胃下垂多无症状。

(二)超声诊断标准

(1)站立位胃正常充盈时,胃小弯角切迹在髂嵴连线以下。

(2)胃呈低张力型。

(3)胃排空明显延迟,餐后6小时仍然有近1/4~1/3的胃内容物充盈。

十、胃潴留和急性胃扩张

(一)病理和临床表现

胃腔内容物积存,胃排空功能明显延迟,称为胃潴留,若伴有急性而明显的胃腔扩大,胃壁蠕动消失,则称为急性胃扩张。胃潴留多继发于幽门或高位肠梗阻患者。急性胃扩张最常见于腹部手术后,还可以继发于外伤,有时发生在糖尿病患者。胃潴留的主要症状有胃区胀满、呕吐等,严重者胃区膨隆;急性胃扩张最常见症状是胃区疼痛,一般较轻微。

（二）声像图表现

空腹检查,胃潴留表现为胃腔内有大量细碎均匀的食糜,胃腔扩张,胃幽门开放困难等。急性胃扩张则表现为胃腔高度扩张,胃壁松弛,蠕动消失。

十一、幽门梗阻

（一）病理和临床表现

幽门梗阻通常继发于炎症反应的水肿、充血或反射性幽门痉挛;另外见于瘢痕组织或肿瘤阻塞幽门通道所致。前者以内科治疗能缓解;后者需以手术治疗。

呕吐是幽门梗阻的主要症状,一般发生在进食后 30～60 分钟,每次呕吐量较多,内含陈旧食物。

（二）声像图表现

（1）空腹胃腔内有大量液性内容物潴留。

（2）幽门管狭窄,液体通过困难。

（3）胃壁蠕动可亢进或消失,并常发生胃窦部管壁逆蠕动。

（4）病因诊断:胃窦部肿瘤可见局部壁隆起或增厚性实性低回声肿物,幽门管狭窄变形,内膜面不平整。其他良性病变幽门管壁增厚轻微或无阳性变化。

十二、胃肠穿孔

（一）病理和临床表现

胃肠穿孔最常发生在胃或十二指肠球溃疡和急性阑尾炎,也可以发生在肿瘤和手术后的患者。

临床表现为突然发作的持续性腹部剧痛,进而延及全腹。腹部触诊腹肌紧张,全腹压痛和反跳痛。慢性穿孔病变可能仅有局限症状,常较轻。

（二）声像图表现

腹腔内游离性气体是超声诊断穿孔的最主要征象。超声检查的重要部位在上腹部,以及肝脾与横膈之间。平仰卧位时,腹腔游离气体多在上腹的腹壁下。在斜侧位时,肝脾和膈下的气体便是膈下游离气体。胃后壁穿孔的气体首先出现在小网膜囊,同时伴有小网膜囊积液。其他部位的穿孔也常伴有腹水;较局限的积液,局部管壁增厚等异常和局部压痛对穿孔部位的判断有帮助。

十三、异物和胃结石

（一）病理和临床表现

胃异物以误吞食入最常见,文献中也有蛔虫和胆囊十二指肠穿孔后结石进入胃腔的报道。对病史和对异物形态的了解在超声检查时是必要的。

柿子、黑枣、头发和红果均可在胃酸的作用下积聚形成结石。胃结石患者有明确的食入致病食物或异物的近期病史。患者常因上腹部不适、饱胀、疼痛、食欲减退等胃部症状前来就诊。部分病例胃石患者的腹部可扪及肿块。结石进入肠道容易引起肠梗阻。

（二）声像图表现

空腹超声检查仅可发现较大的结石,较小异物或结石须在胃充盈下检查;当胃腔得以良好充盈时,超声可以显示直径仅数毫米的异物,尤其对透 X 线的软性物质超声检查效果明显优于 X 线检查。异物的回声和其本身的密度有关,大多表现为等至强回声,结石则以表面类弧状强回声伴有声影为特征性表现(图 9-17)。

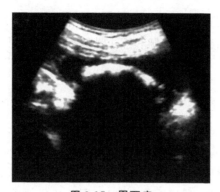

图 9-17　胃石症

4 周前食涩柿子史,因胃区不适接受超声检查,胃充盈
下检查,见胃腔内弧状强回声伴有声影(AS)

十四、胃底静脉曲张

(一)病理和临床表现

门静脉高压时,胃冠状静脉侧支扩张,进而延及胃底及食管管壁的静脉,静脉发生扩张和迂曲,病变局部黏膜膨隆。静脉曲张容易破裂引起出血。临床表现以门静脉高压为主,如脾大、脾功能亢进、腹水等。胃底静脉曲张破裂者出现呕血与黑便,严重者发生出血性休克。

(二)声像图表现

(1)空腹见贲门胃底壁增厚,壁间有蜂房状小而不规则的囊样结构。

(2)使胃充盈下检查见病变区黏膜下的葡萄状或迂曲的管状液性无回声。

(3)常伴肝硬化、门静脉增宽及脾大等超声征象。

(4)二维彩色多普勒能显示曲张静脉内的血流信号;频谱多普勒中多为低速度连续性静脉血流。

（郭　莉）

第三节　肠道非肿瘤性疾病

一、肠系膜上动脉综合征

(一)病理和临床表现

肠系膜上动脉综合征是指肠系膜上动脉和腹主动脉的夹角过小,十二指肠水平部受压,十二指肠水平部以上肠管扩张、淤滞而产生的一种临床综合征,约占十二指肠淤滞症的 50%。本病多见于瘦长体型的青年女性。

主要临床症状为慢性间歇性、进食后腹部胀满、疼痛甚至呕吐。患者仰卧位时症状明显,俯卧位或膝胸位时症状减轻乃至消失。

(二)声像图表现

(1)进食后,十二指肠水平部近端的肠淤张,肠系膜上动脉和腹主动脉夹角过小,局部十二指肠肠管受压狭窄,内容物难以通过。

（2）低张力胃型或胃下垂,胃内容物潴留,胃排空时间延长。

（3）患者采用膝胸位后,肠系膜上动脉和腹主动脉夹角加大,十二指肠腔内淤积缓解。

二、克罗恩病

(一)病理和临床表现

克罗恩病(Crohn's disease)是消化道非特异性慢性炎性疾病。可以发生在全消化道的任何部位,但以回肠末端最常见。病变或局限单发,也可见于几处肠管,故又称为末端节段性回肠炎。病理表现是肠壁充血、水肿,黏膜下肉芽肿样增生所导致肠壁增厚、变硬,黏膜面常有多发溃疡,浆膜面纤维素性渗出使邻近肠段、器官或腹壁粘连,因病变局部肠管狭窄可以继发肠梗阻。如果继发感染可形成脓肿或瘘管。病变区肠系膜有淋巴结肿大。本病多反复发作,病史长。

患者的常见症状为腹痛、腹泻、稀便或黏液便,病变侵及结肠可为脓血便伴黏液,少数患者可发生脂肪泻、低热或中等度发热。

(二)声像图表现

（1）回肠远端、回盲区肠管或结肠某段肠壁全周性轻度增厚,呈均匀性低回声或结节状。管壁厚度在 1.0～1.5 cm。

（2）管壁增厚处管腔狭窄,内膜面不平滑,内容物通过缓慢。

（3）近端肠管扩张。

（4）肠周围脓肿时提示有瘘管形成。

（5）病变周围淋巴结肿大,呈低回声,实质回声均匀。

（6）彩色二维超声多普勒检查时可能在病变处查见散在的血流信号。

三、急性阑尾炎

(一)病理和临床表现

急性阑尾炎在急腹症中居首位。病理上分为单纯性阑尾炎、化脓性阑尾炎和坏疽性阑尾炎。单纯性阑尾炎的主要改变是充血、水肿和白细胞浸润,阑尾肿胀轻微。化脓性阑尾炎也叫蜂窝组织炎性阑尾炎,阑尾肿胀明显,壁间形成多发性小脓肿,腔内积脓,阑尾周围可有脓性渗出液。坏疽性阑尾炎的管壁缺血、坏死、容易继发穿孔,周围有较多渗出液。患者的症状和体征是转移性右下腹疼痛,阑尾区压痛和反跳痛。血液常规检查白细胞计数升高,中性粒细胞增多。

(二)声像图表现

阑尾位置变异大,超声检查中受肠气干扰,很难见到正常的阑尾。在腹水状态下,患者站立位检查可能见和盲肠相连的蚓突状结构就是阑尾。

（1）阑尾体积肿胀时在声像图表现为一低回声的管状结构,阑尾的短轴断面呈卵圆形或不规则形状。

（2）阑尾管腔因积液而扩张,腔内致密强回声是肠石的特征,一般肠石后方可以出现声影。

（3）阑尾黏膜因炎症回声增强,呈现为管壁和腔内积液之间的一条线状强回声。

（4）阑尾肿大如团块状,壁间回声不均匀,是阑尾炎的程度加重或脓肿形成的表现。

（5）肿大的阑尾周围有局限性积液则提示阑尾周围脓肿。

（6）回肠末端经常伴有轻度肠管内容物淤积,管壁蠕动较缓慢。

四、肠套叠

(一)病理和临床表现

伴有肠系膜结构的肠管被套入相连接的另一段肠腔内称为肠套叠。常见于小儿外科急诊，成人则多继发于肿瘤。被套入的肠管因血液循环障碍使肠壁充血、水肿而增厚，继而发生坏死。

肠套叠几乎都伴有近端肠管的梗阻。

肠套叠的主要临床表现为突然发生的间歇性腹痛、呕吐、血便、腹部包块。

(二)声像图表现

(1)肠套叠包块套叠的肠管长轴切面上可见肠管重叠的"套桶"样征象，多层肠管呈平行排列，反折处肠管的折曲现象上下对称；短轴切面为大、中、小三个环状结构形成的偏心性"同心环"或"靶环"状。外圆呈均匀的低回声，为远端肠壁回声，中间和内部两个环状管壁稍增厚，是被套入的近端肠管。中环和内环的界面由浆膜组成，常在局部见到较强回声的肠系膜。彩色超声多普勒检查在此部位了解血流的改变，以判断肠壁的血液循环变化。

(2)肠梗阻表现套叠以上的肠管内容物在套叠处因通过受阻出现淤积。

(3)中年以上的肠套叠需注意病因的检查，主要是肠壁内生型肿瘤，其中又以脂肪瘤最常见，肿瘤实质多为强回声。

五、肠梗阻

(一)病理和临床表现

肠腔内容物不能正常向下运行通过，称为肠梗阻，是临床常见而严重的一种急腹症。根据病因和病理表现分为机械性肠梗阻和麻痹性肠梗阻；还根据梗阻的程度分成完全性肠梗阻和不完全性肠梗阻。病理生理改变是梗阻部位以上的肠管内容淤积、积液和积气，严重并发症有肠穿孔和肠壁坏死。机械性肠梗阻的淤张肠管管壁蠕动活跃，梗阻远端常可以发现病因如肿瘤、结石、肠套叠等；麻痹性肠梗阻时肠壁蠕动波减缓甚至消失。

肠梗阻的主要症状是阵发性腹部绞痛、腹胀、呕吐；机械性肠梗阻的肠鸣音亢进。完全性肠梗阻时无排便和排气。梗阻晚期发生水、电解质紊乱和休克。

(二)声像图表现

(1)肠管内容物淤积，腔内积液、积气，梗阻早期气体不多；肠淤张的范围、程度是判断梗阻的部位和性质的重要依据。

(2)肠壁黏膜皱襞水肿、增厚。

(3)机械性肠梗阻肠壁蠕动增强，幅度增大，频率加快，甚至有时出现逆蠕动，肠腔内容物随蠕动也有反向流动。

(4)麻痹性肠梗阻时肠淤张，肠蠕动弱或消失。

(5)绞窄性小肠梗阻时肠蠕动也表现为减缓甚至消失；腹腔内出现游离液体回声。短期内超声复查见腹腔游离液体明显增加。

(6)梗阻原因诊断：机械性肠梗阻远端出现异常回声对于原因的确定有重要帮助，常见原因有肿瘤、异物、肠套叠、肠疝等；麻痹性肠梗阻可以出现在机械性肠梗阻晚期，更多见于手术后或继发于其他急腹症(如急性胆囊炎、急性胰腺炎、急性阑尾炎等)。手术后的麻痹性肠梗阻表现为全肠管的淤张，而继发于其他急腹症时淤张的肠管局限而轻微。

（郭　莉）

第十章

肝脏疾病

第一节　肝弥漫性疾病

　　肝脏弥漫性疾病为一笼统的概念,是指多种病因所致的肝脏实质弥漫性损害。常见病因有病毒性肝炎、药物性肝炎、化学物质中毒、血吸虫病、肝脏淤血、淤胆、代谢性疾病、遗传性疾病、自身免疫性肝炎等。上述病因均可引起肝细胞变性、坏死,肝脏充血、水肿、炎症细胞浸润,单核吞噬细胞系统及纤维结缔组织增生等病理变化,导致肝功能损害和组织形态学变化。肝脏弥漫性疾病的声像图表现,可在一定程度上反映其病理形态学变化,但是对于诊断而言,大多数肝脏弥漫性疾病声像图表现缺乏特异性,鉴别诊断较为困难,需结合临床资料及相关检查结果进行综合分析。

一、病毒性肝炎

(一)病理与临床概要

　　病毒性肝炎是由不同类型肝炎病毒引起,以肝细胞的变性、坏死为主要病变的传染性疾病。按病原学分类,目前已确定的病毒性肝炎有甲型、乙型、丙型、丁型、戊型肝炎5种,通过实验诊断排除上述类型肝炎者称非甲至戊型肝炎。各型病毒性肝炎临床表现相似,主要表现为乏力、食欲减退、恶心、厌油、肝区不适、肝脾大、肝功能异常等,部分患者可有黄疸和发热。甲型和戊型多表现为急性感染,患者大多在6个月内恢复;乙型、丙型和丁型肝炎大多呈慢性感染,少数病例可发展为肝硬化或肝细胞癌,极少数呈重症经过。因临床表现相似,需依靠病原学诊断才能确定病因。

　　病毒性肝炎的临床分型:①急性肝炎;②慢性肝炎;③重型肝炎;④淤胆型肝炎;⑤肝炎后肝硬化。

　　病毒性肝炎的基本病理改变包括肝细胞变性、坏死,炎症细胞浸润,肝细胞再生,纤维组织增生等。其中,急性肝炎主要表现为弥漫性肝细胞变性、坏死,汇管区可见炎症细胞浸润,纤维组织增生不明显;慢性肝炎除炎症坏死外,还有不同程度的纤维化;重型肝炎可出现大块或亚大块坏死;肝硬化则出现典型的假小叶改变。

(二)超声表现

1.急性病毒性肝炎

(1)二维超声。①肝脏:肝脏不同程度增大,肝缘角变钝。肝实质回声均匀,呈密集细点状回声(图 10-1A)。肝门静脉管壁、胆管壁回声增强。②脾:脾大小正常或轻度增大。③胆囊:胆囊壁增厚、毛糙,或水肿呈"双边征",胆汁透声性差,胆囊腔内可见细弱回声。部分病例胆囊腔缩小,或胆囊暗区消失呈类实性改变(图 10-1A)。④其他:肝门部或胆囊颈周围可见轻度肿大淋巴结(图 10-1B)。

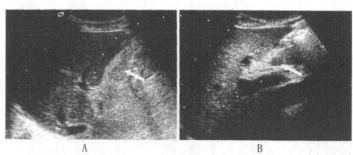

图 10-1 急性病毒性肝炎

二维超声显示肝实质回声均匀,呈密集细点状回声,胆囊缩小,胆囊壁增厚,
胆囊腔暗区消失呈类实性改变(A,↑);肝门部淋巴结轻度肿大(B,↓)

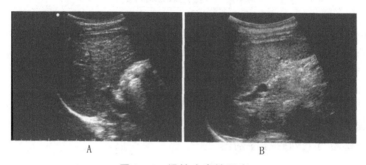

图 10-2 慢性病毒性肝炎

二维超声显示肝表面不光滑,肝实质回声增粗呈短条状,分布不均匀,肝内
血管显示欠佳(A);脾增大,下缘角变钝,脾实质回声均匀(B)。肝穿刺活
检病理:慢性乙型肝炎 G3/S3(炎症 3 级/纤维化 3 期)

(2)彩色多普勒超声:有研究报道,肝动脉收缩期、舒张期血流速度可较正常高。

2.慢性病毒性肝炎

(1)二维超声。①肝脏:随肝脏炎症及纤维化程度不同,可有不同表现。轻者声像图表现类似正常肝脏;重者声像图表现与肝硬化接近。肝脏大小多无明显变化。肝脏炎症及纤维化较明显时,肝实质回声增粗、增强,呈短条状或小结节状,分布不均匀,肝表面不光滑(图 10-2A)。肝静脉及肝门静脉肝内分支变细及管壁不平整。②脾脏:脾可正常或增大(图 10-2B),增大程度常不及肝硬化,脾静脉直径可随脾增大而增宽。③胆囊:胆囊壁可增厚、毛糙,回声增强。容易合并胆囊结石、息肉样病变等。

(2)彩色多普勒超声:随着肝脏损害程度加重,特别是肝纤维化程度加重,肝门静脉主干直径逐渐增宽,血流速度随之减慢;肝静脉变细,频谱波形趋于平坦;脾动、静脉血流量明显增加。

3.重型病毒性肝炎

(1)二维超声。①肝脏:急性重型病毒性肝炎,肝细胞坏死明显时,肝脏体积可缩小,形态失常,表面欠光滑或不光滑(图 10-3A),实质回声紊乱,分布不均匀,肝静脉逐渐变细甚至消失;亚急性重型病毒性肝炎,如肝细胞增生多于坏死,则肝脏缩小不明显;慢性重型病毒性肝炎的声像表现类似慢性肝炎,如在肝硬化基础上发生重症肝炎,则声像图具有肝硬化的特点。②胆囊:胆囊可增大,胆囊壁水肿增厚,胆汁透声性差,可见类实性回声(图 10-3A)。③脾脏:可增大或不大。④腹水(图 10-3A)。

(2)彩色多普勒超声:重型病毒性肝炎患者较易出现肝门静脉高压表现,如附脐静脉重开(图 10-3B),肝门静脉血流速度明显减低或反向等。

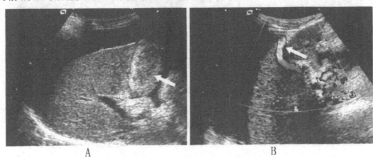

图 10-3　重型病毒性肝炎

二维超声显示肝脏形态失常,右肝缩小,肝表面欠光滑,肝实质回声增粗,分布均匀,
胆囊壁增厚,不光滑,胆囊腔内充满类实性回声(A↑),后方无声影,肝前间隙见液
性暗区(A);CDFI 显示附脐静脉重开,可见出肝血流显示(B↑)

4.其他

淤胆型肝炎声像图表现无特异性。肝炎后肝硬化超声表现见肝硬化。

(三)诊断与鉴别诊断

病毒性肝炎主要需与下列疾病鉴别。

1.淤血肝

继发于右心功能不全,声像图显示肝大,肝静脉及下腔静脉扩张,搏动消失,血流速度变慢或有收缩期反流,肝门静脉一般不扩张。急、慢性肝炎肝脏可增大,肝静脉及下腔静脉无扩张表现,且慢性肝炎及肝炎后肝硬化者多数肝静脉变细。

2.脂肪肝

肝大,肝缘角变钝,肝实质回声弥漫性增强,但光点细密,并伴有不同程度的回声衰减,肝内管道结构显示模糊,肝门静脉不扩张。

3.血吸虫性肝病

患者有流行区疫水接触史,声像图显示肝实质回声增强、增粗,分布不均匀,以汇管区回声增强较明显,呈较具特征性的网格状或地图样改变。

4.药物中毒性肝炎

由于毒物影响肝细胞代谢和肝血流量,导致肝细胞变性、坏死。声像图显示肝脏增大,肝实质回声增粗、增强,分布欠均匀,与慢性病毒性肝炎类似,鉴别诊断需结合临床病史及相关实验室检查结果综合分析。

5.酒精性肝炎

声像图表现可与病毒性肝炎类似,诊断需结合临床病史特别是饮酒史。

二、肝硬化

(一)病理与临床概要

肝硬化是一种常见的由不同原因引起的肝脏慢性、进行性、弥漫性疾病。肝细胞变性、坏死，炎症细胞浸润，继而出现肝细胞结节状再生及纤维组织增生，致肝小叶结构和血液循环途径被破坏、改建，形成假小叶，使整个肝脏变形、变硬而形成肝硬化。

根据病因及临床表现的不同有多种临床分型。我国最常见为门脉性肝硬化，其次为坏死后性肝硬化，以及胆汁性、淤血性肝硬化等。肝硬化按病理形态又可分为小结节型、大结节型、大小结节混合型。门脉性肝硬化主要病因有慢性肝炎、酒精中毒、营养缺乏和毒物中毒等，主要属小结节型肝硬化，结节最大直径一般不超过 1 cm。坏死后性肝硬化多由亚急性重型肝炎、坏死严重的慢性活动性肝炎、严重的药物中毒发展而来，属于大结节及大小结节混合型肝硬化，结节大小悬殊，直径为 0.5～1 cm，最大结节直径可达 6 cm。坏死后性肝硬化病程短，发展快，肝功能障碍明显，癌变率高。

肝硬化的主要临床表现：代偿期多数患者无明显不适或有食欲减退、乏力、右上腹隐痛、腹泻等非特异性症状，肝脏不同程度增大，硬度增加，脾轻度增大或正常。失代偿期上述症状更明显，并出现腹水、脾增大、食管-胃底静脉曲张等较为特征性表现，晚期有进行性黄疸、食管静脉曲张破裂出血、肝性脑病等。

(二)超声表现

1.肝脏大小、形态

肝硬化早期肝脏可正常或轻度增大。晚期肝形态失常，肝脏各叶比例失调，肝脏缩小，以右叶为著(图 10-4)；左肝和尾状叶相对增大，严重者肝门右移。右叶下缘角或左叶外侧缘角变钝。肝脏活动时的顺应性及柔软性降低。

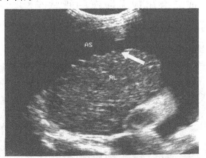

图 10-4　肝硬化

二维超声显示右肝(RL)缩小，形态失常，肝表面呈锯齿状(↑)，肝实质回声增粗，分布不均匀，肝内血管显示不清，肝静脉变细。肝前间隙见液性暗区(AS)

2.肝表面

肝表面不光滑，凹凸不平，呈细波浪、锯齿状、大波浪状或凸峰状。用 5 MHz 或 7.5 MHz 高频探头检查，显示肝表面更清晰，甚至可见细小的结节。有腹水衬托时，肝表面改变亦更清晰。

3.肝实质回声

肝实质回声弥漫性增粗、增强，分布不均匀，部分患者可见低回声或等回声结节(图 10-5)。

4.肝静脉

早期肝硬化肝内管道结构无明显变化。后期由于肝内纤维结缔组织增生、肝细胞结节状再生和肝小叶重建挤压管壁较薄的肝静脉,致肝静脉形态失常,管径变细或粗细不均,走行迂曲,管壁不光滑,末梢显示不清。CDFI显示心房收缩间歇期肝静脉回心血流消失,多普勒频谱可呈二相波或单相波,频谱低平,可能与肝静脉周围肝实质纤维化和脂肪变性使静脉的顺应性减低有关。

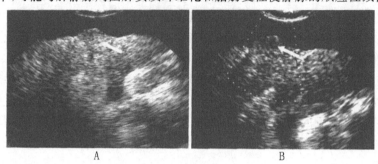

图 10-5　肝硬化结节

二维超声显示肝缩小,肝表面凹凸不平,右肝前叶肝包膜下一稍低回声结节,向肝外突出,结节边界不清,内部回声均匀(A↑);CDFI显示等回声结节内部无明显血流显示(B↑)

5.肝门静脉改变及门静脉高压征象

(1)肝门静脉系统内径增宽主干内径＞1.3 cm,随呼吸内径变化幅度小或无变化,CDFI显示肝门静脉呈双向血流或反向血流,肝门静脉主干血流反向是肝门静脉高压的特征性表现之一。肝门静脉血流速度减慢,血流频谱平坦,其频谱形态及血流速度随心动周期、呼吸、运动和体位的变化减弱或消失。

(2)侧支循环形成:也是肝门静脉高压的特征性表现之一。

附脐静脉开放:肝圆韧带内或其旁出现无回声的管状结构,自肝门静脉左支矢状部向前、向下延至脐,部分附脐静脉走行可迂曲(图 10-6A),CDFI显示为出肝血流(图 10-6B),多普勒频谱表现为肝门静脉样连续带状血流。

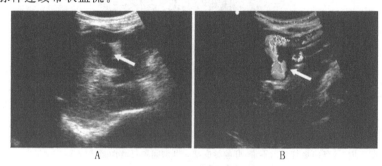

图 10-6　附脐静脉重开

二维超声显示附脐静脉迂曲扩张,自肝门静脉左支矢状部

行至肝外腹壁下(A↑);CDFI显示出肝血流(B↑)

胃冠状静脉(胃左静脉)扩张、迂曲,内径＞0.5 cm。肝左叶和腹主动脉之间纵向或横向扫查显示为迂曲的管状暗区或不规则囊状结构,CDFI显示其内有不同方向的血流信号充填(图 10-7),为肝门静脉样血流频谱。胃冠状静脉是肝门静脉主干的第 1 个分支,肝门静脉压力的变化最先引起胃冠状静脉压力变化,故胃冠状静脉扩张与肝门静脉高压严重程度密切相关。

脾肾侧支循环形成:脾脏与肾脏之间出现曲管状或蜂窝状液性暗区,可出现在脾静脉与肾静脉之间、脾静脉与肾包膜之间或脾包膜与肾包膜之间,呈肝门静脉样血流频谱。

脾胃侧支循环形成:脾静脉与胃短静脉之间的交通支,表现为脾上极内侧迂曲管状暗区或蜂窝状暗区(图 10-8),内可探及门静脉样血流频谱。

(4)肠系膜上静脉扩张,内径>0.7 cm,部分可呈囊状扩张。

(3)脾脏增大,长度>11 cm,厚度>4 cm(男性)、>3.5 cm(女性),脾实质回声正常或增高。如有副脾者亦随之增大。脾静脉迂曲、扩张,内径>0.8 cm(图 10-9)。

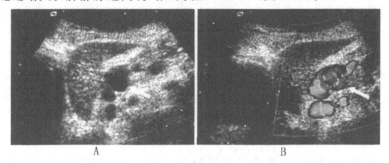

图 10-7 胃冠状静脉扩张

二维超声显示胃冠状静脉呈囊状扩张,边界清晰(A↑);CDFI
显示暗区内红蓝相间不同方向的彩色血流信号(B↑)

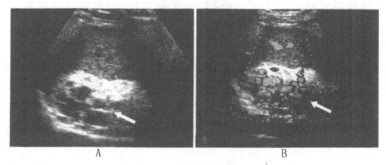

图 10-8 胃底静脉扩张

二维超声显示脾上极内侧相当于胃底部蜂窝状暗区(A↑);CDFI 显示暗区内充满血流信号(B↑)

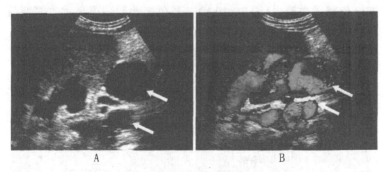

图 10-9 脾静脉瘤样扩张

二维超声显示脾门区血管迂曲扩张,部分呈囊状改变(A↑);
CDFI 显示扩张管腔内充满彩色血流信号(B↑)

(5)腹水:多表现为透声性好的无回声区。少量腹水多见于肝周或盆腔;大量腹水则可在肝周、肝肾隐窝、两侧腹部、盆腔见大片液性暗区,肠管漂浮其中。如合并感染,液性暗区内可见细弱回声漂浮或纤细光带回声。

(6)肝门静脉血栓及肝门静脉海绵样变。

6.胆囊

胆囊壁增厚、毛糙,回声增强。肝门静脉高压时,胆囊静脉或淋巴回流受阻,胆囊壁可明显增厚呈"双边"征。

(三)不同类型肝硬化特点及超声表现

1.门脉性肝硬化及坏死后性肝硬化

以上述超声表现为主。

2.胆汁性肝硬化

胆汁性肝硬化的发生与肝内胆汁淤积和肝外胆管长期梗阻有关。前者多由肝内细小胆管疾病引起胆汁淤积所致,其中与自身免疫有关者,称原发性胆汁性肝硬化,较少见。后者多继发于炎症、结石、肿瘤等病变引起肝外胆管阻塞,称为继发性胆汁性肝硬化,较多见。主要病理表现为肝大,呈深绿色,边缘钝,硬度增加,表面光滑或略有不平。主要临床表现为慢性梗阻性黄疸和肝脾大,皮肤瘙痒,血清总胆固醇及 ALP、GGT 显著增高。晚期可出现肝门静脉高压和肝衰竭。

二维超声:肝脏大小正常或轻度增大,原发性胆汁性肝硬化则进行性增大。肝表面可平滑或不平整,呈细颗粒状或水纹状。肝实质回声增多、增粗,分布不均匀。肝内胆管壁增厚、回声增强,或轻度扩张。如为肝外胆管阻塞可观察到胆管系统扩张及原发病变声像。

3.淤血性肝硬化

慢性充血性心力衰竭,尤其是右心衰竭使肝脏淤血增大。长期淤血、缺氧,使肝小叶中央区肝细胞萎缩变性甚至消失,继之纤维化并逐渐扩大,与汇管区结缔组织相连,引起肝小叶结构改建,形成肝硬化。淤血性肝硬化肝脏可缩小,肝表面光滑或呈细小颗粒状,断面呈红黄相间斑点,状如槟榔,红色为肝小叶中央淤血所致,黄色为肝小叶周边部的脂肪浸润。临床以右心衰竭及肝硬化的表现为主。

二维超声:早期肝脏增大,晚期缩小,肝表面光滑或稍不平整,肝实质回声增粗、增强,分布尚均匀。下腔静脉、肝静脉扩张,下腔静脉内径达 3 cm,肝静脉内径可达 1 cm 以上,下腔静脉管径随呼吸及心动周期变化减弱或消失(图 10-10A)。彩色多普勒超声显示收缩期流速减低,或成反向血流,舒张期血流速度增加(图 10-10B)。肝门静脉扩张,脾增大,腹水。

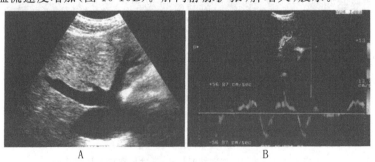

A   B

图 10-10　淤血肝

二维超声显示肝静脉、下腔静脉管径增宽(A);频谱多普勒显示肝静脉(B)及下腔静脉频谱呈三尖瓣反流波形,V 波、D 波波幅较高,S 波降低

(四)诊断与鉴别诊断

典型肝硬化,特别是失代偿期肝硬化,其声像图表现具有一定的特点,诊断并不困难,但不能从声像图上区分门脉性、坏死后性、原发性胆汁性肝硬化等肝硬化类型。早期肝硬化超声表现可与慢性肝炎类似,超声诊断较困难,需肝穿刺活检病理确定。继发性胆汁性肝硬化、淤血性肝硬化则需结合病史、原发病变表现,以及肝脏声像改变、脾脏大小、有无肝门静脉高压等表现,综合判断分析。肝硬化需与下列疾病鉴别。

1.弥漫型肝癌

多在肝硬化基础上发生,肿瘤弥漫分布,与肝硬化鉴别有一定难度,鉴别诊断要点见表10-1。

表 10-1 弥漫型肝癌与肝硬化鉴别

项目	弥漫性肝癌	肝硬化
肝脏大小、形态	肝脏增大,形态失常,肝表面凹凸不平	肝脏缩小(以右叶明显),形态失常
肝内管道系统	显示不清	可显示,特别是较大分支显示清楚,但形态及走行失常,末梢显示不清
肝门静脉栓子	肝门静脉管径增宽、管壁模糊或局部中断,管腔内充满实性回声,其内可探及动脉血流信号,超声造影栓子在动脉期有增强(癌栓)	无或有,后者表现肝门静脉较大分支内实性回声,其内部无血流信号,超声造影无增强(血栓)。肝门静脉管壁连续,与肝门静脉内栓子分界较清
CDFI	肝内血流信号增多、紊乱,可探及高速高阻或高速低阻动脉血流信号	肝内无增多、紊乱的异常血流信号
临床表现	常有消瘦、乏力、黄疸等恶病质表现。AFP可持续升高	无或较左侧所述表现轻

2.肝硬化结节与小肝癌的鉴别

部分肝硬化再生结节呈圆形、椭圆形,球体感强,需要与小肝癌鉴别。肝硬化再生结节声像表现与周围肝实质相似,周边无"声晕";而小肝癌内部回声相对均匀,部分周边可见"声晕"。CDFI:前者内部血流信号不丰富或以静脉血流信号为主,若探及动脉血流信号则为中等阻力;后者内部以动脉血流信号为主,若探及高速高阻或高速低阻动脉血流信号更具诊断价值。超声造影时,肝硬化结节与肝实质呈等增强或稍低增强;而典型小肝癌动脉期表现为高增强,门脉期及延迟期表现为低增强。动态观察肝硬化结节生长缓慢,小肝癌生长速度相对较快。

3.慢性肝炎及其他弥漫性肝实质病变

早期肝硬化与慢性肝炎及其他弥漫性肝实质病变声像图表现可相似,鉴别诊断主要通过肝穿刺活检。

三、酒精性肝病

(一)病理与临床概要

酒精性肝病是由于长期大量饮酒导致的中毒性肝损害,主要包括酒精性脂肪肝、酒精性肝炎、酒精性肝硬化。ALD是西方国家肝硬化的主要病因(占 80%~90%)。在我国 ALD 有增多趋势,成为肝硬化的第二大病因,仅次于病毒性肝炎。

酒精性脂肪肝、酒精性肝炎及酒精性肝硬化是酒精性肝病发展不同阶段的主要病理变化,病理特点如下。

1.酒精性脂肪肝

肝小叶内＞30%的肝细胞发生脂肪变,以大泡性脂肪变性为主,可伴或不伴有小坏死灶及肝窦周纤维化。戒酒 2～4 周后轻度脂肪变可消失。

2.酒精性肝炎

肝细胞气球样变、透明样变,炎症坏死灶内有中性粒细胞浸润。可伴有不同程度的脂肪变性及纤维化。

3.酒精性肝硬化

典型者为小结节性肝硬化,结节直径为 1～3 mm;晚期再生结节增大,结节直径可达3～5 mm,甚至更大。结节内有时可见肝细胞脂肪变或铁颗粒沉积,可伴有或不伴有活动性炎症。

(二)超声表现

1.酒精性脂肪肝

声像图表现类似脂肪肝,肝脏增大,肝实质回声较粗、较高、较密集,深部回声逐渐衰减,膈肌回声显示欠清,肝内管道结构模糊。由于声波衰减,CDFI 显示肝门静脉、肝静脉血流充盈不饱满。脾无明显增大。

2.酒精性肝炎

肝脏增大,肝实质回声增粗、增强,分布均匀或欠均匀,回声衰减不明显,肝内管道结构及膈肌显示清楚。肝门静脉、肝静脉血流充盈饱满。

3.酒精性肝硬化

声像图表现与门脉性肝硬化相似。早期肝脏增大,晚期缩小。肝表面不光滑,肝实质回声增粗,分布不均匀,肝门静脉增宽,脾大。晚期可出现腹水、肝门静脉高压表现。

(三)诊断与鉴别诊断

酒精性肝病超声表现无特异性,诊断需结合病史,特别是酗酒史。而准确诊断不同类型酒精性肝病,则需通过肝穿刺活检病理诊断。需要与下列疾病鉴别。

1.脂肪肝

声像图表现与酒精性脂肪肝相似,病因诊断需结合病史。

2.病毒性肝炎

不同病程阶段病毒性肝炎声像图表现不一,部分表现与酒精性肝炎相似,病因诊断需结合病史及相关实验室检查。

3.淤血肝

声像图显示肝大,肝静脉及下腔静脉扩张,搏动消失,收缩期血流速度变慢或有收缩期反流,肝门静脉不扩张;而酒精性肝炎则无肝静脉及下腔静脉扩张和相应血流改变。

四、脂肪肝

(一)病理与临床概要

随着生活水平的不断提高,脂肪肝的发病率也正在逐渐上升。脂肪肝是一种获得性、可逆性代谢疾病,当肝内脂肪含量超过肝重量的 5% 时可称为脂肪肝。早期或轻度脂肪肝经治疗后可以逆转为正常。引起脂肪肝的主要原因有肥胖、过度的乙醇摄入、高脂血症、糖尿病、长期营养不良、内源性或外源性的皮质类固醇增多症、怀孕、长期服用药物(肼类、磺胺类药物、部分化疗药物等)、化学品中毒(四氯化碳、磷、砷等)等。此外,重症肝炎、糖原沉积病、囊性纤维病、胃肠外营养等也可引起脂肪肝。肝内脂肪含量增高时,肝细胞会出现脂肪变性,以大泡性肝细胞脂肪变性为主,偶可见点、灶状坏死,并可伴轻度纤维组织增生。脂肪肝进一步发展会转变为肝纤维化,甚至肝硬化,导致肝功能明显下降。脂肪肝一般以弥漫浸润多见,也可表现为局部浸润,导致局限性脂肪肝。脂肪肝一般无特征性临床症状,可有疲乏、食欲缺乏、嗳气、右上腹胀痛等症状,可伴有肝脏增大体征,血脂增高或正常,肝功能可轻度异常。

(二)超声表现

脂肪肝的声像图表现与肝脏脂肪沉积的量及形式有关,可分为弥漫浸润型脂肪肝及非均匀性脂肪肝两大类。

1.弥漫浸润型脂肪肝

弥漫浸润型脂肪肝是脂肪肝常见的类型,其声像图特点如下。

(1)肝实质前段回声增强,光点密集、明亮,呈云雾状,故有"亮肝"之称;肝实质后段回声随着深度增加而逐渐减弱,即回声衰减,且与前段增强回声无明显分界。膈肌因回声衰减可显示不清。

(2)肝脏内部管道结构显示欠清,较难显示肝门静脉及肝静脉的较小分支。管道壁回声亦相对减弱。因回声衰减,CDFI 显示肝内肝门静脉及肝静脉血流充盈不饱满或欠佳(图 10-11A),适当降低频率有助于更清楚地显示肝门静脉血流(图 10-11B)。

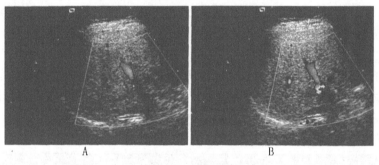

图 10-11 脂肪肝

因脂肪肝后方回声衰减,CDFI 显示肝内门静脉及肝静脉血流充盈不饱满,适当降低频率有助于更清楚显示肝门静脉血流(A 为 3 MHz,B 为 1.75 MHz)

(3)肝肾对比征阳性(图 10-12B)。正常情况下肝脏回声略高于肾实质。脂肪肝时,肝脏回声与肾实质回声对比,增强更加明显。轻度脂肪肝肝脏内部回声改变不明显时,可通过此征象进行判断。

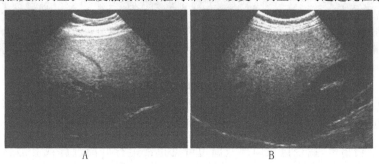

图 10-12 脂肪肝

二维超声显示肝实质前段回声增强,光点密集、明亮,呈"亮肝"改变,后段回声衰减
(A);肝脏回声与肾实质回声对比明显增强,即肝肾对比征阳性(B)

(4)脂肪肝明显时,可伴有肝脏弥漫性增大,肝形态饱满,边缘变钝。文献报道可根据肝实质回声、肝内管道及膈肌显示情况,将弥漫性脂肪肝分为轻度、中度和重度3型(表10-2)。但超声判断中度及重度脂肪肝往往容易出现误差,而分辨中度及重度脂肪肝的临床意义不大,故可参考上述标准,只对轻度及中、重度脂肪肝进行区分。

2.非均匀性脂肪肝

非均匀性脂肪肝是由于肝脏内局限性脂肪浸润,或脂肪肝内出现局灶性脂肪沉积缺失区,该区域为正常肝组织。非均匀性脂肪肝可表现为局灶性高或低回声区,容易误认为肝脏肿瘤。

表10-2 脂肪肝程度的超声分型

分型	肝脏前段回声	肝脏后段回声	肝内管道及膈肌显示情况
轻度	稍增强	稍衰减	正常显示
中度	增强	衰减	显示欠佳,提高增益可显示
重度	明显增强	明显衰减	显示不清

(1)二维超声可表现为以下类型。①弥漫非均匀浸润型(图10-13):或称肝脏局灶性脂肪缺失,即肝脏绝大部分区域脂肪变,残存小片正常肝组织。声像图表现为背景肝呈脂肪肝声像,肝内出现局灶性低回声区,好发于肝脏左内叶及右前叶近胆囊区域或肝门静脉左、右支前方,也可见于尾状叶及肝右叶包膜下区域。可单发或多发,其范围不大,形态多样,多呈类圆形或不规则长条形,一般边界清晰,无包膜回声,内部回声尚均匀。②叶段浸润型(图10-14):脂肪浸润沿叶段分布。声像表现为部分叶段呈脂肪肝表现,回声密集、增强;而另一部分叶段呈相对低回声,两者间分界明显,有"阴阳肝"之称,分界线与相应间裂吻合,线条平直,边界清楚。③局限浸润型及多灶浸润型:肝内局限性脂肪浸润。前者单发或2～3个,后者弥漫分布,呈局灶性致密的高回声,形态圆形或不规则,部分后方回声衰减。背景肝实质相对正常,表现为相对较低的回声区。部分局限脂肪浸润声像随时间变化较快,可在短期内消失。

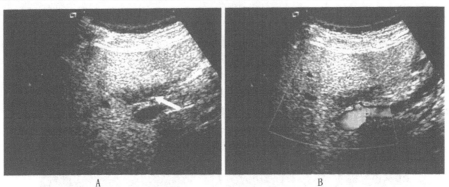

A B

图10-13 非均匀性脂肪肝

二维超声显示左肝内叶实质内肝门静脉左支前方局限性片状低回声区,边界尚清,内部回声
尚均匀(A↑);CDFI显示低回声区内部无血流信号(B),为弥漫非均匀浸润型脂肪肝

(2)彩色多普勒超声:病变区域内部及周边可见正常走行肝门静脉或肝静脉分支,无明显异常血流信号(图10-14B,图10-14B、C)。

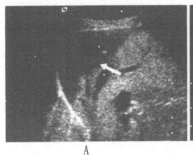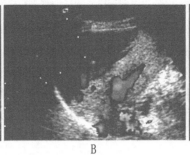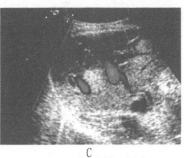

| A | B | C |

图 10-14 非均匀性脂肪肝

二维超声显示肝内部分叶段呈脂肪肝表现,回声密集、增强,而另一部分叶段呈相对低回声,两者间分界明显(A↑),

呈"阴阳肝"改变;CDFI 显示肝内血管走形正常,血流充盈饱满(B,C),为叶段浸润型脂肪肝

当肝脏出现以下脂肪肝典型表现:肝实质回声弥漫增强,肝肾回声对比增强,伴深部回声衰减;肝内血管壁回声减弱,显示欠清,则脂肪肝诊断较容易,其诊断敏感性可达 85% 以上,特异性达 95%。

(三)诊断与鉴别诊断

(1)弥漫性脂肪肝应与表现为强回声的肝脏弥漫性疾病鉴别,如慢性肝炎、肝硬化。肝硬化也可出现肝后段回声衰减,但回声多呈不均匀增粗,或呈结节状低回声,且出现肝门静脉高压表现,如肝门静脉扩张、侧支循环、脾脏增大、腹水等。

(2)体型肥胖者因腹壁皮下脂肪较厚,可出现回声衰减,需与脂肪肝鉴别,但其衰减对肝、肾均有影响,故肝肾对比不明显;而脂肪肝则肝肾对比征阳性。

(3)非均匀性脂肪肝与肝脏肿瘤的鉴别:①表现为局灶性低回声区时(弥漫非均匀浸润型)需与肝癌鉴别;②表现为局灶性高回声区时(局限浸润型)需与高回声型血管瘤及肝癌鉴别;③表现为弥漫分布高回声区时(多灶浸润型)需与肝转移瘤鉴别。

非均匀性脂肪肝无占位效应,无包膜,病变靠近肝包膜时无向肝表面局部膨出的表现;穿行于病变区域的肝门静脉或肝静脉走行正常,无移位或变形,内部及周边未见明显异常血流信号;另外,在两个相互垂直的切面测量病变范围时,径线差别较大,表明不均匀脂肪变呈不规则片状浸润。而血管瘤边缘清晰,多呈圆形或椭圆形,内部回声呈筛网状改变,周边可见线状高回声,较大者内部可见少许低阻动脉血流信号。肝癌及转移瘤均有明显占位效应,边界较清楚,部分可见声晕,周边及内部可见较丰富高阻动脉血流信号,周边血管移位、变形、中断,肝转移瘤可出现"靶环征"等特征性改变。鉴别时应注意肝脏整体回声改变,非均匀性脂肪肝往往有脂肪肝背景,另外需要结合临床检验 AFP 结果来分析,必要时行超声造影检查,有利于明确诊断。

五、肝血吸虫病

(一)病理与临床概要

血吸虫病是由血吸虫寄生于人体引起的寄生虫病。日本血吸虫病在我国主要流行于长江流域及其以南地区。主要病理改变是由于虫卵沉积在肝脏及结肠壁组织,引起肉芽肿和纤维化等病变。在肝脏,虫卵随肝门静脉血流达肝门静脉小分支,在汇管区形成急性虫卵结节,汇管区可见以嗜酸性粒细胞为主的细胞浸润。晚期肝门静脉分支管腔内血栓形成及肝门静脉周围大量纤维组织增生致管壁增厚,增生的纤维组织沿肝门静脉分支呈树枝状分布,形成特征性的血吸虫病性干线型肝纤维化。由于肝内肝门静脉分支阻塞及周围纤维化最终导致窦前性肝门静脉高压。此外，肝门静脉阻塞还可致肝营养不良和萎缩，肝脏体积缩小，但左叶常增大。严重者可形成粗大突起的结节(直径可达2～5cm)，表面凹凸不平。肝细胞坏死与再生现象不显著。

临床表现因虫卵沉积部位、人体免疫应答水平、病期及感染度不同而有差异。一般可分为急性、慢性、晚期3种类型。急性期主要表现为发热、肝大与压痛、腹痛、腹泻、便血等，血嗜酸性粒细胞显著增多。慢性期无症状者常于粪便普查或因其他疾病就医时发现；有症状者以肝脾大或慢性腹泻为主要表现。晚期主要为肝门静脉高压的表现，如腹水、巨脾、食管静脉曲张等。

(二)超声表现

1.急性血吸虫病

(1)肝脏超声表现无明显特异性，主要表现为肝脏轻度增大，肝缘角圆钝。肝实质回声稍增高、增密，分布欠均匀。病情较重者可在汇管区旁见边界模糊的小片状低回声区。肝内管道结构清晰，走向正常，肝门静脉管壁可增厚，欠光滑。

(2)脾脏增大。

2.慢性期血吸虫病及血吸虫性肝硬化

(1)肝形态正常或失常。可见肝右叶萎缩，左叶增大，肝缘角圆钝。

(2)肝表面呈锯齿状或凹凸不平。

(3)肝实质回声根据肝门静脉主干及其分支周围纤维组织增生程度不同而异，二维超声表现为：①鳞片状回声，肝内弥漫分布纤细稍高回声带，将肝实质分割形成小鳞片状，境界不清楚，范围为3～5cm；②斑点状强回声，在肝实质内弥漫分布大小不一的斑点状强回声，可伴声影，多为虫卵钙化所致；③网格状回声(图10-15)，肝实质内见纤细或增粗的高回声带，形成大小不一的网格状回声，网格内部肝实质呈低至中等回声，范围2～5cm，网格境界较模糊，也可境界清楚，形成近似圆形的低回声，易误诊为肝肿瘤。网格回声的高低及宽窄，反映了肝纤维化程度。

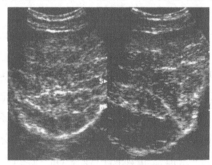

图10-15 肝血吸虫病
二维超声显示肝脏大小、形态基本正常，肝表面欠光滑，肝实质回声增粗、分布不均匀，肝内弥漫分布条索状高回声呈网格状，肝内血管显示不清

(4)肝门静脉管壁增厚、毛糙，回声增强。肝静脉末梢变细、回声模糊或不易显示。

(5)脾脏增大，脾静脉增宽，内径超过0.8cm，脾实质回声均匀。

(6)腹水，病变晚期，腹腔内可探及大片液性暗区。

(7)彩色多普勒超声，肝门静脉高压时，肝门静脉、脾静脉及肠系膜上静脉不同程度扩张，血流速度减慢，侧支循环形成。

(三)诊断与鉴别诊断

1.肝炎后肝硬化

肝炎后肝硬化多为病毒性肝炎等引起,肝脏弥漫性纤维组织增生,肝细胞再生结节形成,直径多在1 cm以内,肝内回声增粗、增强,分布不均匀,可见散在分布的小结节状低回声团,边界模糊,但无血吸虫病肝纤维化时出现的"网格状回声"或"鳞片状回声",脾大程度不及血吸虫性肝硬化;而血吸虫病由血吸虫卵的损伤引起,主要累及肝内肝门静脉分支,其周围纤维组织增生,肝实质损害轻、肝内出现粗大龟壳样纹理,呈"网格状",脾大明显。

2.肝细胞癌

血吸虫性肝硬化,肝内出现较粗大的网格状高回声,分割包绕肝实质,形成低或中等回声团,可类似肝癌声像,但其病变为弥漫分布,改变扫查切面时无球体感,是假性占位病变;而结节型肝癌病灶数目可单个或多个,肿块周围常有"声晕",球体感明显,可有肝门静脉癌栓、肝门部淋巴结肿大,结合肝炎病史及甲胎蛋白检查不难鉴别。

六、肝吸虫病

(一)病理与临床概要

肝吸虫病又称华支睾吸虫病,是华支睾吸虫寄生在人体胆管系统内引起的一种疾病。此病多发生在亚洲,在我国主要流行于华南地区。因进食未煮熟的鱼虾而感染,盐腌鱼干不能杀死虫卵也可引起本病。

1.病理变化

由于虫体和虫卵的机械刺激和代谢排泄物毒性作用,造成胆管上皮细胞脱落,并发生腺瘤样增生,管壁增厚,管腔逐渐狭窄。虫体和虫卵阻塞引起胆汁淤积,胆管发生囊状或柱状扩张。肝细胞脂肪变性、萎缩、坏死。肝脏病变以左肝为著。胆管阻塞常继发细菌感染,导致胆管炎、胆囊炎、胆管源性肝脓肿。死虫碎片、虫卵、脱落胆管上皮细胞还可成为胆石的核心。长期机械刺激及毒性产物作用,可造成胆管上皮腺瘤样增生,有可能演变成胆管细胞癌。

2.临床表现

本病症状及病程变化差异较大。轻度感染者可无症状;中度感染者可出现食欲缺乏、消化不良、疲乏无力、肝大、肝区不适;重度感染者有腹泻、营养不良、贫血、水肿、消瘦等症,晚期可出现肝硬化、腹水,胆管细胞癌。粪便及十二指肠引流液中可发现虫卵,免疫学试验有助于本病诊断。

(二)超声表现

(1)肝脏轻度增大,以左肝为著,可能左肝管较平直,虫卵更易入侵所致。肝包膜尚光滑,重症者肝包膜可增厚并凸凹不平。

(2)肝实质回声增粗、增强,分布不均匀,可见模糊的小片状中等回声沿胆管分布(图10-16)。

(3)肝内胆管不同程度扩张,其腔内有强弱不一的点状回声,胆管壁增厚、回声增强,肝内小胆管扩张呈间断的等号状强回声。较多的虫体局限聚集于某一处呈较大光团回声。

(4)肝外胆管扩张、胆囊增大,扩张胆管腔及胆囊腔内可见点状及斑状弱回声,后方无声影,随体位改变可出现漂浮,胆囊壁增厚、不光滑。

(5)晚期可导致肝硬化,有脾大、腹水等表现。

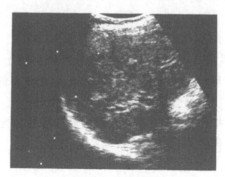

图 10-16　肝吸虫病

二维超声显示肝实质回声粗乱,肝内见多个小片状稍高回声,沿胆
管走行分布,胆管壁增厚、回声增强,肝内血管显示欠清

(三)诊断与鉴别诊断

1.肝血吸虫病

两者声像图均表现为肝内回声增粗、增多及网格状回声改变,但血吸虫肝病一般不会有肝内小胆管间断的等号状扩张,以及胆囊及扩张的胆总管内成虫的细管状高回声。结合流行病学、临床表现及实验室检查,一般不难鉴别。

2.病毒性肝炎

病毒性肝炎与肝吸虫病临床表现相似,但前者消化道症状如食欲缺乏、厌油、恶心、腹胀等均较后者明显。急性肝炎可表现为肝脏增大、肝实质回声减低,肝内管道结构回声增强,胆囊壁水肿、增厚,胆囊腔缩小,但无肝吸虫病肝内胆管的等号状扩张及胆囊腔内成虫的细管状高回声。

3.肝硬化

肝吸虫病晚期可引起肝硬化,其表现与胆汁淤积性肝硬化相同,主要依靠病史及实验室检查加以鉴别。

七、肝豆状核变性

(一)病理与临床概要

肝豆状核变性又称 Wilson 病,是一种常染色体隐性遗传性疾病,铜代谢障碍引起过多的铜沉积在脑、肝脏、角膜、肾等部位,引起肝硬化、脑变性病变等。主要表现为进行性加剧的肢体震颤、肌强直、构音障碍、精神症状、肝硬化及角膜色素环等。多数在儿童、青少年或青年起病。本病起病隐匿,病程进展缓慢。以肝脏为首发表现者,可有急性或慢性肝炎、肝脾大、肝硬化、脾亢、腹水等表现,易误诊为其他肝病。铜过多沉积在肝脏,早期引起肝脏脂肪浸润,铜颗粒沉着呈不规则分布的岛状及溶酶体改变,继而发生肝实质坏死、软化及纤维组织增生,导致结节性肝硬化。

实验室检查的特征性改变为尿铜量增多和血清铜蓝蛋白降低,肝组织含铜量异常增高,血清铜氧化酶活性降低。

(二)超声表现

(1)早期肝脏大小、形态正常,包膜光滑,随疾病进展肝脏缩小,包膜增厚、不光滑。

(2)早期肝实质回声增粗、增强,分布不均匀,可呈强弱不等短线状或密布弧线状、树枝状回声。

（3）晚期为结节性肝硬化表现，肝实质回声不均，呈结节状改变，肝内血管显示不清，肝静脉变细、走行失常（图10-17），门静脉频谱形态异常，肝门静脉、脾静脉扩张，血流速度减慢，肝门静脉高压声像（如附脐静脉重开）、腹水等。

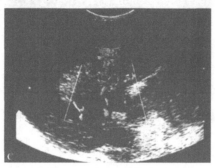

图 10-17　肝豆状核变性

二维超声显示右肝萎缩，肝表面凹凸不平，肝实质回声增粗，分布不均匀，可见散在分布等回声小结节，部分向肝外突出，边界不清，肝内血管显示不清，肝前间隙见大片液性暗区；CDFI显示结节边缘可见短条状血流，内部无明显血流信号

(三)诊断与鉴别诊断

本病主要与急慢性肝炎、肝炎后肝硬化鉴别，主要依靠病史及实验室检查。

八、肝糖原累积病

肝糖原累积病是一组罕见的隐性遗传性疾病。本病特点为糖中间代谢紊乱，由于肝脏、肌肉、脑等组织中某些糖原分解和合成酶的缺乏致糖原沉积在肝脏、肌肉、心肌、肾等组织内，引起肝脾大、血糖偏低、血脂过高等症状，多发生于幼儿和儿童期。病理：光镜下见肝细胞弥漫性疏松变性，汇管区炎症细胞浸润，少量枯否细胞增生肥大；电镜下肝细胞胞质内见大量糖原堆积及大小不等的脂滴，线粒体有浓聚现象，内质网等细胞器数量减少且有边聚现象。临床上可触及增大的肝脏表面平滑，质地较硬而无压痛。

超声表现：肝脏明显增大，表面光滑，肝实质回声增密、增强，后方无明显衰减。由于声像图表现无特异性，诊断时需结合临床，确诊依靠肝穿刺活检。

九、肝淀粉样变性

淀粉样变性是一种由淀粉样物质在组织细胞中沉积引起的代谢性疾病，主要累及心、肝、肾及胃肠道等器官。该病常见于中老年人，症状、体征缺乏特异性，临床上较少见而易被误诊。确诊后也常因无特异治疗方法，患者最终死于继发感染或心力衰竭、肾衰竭。

肝脏受累者表现为淀粉样蛋白物质在肝窦周围间隙、间质或肝小叶中央及汇管区大量沉积，肝细胞受压萎缩。肝质地坚韧而有弹性。切面呈半透明蜡样光泽。临床表现：肝脏明显增大，表面光滑，压痛不明显。肝功能除碱性磷酸酶明显升高外，其余受损较轻。

超声表现：肝脏明显增大，表面光滑，肝脏回声密实，分布均匀（图10-18）或不均匀，脾脏亦可增大。本病声像图无特异性改变，唯一确诊方法为肝穿刺活检。

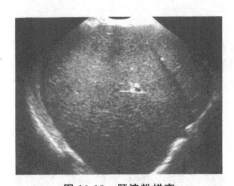

图 10-18　肝淀粉样变

二维超声显示肝明显增大,肝实质回声密集,分布均匀,后段回声无明显衰减

（贺　玲）

第二节　肝囊性疾病

一、肝囊肿

(一)病理与临床表现

非寄生虫性肝囊肿发病率为 1.4%～5.3%,女性发病多于男性,分为先天性和后天性两类。一般所指的肝囊肿为先天性肝囊肿,又称真性囊肿。其发病原因多数学者认为在胚胎发育期,肝内局部胆管或淋巴管因炎症上皮增生阻塞导致管腔分泌物潴留,逐步形成囊肿;或因肝内迷走胆管与淋巴管在胚胎期的发育障碍所致。

肝囊肿的病理类型分为血肿和退行性囊肿、皮样囊肿、淋巴囊肿、内皮细胞囊肿、潴留性囊肿和囊性肿瘤。囊肿呈卵圆形、壁光滑,囊腔为单房或多房性。体积大小相差悬殊,小者囊液仅数毫升,大者含液量可达 1 000 mL 以上。囊液清亮,呈中性或碱性,有的可含有胆汁。囊肿周围的肝实质常见压迫性萎缩。其并发症包括感染、坏死、钙化和出血。

临床表现:囊肿较小者可长期甚至终生无症状。随着囊肿的逐渐增大,可出现邻近脏器的压迫症状,上腹部不适、饱胀,甚至隐痛、恶心与呕吐。亦可出现上腹部包块,肝大、腹痛和黄疸。囊肿破裂、出血、感染时出现相应的症状体征。

(二)超声影像学表现

(1)典型肝囊肿声像图特点为肝实质内圆形或卵圆形无回声区;包膜光整,壁薄光滑,呈高回声,与周围肝组织边界清晰;侧壁回声失落,后壁及后方回声增高(图 10-19)。

(2)多房性者表现为囊腔内纤细的条状分隔;体积较大囊肿合并感染出血时,囊腔内出现弥漫性点状弱回声,亦可分层分布,变动体位时回声旋动,囊壁可增厚,边缘不规则。

(3)囊肿较小者肝脏形态大小及内部结构无明显改变。较大者可引起肝轮廓增大,局部形态改变;肝组织受压萎缩;周边血管及胆管可呈压迫征象,囊肿巨大时可造成相邻器官的推挤征象。

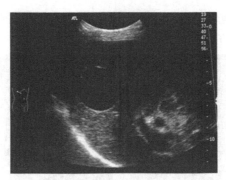

图 10-19　肝囊肿

(4)CDFI:囊肿内部无血流信号显示,囊肿较大周边血管受压时可出现彩色血流,速度增快。

(三)鉴别诊断

1.正常血管横断面

正常血管横断面虽呈圆形无回声区,但后方增高效应不明显,变换扫查角度则表现为管状结构,CDFI 显示彩色血流,即可与囊肿区别。

2.肝癌液化

具有分泌功能的腺癌肝转移及原发性肝癌液化,可为单个液区,亦可为不规则状无回声区,其中常有组织碎片和细胞沉渣产生的斑点状回声,外周为厚而不规则的实质性结构,可与肝囊肿鉴别。

3.肝棘球蚴病

肝棘球蚴病单纯囊型与肝囊肿单凭声像图区别有一定困难,除前者立体感较强,壁较单纯性囊肿为厚外,还应结合患者有疫区居住史,棘球蚴病皮试(casoni)或间接荧光抗体试验(IFAT)鉴别。

4.腹部囊性肿块

巨大孤立性肝囊肿应注意与肠系膜囊肿,先天性胆总管囊肿、胆囊积水、胰腺囊肿、肾囊肿、右侧肾积水及卵巢囊肿等相鉴别。

二、多囊肝

(一)病理与临床表现

多囊肝是一种先天性肝脏囊性疾病,具家族性和遗传性。由于胚胎时期发育过剩的群集小胆管的扩张所致。常并发肾、脾、胰等内脏器官多囊性改变。囊肿在肝内弥漫分布、大小不一,直径仅数毫米至十几厘米,绝大多数累及全肝,有的可仅累及某一肝叶。囊壁菲薄,囊液清亮或微黄,囊肿之间的肝组织可以正常。

临床表现:多数患者无症状,可在 35~50 岁出现体征,部分患者可伴肝区痛及黄疸,肝脏肿大及扪及右上腹包块。

(二)超声影像学表现

(1)肝脏体积普遍增大,形态不规则,肝包膜凸凹不平似波浪状。

(2)肝实质内布满大小不等的圆形或类圆形无回声区,其大小相差悬殊,较大者囊壁薄而光滑,后方回声增高,囊肿之间互不连通。实质内微小囊肿壁则呈"等号"状高回声。严重者肝内正常管道结构及肝实质显示不清(图10-20)。

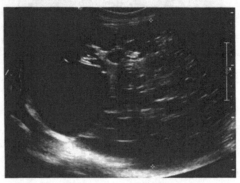

图10-20 多囊肝

(3)轻型多囊肝,显示肝内有较多数目的囊肿回声,直径大小以2～5 cm多见,肝脏轻至中度肿大,形态无明显改变,肝内管道结构可以辨认,囊肿间可有正常肝组织显示。

(4)肾脏或脾脏可有相应的多囊性声像图表现。

(三)鉴别诊断

1.多发性肝囊肿

多发性肝囊肿与较轻的多囊肝不易区别,可试从以下几点鉴别:①多发性肝囊肿为单个散在分布,数目较少;②肝大不如多囊肝明显,囊肿之间为正常肝组织;③不合并其他脏器的多囊性疾病。

2.先天性肝内胆管囊状扩张症

先天性肝内胆管囊状扩张症为节段性肝内胆管囊状扩张,显示肝区内大小不等的圆形或梭形无回声区,与多囊肝的鉴别点:①扩张的肝内胆管呈囊状或柱状,追踪扫查可见无回声区相互沟通;②无回声区与肝外胆管交通,且常伴胆总管的梭形扩张;③多有右上腹痛、发热及黄疸病史;④必要时超声导向穿刺及造影检查可以确诊。

3.先天性肝纤维化

先天性肝纤维化多见于婴幼儿,有家族遗传倾向,可合并肝内胆管扩张和多发性囊肿。声像图显示肝脏除囊性无回声区外,其余部分肝实质呈肝硬化表现;脾脏肿大及门脉高压表现。

三、肝脓肿

(一)病理与临床表现

肝脓肿可分为细菌性肝脓肿和阿米巴肝脓肿两大类。

1.细菌性肝脓肿

最常见的病原菌是大肠埃希菌和金黄色葡萄球菌,其次为链球菌,有些则为多种细菌的混合感染。主要感染途径为:①胆管系统梗阻和炎症;②门静脉系统感染;③败血症后细菌经肝动脉进入肝脏;④肝脏周围临近部位和脏器的化脓性感染,细菌经淋巴系统入肝;⑤肝外伤后感染;⑥隐源性感染,约30%的患者找不到原发灶,可能为肝内隐匿性病变,当机体抵抗力减弱时发病,有报道此类患者中约25%伴有糖尿病。

化脓性细菌侵入肝脏后,引起炎性反应,可形成散在的多发性小脓肿;如炎症进一步蔓延扩散,肝组织破坏,可融合成较大的脓肿。血源性感染者常为多发性,病变以右肝为主或累及全肝;感染来自胆管系统的脓肿多与胆管相通,为多发性,很少出现较大的脓肿或脓肿穿破现象;肝外伤后血肿感染和隐源性脓肿多为单发性。如肝脓肿未得到有效控制,可向膈下、腹腔、胸腔穿破。

2.阿米巴性肝脓肿

由溶组织阿米巴原虫引起,是阿米巴疾病中最常见的肠外并发症之一。阿米巴原虫多经门静脉进入肝脏,于门静脉分支内发生栓塞,引起局部组织缺血、坏死,同时产生溶组织酶,造成局部肝细胞的溶解破坏,形成多个小脓肿,进而相互融合形成较大的脓肿。病变大多数为单发性,90%以上发生于肝右叶,并以肝顶部为多。脓肿可向横膈、胸膜腔、气管内浸润,破溃而造成膈下、胸腔及肺脓肿。

临床表现:多见于青壮年男性,患者出现发热、寒战,呈弛张热型,肝区疼痛及胃肠道反应症状。体质虚弱、贫血,部分患者出现黄疸、肝脏肿大、右侧胸壁饱满、肋间隙增宽、触痛等。

(二)超声影像学表现

肝脓肿的病理演变过程,反映在声像图上可有以下表现。

(1)肝脓肿早期:病灶区呈炎性反应,充血水肿、组织变性坏死尚未液化。肝实质内显示一个或多个类圆形或不规则状低回声或回声增高团块;与周围组织境界清楚,亦可模糊不清;肝内血管分布可以无明显变化;CDFI可显示内部有点状或条状搏动性彩色血流,脉冲多普勒呈动脉血流,阻力指数≤0.55(图10-21)。

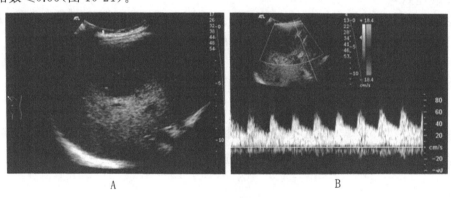

图10-21 细菌性肝脓肿
A.肝右叶低回声不均质团块;B.CDFI显示条状血流,PD测及动脉血流频谱,RI=0.55

(2)脓肿形成期:坏死组织液化脓肿形成,显示肝实质内囊性肿块。壁厚而不均,内壁粗糙如虫蚀状;脓液稀薄时呈无回声,伴有稀疏细小点状强回声;较大脓腔未完全融合时,有不规则间隔;脓液黏稠含有坏死组织碎片无回声区内出现密集细小点状强回声,其中散在不规则斑片状或索带状回声,并随体位改变旋动,伴有产气杆菌感染时,脓腔前壁后方有气体高回声;脓肿后方回声增高。

(3)慢性肝脓肿壁显著增厚,内壁肉芽组织增生,无回声区缩小,脓腔内坏死组织积聚,表现为类似实质性的杂乱高回声。脓肿壁钙化时,呈弧形强回声,后伴声影。

(4)伴随征象肝脏局部肿大或形态改变,脓肿靠近膈面时,可致膈肌局限性抬高,活动受限;或出现右侧胸腔积液;脓肿周围管状结构受压移位;感染源自胆管者可发现胆管阻塞和感染的相应表现。

(三)鉴别诊断

1.不同类型肝脓肿的鉴别

细菌性肝脓肿与阿米巴肝脓肿的治疗原则不同,两者应予鉴别,阿米巴肝脓肿起病常较缓慢,大多有痢疾或腹泻史。脓肿常为单个,体积较大,多位于右肝膈顶部。脓液呈巧克力色,可找到阿米巴滋养体,可与细菌性肝脓肿鉴别。

2.肝癌

肝脓肿早期未液化时呈实质性回声,与肝细胞癌的表现类似。但后者外周可有完整的低回声晕环绕,CDFI检出动脉血流。肝脓肿形成后应与转移性肝肿瘤相区别,腺癌肝脏转移灶多呈"牛眼"征,液化区后方回声不增高或出现衰减。同时应结合临床资料,并在短期内随访观察作出鉴别,必要时应做超声导向穿刺细胞学及组织学检查。

肝内透声较强的转移性肿瘤,如淋巴瘤、平滑肌肉瘤等可与脓肿混淆。鉴别主要依靠病史、实验室检查和诊断性穿刺。

3.其他肝脏占位病变

肝脓肿液化完全、脓液稀薄者需与肝囊肿鉴别。肝囊肿壁薄光滑,侧壁回声失落;肝包虫囊肿内有条状分隔及子囊,边缘可见钙化的强回声及声影;肝脓肿壁较厚,内壁不整,声束散射回声无方向依赖,囊壁显示清晰。同时病史亦完全不同。

4.胰腺假性囊肿

较大的胰腺假性囊肿可使肝左叶向上移位,易误为肝脓肿。应多切面扫查,判断囊肿与周围脏器的关系,并让患者配合深呼吸根据肝脏与囊肿运动不一致的特点作出鉴别。

(贺 玲)

第三节 肝血管瘤

一、病理与临床表现

肝血管瘤是肝脏最常见的良性肿瘤,占肝良性肿瘤的41.6%~70%。肝血管瘤分海绵状血管瘤和毛细血管性血管瘤;前者多见,后者少见甚至罕见,可发生于肝脏任何部位,常位于肝脏被膜下或边缘区域。大小可在几毫米至几十厘米。肝血管瘤在组织学上是门静脉血管分支的畸形,表面可呈黄色或紫色,质地柔软,切面呈海绵状,组织相对较少,内含大量暗红色静脉血。肝血管瘤有时可出现退行性变,内部可出现新鲜或陈旧的血栓或瘢痕组织及钙化灶,并可完全钙化。镜下见肝血管瘤由衬以扁平内皮细胞的大小不等的血管腔构成,由数量不等的纤维组织分隔开来,血管腔中可有新鲜或机化血栓,少数血栓中可有成纤维细胞长入,这可能是导致形成"硬化性血管瘤"瘢痕的原因。临床表现:发病年龄一般为30~70岁,平均45岁,女性略多于男性,可单发或多发,儿童肝血管瘤与成人不同,常合并皮肤或其他内脏血管瘤,肝血管瘤自发性破裂的机会多于成人,约50%合并皮肤血管瘤。肝血管瘤较小时,一般无临床症状,中期出现症状常提示肿瘤增大,可有肝区不适感;当肝血管瘤较大时,可引起上腹胀痛,扪及腹部包块等。

二、超声影像学表现

(一)常规超声

1.形态

形态以圆形者为多。在实时状态下缺乏球体感,有时呈"塌陷"状,肿瘤较大时,呈椭圆形或不规则形,并可向肝表面突起,巨大者可突向腹腔甚至盆腔。

2.直径

超声可发现小至数毫米的肝血管瘤,大者可达 35 cm 以上。上海复旦大学附属中山医院报道的最大 1 例肝海绵状血管瘤为 63 cm。

3.边界

多清晰,典型者可在肿瘤周边见一 2～4 mm 的高回声带,呈"花瓣"状围绕,光带与周围肝组织和肿瘤之间均无间断现象,称为"浮雕状改变"。这一征象在肝血管瘤中具有较高特异性,其重要性不亚于肝癌中"晕圈"征的改变,但出现率仅 50%～60%。此外,有时可见肝血管瘤边缘有小管道进入,呈现"边缘裂开"征等改变。

4.内部回声

根据近年来的报道,肝血管瘤的回声类型主要有以下四种。

(1)高回声型:最多见,占肝血管瘤的 50%～60%,多出现于较小的肝血管瘤中(<5 cm),内部回声均匀,致密,呈筛孔状(图 10-22),如肝血管瘤位于膈肌处,可产生镜面反射,即在膈肌对侧的对称部位出现与肝血管瘤一致但回声略低的图像。

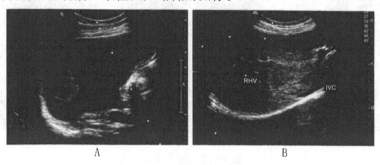

图 10-22 高回声型肝血管瘤
A.周边有高回声带,呈"浮雕"状;B.边界清晰,内呈"筛孔"状

(2)低回声型:较少见,占 10%～20%,近年有增多趋势,多见于中等大小(3～7 cm)的肝血管瘤中,其内部以低回声为主,主要由于肝血管瘤中血管腔较大,管壁较薄所致。个别在实时超声下可见较大管腔内有缓慢的血液流动,瘤体内以细网络状表现为主,其中的纤维隔回声亦较高回声型肝血管瘤为低。

(3)混合回声型:约占 20%,为前二者之混合。主要见于较大的肝血管瘤中,大小为 7～15 cm,内呈现"粗网络"状或"蜂窝"状结构,分布不均,强弱不等,有时与肝癌较难鉴别。

(4)无回声型:极少见,占 1%～2%,瘤体内无网状结构等表现,但透声较肝囊肿略差,边界亦较囊肿欠清。

除上述四种表现外,由于肝血管瘤在演变中可发生栓塞、血栓、纤维化等改变,故在瘤体内可出现不均质团块、高回声结节及无回声区等,可使诊断发生困难。

5.后方回声

肝血管瘤的后方回声多稍增高,呈扩散型,但比肝囊肿后方回声增高要低得多。

6.加压形变

在一些位于肋下或剑突下的较大肝血管瘤中,轻按压后可见瘤体外形发生改变,出现压瘪或凹陷等现象,放松后即恢复原状。

7.肝组织

肝血管瘤患者中,周围肝组织多正常,无或少有肝硬化和纤维化征象。

8.动态改变

正常情况下,肝血管瘤变化较慢,短期内不会很快增大。据报道部分肝血管瘤,可随时间而逐渐缩小甚至消失。另有报道,用超声连续观察半小时,血管瘤内部回声可短暂变化,或做蹲起运动可见肝血管瘤回声、大小等发生改变,有别于其他肿瘤。

(二)彩色多普勒

尽管肝血管瘤内中血流丰富,但由于瘤体内血流速度较低,彩色多普勒常不易测及其血流信号,血流检出率仅占10%～30%。彩色多普勒血流成像多呈Ⅱb型或Ⅰc型图像(图10-23),偶可有Ⅲa型或Ⅲb型表现,脉冲多普勒可测及动脉血流,阻力指数多<0.55,搏动指数>0.85。彩色多普勒能量图可显示"绒球"状、"环绕"状改变,据报道彩色多普勒能量图中,肝血管瘤血流检出率高达87.9%,而对照组彩色多普勒显示率仅51.7%,但彩色多普勒能量图的特异表现还需进行深入研究。

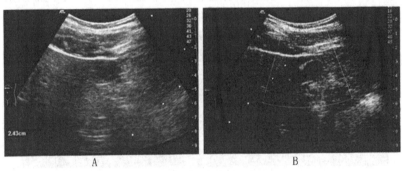

图 10-23　**肝血管瘤**

A.左肝下缘低回声结节,肝表面平滑;B.CDFI 显示周边血流信号,呈Ⅱb型

三、鉴别诊断

(一)肝癌

高回声型血管瘤的诊断较容易,但有时与高回声型均质型肝癌较难鉴别。此型肝癌相对少见,内部回声比肝血管瘤更高更密,周边有浅淡暗环,可资鉴别。而低回声型肝血管瘤误为肝癌的比例较高,有报道误诊率可达30%。肝癌内部多为不均质回声,呈结节镶嵌状,如有"晕圈"容易鉴别。另外,彩色多普勒亦有助诊断。肝血管瘤可与肝癌同时并存,除了掌握肝血管瘤与肝癌的特征外,在肝内出现不同回声类型的占位时,要考虑到两种疾病并存的可能。同时,肝硬化声像图背景对间接支持肝癌的诊断有一定帮助。

(二)肝囊肿

无回声型肝血管瘤,多误为肝囊肿,但肝囊肿壁回声更纤细、更高,内部回声更为清晰;无回声型肝血管瘤的囊壁回声较低且较厚而模糊,内部回声信号亦多于肝囊肿。

(三)肝肉瘤

肝肉瘤较少见,原发性者更少见,如平滑肌肉瘤、脂肪肉瘤、纤维肉瘤、淋巴肉瘤等。形态呈椭圆形,边界尚清,内部回声致密、增高,亦可高低不等或出现液化。彩色多普勒不易测及血流信号,有时与肝血管瘤甚难鉴别,超声引导下穿刺活检对诊断有帮助。

以往认为小型高回声型肝血管瘤多为毛细血管型血管瘤,而较大的蜂窝状的肝血管瘤为海绵状血管瘤。目前认为根据回声的改变来区别毛细血管型或海绵状型是没有根据的。有一组113个超声表现各异的肝血管瘤,手术病理证实均为肝海绵状血管瘤。因此,肝毛细血管型血管瘤少见甚至罕见。同时,原先认为肝血管瘤不能进行穿刺活检的概念已逐渐更新,对影像技术检查疑为肝血管瘤且位于肝深部的病灶仍可进行超声引导下的穿刺活检,甚少出现出血等并发症的报道。

(贺　玲)

第四节　原发性肝癌

一、病理与临床表现

原发性肝癌以非洲东南部和东南亚为高发地区;我国多见于东南沿海,是国内三大癌症之一。好发年龄为40~50岁,男性明显多于女性。病因未完全明了,但流行病学和实验室研究均表明,主要与乙型肝炎病毒感染、黄曲霉毒素和饮水污染有关。1979年我国癌变病理协作组在Eggel和Nakashima等分类基础上,结合我国的情况和经验,制定了原发性肝细胞性肝癌(HCC)的病理分型和诊断标准。①弥漫型:指癌组织或癌小结节弥漫分布于肝左右叶,多见于重型肝硬化后期。②块状型:癌块直径在5 cm以上,超过10 cm者为巨块型。此型有三个亚型:单块状型、融合块状型、多块状型。③结节型:癌结节最大直径不超过5 cm,有三个亚型:单结节型、融合结节型、多结节型。④小癌型:单个癌结节最大直径小于3 cm,或多个癌结节不超过2个,相邻两个癌结节直径之和在3 cm以下。

1984年,日本Okuda根据肝癌的生长方式、肝病背景及生物学标准,提出一种新的大体病理分类法,主要分为两个基本类型:膨胀型和播散型。膨胀型中,肿瘤边界清楚,有纤维包膜形成,肿瘤压迫周围肝实质,该型可分为类硬化、假腺瘤及纤维硬化等三种亚型。播散型系肿瘤边界不清楚者,可分为类硬化和浸润两亚型。

1987年,日本的Kojiro和Nakashima根据肝癌生长方式的差异并注意到肿瘤包膜、肝硬化及门静脉癌栓的情况,做了如下分类。①浸润型:肿瘤边界模糊不清,多不伴肝硬化,大小不一的病灶相互融合形成大的病灶。②膨胀型:肿瘤边界清楚,有纤维包膜,常伴肝硬化,又可分为单结节和多结节两个亚型。前者瘤界分明,伴肝硬化者有明显纤维包膜,无硬化者包膜多不明显。主瘤旁可有"卫星"结节,可侵犯门静脉系统。后者有2个以上的膨胀结节,病灶直径在2 cm以上。③混合型:由膨胀型原发癌灶结合包膜外与肝内转移灶的浸润型形成。肝内转移灶主要通过门静脉播散。本型亦可分为单结节和多结节两个亚型。④弥漫型:以多个小结节出现,直径0.5~

319

1 cm，布满全肝，互不融合，常伴肝硬化，这种肿瘤主要通过门静脉在肝内播散。⑤特殊型：包括带蒂外生型肝癌和以肝门静脉癌栓为突出表现而无明确主瘤的肝癌。

组织类型：主要分为肝细胞癌、胆管细胞癌和混合型肝癌三种，后两种较少见。典型癌细胞呈多边型，边界清楚，胞质丰富，核大，核膜厚，核仁亦很大。染色嗜碱或嗜酸。癌细胞排列呈巢状或索状，癌巢之间有丰富的血窦，癌细胞常侵入静脉在腔内形成乳头状或实质性团块。

按 Edmondson-Steiner 分类法，肝癌分化程度可分为四级：Ⅰ级分化高、少见；Ⅱ～Ⅲ级为中等分化，最多见；Ⅳ级为低分化，少见。

另外，近年来还认识到一种肝细胞癌的特殊组织类型——纤维板层性肝癌，最早在 1976 年由 Petters 首次描述。本型多见于青年，平均年龄仅 24 岁，多发于肝左叶，有包膜，其组织表现为嗜酸性颗粒状胞质，有穿行于癌细胞巢间的大量平行排列的板层状纤维基质。本型很少伴肝硬化或慢性乙型肝炎，预后较好。

临床表现：原发性肝癌患者起病隐匿，缺乏特异性早期表现，至亚临床前期及亚临床期的中位时间可长达 18 个月。当患者出现不适等症状时，多属中、晚期。临床主要表现为肝区疼痛、食欲缺乏、腹胀、乏力、消瘦等。其他可有发热、腹泻、黄疸、腹水、出血倾向，以及转移至其他脏器而引起的相应症状。

二、超声影像学表现

(一)常规超声

1.形态

肝癌多呈圆形或类圆形，肿瘤较大时，可呈不规则形，并可向肝表面突起，使肝下缘等较锐的角变钝，或呈"驼峰"征改变。根据肝癌病理形态表现可分如下。

(1)结节型：肝癌相对较小，一般直径＜5 cm，多为单发，亦可多发。肿瘤内部回声多不均匀或呈结节状融合，边界较清晰，可见晕圈或一纤薄的高回声带围绕(图 10-24)；亦可由于出血、坏死而呈混合回声型。

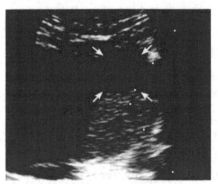

图 10-24　肝癌(结节型)
肝左叶癌，圆形，向表面突起，呈"驼峰"征

(2)巨块型：肝癌较大，直径常在 10 cm 左右，内部回声多不均质，以高低回声混合者居多，低回声者很少。肿瘤呈"结节中结节"状和内部有条状分隔，边界多不规则(图 10-25)。如周边有包膜，则有晕圈而使边界清晰。另外，有些巨块型肝癌分布整个肝、段肝叶或数叶，尽管无明确边界，但肿瘤内部回声相对比较均匀，呈略低或略高回声，而周围肝硬化回声则呈不

均匀状,可以资鉴别。有时在主瘤周围有散在低回声播散灶,个别巨大肿瘤可因破裂引起出血呈现无回声区。

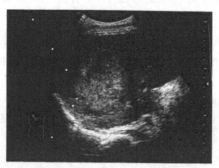

图 10-25　肝癌(巨块型)
内部高回声,呈结节中结节状

(3)弥漫型:肝内弥漫散在的细小肝癌结节,大小可数毫米至数厘米,内部回声高低不等,分布零乱,可呈斑块灶,无明确边界,如弥漫分布于整个肝脏,则很难与肝硬化鉴别,但此类患者常有门静脉癌栓形成,为诊断弥漫型肝癌提供了佐证。个别弥漫型肝癌的内部回声不均质程度较为紊乱,与肝硬化仍有所区别。

2.边界

肝癌有明显的假包膜形成时,边界往往较清晰而规则,周围见一直径 2～5 mm 的低回声圈,即晕圈,晕圈与正常组织之间可有一纤薄的光带(约 0.5 mm);如肿瘤无明显包膜或呈浸润生长时,边界多不规则,模糊,甚至不清;而在弥漫性肝癌时,则无明确边界。

3.大小

超声能发现直径从数毫米至数十厘米不等的肝癌,其检出率主要受以下几方面影响:①肿瘤大小;②肿瘤内部回声;③肝硬化程度;④肿瘤的位置;⑤肿瘤包膜;⑥操作人员经验。

4.内部回声

根据肝癌内部回声高低分类如下。

(1)高回声型:占 30%～50%,肿瘤内部回声比周围肝组织高且不均匀,呈结节状或分叶状,有时可见结节之间有纤维分隔,少数分布尚均匀。有报道认为高回声区预示肝癌细胞脂肪变性、坏死等倾向。

(2)低回声型:占总数 15%～35%,多见于较小型肝癌中,内部回声较周围肝组织低,由密集的细小点状回声组成,分布多不均匀。较大肿瘤可呈结节状,并互相融合呈镶嵌状,并可显示低回声的“瘤中隔”。有时,在总体低回声区的中央可由少许点状高回声所点缀。低回声区常预示着肝癌细胞存活,血供丰富,很少有脂肪变性和纤维化等改变。

(3)等回声型:较少见,占 2.2%,回声与周围肝组织类似,血管分布较均匀,由于这类肿瘤多伴有较典型的晕圈,故易识别,不然,则易漏诊。

(4)混合回声型:占 10%左右,此类肿瘤常较大,是多结节融合所致,多为高低回声混合,可交织混合,亦可左右排列混合,使超声某一切面呈高回声区,而另一切面呈低回声区。肿瘤内部还可出现无回声及强回声区,提示内部有不同程度出血、液化、坏死、纤维化及钙化等改变。

5.后方回声

在后方有正常肝组织存在时,肝癌后方回声常稍增高,其增高程度因肿瘤类型不同而有所不同,总体来说增高程度多比肝囊肿弱,其增高比例约占肝癌的70%;如伴有纤维化、钙化等改变时,后方回声可轻度衰减;另外在有包膜的肝癌中,可有侧后声影等现象。

6.肝内间接征象

(1)管道压迫征象:肝癌较大时,可压迫肝静脉、门静脉、下腔静脉等,使其移位、变细甚至"中断",而环绕在肿瘤周围(图10-26A)。另外,压迫肝门部或侵犯胆管内可引起肝内胆管扩张(图10-26B)。

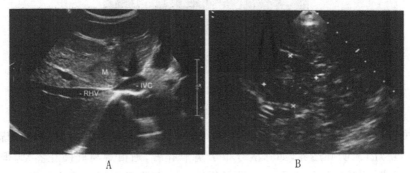

图 10-26　肝癌(结节型)
A.右肝前叶上段(S8)癌,肝静脉-下腔静脉受压;B.肝左内叶癌侵犯肝门引起
肝内胆管扩张(M:肿块;RHV:右肝静脉;IVC:下腔静脉)

(2)脏器挤压征象:肿瘤压迫胆囊使其移位、变小,甚至"消失";位于右叶脏面的巨大肝癌压迫右肾,使其下移至盆腔;肝脏膈顶部的肿瘤压迫膈肌,使膈肌抬高;左叶肿瘤可推移脾脏向上方移位,以致"消失"。

7.肝内转移征象

(1)卫星灶:在主瘤旁或较远的肝组织内,呈多个低回声不均质团块,直径<2 cm,呈圆形,可有或无晕圈,球体感强,后方回声稍增高。

(2)门静脉癌栓:有报道,在肝癌中40%~70%出现门静脉受累,而B超可显示三级分支以内的癌栓,检出率较高,可达70%。常出现在主瘤附近的门静脉,表现为门静脉内径明显增宽,最宽可达3 cm,管壁可清晰或不清,腔内充满由中低回声密集点状强回声组成的不均质团块。如门脉主干被癌栓完全充填,则可见肝门周围有众多细小管道组成的网状团样结构,此为门静脉侧支形成所致的门脉海绵状变。另外,部分肝癌在门静脉内出现局部瘤样回声,亦为癌栓的一种征象,可为数毫米至数厘米。门脉癌栓对诊断弥漫型肝癌有一定帮助。

(3)肝静脉及下腔静脉癌栓:检出率较门静脉少,常在肝静脉主干内发现,内径不一定增宽,由低回声团块组成,常可延伸至下腔静脉,而下腔静脉癌栓多呈球状,可单个或多个,偶尔随血流有浮动感。

(4)胆管癌栓:少数患者因肿瘤侵犯胆管使肝内或肝外胆管受累,内充满实质样回声,并引起肝内胆管的扩张。

8.肝外转移征象

(1)肝门及胰腺周围淋巴结肿大:在晚期,肝癌可向肝外转移,最多处在肝门及胰腺周围出现大小不等的低回声团块,呈圆形或类圆形、部分可融合成团块,呈不规则形,严重者压迫肝门引起肝内胆管扩张。

(2)腹腔:在腹腔内有时可探测到低回声团块,肿瘤直径在3~5 cm,有包膜,边界清,内分布不均。多位于腹壁下,可活动。个别可转移至盆腔压迫髂血管引起下肢深静脉血栓形成。在一些肝癌术后患者中,肝内可无肿瘤,但腹腔内已有转移。因此,对肝内无病灶而 AFP 持续阳性者,应进一步检查腹腔。

9.其他征象

由于我国肝癌和肝硬化联系密切,80%以上的肝癌有肝硬化征象,故声像图上肝实质回声增粗、增高、分布不均,呈线状甚至结节状,亦可有高或低回声结节,并可出现门脉高压、脾大、腹水等声像图改变。

(二)彩色多普勒

由于原发性肝癌在没有动脉栓塞前多具有较丰富的血供,因而为彩色多普勒检测提供了可靠基础。

(1)检出肝癌内的血流信号,呈现线条状、分支状、网篮状、环状、簇状等彩色血流。据报道,血流信号的检出率可达95%,其中98%为动脉血流信号,明显高于肝脏其他良性病变。同时,在实时状态下,肝癌内的彩色血流可呈现搏动状血流与心率一致。有时还可见彩色血流从肝癌内部延伸至门静脉的引流血管。

(2)脉冲多普勒常检出高阻力动脉血流,阻力指数(RI)和搏动指数(PI)分别大于 0.6 和 0.9,并且平均流速可呈高速型,最大可达 1 m/s 以上(图 10-27),这些表现均提示该肝内占位病变以恶性可能为大。在原发性肝癌中,有时可测及高速低阻的动脉样血流,表示肝癌内动静脉瘘存在,也有助于肝癌的诊断。

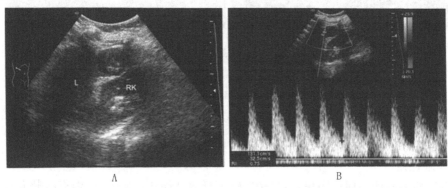

图 10-27 肝癌

A.显示肝右叶结节型癌及右肾(RK)压迹;B.PD 检测到动脉血流频谱,$V_{max}=131$ cm/s,RI≥0.75

(3)彩色多普勒使肝动脉较易显示,并在肝癌中明显增宽,可达 4～5 mm,而正常仅 2～3 mm,血流速度增快(图 10-28)。

(4)在经介入治疗(包括 TAE、乙醇注射)后,肝癌内彩色血流可明显减少甚至消失,提示疗效佳;经 TAE 治疗的病员中,动脉型彩色血流可减少甚至消失,但门静脉型的彩色血流信号可代偿增多,应引起注意。另外,如原来血流消失的病灶再出现彩色血流信号,则提示肿瘤复发。

(5)当门静脉癌栓形成时,彩色多普勒可显示门静脉属完全性或不完全性阻塞,此时,彩色多普勒显示未阻塞处(即癌栓与管壁之间隙)有条状血流通过,癌栓内亦可见线状深色或多彩血流,用脉冲多普勒能测及动脉及静脉血流,这些均提示门脉内栓子为肿瘤性。但有报道,门静脉瘤栓中其动脉血流的检出率较低,仅 18.7%。同时,在门脉完全性阻塞时,门脉旁的肝动脉血流容易显示(图 10-29)。

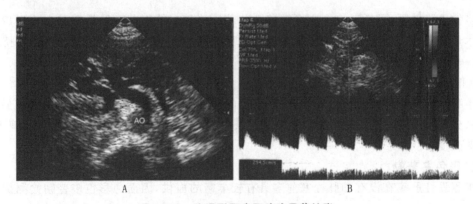

图 10-28　弥漫型肝癌肝动脉显著扩张

A.肝总动脉内径增宽(9 mm);AO:腹主动脉;B.肝动脉流速增高,CW 测及最大流速 294.5 cm/s

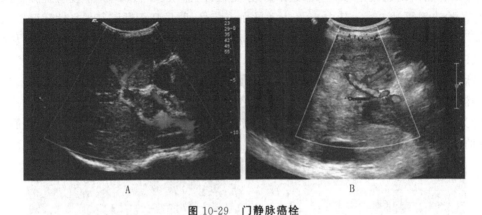

图 10-29　门静脉癌栓

A.门静脉不完全阻塞,CDFI 显示癌栓与管壁间有条状血流通过;B.门静脉完全阻塞,门静脉充满实质性低回声,肝动脉分支增宽,显示为条状红色血流

三、鉴别诊断

(一)肝血管瘤

如肝血管瘤为网状高回声团块,边界呈"花瓣"样改变时诊断较容易,但有些肝血管瘤可出现低回声不均质、混合回声不均质及晕圈样改变。有报道其出现率分别为 15%、20%、5%,对这类患者应更全面观察,在实时状态下,观察肿瘤有无立体像等加以鉴别,同时对较大肝血管瘤可结合 CT 增强延迟扫描,同位素血池扫描等较特异征象加以确诊,必要时可在实时超声引导下肝穿活检以明确诊断。

(二)肝脓肿

由细菌性或阿米巴原虫感染引起的肝内局灶性炎性改变,呈单发或多发。较典型时,壁厚,内膜粗糙呈"虫咬"状,为无回声或不均匀回声团块,诊断较容易。然而,随着近年来抗生素的广泛应用,肝脓肿的超声和临床表现常不典型,声像图显示肝内比正常组织回声稍低的区域,分布不均匀,边界模糊,包膜较薄,用常规 B 超诊断较困难。彩色多普勒显示内部有条状彩色血流,脉冲多普勒测及动脉血流频谱,阻力指数和搏动指数分别在 0.5、0.8 左右,提示良性病变,再结合这类患者多有短暂发热病史,有助于定性诊断。另外,如感染与肝癌并存,则超声诊断困难,必须行超声引导下穿刺活检。

（三）肝内局灶脂肪浸润

肝内局灶脂肪浸润可在肝内出现高回声或低回声灶,而低回声型与肝癌更容易混淆,但这些病灶多位于肝门旁,如肝右前叶、左内叶门脉旁,内部回声较低但多均匀,在实时状态下,边界可不规则或欠清,亦可向肝实质内呈"蟹足"样延伸。彩色多普勒显示病灶内无异常动脉血流信号。也有报道认为这类低回声型更易与肝癌混淆,应加以鉴别。

（四）转移性肝癌

多为低回声不均质团块,可有晕圈等改变,后方回声稍高,有侧后声影。这类病灶常为多发,并且非癌肝实质回声多无肝硬化表现,可以资鉴别。如患者有其他原发肿瘤史则更有助于诊断。

（五）胆囊癌

胆囊癌发病近年来有逐渐增多趋势,早期发现仍比较困难。其中一部分患者因肝内转移而就诊时,常在肝右叶出现局灶性低回声不均质团块,有晕圈,可向表面突起,易被误诊为原发性肝癌。操作人员在发现肝右叶肿瘤且无肝硬化时,应仔细观察胆囊的情况,这类患者的胆囊因受压而变小,部分胆囊壁可不规则增厚而与右叶肿瘤相连,甚至在胆囊癌实变时,可与右叶肿瘤融合成一团块,胆囊隐约成一轮廓像,多伴有结石,有助于鉴别诊断。

（六）肝母细胞瘤

常出现于婴幼儿,多为无意触摸腹部时发现。肿瘤常较大,可达 5.5～17 cm。声像图上显示肝内巨大团块,多强弱不均,并有液化和包膜,多位于肝右叶,常推移右肾,超声无特异性表现,应结合临床作出诊断。

（七）术后瘢痕

肝肿瘤切除后,手术区多有渗出、出血、纤维化及机化等一系列改变,声像图可呈不均质团块、高回声为主的团块、混合回声团块,边界多不规则、模糊,但后方均有不同程度的衰减和缺乏立体感,可以资鉴别。如手术区堵塞吸收性明胶海绵,则呈较均匀的高回声区,伴后方衰减。彩色多普勒多未能显示手术区内的彩色血流信号。

（贺　玲）

第十一章

胆 道 疾 病

第一节　肝内外胆管梗阻

正常情况下,左、右肝管及更细小分支通常不显示,肝总管宽度小于 5 mm,胆总管宽度小于 8 mm,胆囊切除后或大于 70 岁的老年人,胆总管代偿性增宽可达 10～12 mm。

一、病理与临床

引起肝内外胆道梗阻的原因很多,最常见的是结石,其次是肿瘤、炎症、蛔虫。胆道阻塞导致胆汁淤滞,胆压增高,胆管增宽。

二、声像图表现

肝门处胆管及肝内胆管均与门脉及其分支平行,因此肝内胆管扩张呈树枝状、丛状,与平行走行的门静脉形成"平行管征"。重度扩张时,呈"树杈状"或"海星状"向肝门部汇集。肝外胆管扩张,与门静脉构成"平行管征"或"双筒猎枪征"(图 11-1)。正常胆总管内径 4～6 mm,老年人可达 8 mm。肝外胆管内径超过 12 mm 时,提示明显扩张。

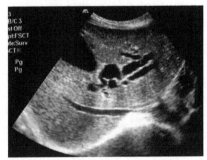

图 11-1　胆总管梗阻导致肝内胆管扩张
超声显示肝内胆管增宽,与门脉分支形成"双管征"

三、鉴别诊断

超声显像能清楚显示肝内外胆系结构,肝内外胆管有无扩张,因此对鉴别黄疸的性质、阻塞部位及病因具有重要的临床价值。根据胆管扩张的水平可以判断阻塞部位,一般情况下,胆总管与胆囊的张力状态是一致的,如肝内胆管扩张,胆囊肿大,胆总管扩大,多提示胆总管下端梗阻;如肝内胆管扩张,胆囊不大甚至缩小,胆总管不扩张提示肝总管梗阻;如肝内胆管扩张,胆总管扩张,胆囊不大,提示胆囊或胆管病变;如胆管、胰管双扩张,提示壶腹水平梗阻或胰头部病变。胆系的梗阻主要由结石或肿瘤引起,超声可显示阻塞的病因,如结石、肿块、炎性狭窄等。胆管结石表现为胆管内的强回声伴声影,通常与管壁分界清晰。胆管肿瘤以恶性多见,多为中等或低回声,与管壁分界不清,管壁增厚、中断,肿物的形态不规整,边界不清晰。由恶性肿瘤引起的胆管梗阻,梗阻程度常比结石引起的梗阻严重,胆总管内径常达 1.5 cm 以上。肝外胆管也可因肿大淋巴结等引起外压性狭窄,但胆管扩张程度不如胆管肿瘤所致梗阻严重,且胆管壁结构完整,胆管远端均匀性缩窄。

肝内外胆道梗阻常见病因包括肝内外胆管结石、胆道肿瘤、胆道蛔虫症及各种原因所致的胆道外压性改变等。分述如下。

(一)肝内外胆管结石

1.病理与临床

肝外胆管结石多见于壮年和老年,急性发作时出现腹痛、黄疸、发热等,常有反复发作的病史。肝外胆管结石以胆总管结石多见,其来源一是在肝外胆管内形成,来源二是由肝内胆管结石或胆囊下降至胆总管。肝外胆管结石的特点是引起胆管梗阻和继发的急性胆道感染。结石在胆管内可以移动,除非发生嵌顿,一般不引起完全性阻塞。

多有长期反复发作的胆系感染等病史。典型发作症状是:胆道间歇性梗阻和伴发胆道感染症状,如间歇性发作的上腹痛、发冷、发热、黄疸、恶心、呕吐。急性发作时则出现腹痛、高热、寒战及黄疸。

肝内胆管结石多发生于中青年,一般无症状,少数可有上腹部不适等消化不良症状。

2.声像图表现

肝内、外胆管内出现强回声,伴或不伴后方声影。嵌顿于胆总管下段或肝总管内结石,致使其上段胆总管及肝内胆管呈树枝状扩张,并可致胆囊增大。结石多发时可见多个强回声,沿胆管走行部位排列(图 11-2),上段胆管扩张或不扩张(图 11-3)。胆管结石常合并胆囊结石。

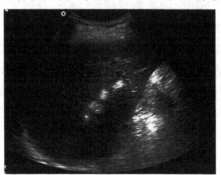

图 11-2 肝内胆管多发结石声像图

超声显示肝内见多数短条状强回声,沿胆管走行分布

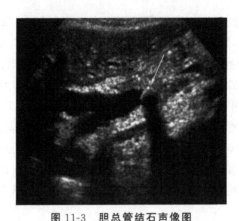

图 11-3 胆总管结石声像图

超声显示胆总管上段扩张,扩张远端管腔内见弧形强回声,后方伴声影

3.鉴别诊断

(1)肝外胆管结石多位置较深,容易受到肠气的干扰,其诊断较胆囊结石困难,较小的结石及位于胆总管下段的结石容易漏诊。胆总管下段结石需与胆总管下段或壶腹部肿瘤、肠气、瘢痕组织等鉴别:肿瘤多呈中等回声或低回声,浸润胆管壁,体积较大。而结石与胆管壁有清晰分界,其后方常伴声影。肠气、瘢痕组织形成的强回声常于某一切面时与结石声像图类似,多切面检查常能鉴别。

(2)肝内胆管结石主要需与肝内钙化灶和积气鉴别,肝内管壁的钙化灶为强回声,常呈等号样,炎症后的钙化灶常呈簇状,回声多强于肝内胆管结石,不沿胆管走行分布,肝内胆管不扩张。胆管内积气患者多有胆道、胃空肠吻合术等病史,气体强回声同时出现于多处胆管内,形态不固定,无声影,伴彗星尾征,改变体位时可向胆管内位置较高处移动,不伴有末梢胆管的扩张。

(二)胆道肿瘤

1.病理与临床

胆管癌较胆囊癌少见,其发病率约占胆囊癌的 1/4～1/2,近年来发病率有增高的趋势。胆管癌好发于肝门部左、右肝管汇合处、胆囊管与肝总管汇合处以及壶腹部。约 80% 是腺癌,偶见未分化癌和鳞癌。胆管因癌细胞的弥漫性浸润而变硬、增厚,肿瘤环绕胆管浸润使胆管狭窄或堵塞,亦可呈乳头状或结节状肿块突入管腔,使胆管部分或完全阻塞。

胆管癌的临床表现以阻塞性黄疸最为突出,其起病隐袭,早期即出现黄疸。黄疸进行性加重。常伴有上腹疼痛或胆绞痛样发作。如伴继发感染,有高热、上腹剧痛、胃肠道症状。其他症状有体重减轻、身体瘦弱、乏力、肝大、腹水、恶病质等。另外,胆总管壶腹部癌可有消化道出血及顽固性脂肪泻,并可发生继发性贫血。

2.声像图表现

胆管内见中等回声或低回声,自管壁突入扩张的管腔内,肿块边缘不整,与管壁黏膜层分界不清,管壁回声中断;或胆管壁局限性不均匀增厚,致管腔明显狭窄(图 11-4),CDFI:其内无或见少许血流信号,其远段胆管扩张。晚期胆管癌可见肝脏弥漫性肿大,回声粗糙不均匀,以及肝门淋巴结肿大或肝内有转移灶。

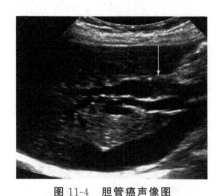

图 11-4 胆管癌声像图

超声显示肝内胆管扩张,管壁局限性不规则增厚,管腔局部明显狭窄

3.鉴别诊断

(1)超声能够显示胆管形态及走行的改变,并能准确判断胆管内肿块的形态特征,通常能正确诊断,但是应注意肝脏及肝门区有无淋巴结转移。某些硬化性胆管炎的病例与胆管癌难以鉴别,诊断困难时应进一步做 PTC 及 ERCP 等检查进行综合判断。

(2)胆总管下段癌需与壶腹癌、胰头癌相鉴别:胆总管下段癌位于胆总管内,形态相对规则,胆总管回声中等;胰头癌位于胰头内,回声低,形态欠规则,所致胰管扩张更明显。但胆总管下段癌与壶腹癌通常难以鉴别。

(3)高位胆管癌需与肝癌相鉴别:位于胆道旁的肝癌可以压迫或浸润胆管壁,甚至在胆管内形成瘤栓,致上段胆道扩张,导致鉴别困难,此时应多切面仔细观察肿瘤的大小、位置及其与胆道的关系,并结合临床进行鉴别。

(三)胆道蛔虫症

1.病理与临床

胆道蛔虫是肠蛔虫症常见并发症,一般在发热或肠道功能紊乱或肠道环境发生变化时,蛔虫活动增加,易通过十二指肠乳头的开口钻入胆道内,可引起胆道机械阻塞和细菌感染。

胆道蛔虫病的主要临床表现为突然发生的剑突右下方阵发性"钻顶样"剧烈绞痛,向右肩放射,疼痛亦可突然缓解。恶心呕吐,吐出物为胃内容物、胆汁,亦可吐出蛔虫。可发生寒战、发热等胆道感染症状,如有胆道阻塞,可出现黄疸。查体时剑突下或稍偏右有深压痛,无腹肌紧张及反跳痛。腹痛剧烈而体征轻微,两者不相称是本病的特点。如合并胆道感染及梗阻严重时右上腹可出现肌紧张,压痛与反跳痛,局限性腹膜炎的体征。

2.声像图表现

当蛔虫位于胆总管内,超声可见胆总管扩张,内有一数毫米宽的双线状强回声,其间为低回声,为蛔虫的体壁,双线间的低回声区为蛔虫的假体腔,蛔虫与扩张的胆总管长轴切面形成"管中管"征,横切面呈"靶环"征,前端圆钝,边缘清晰,活的蛔虫可以显示蠕动(图 11-5)。如有多条蛔虫时,胆管内显示多条线状强回声。胆囊内蛔虫在胆囊腔内显示虫体的双线条状回声,甚至呈团状;蛔虫死亡后,其残体可碎裂成数段,如位于胆总管中回声与虫体存活时相似,但双线样回声可不连续;如位于胆囊内,常见多段双线样回声重叠在一起,堆积于胆囊内,改变体位时可移动,但无声影,需与胆囊内结石鉴别。

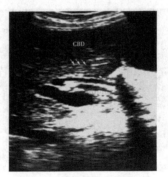

图 11-5 胆道蛔虫声像图
超声显示肝外胆管腔内见管状强回声

3.鉴别诊断

蛔虫死后,虫体萎缩,破碎时看不到平行回声带,需与胆道结石鉴别,后者胆道扩张较重,范围广泛,并常引起黄疸,可以鉴别。另外应注意观察易造成假阳性的因素,需加以鉴别:如肝动脉有时穿行于胆管和门静脉之间,酷似扩张胆管内的双线状改变,但肝动脉管壁搏动,易于识别。

（郭　莉）

第二节　先天性胆管囊性扩张症

一、病理与临床

目前对该病的病因多数学者赞成先天性因素学说,包括先天性胆管上皮增殖异常、胆胰管合流异常及胆管周围神经发育异常。先天性胆管上皮发育异常导致部分管壁薄弱。胆胰管合流异常导致胰酶在胆管内激活破坏胆管上皮。胆管周围神经发育异常可导致胆管下段痉挛、胆管内压增高,促进胆管扩张。本病多由于先天性胆管壁薄弱、胆管有轻重不等的阻塞,使胆管腔内压增高,扩大形成囊肿。

关于先天性胆管囊性扩张症的临床分型,目前国际上普遍使用的是 Todani 分型法:Ⅰ型为胆总管梭形或球形扩张;Ⅱ型为胆总管憩室;Ⅲ型为胆总管末端囊肿;Ⅳa型为肝内外胆管多发性囊肿;Ⅳb型为胆总管多发性囊肿;Ⅴ型为肝内胆管单发或者多发性囊肿(即 Caroli 病)。其中以Ⅰ型发病率最高,占报道总病例的90%以上;Ⅱ、Ⅲ型均罕见;Ⅳ、Ⅴ型相对少见。

先天性胆管囊性扩张症有三大特征:腹痛、黄疸和肿块。但往往有此典型表现的病例并不多。

二、声像图表现

(一)先天性胆总管囊肿

胆总管扩张,呈囊状、梭形或椭圆形,常常在 1.0 cm 以上,特别注意本病囊状扩张的两端与胆管相通,为特征性表现,壁光滑清晰,其内回声清亮(图 11-6)。合并结石、胆汁淤积时其内可见强回声或中低回声。多无其他胆道系统异常表现,可合并肝内胆管囊性扩张。

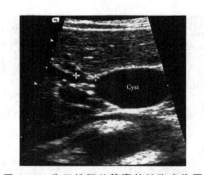

图 11-6 先天性胆总管囊状扩张声像图

超声显示肝门部无回声,与胆管相通,囊壁光滑,囊内透声较好,Cyst:胆总管囊肿

(二)肝内胆管囊性扩张症

肝内胆管囊性扩张症又称 Caroli 病,声像图表现为左、右肝内胆管节段型或弥漫型的囊性扩张,呈椭圆形或梭形,囊腔间相互连通,边缘清晰光滑。

三、鉴别诊断

先天性胆管囊性扩张以青少年女性多见。患者常常有右上腹痛、黄疸等症状。幼年时肝外胆管囊状扩张,往往无症状,可偶然在体检中被发现。

(一)需与胆总管下段结石或肿瘤等致胆道扩张相鉴别

先天性胆总管囊肿,扩张的部位呈椭圆形或纺锤形,而上下段与之相连处的胆管管径相对正常,无明显扩张,正常与异常胆道分界鲜明,多不引起肝内胆管扩张。而结石或肿瘤等梗阻引起的胆管扩张常同时累及其上段肝内、外胆管,呈由粗至细的渐变型,胆囊亦可受累。

(二)先天性胆总管囊肿需与先天性双胆囊相鉴别

先天性双胆囊一端为盲端,而先天性胆总管囊肿两端均与胆管相连,根据形态及脂餐试验等容易鉴别。

(郭 莉)

第三节 化脓性胆管炎

一、病理与临床

急性胆道感染常因肝外胆管结石所致的胆管梗阻诱发。胆管壁充血、水肿,结石在胆管内可以移动,发生嵌顿,急性发作时可引起阻塞性黄疸和化脓性胆管炎。典型临床表现为寒战、高热、黄疸。

二、声像图表现

胆管扩张,壁增厚,毛糙,回声增强,结构模糊,管腔内可见点状中等回声(图 11-7)。合并结石时胆管内可见强回声,后方伴声影,肝内外胆管扩张,胆囊增大等。

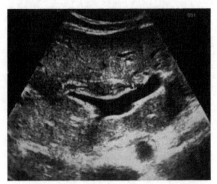

图 11-7　化脓性胆管炎声像图

超声显示肝内胆管增宽,管壁回声增强

（郭　莉）

第四节　胆　囊　炎

一、急性胆囊炎

(一)病理与临床

胆囊受细菌或病毒感染引起的胆囊肿大,胆囊壁增厚、水肿。急性胆囊炎是常见的急腹症之一,细菌感染、胆石梗阻、缺血和胰液反流是本病的主要病因。临床症状主要是右上腹部持续性疼痛,伴阵发性加剧,并有右上腹压痛和肌紧张,深压胆囊区同时让患者深吸气,可有触痛反应,即墨菲(Murphy)征阳性。右肋缘下可扪及肿大的胆囊,重症感染时可有轻度黄疸。

(二)声像图表现

胆囊体积增大,横径大于 4 cm,张力高,胆囊壁增厚大于 3 mm,呈"双边征"(图 11-8);胆囊腔内常探及结石回声,结石可于胆囊颈部或胆囊管处;胆囊内可见胆汁淤积形成的弥漫细点状低回声。胆囊收缩功能差或丧失。发生胆囊穿孔时可显示胆囊壁的局部膨出或缺损及周围的局限性积液。

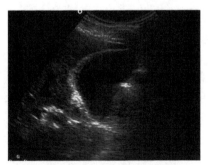

图 11-8　急性胆囊炎声像图

超声显示胆囊肿大,胆囊壁增厚

（三）鉴别诊断

对于胆囊炎，首先应寻找产生胆囊炎的原因，超声可以帮助检查是否有胆囊结石、胆囊梗阻、胆管梗阻、胆总管囊状扩张症等，以明确病因，便于诊断。胆囊增大也可见于脱水、长期禁食或低脂饮食、静脉高营养等患者，根据病史，必要时行脂餐试验可鉴别。此外，有肝硬化低蛋白血症和某些急性肝炎、肾功能不全、心功能不全等全身性疾病患者，也有胆囊壁均匀性增厚，但无胆囊增大，超声墨菲征阴性，结合病史与临床表现易与急性胆囊炎相鉴别。

二、慢性胆囊炎

（一）病理与临床

临床症状包括右上腹不适、消化不良、厌油腻，也可无自觉症状。慢性胆囊炎的临床表现多不典型，亦不明显，但大多数患者有胆绞痛史，可有腹胀、嗳气和厌食油腻等消化不良症状。有的常感右肩胛下、右季肋或右腰等处隐痛。患者右上腹肋缘下有轻压痛或压之不适感。十二指肠引流检查，胆囊胆汁内可有脓细胞。口服或静脉胆囊造影不显影或收缩功能差，或伴有结石影。

（二）声像图表现

慢性胆囊炎的早期，胆囊的大小、形态和收缩功能多无明显异常，有时可见胆囊壁稍增厚，欠光滑，超声一般不作出诊断。慢性胆囊炎后期胆囊腔可明显缩小（图 11-9），病情较重时胆囊壁毛糙增厚，不光滑；严重者胆囊萎缩，胆囊无回声囊腔完全消失。胆囊萎缩不合并结石者难以与周围肠管等结构相区别，导致胆囊定位困难；合并结石者仅见强回声伴后方声影。胆囊功能受损严重时，胆总管可轻度扩张。

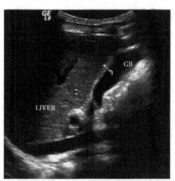

图 11-9 慢性胆囊炎声像图
胆囊体积小，壁增厚毛糙

（三）鉴别诊断

胆囊明显萎缩时需与先天性无胆囊相鉴别：慢性胆囊炎致无回声囊腔完全消失，特别是不合并胆囊结石或结石声影不明显时，易与周围肠管内气体形成的强回声混淆，以致难以辨认出胆囊的轮廓。因此先天性无胆囊患者可能被误诊为慢性胆囊炎，此时应结合病史和临床表现，多切面探查，或动态观察等方法仔细加以鉴别，减少误诊率。

（郭　莉）

第五节 胆囊结石

一、病理与临床

胆囊结石有胆固醇结石、胆色素结石和混合性结石,在我国胆囊结石患者中以胆固醇结石最多见。胆囊结石可合并胆囊炎,且两者互为因果,部分患者最终导致胆囊缩小,囊壁增厚,腔内可充满结石。

胆囊结石患者可有右上腹不适、厌油腻等症状。结石嵌顿于胆囊管内时,可导致右上腹绞痛、发热等症状。胆绞痛是胆囊结石的典型症状,可突然发作又突然消失,疼痛开始于右上腹部,放射至后背和右肩胛下角,每次发作可持续数分钟或数小时。部分患者疼痛发作伴高热和轻度黄疸。疼痛间歇期有厌油食、腹胀、消化不良、上腹部烧灼感、呕吐等症状。查体可见右上腹部有压痛,有时可扪到充满结石的胆囊。胆囊结石超声显示率90%以上,诊断价值较大,是首选的检查方法。

二、声像图表现

胆囊内可见一个或多个团块状强回声,后方伴有声影,可随体位变化而移位。当结石较大时,常只能显示结石表面形成的弧形强回声,内部结构难以显示。多个结石紧密堆积时,有时不能明确显示结石数量及每个结石的具体大小(图 11-10)。特殊类型的胆囊结石有以下 2 种。

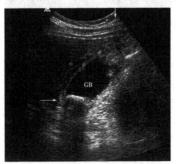

图 11-10 胆囊结石声像图

超声显示胆囊腔内见弧形强回声,后方伴声影。箭头:胆囊结石,GB:胆囊

(一)泥沙样结石

可见多个细小强回声堆积,形成沉积于胆囊后壁的带状强回声,后方伴有声影,随体位改变而移动。

(二)充满型结石

胆囊内呈弧形强回声带,后伴声影,无回声囊腔不显示,强回声带前方有时可显示胆囊壁,后方结构则完全被声影所掩盖(图 11-11)。

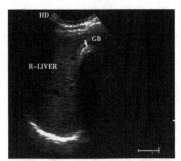

图 11-11　胆囊结石声像图

超声显示胆囊腔的无回声,可见弧形强回声,后方伴声影,

箭头:胆囊结石,GB:胆囊,R-LI VER:右肝

三、鉴别诊断

典型的胆囊结石超声诊断一般不困难。对于胆囊颈部的结石,由于缺少胆汁的衬托,使其结石强回声不明显,仅表现为胆囊肿大或颈部声影,超声必须认真仔细地检查,变换体位,如坐立位、胸膝位等,才能发现结石,并进行正确诊断。

(一)泥沙样结石需与浓缩淤积的胆汁或炎性沉积物相鉴别

泥沙样结石回声强,声影明显,随体位移动速度较快。

(二)充满型结石需与肠腔内积气相鉴别

结石后方为明显声影而非气体后方的彗星尾征,且肠腔内气体形态随时间而变化。

(郭　莉)

第六节　胆　囊　癌

一、病理与临床

胆囊癌可发生于胆囊的任何部位,以胆囊底部和胆囊颈部最多见。原发性胆囊癌的大体形态可分为浸润型、结节型、胶质型和混合型。浸润型最多见,占总数的 70％～80％;胆囊癌的病理类型以腺癌最为多见,约占胆囊癌的 70％～90％,此外尚有鳞癌、腺鳞癌、腺瘤恶变、息肉恶变、类癌等。腺癌中最常见的是无其他亚型的腺癌(not other wise specified adenocarcinoma,NOSA),占腺癌的 60％～70％,该型腺癌大多分化良好。

胆囊癌早期无特异性临床表现,合并胆囊结石或慢性胆囊炎者可有相应症状,中晚期患者可能触及右上腹肿块,或出现黄疸。晚期则产生明显症状,如右中上腹部持续性隐痛、食欲缺乏、恶心、呕吐,持续并进行性加重的黄疸,可伴有发热、腹水等。查体有肝大,右季肋下可扪及坚硬而无压痛的肿物。

二、声像图表现

根据胆囊癌的形态,可将胆囊癌分为结节型、浸润型、实块型等,超声有不同的表现。

（一）结节型

呈乳头状、菌伞状或团块状中低回声，肿块自胆囊壁向腔内突出，基底宽或窄，体积较大，直径常大于 10 mm，单发或多发，以单发多见，可合并胆囊结石或胆汁淤积。

（二）浸润型

胆囊壁局限性或弥漫性不规则增厚，呈中等回声（图 11-12），为肿瘤浸润胆囊壁的表现。

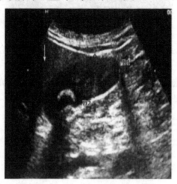

图 11-12　胆囊癌声像图

超声显示胆囊底部腔内见中等回声，形态不规则，回声不均

（三）实块型

胆囊呈一中低回声实性肿块，正常无回声的胆囊腔消失。肿块边缘与周围肝脏分界不清，常为晚期胆囊癌伴有周围肝实质浸润转移的表现。CDFI 显示病灶内血流信号丰富。

三、鉴别诊断

超声检查对发现胆囊壁隆起性病变具有重要的临床价值，早期胆囊癌在形态上呈隆起性病变者占 80%～90%。典型胆囊癌的超声图像，诊断一般并不困难。但是，对于胆囊壁增厚型、小结节型胆囊癌，与胆囊炎、胆囊息肉难以鉴别，应该结合临床资料进行综合分析进行诊断。

（1）结节型胆囊癌与胆囊良性隆起样病变常难以鉴别，对于直径大于 10 mm、单发的隆起样病变需密切随诊观察，必要时手术切除。

（2）实块型胆囊癌需与肝癌相鉴别：根据肿块部位、形态轮廓、与周围肝组织的关系等特征不难鉴别。

（郭　莉）

第十二章

脾 脏 疾 病

第一节 脾先天性异常

一、副脾

副脾是指脾脏以外尚有一个或数个多余的小脾。尸检发现率10%～30%,属比较多见的先天性变异。副脾的位置多数靠近脾门、脾血管和胰尾部附近。极少数位于网膜、肠系膜、阔韧带和睾丸附近,呈圆形或椭圆形,血供通常来自脾动脉。副脾体积差异较大,通常1～2 cm,最大可达10 cm。当脾增大时,副脾也可增大,副脾不引起临床症状,偶尔由于扭转或栓塞引起急性腹痛,但是在治疗脾功能亢进而做脾切除时应考虑到副脾的存在。位于阴囊内的副脾可引起运动后左侧睾丸痛和发热期间左侧阴囊肿胀。

(一)声像图表现

位于脾门附近的副脾易于发现,呈圆形或卵圆形低回声团,边缘整齐、清晰。直径1～2 cm,似肿大的淋巴结。内部回声与脾脏相同,呈均匀的细点状回声。用高灵敏度的彩色多普勒超声检查,多数可显示副脾动脉和静脉的血流信号,并可能显示其与脾动静脉的关系(图12-1)。

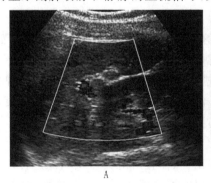 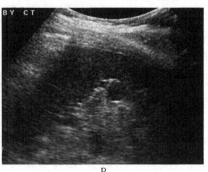

A   B

图 12-1　副脾声像图和 CDFI 表现

(二)诊断与鉴别诊断

副脾常于腹部超声检查时偶然发现。依据上述声像图表现诊断并不困难。但是应与下列疾病作鉴别。

1.脾门部淋巴结肿大

副脾与脾门部淋巴结肿大声像图较难鉴别。仔细观察后者内部回声与脾实质尚有差别,对脾门部血管可产生压迹(占位效应),有利于鉴别。彩色多普勒超声检查发现动、静脉血流信号及其与脾血管的关系也有助于鉴别。CT检查不一定有多大帮助。核素检查对体积较大的副脾可能有用。必要时,采取选择性血管造影进行鉴别。

2.腹部肿瘤

较大的副脾或在脾切除术后副脾代偿性增大,临床常误诊为胰尾、胃、肾、肾上腺或腹膜后肿物。重要的鉴别依据是显示副脾的供养血管,配合核素或CT检查以明确诊断。

3.自体脾组织植入

自体脾组织植入是脾外伤或脾术后引起脾组织植入腹膜腔所致或人为植入脾组织。副脾与植入脾声像图鉴别比较困难,常需结合病史、CT和核素检查。

二、游走脾

游走脾也称异位脾,甚为罕见,中年经产妇相对多见。主要由于脾蒂和韧带先天性过长所致。游走脾多沿腹腔左侧向下移位直至盆腔,甚至横过中线抵达对侧。游走脾容易发生扭转,半数以上患者有发作性腹痛。急性扭转的症状似肾蒂扭转或卵巢囊肿蒂扭转,严重者脾内部缺血坏死或有渗出。慢性扭转者,引起脾静脉回流受阻,出现慢性腹痛。游走脾患者多因腹部包块而就诊。包块光滑,有切迹,活动度大。急性扭转时,包块增大,有触痛。

(一)声像图表现

在脾窝处找不到脾脏声像图,而在腹腔左侧或盆腔内发现实性团块,其轮廓清楚,形状和内部回声与脾脏相似,并可显示脾门切迹和脾门血管征象。彩色多普勒检查易于显示脾门切迹处的脾动、静脉,并有可能沿脾动脉和脾静脉追溯到腹腔动脉或门静脉。游走脾合并扭转时,声像图显示脾外形增大、饱满,坏死出血者内部出现不规则低回声、无回声或混合回声区。脾和胰腺周围可能有液体无回声区;腹腔内也可出现游离液体回声。彩色多普勒显示脾内血流灌注明显减少和脾静脉迂曲扩张。脾动脉近端RI值显著增高。

(二)诊断和鉴别诊断

1.腹部肿瘤

发现腹部肿瘤需要排除游走脾的可能,根据脾的位置形态和血管分布不难加以鉴别。

2.游走肾

也可位于下腹部或骨盆腔,并有肾门切迹和进入该处的血管。扭转后产生与脾扭转相似的症状。但是游走肾在肾窝内找不到正常肾回声。游走肾外形有肾的特点,内部有集合系统强回声,利用彩色多普勒可见典型的肾脏血管分布,与游走脾截然不同。

(三)比较影像学

超声不仅能够显示游走脾的形态特征及内部回声,而且可对其血供状况进行评估。超声能够简便可靠的诊断游走脾及有无扭转等并发症。仅在严重肠气干扰和过度肥胖时,才需要进行其他影像等检查。X线检查可发现脾窝处被肠袢占据,腹部有肠管受压等局部占位征象,但不能显示肿块内部结构。核素检查通常显示该"肿物"似脾,可正常摄取核素故有诊断意义。但是,游走脾有无合并扭转则难以提供诊断依据。血管造影可明确显示脾动脉的行径、游走脾的部位,但是属于创伤性检查方法,现已很少应用。CT检查不受气体干扰,易于显示脾窝处的脾缺失及下腹部或盆腔的脾脏,故能确切诊断游走脾。但是,在提供脾扭转的血流灌注方面,不及彩色多普勒检查。联合运用超声、CT或核素检查,可相互补充,获得更详尽的诊断信息。

三、先天性脾缺失

先天性脾缺失又称无脾综合征、Ivemark综合征。它属于一种十分少见的先天性多内脏畸形综合征。患者无脾,常合并右侧双器官,可有两个右肺;肝脏位于中线,并且左叶大于右叶;腹主动脉和下腔静脉转位;还可合并心血管畸形、马蹄肾等。本病临床表现复杂,除具有呼吸、心血管功能障碍外,无脾患者常有免疫缺陷,易发生严重感染。外周血象内见 Howell-Jolly 小体,可提示本病。

(一)声像图表现

(1)超声检查在脾窝处和腹腔内找不到脾脏声像图。

(2)常同时显示内脏位置异常,如肝脏左右对称,或左叶大于右叶及心血管畸形等。彩色多普勒显示脾动脉缺失,腹主动脉和下腔静脉在同一侧,为本病特征性征象。

(二)诊断与鉴别诊断

根据超声检查确认无脾,加上发现其他内脏和心血管畸形,可诊断无脾综合征。

无脾综合征应与脾萎缩和游走脾鉴别。

(三)比较影像学

超声检查很容易发现无脾和合并内脏畸形,它是全面评价无脾综合征的最简便和实用的方法。心血管造影显示血管畸形具有重要价值,超声心动图检查是本病的主要无损检查方法。CT检查有助于显示肺部畸形和内脏位置异常及畸形。核素肝、脾扫描可发现对称肝和脾缺失。

四、多脾综合征

多脾综合征也是一种罕见的先天性多脏器畸形综合征。其特征为多个小脾,数目2~14个,通常位于右侧,偶尔在双侧。多脾综合征常有左侧双器官,或左侧结构比右侧显著。常有两个左肺、下腔静脉肝段缺失伴奇静脉连接、胆囊闭锁、胆囊缺失、胃肠异常旋转、心血管畸形等。与无脾综合征相比,多脾综合征伴复杂心肺畸形较少,死亡率稍低。1岁以内死亡率为50%~60%。

(一)声像图表现

(1)在脾窝处见不到正常大小的脾脏,代之以几个或数个圆形或椭圆形结节,其内部回声与正常脾脏回声相似。

(2)声像图显示内脏位置异常及心血管畸形等,特别是彩色多普勒显示下腔静脉肝段缺失,血流走向异常。

(二)诊断和鉴别诊断

根据声像图显示多个小脾加内脏异常不难作出诊断。多脾综合征应与下列疾病鉴别。

(1)副脾。

(2)自体脾组织植入:有外伤性脾破裂或脾组织种植手术史,与多脾综合征不难鉴别。

(三)比较影像学

超声对多脾综合征的诊断价值与无脾综合征一样重要。与CT、心血管造影及核素扫描联合应用,有助于显示多脾及心血管畸形和内脏位置及结构的异常。

(李　松)

第二节 弥漫性脾大

一、病因与临床表现

引起弥漫性脾大的病因很多,具体如下。

(1)急、慢性感染,如急慢性病毒性肝炎、传染性单核细胞增多症、伤寒、副伤寒、败血症、血行播散型结核、血吸虫病、疟疾等。

(2)充血性脾大,如肝硬化门静脉高压症,慢性充血性心力衰竭,门静脉或脾静脉炎症、狭窄或血栓形成。

(3)血液病,如急慢性白血病、淋巴瘤、溶血性贫血、真性红细胞增多症、原发性血小板减少性紫癜、骨髓纤维化、先天性溶血性黄疸等。

(4)其他病因引起的脾大如某些结缔组织病、单核-吞噬细胞增多症、戈谢病、AIDS等。

脾大的临床表现各异。脾脏中度以上肿大的患者一般体检都能扪及脾脏;明显肿大的患者脾脏下缘可达脐下水平。

二、声像图表现

(一)脾大的确定

一般认为,具备下列条件之一者考虑有脾大:成年男性和女性脾脏厚径分别超过 4 cm 和 3.8 cm,同时脾脏下缘超过肋缘线;长径大于 11 cm;脾面积代表值超过 25 cm^2;脾体积代表值男女分别超过240 cm^{3}和 215 cm^3。因年龄、性别、身高及营养状况不同,脾脏的正常值个人差异颇大。

根据学者一组调查,肝功能正常者的健康人群和运动员群体超声检查中,有 20%～25% 脾厚超过 4 cm,同时肋缘下可探到脾缘,符合超声或临床的"轻度脾大",然而经两年以上随访健康状况良好,并无其他疾病表现。可见,这类人群"轻度脾大"的真实意义值得探讨。

(二)脾大程度的判断

超声对脾大程度的判断仍然与临床传统的判断标准保持一致。

(1)脾脏轻度肿大:超声可见脾脏形态一般正常,各径线长度或面积、体积超过正常高限;在仰卧位平静吸气时,肋缘下可探及脾脏;深吸气,脾下缘在肋缘下 2～3 cm。

(2)脾脏中度肿大:声像图显示脾脏失去正常形态,各径线测值明显增加,增大比例可不一致,吸气时,脾下缘超过肋缘下 3 cm,直至平脐。脾上、下极圆钝,脾门切迹变浅。

(3)脾脏重度肿大:脾脏体积进一步增大,邻近器官受压移位。脾脏下缘超过脐水平以至抵达骨盆腔。脾门切迹消失。

(三)脾大的内部回声

脾大的内部回声与肿大的时间、程度有一定关系,而与病因关系不密切。慢性重度肿大可因脾内发生小出血灶或纤维化而回声增强。个别代谢性疾病或寄生虫病可使脾脏内部回声不均匀,出现局灶性低回声或高回声结节,但是对疾病的诊断无特异性(图 12-2,图 12-3)。

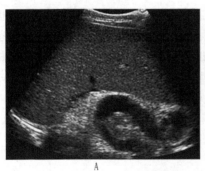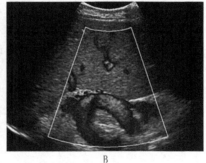

图 12-2 肝硬化引起淤血性脾大声像图和 CDFI 表现

A.二维图像;B.彩色多普勒图像(SP:脾,SV:脾静脉曲张)

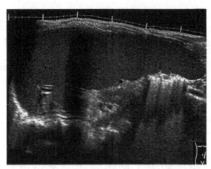

图 12-3 慢性粒细胞白血病引起的巨脾

左侧肋间经过肋骨弓向前下腹壁扫查,SH 为肋骨声影

三、诊断与鉴别诊断

对于中重度脾大,超声很容易诊断。但对个别轻度脾大,有时难以肯定。临床上超声测值超出正常高限诊断"轻度脾大"而无明显病因可寻者,较多见于职业性运动员和部分健康人群,很可能属于正常变异。因此,考虑"轻度脾大"是否有临床病理意义必须慎重。病因诊断主要依靠病史和实验室检查来确定。脾大需与以下疾病鉴别。

(一)腹膜后肿瘤

左侧腹膜后巨大肿瘤可以将脾脏向后上方推移,致使脾脏被肺组织遮盖而超声不易显示;同时,容易把肿瘤本身误认为肿大的脾脏。极个别腹膜后肿物可引起脾脏向左下腹和髂窝部移位。腹膜后肿瘤无脾脏特有的外形切迹和脾门血管结构,只要注意全面扫查,容易加以鉴别。

(二)肝左叶显著增大

肿大的肝左叶或肝左叶巨大肿瘤占据左上腹时,也可能与脾大混淆。连续扫查,可以发现其为肝脏整体的延续,与肝脏无分界。其内部管状回声多,为肝内管状结构的分布。彩色多普勒显示其血供来自肝脏,与脾脏血供特点完全不同。

四、比较影像学

超声是检查脾大最为简便的方法,测量脾脏各径线极为方便。除了能很敏感地判断脾脏有无增大及其内部结构异常外,利用彩色多普勒可以对脾大和脾内病变的血流动力学作出评估,为临床提供丰富的病理和病理生理学信息,有助于诊断。CT可判断脾脏有无肿大,但比较粗略,病因诊断也十分困难且价格昂贵。核素扫描,表现为核素浓集面积增大,而在形态上无特征。MRI检查,对于脾脏肿大,尤其是充血性脾大的识别,包括发现脾门静脉扩张,有相当的帮助。而对其他原因引起的脾脏肿大,则缺乏特异性。检查费用高,不易普及也限制了MRI的应用。相比之下,超声对脾大的形态学和血流动力学的观察优于其他影像学方法。

(李　松)

第三节　脾脏囊性疾病

根据病理又可分为原发性真性囊肿与继发性假性囊肿两类。真性囊肿特点是囊的内壁有上皮细胞层覆盖,如单纯性脾囊肿、包虫囊肿、淋巴管囊肿、表皮样囊肿等;假性囊肿内壁无上皮细胞覆盖,为机化的纤维包膜,可有钙化,多继发于外伤性血肿和胰腺炎。临床上以假性囊肿相对多见,约是真性囊肿的4倍。

一、声像图表现

(一)单纯性脾囊肿

本病罕见,可能为脾表面间皮细胞嵌入脾内形成。多为单发性。圆形或类圆形,壁薄而光滑,内部透声好,后壁回声增强,具有典型囊肿特征(图12-4A)。CDFI:肿物内无血流信号。

(二)脾内假性囊肿

多数为圆形或椭圆形,囊壁回声欠光整,局部可能有钙化强回声;内部多有细点状或少量索状或碎片状回声(图12-4B)。CDFI:肿物内无血流信号。

(三)淋巴管囊肿

本病实为脾内的淋巴管扩张引起。声像图呈具有多个分隔的囊肿,分隔纤细而光滑,囊壁规则或不完整,后壁回声增强。CDFI:肿物内无血流信号(图12-5)。

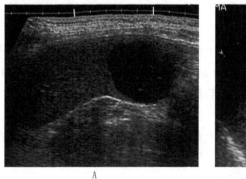
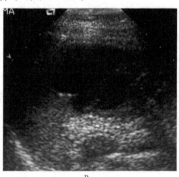

A   B

图12-4　脾囊性肿物声像图
A.单纯脾囊肿声像图;B.外伤后假性脾囊肿

(四)表皮样囊肿

多为单发,囊壁较厚而且光滑,有时可见分叶状边缘和分隔。囊内通常呈无回声,或因囊液内含有脂质和组织碎屑,囊内可能出现细点状回声,随体位改变浮动。声像图的改变取决于囊肿内脂液性状而定(图 12-6)。CDFI:肿物内无明显血流信号。

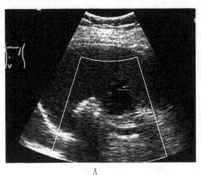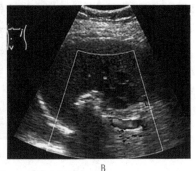

图 12-5 囊性淋巴管瘤声像图

A.灰阶超声图像(箭头所指处为病变所在部位);B.彩色多普勒图像

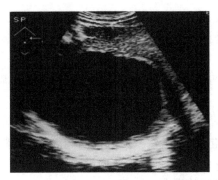

图 12-6 表皮样囊肿声像图

(五)包虫囊肿

我国西北部流行区较多见。脾脏包虫囊肿与肝包虫囊肿具有相似的声像图特征,如囊壁呈双层结构,有单房型和多房型之分;合并感染者常呈囊实混合型;陈旧性包虫囊肿可以类似实质性肿物回声并伴有囊壁钙化所致回声增强及声影。CDFI:囊性肿物内无血流信号。

二、诊断与鉴别诊断

借助于超声检查能够准确地判定脾内囊性疾病,根据囊性疾病的声像图特征并结合病史,可对多数囊肿的性质作出提示性诊断。脾脏假性囊肿可能有外伤史或胰腺炎病史,脾包虫患者有流行病学史和羊犬接触史,声像图具有一定的特征性,如囊壁双层回声结构等;Casoni 皮肤过敏试验及血清学检查等有助于诊断。

此外,尚需与少见的脾动脉瘤鉴别,CDFI 和频谱多普勒有助于明确诊断。其他低回声病变尚有脾脓肿、血肿、脾淋巴瘤,以及左肾上极囊肿和胰尾部巨大囊肿等,通过认真扫查,根据声像图、CDFI 并结合病史,不难加以鉴别。

超声引导穿刺抽吸需要特别慎重。超声引导穿刺抽吸、迅速减压和乙醇硬化治疗脾包虫囊肿,是一项重要的革新技术,它已成功地用于脾脏棘球蚴病的诊断与治疗。操作熟练和严防囊液渗漏引起并发症是很必要的。

三、比较影像学

尽管超声学诊断脾脏囊性疾病具有较高的特异性,但鉴别感染性和出血性囊肿尚有一定的困难。CT、MRI 和核素检查均可以用于脾内囊性疾病的诊断。但是在判别病变是否为囊性方面,不及超声准确。而在显示囊壁如皮样囊肿壁的细微结构方面,超声又不及 CT 和 MRI。核素检查难以发现较小的病变,也不能确定病变的囊、实性,对囊性疾病的诊断价值有限。超声检查疑有实性成分或恶性病变者,需要进一步进行 CT 或 MRI 检查。

(李 松)

第四节 脾 破 裂

脾破裂可分为外伤性脾破裂和自发性脾破裂。后者比较少见,可发生于正常脾脏、白血病、血友病和其他凝血障碍或接受抗凝治疗者。必须指出,外伤性脾破裂在腹部实质性脏器的闭合性损伤中,占有首要地位。

根据损伤的范围和程度,可将脾破裂分为三种类型:①中央型脾破裂;②包膜下脾破裂;③真性脾破裂。

中央型破裂发生脾实质深方,其包膜完整,形成脾实质内血肿。包膜下血肿系脾实质周缘部破裂并在包膜下形成血肿,其包膜完整。中央型脾挫伤和包膜下脾破裂均很常见,但是临床诊断常有困难。真性脾破裂累及脾包膜,或发生腹腔内游离性出血;或出血局限于脾周围,形成脾周围血肿。此为临床比较容易识别的类型。

一、声像图表现

(一)中央型破裂

脾脏不同程度增大,脾包膜完整。脾实质内回声不均匀,出现单个或多个不规则回声增强和减低区代表出血。新鲜血肿回声增强,随着血凝块液化形成无回声区(图 12-7)。

(二)包膜下破裂

以梭形或新月形包膜下血肿为特征,血肿内部呈低回声和无回声。脾实质被挤压。陈旧性包膜下出血可见血肿内出现不规则索条状或分房样强回声,代表纤维渗出和血凝块机化,血肿的内壁不光滑。

(三)真性脾破裂

常见脾包膜中断,局部脾脏轮廓不清,伴有脾实质不均匀性回声增强或减弱。利用高灵敏度的彩色多普勒可能发现出血的部位。但是小的破裂口,或脾破裂位于扫查盲区,脾脏声像图可无异常发现(直接征象阴性)。然而,真性脾破裂往往伴有程度不同的脾周围积液和游离性腹水征象,部分病例仅有脾周围积液征象。这是真性脾破裂的间接征象,具有重要临床意义。

注意事项:①常规超声诊断,脾外伤的敏感性和特异性有相当大的局限性,其敏感性或检出率仅41%～66.7%;脾破裂的分级诊断的准确率也很低,如轻度脾破裂(Ⅰ、Ⅱ级分别仅为38.5%～77.8%)。对于常规脾脏超声未见异常的腹部外伤患者,发现腹腔游离积液和脾周围积液征象者,应保持警惕,密切随诊,必要时做重复超声观察。②脾外伤声像图特点,外伤后 24～48 小时常有显著的动态变化。例如:新鲜的脾周围血肿因有回声显示不清,液化之后则比较明显;轻度脾实质挫伤后,可发展成脾实质内血肿形成;脾内多个小血肿可以扩大融合成大的血肿,并可向脾实质周围发展成脾实质内包膜下血肿等。

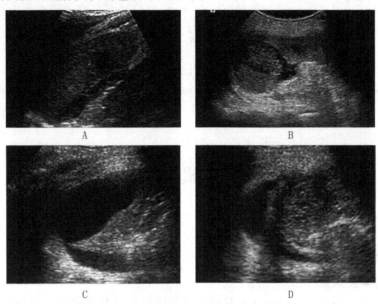

图 12-7 典型脾破裂的几种声像图类型

A.轻度脾破裂、实质内小血肿(HE)和包膜下血肿;B.典型包膜下血肿;C.实质内新鲜
较大血肿兼有包膜下、实质内小血肿;D.真性脾破裂,脾周围血肿(HE)及包膜中断

二、诊断和鉴别诊断

新鲜的脾实质内血肿有时因凝血块有回声,酷似脾肿瘤;脾实质内血肿液化完全时,和其他脾脏含液性病变相似。因此需要注意鉴别。根据外伤病史和明显的声像图表现,超声可以诊断脾破裂并试图进行分类,但需指出,现今学者们认为超声诊断腹部实质性脏器外伤,包括脾外伤在内,其敏感性和特异性均较差,远不及增强 CT。脾脏超声造影新技术,可以弥补常规超声的不足,微泡造影大大提高了脾外伤诊断的敏感性和特异性,对于脾外伤的分级(分型)诊断特别有利,显著降低了常规超声的假阴性率,而且几乎可以和增强 CT 相媲美。

中央型脾破裂、包膜下出血及局限于脾周围血肿的轻度真性脾破裂,易被临床漏诊。它们是迟发性脾破裂并引起腹腔内大出血的主要原因,故值得高度警惕。

近年来微泡超声造影广泛用于腹部实质脏器包括脾脏外伤的检查和分级诊断,取得了重要进展。超声造影的敏感性和特异性接近 CT 检查,某些优点甚至可以和 CT 媲美,急诊超声造影检查操作简便、经济实用、有助于快速诊断,尽显其优越性。已有报道认为,对于某些严重脾外伤并伴有活动性出血患者,超声造影引导下经皮注射凝血药物——介入性超声微创处理,有望替代部分外科脾切除手术。

(李 松)

第十三章

胰 腺 疾 病

第一节 胰 腺 炎

一、急性胰腺炎

(一)流行病学及病因

急性胰腺炎(acute pancreatitis,AP)是胰酶对胰腺组织自身消化导致胰腺腺泡细胞的损伤,同时伴有局部或全身的炎症反应。严重程度可以从轻度水肿到胰周坏死感染,甚至可以导致多器官功能衰竭。组织病理学上,急性胰腺炎分为急性水肿型胰腺炎和急性出血坏死型胰腺炎,前者居多,以间质充血、水肿和炎细胞浸润为主,而后者以胰腺实质坏死、血管损害、脂肪坏死为主伴炎细胞浸润。AP病因很多,主要发病因素为胆道疾病,尤其是胆道结石。文献报道急性胆源性胰腺炎发病率占AP的15%～50%,在我国占AP的60%以上。此外,感染、药物、乙醇、手术及创伤、肿瘤、自身免疫因素、代谢、妊娠、遗传、特发性等也占一定比例。

(二)临床表现

AP的临床表现与其病情严重程度相关。以腹痛、发热、恶心、呕吐等多见,急性胆源性胰腺炎还可伴随黄疸,当出现胰腺假性囊肿或胰腺脓肿时可扪及腹部包块。Grey-Tuner 征(双侧或者单侧腰部皮肤出现蓝-绿-棕色大片不规则瘀斑)和Cullen 征(脐周围皮肤青紫及两侧肋腹皮肤灰蓝色)少见。临床上将 AP 分为轻型胰腺炎(mild acute pancreatitis,MAP)和重症胰腺炎(severeacute pancreatitis,SAP)。前者可有极其轻微的多器官功能紊乱,但无严重腹膜炎和代谢功能紊乱,临床恢复快。后者则可出现多器官功能衰竭、代谢紊乱或合并胰腺坏死、脓肿、假性囊肿等并发症。因此,在临床上需要特别加以甄别。10%～25%的 AP 患者会并发假性囊肿,其中多数自行消退,持续存在者有导致感染、脓肿形成、胰瘘、假性动脉瘤、静脉血栓等可能性。

实验室检查约90%的急性胰腺炎血清淀粉酶升高,超过正常值5倍时,即可确诊为急性胰腺炎。起病后6～12小时内血淀粉酶迅速升高,3～5天恢复到正常。尿淀粉酶升高较晚,在病后的12～24小时升高,持续时间较长,一般为1～2周,适用于起病后较长时间未确诊者。检测血清淀粉酶是诊断急性胰腺炎最常用和最快捷、简便的方法之一。在急性胰腺炎起病后24～72小时血清脂肪酶开始上升,持续5～10天,对起病时间较长者适用。有研究发现,C反应蛋白、白细胞计数、血清中降钙素和白介素-4可能是胰腺坏死感染的标志,能更早地反映疾病的严重程度。

(三)超声表现

1.体积

胰腺弥散性肿大,以前后径增大为著。

2.边界

轻型炎症时,胰腺边缘整齐,形态规则,重型时边缘不整齐,形态不规则,与周围组织分界不清。

3.实质回声

胰腺回声减低。水肿型胰腺炎实质回声呈均匀的低回声,但也有实质回声略高于正常的病例。出血坏死型胰腺炎实质回声明显不均匀,呈低回声和高回声相间的混合回声,内部可见片状无回声。

4.胰管

胰管轻度扩张或不扩张,当胰液外漏时扩张胰管可消失或减轻。

5.积液

胰腺炎时可合并积液,超声表现胰周、小网膜囊、肾前旁间隙的无回声,有时腹腔、盆腔甚至胸腔可见积液。

6.胰周

胰腺周围病变发生比例较高,超声表现为病变处见低回声,边界不清,主要见于胰腺腹侧、背侧,双肾旁间隙或肾周围,胰腺后方血管周围等。

7.假性囊肿

急性胰腺炎发病2～4周后可在胰腺内或周边形成胰腺假性囊肿,圆形或类圆形,边界较清楚,囊壁多数光滑,少数可厚薄不均、可见分隔或钙化,后方回声增强。

8.非典型者

不典型的急性胰腺炎表现为胰腺无肿大,仅腺体内局部回声减低,多见于胰头和胰尾,胰周组织回声减低,模糊不清。有时合并炎症的并发症如胰腺脓肿等,表现为胰腺正常结构消失,内部呈不均匀的混合回声。

9.血管的改变

重症胰腺炎还可以出现血管的并发症。炎症可直接侵蚀脾血管,血管内膜受损,管壁增厚,管腔狭窄,严重者可引起脾静脉血栓形成或闭塞。表现为脾静脉增宽,内见低回声,血流充盈缺损,提示脾静脉血栓形成,或胰腺后方未见脾静脉管腔及血流显示,提示脾静脉闭塞,胰腺周围和脾门区可见蜂窝状迂曲的管状结构,为五彩花色血流,提示侧支循环形成。胰腺炎还可以引起脾动脉病变,其原因可能为炎症直接侵蚀脾动脉;胰液在自我消化过程中侵蚀脾动脉;胰腺炎时脾动脉内血液因高浓度胰蛋白酶大量释放而处于高凝状态导致血栓形成。表现为脾动脉内可见低回声,血流充盈缺损。假性脾动脉瘤表现为脾动脉旁类圆形无回声区,CDFI内部血流呈涡流,与脾动脉相通。

(四)超声造影表现

1.急性水肿型胰腺炎

超声造影后,胰腺与周围组织分界尚清晰,实质回声增强,未见明显无灌注区。

2.急性出血坏死型胰腺炎

超声造影表现为胰腺实质呈不均匀增强,可见散在灶状或片状不规则无增强区,胰腺与周围组织界限不清,表面不光滑呈毛刺状。胰周及腹膜后炎性改变及并发症,如胰周、肾旁前(后)间隙、肾周间隙积液,胰腺内或胰周假性囊肿等在超声造影表现为组织的无灌注或低灌注区。

超声造影显著提高了急性胰腺炎坏死灶的检出率。在急性胰腺炎严重度评价上也具有很高的临床价值。超声造影技术通过观察感兴趣区域内造影剂灌注的有无、强弱来判断该区域血流灌注情况,以此来区别胰腺有无坏死及坏死的程度。

(五)报告内容及注意事项

急性胰腺炎的报告包括胰腺体积、形态变化,回声的改变,胰管是否扩张,胰腺与周边组织分界是否模糊,胰周是否有积液,腹腔、胸腔是否有积液。有无假性囊肿及血管受侵等情况。

超声造影应重点描述胰腺实质增强是否均匀,是否可见无增强坏死区。超声造影还可以评价急性胰腺炎的严重程度,对急性胰腺炎的分级有重要的临床意义。是否合并无增强的假性囊肿。

还应注意胰腺炎的病因,如胆道结石等。更要注意是否有合并胰腺肿瘤的可能。年轻患者应注意是否存在胰管、胆管合流异常,胰管交界汇合处狭窄或受压可导致胰液通道梗阻,胆汁反流,引起胰腺炎。

(六)鉴别诊断

有明显声像图改变的病例,结合临床表现和血清淀粉酶、脂肪酶检查,超声可明确诊断。超声检查应注意对轻型和重型胰腺炎的鉴别诊断。轻型者胰腺常呈轻中度弥散性肿大,胰腺边缘清晰,呈均匀低回声,胰周积液少见或少量。重型者胰腺常呈严重弥漫肿大,边缘不整、模糊不清,内部回声不均匀,胰周积液多见,胸腔积液、腹水多见,肠麻痹、积气多见。

非典型胰腺炎要注意与胰腺癌的鉴别。胰腺炎病灶后方回声增强,主要原因是炎症导致的胰腺水肿或出血坏死使肿块的透声性增强,而胰腺癌的肿块后方多为回声衰减现象。胰头部局限性炎性肿块和胰头癌均可引起胰管和胆总管扩张,前者胰管呈轻中度不规则扩张,并贯穿肿块,胆总管及肝内胆管扩张不明显或仅有轻度扩张,常与胆道慢性炎症、胆石症或胰管结石并存,而胰头癌常早期侵犯压迫胆总管致肝内外胆管明显扩张,少有管壁增厚及钙化表现,胆总管下端截断或显示不规则性狭窄,肿块内见不到扩张的胰管。

假性囊肿出现时要与囊性肿瘤相鉴别。

二、慢性胰腺炎

(一)流行病学及病因

慢性胰腺炎(chronic pancreatitis,CP)是由各种原因导致的胰腺局部、节段性或弥散性的慢性进行性损害,导致胰腺实质和组织和/或功能不可逆的损害,造成胰腺腺泡萎缩,胰腺纤维化、钙化、导管内结石、胰腺假性囊肿,可有不同程度的胰腺内外分泌功能障碍。其主要病理特征为间质纤维化和慢性炎细胞浸润,间质中的血管无明显破坏和增生。目前认为CP是胰腺癌的一个危险因素。根据病因不同,CP分为乙醇性胰腺炎、胆源性胰腺炎、热带性胰腺炎、遗传性胰腺炎、自身免疫性胰腺炎和特发性胰腺炎等。CP在全球不同地区发病率差异较大。西方的患病率为$(10\sim15)/10$万,发病率为每年$(4\sim7)/10$万。日本1999年的CP发病率为5.77/10万。我国CP发病率低于西方国家,但并不少见,且与全球一样呈上升趋势。

（二）临床表现

因病因不同，临床表现也不同，常见表现为腹痛和/或消化不良。典型者为餐后上腹痛，并可放射至左腰背部，向前屈曲位能减轻。腹痛还与乙醇、药物依赖和心理等有关。腹痛原因复杂，目前确切机制尚不明确，可能与胰管或胰腺实质内压力增加、神经周围炎症、缺血、组织坏死、负反馈功能下降等有关，如若合并假性囊肿、十二指肠梗阻或胰管梗阻（狭窄、结石或继发肿瘤）等，腹痛会进一步加重。胰腺脂肪酶水平下降 90％以上时会有脂肪泻、脂溶性维生素和维生素 B_{12} 缺乏及体重下降等。

当胰腺外分泌功能受损时，患者表现为腹胀、脂肪泻、吸收不良及消瘦等症状。内分泌功能受损时，患者会出现糖尿病。相关的实验室检查包括血、尿淀粉酶测定，苯替酪胺实验，苯甲酰酪氨酰对氨基苯甲酸试验，糖耐量试验，胰高血糖素测定等。CP 急性发作时，血淀粉酶、尿淀粉酶浓度可一过性升高。内分泌功能受损时，胰高血糖素升高，血糖升高。

（三）超声表现

1.体积

慢性胰腺炎时，胰腺体积多数缩小，少数可以正常或增大（弥散性增大或局限性增大），形态僵硬，边缘不规则。

2.回声

内部回声粗糙，多数回声增高，有时可以回声减低，内部可见实质钙化或胰管结石的斑点状强回声，是慢性胰腺炎的重要诊断指标。

3.胰管

主胰管可以不均匀扩张，直径多≥3 mm，粗细不均，典型者呈"串珠样"改变，管壁增厚毛糙，回声增强。钙化型胰腺炎常伴胰管内结石，胰管扩张较明显，梗阻型以轻中度扩张较常见。

4.假性囊肿

部分病例合并假性囊肿，可发生在胰腺内和胰周，圆形或类圆形，边界较清楚，囊壁较厚不规则，囊内可见点状回声。

5.肿块型

胰腺局部肿大，呈假肿物样低回声，形态多不规则，内部回声粗糙，可见斑点状强回声，回声可与胰腺其他部位回声相近。

（四）超声造影表现

肿块型慢性胰腺炎，常规超声表现为胰腺的局限性增大伴有不规则低回声团块。这与胰腺癌不易鉴别，而超声造影可以对两者进行鉴别诊断。肿块型胰腺炎超声造影早期表现为局灶性增强，与周围实质增强程度相似；后期廓清时间也与胰腺实质一致。这是因为肿块型胰腺炎病灶内可有不同程度的间质纤维化和炎症细胞浸润，但病灶内微血管属于正常的组织血管，且未受破坏，其数量和分布与正常胰腺实质大致相同，所以病灶的增强多与正常胰腺组织同时增强，且增强程度无明显差别。胰腺癌超声造影多表现为增强强度低于胰腺实质的低增强病灶，造影剂廓清时间早于胰腺实质。

（五）报告内容及注意事项

慢性胰腺炎的超声报告包括：胰腺体积、形态变化，内部回声是否粗糙，是否有实质钙化和胰管结石，主胰管是否扩张，是否有假性囊肿。

超声造影应重点描述肿块型胰腺炎的肿块与胰腺实质是否同步增强，二者增强强度是否一致,廓清时间是否一致。

有时肿块型胰腺炎与胰腺癌鉴别困难,必要时需行超声引导下穿刺活检术。

(六)鉴别诊断

慢性胰腺炎的鉴别诊断主要为肿块型胰腺炎与胰腺癌鉴别:①前者胰管呈不规则串珠样扩张,胰管扩张及周围胰腺萎缩程度不如胰腺癌明显;②前者的肿块内多发无回声,为扩张的侧支胰管或小的假性囊肿;③前者可有胰管内结石或实质内钙化;④前者胆总管狭窄为渐进性,而后者多为突然截断。

三、自身免疫性胰腺炎

(一)流行病学及病因

自身免疫性胰腺炎(autoimmune pancreatitis,AIP)是由自身免疫介导、以胰腺肿大和胰管不规则狭窄为特征的一种特殊类型的慢性胰腺炎。病理表现为胰管周围淋巴细胞和浆细胞浸润、小叶间纤维化显著的慢性炎症,免疫组化有大量 IgG4 阳性细胞浸润,常伴有胰腺及周围闭塞性静脉炎。Sarles 等人在 1961 年首次提出用自身免疫来解释部分慢性胰腺炎的病因。1995 年,Yoshida 等使用激素治疗一例慢性胰腺炎伴有高球蛋白血症及自身抗体的患者有效,因此采用"自身免疫性胰腺炎"命名本类疾病。目前认为 AIP 是 IgG4 相关系统性疾病在胰腺的表现,胰腺外的其他器官也可以受累,如干燥综合征、原发性硬化性胆管炎、原发性胆汁性肝硬化等。

AIP 多见于男性,男女比例约 2:1。发病年龄范围较大,多发生在 40～70 岁人群。日本报道的患病率为 0.82/10 万,占慢性胰腺炎的 2%～6%。AIP 的病因及发病机制尚不明确。AIP 患者血清中可检测到多种异常抗原抗体及升高的 γ-球蛋白,以及激素治疗对本病有效,提示自身免疫在 AIP 发病中有重要作用。也有人提出幽门螺杆菌参与激活 AIP 自身免疫过程。研究认为自身免疫性胰腺炎为一种 IgG4 相关的系统性疾病,2 型 T 辅助细胞和 T 调节细胞介导了大部分自身免疫性胰腺炎的免疫反应。IgG 及 IgG4 水平升高、多种自身抗体阳性及激素治疗有效反映了 AIP 发病的免疫机制。

(二)临床表现

自身免疫性胰腺炎临床表现比较复杂,可以表现为急性、慢性胰腺炎的症状,包括梗阻性黄疸、不同程度的腹痛、后背痛、乏力、体重下降、脂肪泻等,40%～90%的患者可以表现为胰腺外其他器官的症状,如泪腺唾液腺受累症状、胆管炎、胆囊炎、纵隔或腹腔淋巴结肿大、间质性肾小球肾炎、肺间质性纤维化、腹膜后纤维化、硬化性肠系膜炎、炎性肠病等,其中梗阻性黄疸可发生于2/3 的患者。也有约 15%的患者无临床症状。50%～70%的患者合并糖尿病或糖耐量异常。实验室检查 γ-球蛋白及 IgG4 常明显升高,血清淀粉酶及脂肪酶轻度升高,CA19-9 一般不高,当AIP 累及胆总管或合并胆管炎时,胆红素及转氨酶可相应升高。

(三)超声表现

AIP 超声影像学表现分为弥散型(约占 70%)和局部型(约占 30%)。

(1)胰腺形态弥散型 AIP 呈弥散性肿大,典型表现为"腊肠样"改变。局灶型 AIP 表现为局灶性肿大,多位于胰头,可形态不规则、边界不清。

(2)胰腺回声弥散型 AIP 胰腺弥散性回声减低,回声增粗,内部可见纤维化样高回声斑点。局灶型 AIP 胰腺局部呈肿物样低回声,回声与胰腺实质相近,彩色多普勒内可见少许血流信号。

（3）主胰管弥散性变细或局限性狭窄，主胰管远端扩张；病变累及胆总管下段时，可出现局部陡然向心性狭窄，狭窄区较细长，胆管壁增厚，胆总管上段扩张及肝内胆管扩张。胰周可出现少量积液等。

（四）超声造影表现

弥散型 AIP 的超声造影表现为增强早期和晚期均为弥散性、中等强度的增强。局灶型 AIP 的超声造影多表现为肿物与胰腺实质同步增强、同步减退，且呈均匀增强。

（五）报告内容及注意事项

AIP 的超声报告包括胰腺是否有弥散性或局灶性肿大，胰腺回声是否减低、增粗，内部是否可见高回声斑点，主胰管是否有弥散性变细或局限性狭窄，病变是否累及胆总管，胆总管壁是否增厚或陡然向心性狭窄，是否有远端扩张。

AIP 的超声造影应重点描述弥散型 AIP 是否为增强早期和晚期均为弥散性、中等强度的增强，局灶型 AIP 是否为病灶与胰腺实质同步增强、同步减退。

依据 AIP 的典型超声表现及超声造影同步增强同步减退的表现，同时结合血清 IgG4 升高、自身抗体阳性、伴其他器官相应病变及激素治疗效果良好等有助于 AIP 的诊断，但有时仍与胰腺癌鉴别困难，必要时需行超声引导或超声内镜引导下穿刺活检术。

（六）鉴别诊断

弥散型 AIP 通过弥散性"腊肠样"肿大、回声弥散性减低等表现，与胰腺癌鉴别较容易。局灶型 AIP 与胰腺癌鉴别较困难，胰腺癌多为蟹足样浸润生长、胰管突然截断、狭窄远端明显扩张、远端胰腺可以萎缩、肝转移灶、转移性淋巴结等。有文献报道局灶型 AIP 假肿物内的高回声斑点具有特异性，有助于鉴别 AIP 与胰腺癌，高回声斑点可能是诸多被压缩的小胰管形成。超声造影也有助于鉴别 AIP 与胰腺癌。AIP 的实验室检查（血清 IgG4 升高、自身抗体阳性）、其他器官相应病变及激素治疗效果良好均对鉴别二者有重要帮助。

四、嗜酸性胰腺炎

（一）流行病学及病因

原发性嗜酸性胰腺炎极罕见，特征为胰腺实质明显的嗜酸性粒细胞浸润。原发性嗜酸性胰腺炎全身表现有外周血嗜酸性粒细胞升高、血清 IgE 升高及其他器官的嗜酸性粒细胞浸润。胰腺可肿大、萎缩或出现纤维化，可出现嗜酸性静脉炎，病变可导致肿块形成或胆总管阻塞。病理学表现为胰腺组织内有大量以嗜酸性粒细胞为主的炎性细胞的浸润，同时伴有组织纤维化，弥散性胰管、腺泡和间质嗜酸性粒细胞浸润伴发嗜酸性动脉炎和静脉炎。胰腺假性囊肿可见局部高密度嗜酸性粒细胞的浸润。除原发性外，嗜酸性胰腺炎常见于寄生虫感染、胰腺肿瘤、胰腺移植排斥反应、对药物（如卡马西平）的高敏感性、中毒、牛奶过敏等。目前此病的发病机制尚不清楚，多数学者认为嗜酸性胰腺炎发病可能与机体变态反应有关。糖皮质激素治疗后，胰腺影像学和血清学异常可得到改善。

嗜酸性胰腺炎因其发病隐匿，目前多为个案报道，缺乏流行病学资料。各年龄段皆可发病，以中老年多见，男女比例为 2:1，既往有过敏史、哮喘病史者易患。另外，若新生儿的母亲为血糖控制不佳的糖尿病患者，该新生儿的发病风险也高于其他人群。

（二）临床表现

嗜酸性胰腺炎临床表现主要取决于嗜酸性粒细胞的浸润部位。嗜酸性粒细胞可单独浸润胰腺,亦可同时合并胃肠道和全身其他脏器的浸润,包括心脏、皮肤、淋巴结等。由于胰腺的炎性肿胀可压迫和刺激胰腺包膜引起腹部疼痛,肿胀部位不同可诱发不同部位的疼痛,以右侧较多见,可向后背放射。胰头部位的肿胀还可影响胆汁和胰酶的排泄,部分患者甚至可诱发嗜酸性胰腺炎急性发作。持续的炎性反应还可引起胰胆管损伤等,部分患者可出现黄疸、瘙痒、消化不良等症状。少部分患者还有复发恶心、呕吐等症状,严重者出现心脏和呼吸道嗜酸性粒细胞浸润,可导致死亡。

(三)超声表现

胰腺可以弥散性肿大或局限性肿大(以胰头肿大多见),回声减低,可伴胰周少量渗出。胰管全部或局部狭窄,可伴远端胰管扩张,也可出现胆管狭窄伴远端扩张。少数病例可见胰腺假性囊肿。

(四)超声造影表现

弥散型嗜酸性胰腺炎的超声造影表现为弥散性、中等强度的增强。局灶型嗜酸性胰腺炎的超声造影多表现为肿物与胰腺实质同步增强、同步减退,且呈均匀增强。

(五)报告内容及注意事项

嗜酸性胰腺炎超声报告包括胰腺是否弥散性或局灶性肿大,回声是否减低,胰周是否有渗出,主胰管和胆总管是否有狭窄及远端扩张。

超声造影应重点描述是否为同步增强、同步减退及增强强度。

嗜酸性胰腺炎的超声表现不具有特异性,与其他类型的胰腺炎表现不易鉴别。内镜逆行胰胆管造影在嗜酸性胰腺炎的诊断中占有较重要的地位,超声内镜行组织穿刺可进行诊断。

(六)鉴别诊断

主要与胰腺癌和自身免疫性胰腺炎鉴别。三者的临床症状和影像学表现较为相似。多数嗜酸性胰腺炎出现嗜酸性粒细胞增多、免疫球蛋白 IgE 升高,有过敏和哮喘病史、糖皮质激素治疗有效;自身免疫性胰腺炎多出现血清 IgG4 升高,自身抗体阳性等。另外肿瘤标志物、ERCP 检查等也有助于三者的鉴别诊断。病理组织学活检是三者诊断的金标准。

五、胰腺脓肿

(一)流行病学及病因

胰腺脓肿指来自腹腔内邻近胰腺部位的脓液积聚,可来源于胰腺局限性坏死液化继发感染,也可来自胰腺假性囊肿继发感染,是重症急性胰腺炎的严重并发症之一,通常在胰腺炎发病 4～6 周后形成,在重症急性胰腺炎中的发病率大约为 5%,国外报道胰腺脓肿的死亡率为 14%～54%,国内报道 12.2%～25%。脓肿好发于胰体和胰尾部,可为单腔或多腔,小者直径数厘米,大者可达 30 cm,可并发膈下脓肿、小网膜积脓和结肠坏死。传统治疗方法有经皮穿刺引流、外科手术等。

(二)临床表现

感染征象是常见的临床表现,急性胰腺炎患者若出现败血症表现,应高度警惕胰腺脓肿。胰腺脓肿可呈隐匿性或暴发性表现。患者原有症状、体征发生改变和加剧,表现为持续性心动过速、呼吸加快、肠麻痹、腹痛加剧,伴腰背部疼痛,外周血白细胞计数升高,患者有全身中毒症状,体温逐步上升,偶有胃肠道症状(恶心、呕吐及食欲缺乏等)。少数会出现糖尿病症状。上腹部或全腹压痛,脓肿较大时可触及包块。1/3～2/3 的患者可出现血清淀粉酶升高。可有肝功能损害,血清转氨酶和碱性磷酸酶升高。40%～48%的患者可出现肾功能损害,血清尿素酶及肌酐增高。35%患者有肺炎、肺不张、胸膜炎等表现。

(三)超声表现

脓肿前期,所累及的胰腺区域回声增强、增粗、不均,轮廓不清。继而转为急性期,脓肿边界模糊,中心有液性暗区。进入慢性期后,脓肿成熟,表现为胰腺周围或胰腺内无回声,边界不清,囊壁增厚不规则,无回声内可见随体位改变而浮动的点状回声,透声较差。脓肿中检出强回声气体时有特异性诊断价值,是产气菌感染的表现。彩色多普勒显示囊壁可见血流,内部脓液无血流信号。

(四)超声造影表现

多数胰腺脓肿表现为动脉期有环状厚壁高增强,囊壁不规则,内部为无增强的液化脓腔,也可表现为蜂窝状增强,内可见多处液化无增强区。

(五)报告内容及注意事项

胰腺脓肿的超声报告应包括脓肿形态、回声,内部是否有液化区,是否有不规则厚壁,彩色多普勒内部是否有血流,囊壁血流情况。

超声造影报告应包括是否有环状厚壁高增强或蜂窝状增强,内部是否有无增强的液化脓腔。

超声对胰腺脓肿的检出率约为70%,有时不易鉴别胰腺脓肿、积液或假性囊肿,超声引导下脓肿穿刺、细菌培养有助于诊断,手术能明确诊断。

(六)鉴别诊断

胰腺脓肿应与胰腺假性囊肿鉴别,前者有脓肿前期至脓肿形成期的病程变化过程,脓肿形成后可见不规则厚壁,边界不清,内为无回声,透声差,有时内可见气体样回声,患者有发热、全身中毒症状、败血症等表现。假性囊肿多数边界较清楚,囊壁多数光滑,少数可厚薄不均、可见分隔或钙化,患者有急性胰腺炎病史。

(李　松)

第二节　胰腺非肿瘤性囊性疾病

一、流行病学及病因

胰腺非肿瘤性囊性疾病中,假性囊肿最常见,多继发于急性或慢性胰腺炎、胰腺外伤或手术,是胰液、渗出液和血液等聚积,刺激周围组织,继而纤维组织增生包裹而成,囊壁无上皮细胞覆盖。假性囊肿多位于胰腺的周围,少数位于胰内。

其他少见的胰腺非肿瘤性囊性疾病包括先天性囊肿、潴留性囊肿、寄生虫性囊肿、淋巴上皮性囊肿和黏液性非肿瘤性囊肿等。这类囊肿囊壁来自腺管或腺泡上皮组织,一般体积较小,通常无症状,无须切除。先天性囊肿因胰腺导管、腺泡发育异常所致,多见于小儿,与遗传因素有关。潴留性囊肿由于胰腺炎症、胰管狭窄或梗阻而引起胰液在胰管内滞留而形成。胰腺寄生虫性囊肿主要为发生于胰腺的包虫囊肿,该病多见于肝,偶见于胰腺。胰腺淋巴上皮性囊肿极少见,多见于中老年男性,目前病因不明,病变通常位于胰周,内衬成熟的角化鳞状上皮,周围有独特的淋巴组织层。黏液性非肿瘤囊肿一般被覆单层柱状上皮，上皮细胞顶端富含黏液，无任何肿瘤特征，与导管不相通。

二、临床表现

胰腺假性囊肿多发生于急性胰腺炎发作4～6周以后，也可继发于慢性胰腺炎、胰腺外伤或手术。其他少见的胰腺非肿瘤性囊性疾病一般无症状，多属偶然发现。部分患者可出现上腹痛、腹胀，当囊肿增大到一定程度会出现周围脏器压迫症状，如梗阻性黄疸。

三、超声表现

(一)假性囊肿

位于胰腺内部或周围，单发或2～3个，大小不等，呈类圆形或不规则形，囊壁较厚，可有分隔，无合并症者通常囊液清晰，合并坏死或继发感染者内部可见点片状中低回声，彩色多普勒显示囊腔内无血流信号。假性囊肿患者可能伴有胰腺炎及周边血管、组织受损等相关的影像学表现。囊肿可压迫及挤压周围器官，并与周围器官粘连，引起相应临床症状及超声表现。假性囊肿自发破裂时，患者突然腹痛，超声显示囊肿变小，壁不完整及腹水。

(二)先天性囊肿

胰腺实质内单发或多发的无回声，呈圆形或椭圆形，边界清晰，壁薄，后壁回声增强。体积小，常合并肝、肾、脾等囊肿。

(三)潴留性囊肿

胰腺实质内无回声，位于主胰管附近，多为单发，体积不大。有时超声可见囊肿与胰管相通。有时可见胰腺结石、钙化等慢性胰腺炎的超声表现。

(四)寄生虫性囊肿

如包虫性囊肿，典型者囊壁较厚、表面光滑、后方回声增强。部分囊内可见子囊和头节，声像图上头节表现为多发的团状、点状强回声，子囊可有囊中囊表现。

(五)淋巴上皮性囊肿

常位于腺体边缘的胰腺实质内，无或低回声，呈圆形，边界清晰，常为多房，后方回声稍增强。

(六)黏液性非肿瘤性囊肿

多呈圆形或类圆形单个囊腔，壁薄，边界清楚，内无分隔。黏液性囊肿与黏液性囊性肿瘤有时难以鉴别诊断。

四、超声造影表现

胰腺非肿瘤性囊性疾病超声造影囊腔全期无增强，囊壁和分隔光整，无增强壁结节。

五、报告内容及注意事项

超声报告应包括病灶的数目，位置，大小，描述囊壁及囊内回声。注意扫查时应细致、全面，尽可能清晰显示胰腺结构及其与周边组织的毗邻关系，避免漏诊较小的囊肿及位于胰周的假性囊肿。准确的定位诊断需仔细观察囊肿与胰腺的相对位置关系，观察深呼吸时两者是否有相对运动。

六、鉴别诊断

胰腺假性囊肿与其他胰腺非肿瘤性囊性疾病的鉴别：前者有胰腺炎、胰腺外伤或手术史，囊壁较厚，囊液欠清晰；后者一般无相应临床病史，体积较小，壁薄，囊液清。

胰腺非肿瘤性囊性疾病需与胰外囊肿鉴别：胰头部者应与胆总管囊肿、肝囊肿及右肾囊肿相鉴别；胰体部者应与胃内积液、网膜囊积液相鉴别。胰外囊肿包膜与胰腺被膜不相连，深呼吸时囊肿运动与胰腺运动不一致，可帮助鉴别。

胰腺非肿瘤性囊性疾病还需与胰腺脓肿鉴别：后者无回声内可见随体位改变浮动的低、中、高强度的点片状回声，其壁厚、粗糙、不规则，囊液透声较差。胰腺脓肿与典型的非肿瘤性囊肿不难鉴别，但与合并感染的囊肿很难鉴别，超声引导下穿刺有助于明确诊断。

囊液透声较差的胰腺非肿瘤性囊性疾病需与胰腺囊腺性肿瘤鉴别：后者囊壁厚而不规则，内部可见实质成分，部分可见壁上结节，囊液透声性较差，彩色多普勒于其实性成分内可探及较丰富的血流信号。

（李　松）

第三节　胰腺肿瘤

一、胰腺浆液性囊性肿瘤

(一)流行病学及病因

浆液性囊性肿瘤(serous cystic neoplasm,SCN)通常发生于 50~60 岁女性，最常见的是浆液性囊腺瘤(serous cystadenoma,SCA)，多孤立发生，约占胰腺囊性疾病的 20%；在 Von Hippel-Lindau(VHL)患者中，病变呈多灶性。多数浆液性囊性肿瘤为微囊型浆液性腺瘤，其他少见病变有大囊型、实体型、VHL 相关型等。大囊型浆液性囊性肿瘤通常位于胰头部，男性多见。研究表明，少于 5% 的 SCA 有局部浸润性，侵袭周围组织或血管，或直接延伸到胰周淋巴结；极少数病例可发生转移，表现为浆液性囊腺癌。

(二)临床表现

SCA 多见于胰腺体尾部，其大小差异较大，多为偶然发现，通常零星发生，增长缓慢。患者以腹部包块、腹胀或非特异疼痛为主要症状。症状随肿瘤增大逐渐加重，餐后为著，服药无缓解。

即使肿瘤很大，SCA 通常也是非浸润性的，挤压而不是侵犯邻近结构，因此，胆道梗阻是 SCA 的罕见并发症。

(三)超声表现

典型微囊型 SCA 可表现为分叶状囊性肿物，呈多房或蜂窝状无回声，囊壁及分隔薄，囊腔小(<2 cm)，囊内分隔向心性分布，部分病例肿块中央可探及实性回声的中央瘢痕区和钙化。彩色多普勒可探及显示囊壁、分隔及中央瘢痕内的血管分布。

胰体部囊性占位，边界清晰，呈分叶状，内可见纤细分隔。

极度微囊化的 SCA 少见，超声难以分辨其小的囊腔，二维超声类似于实体肿块的高回声或低回声病灶,边界清,透声好,瘤体后方回声增强;彩色多普勒可探及较丰富的血流信号。

大囊型浆液性囊性肿瘤胰头部多见,囊腔直径一般大于 2 cm,数量有限,也可呈单室型。

浆液性囊腺癌,临床少见,多表现为类实性血供丰富的占位,与微囊型 SCA 相似,但可转移到胃和肝或出现周围组织的浸润。

(四)超声造影表现

SCA 超声造影增强水平与胰腺实质接近,造影剂到达肿瘤后囊性结构显示更加清晰,囊壁及囊内分隔动脉期呈蜂窝状高增强,囊壁薄,几乎无乳头状隆起,静脉期呈低增强。极度微囊化的 SCA 造影表现类似于血供丰富的实体病变。

(五)报告内容及注意事项

SCA 的超声报告包括病灶的位置,大小,是否有分隔,囊腔大小,囊壁及分隔是否增厚,内壁是否光滑,是否有乳头样突起,主胰管是否扩张,是否有周边浸润现象;彩色多普勒还可显示病灶内是否有血流信号,周边血管是否有受侵征象等内容。超声造影则应重点描述病灶的边界,囊壁是否光滑,壁上有无结节状增强,囊壁、分隔及乳头状突起的增强及减退方式。

超声检查是评估及随访胰腺囊性病灶的首选方法。典型微囊型 SCA 的特点是有一个中央纤维瘢痕,这在 CT 和 MRI 中可以清楚地观察到。MRCP 能清晰地显示病变与胰管的关系。超声造影技术有时能比其他影像学检查更好地显示病变内的增强模式,观察到特征性的中央纤维瘢痕。多种影像学方法相结合更有助于判断病灶性质。

(六)鉴别诊断

1.SCA 需与其他胰腺囊性疾病相鉴别

(1)黏液性囊性肿瘤:需与大囊型 SCA 相鉴别。前者患者女性为主,病变通常位于胰腺体尾部,内部结构复杂,透声差,有附壁乳头样结构。外围的蛋壳样钙化是特征性征象。

(2)胰腺假性囊肿:患者多有过胰腺炎、外伤史或手术史,囊液透声性好;囊内容物可因存在坏死组织碎片而变得回声杂乱,超声造影无增强。

(3)胰腺导管内乳头状黏液性肿瘤:患者以老年男性为主,病变声像图表现为多房囊性、囊性为主囊实性或者实性病变内见小囊腔,胰管明显扩张,病变与扩张胰管相连。

2.极度微囊型 SCA 需与以下疾病相鉴别

(1)神经内分泌肿瘤:二维超声中均表现为实体病变,超声造影、增强 CT 均表现为富血供病变,较难鉴别。MRI 和 MDCT 对其有较好的鉴别作用。此外对于功能性神经内分泌肿瘤,如胰岛细胞瘤、胃泌素瘤等,患者有高胰岛素、胃泌素相关的临床症状和血液检查表现,也可起到鉴别的作用。

(2)浆液性微囊型囊腺癌:多表现为血供丰富的类实性占位,但可转移到胃和肝或出现周围组织的浸润。

二、胰腺黏液性囊性肿瘤

(一)流行病学及病因

黏液性囊性肿瘤(mucinous cystic neoplasm,MCN)约 95% 见于女性,患者年龄 40~50 岁,约占所有胰腺囊性疾病的 10%。2010 年 WHO 胰腺肿瘤分类对 MCN 的定义:囊性上皮性肿瘤,与胰腺导管系统不相通,可产生黏液,周围有卵巢样间质。MCN 覆盖从良性的黏液性囊腺瘤到黏液性囊性肿瘤伴相关浸润癌的系列病变,1/3 的 MCN 伴有浸润性癌。其恶性病变多为囊腺瘤恶变而来,恶变风险随体积增大而加大。肿瘤进展缓慢,恶变时间一般较长,与浸润性癌相关 MCN 患者通常比非侵袭性 MCN 患者大 5～10 岁。

(二)临床表现

MCN 的临床表现主要取决于肿瘤的大小,通常为无症状的"偶发瘤",多为胰腺体尾部大体圆形的囊性疾病。MCN 很少有症状,当显著增大时可因压迫出现腹部疼痛或腹部不适等症状。

胰头部肿瘤相对少见,症状出现较早,可压迫消化道引起梗阻,压迫胆总管下段,出现肝大、胆囊肿大、梗阻性黄疸等。

胰腺黏液性囊腺癌可侵犯邻近器官组织,如胃、十二指肠、结肠等,引起相关症状。但肿瘤生长、浸润缓慢,远处脏器转移较晚。肿瘤预后与浸润性成分的位置密切相关。

(三)超声表现

MCN 可表现为类圆形或分叶状肿物,以囊性为主,整体回声较低,单腔或少腔(一般不大于 6 个囊腔),囊腔可因黏液或出血而透声性较差,呈现为不均质的低回声,囊壁厚薄不均,厚壁部分大于 2 mm,内壁欠平整,壁及分隔上可有钙化或乳头状突起。非均质的内部回声影响病变分隔及壁上突起结节的显示。彩色多普勒超声显示囊腺瘤囊壁、分隔及乳头状结构内可见少量动脉血流信号。

病变与胰管不相通,通常不会引起胰管扩张,部分患者可有胰管的轻度扩张。由于肿瘤多生长在体尾部,常不压迫胆管,肿瘤较大时才有胆道梗阻的表现。

一项关于 163 例手术切除胰腺黏液性肿瘤的研究表明,恶性病变者多直径大于 4 cm 或有乳头状突起。边界模糊,囊壁或分隔厚薄不均,囊内实性成分增多均为恶性病变的预测因素。此外,恶性病变可向邻近器官浸润性增长,引起周围淋巴结肿大。彩色多普勒超声显示实性成分血供较丰富,当肿瘤侵犯周围血管时,可出现相应的超声表现。

(四)超声造影表现

将黏液性肿瘤与非黏液性肿瘤相鉴别是诊断的重点,多数黏液性囊腺瘤/癌内部实质与周围胰腺组织同时均匀增强,内部均见囊性无增强区,动脉期增强程度等于或稍高于胰腺实质。囊腺瘤边界清晰,囊壁较厚,囊内分隔较薄,静脉期增强程度稍低于胰腺实质。囊腺癌边界模糊,囊壁较厚,囊内分隔亦较厚,壁上可见乳头状增强灶,增强消退较快,静脉期增强程度低于胰腺实质

(五)报告内容及注意事项

MCN 的超声报告包括病灶的位置,大小,内部有无分隔,囊壁及分隔是否增厚,内壁有无实性乳头样突起及其大小和形态,主胰管是否扩张,病灶与主胰管的关系,是否有周边浸润和周围淋巴结肿大等现象;彩色多普勒还可显示病灶囊壁、分隔及突起的血供情况,周边血管是否有受侵征象等。超声造影则应重点描述病灶的边界,囊壁是否光滑,壁上有无结节状增强,囊壁、分隔及乳头状突起的增强及减退方式。

超声检查是评估及随访胰腺囊性病灶的首选方法,但囊腔内部回声可因出血或囊液流失变得复杂,影响囊内分隔及乳头样突起的显示。增强 CT 及 MRI 能全面显示病灶,CT 检查能显示 MCN 特征性的外围蛋壳样钙化。内镜超声可以近距离观察胰腺占位复杂的内部结构,如分隔及囊内乳头样突起。MRCP 能清晰地显示病变与胰管的关系。超声造影技术可消除囊内黏液、凝血块、组织碎片的影响,对囊内分隔及乳头样突起的检出率明显优于灰阶超声,有时能比其他影像学检查更好地显示病变内的增强模式。多种影像学方法相结合更有助于准确判断病灶的性质。

此外,可行超声引导下囊肿穿刺、抽吸,囊液分析可以区分肿瘤是否产生黏蛋白、有无脱落的异型恶性肿瘤细胞、囊液淀粉酶和肿瘤标志物高低等。MCN 囊液黏度大、CEA 水平升高,可与多种疾病进行鉴别。

(六)鉴别诊断

MCN 有潜在恶性风险,即使病变生长缓慢且无临床症状也有手术指征,因此需与其他胰腺非黏液性囊性疾病相鉴别。

1.胰腺浆液性肿瘤

MCN 需与大囊型胰腺浆液性肿瘤相鉴别。大囊型胰腺浆液性肿瘤患者以男性多见,无 CEA 的升高;病变多位于胰头部,囊液透声性一般较好,囊壁薄且光滑,无明显乳头状突起。

2.胰腺假性囊肿

患者多有过胰腺炎、外伤或手术史,囊壁无乳头状突起,囊液透声性好;囊内容物可因坏死组织碎片而回声杂乱,行超声造影检查内容物无增强。

3.胰腺包虫囊肿

包虫囊肿以肝脏多见,也可出现在胰腺内,表现为囊壁回声增高、光滑,囊内可见囊砂或子囊,无乳头状突起。

4.胰腺导管内乳头状黏液性肿瘤

患者多为老年男性,病变声像图表现为多房囊性、囊性为主囊实性或者实性内见小囊腔,胰管明显扩张,病变与扩张胰管相连。

5.胰腺癌或胰腺神经内分泌肿瘤囊性变

病变表现复杂多样,可行超声引导囊液抽吸,检查囊液内是否有恶性脱落细胞、是否有黏蛋白、囊液 CA19-9、CEA 等指标的高低。

三、胰腺导管内乳头状黏液性肿瘤

(一)流行病学及病因

胰腺导管内乳头状黏液性肿瘤(intraductal papillary mucinous tumor or neoplasm of the pancreas,IPMT or IPMN)由世界卫生组织(World Health Organization,WHO)在 1996 年正式定义,这是一类自良性腺瘤到交界性肿瘤、原位癌、浸润性腺癌逐渐演变的疾病,其特点为胰腺导管上皮肿瘤伴或不伴乳头状突起并产生大量黏液造成主胰管和/或分支胰管的囊性扩张。其病灶主要位于胰管内,产生大量黏液并滞留于胰管内,十二指肠乳头开口扩大伴胶冻样物附着。IPMN 转移浸润倾向较低,手术切除率高,预后较好。

近年来,本病发生率逐年提高,据 Furuta K 的统计,IPMN 占临床诊断的胰腺肿瘤的 7.5%,占手术切除胰腺肿瘤的 16.3%。

IPMN 病变可累及胰管的一部分或整个胰管,位于胰头者占 60%,体尾者占 40%。在临床中分为分支胰管型(50%~60%)、主胰管型(40%~50%)及混合型。分支型者 5 年癌变率约为 15%,而主胰管型者 5 年癌变率约为 60%。

(二)临床表现

IPMN 患者多为老年男性,可有程度不等的上腹不适等临床症状,部分病例还伴有或曾出现胰腺炎的症状,可能是稠厚的黏液部分或完全阻塞胰管造成的。这种慢性持续阻塞还会造成胰腺实质功能的破坏,从而出现糖尿病、脂肪泻等较严重的临床表现,多见于恶性 IPMN。IPMN

患者还可能出现黄疸,这是因为恶性者可能出现胆管浸润及胆管梗阻,而良性者也可能由于大量黏液阻塞乳头部或形成胆管窦道而阻塞胆管。部分患者无明确临床症状,通常为肿瘤分泌黏液的功能尚不活跃和/或生长部位远离胰头。

(三)超声表现

IPMN 病灶均与扩张的胰管相连或位于其内,绝大多数胰管扩张明显,但不是所有病灶超声均能显示其与导管相连。病变可表现为:①呈多房囊性或囊性为主的囊实性病灶突向胰腺实质;②扩张胰管内见中等回声或低回声;③病灶呈中等回声或低回声,内见少许不规则小无回声。

超声显示病灶呈分叶状囊实性结构,病灶侵及的主导管及分支导管均明显扩张,彩超显示囊壁及附壁结节上均探及略丰富血流信号,为混合型。

彩色多普勒超声于恶性病灶内常可探及较丰富的血流信号,良性病灶内绝大多数难以探及血流信号。

经腹超声可显示胰腺内扩张的导管及其内或与其相连的囊性或囊实性病灶,为诊断及分型提供可靠的信息。主胰管宽度≥7 mm、病灶≥30 mm、有附壁结节均为恶性的预测因素。

根据影像学资料的 IPMN 分型在临床应用中尤为重要,通常认为主胰管型及混合型多为恶性,分支型恶性发生率较低(6%～51%),但当后者显示出一些可疑征象,如病灶直径>3 cm、附壁结节、主胰管直径>6 mm、细胞学检查阳性,以及出现临床症状时应考虑恶性病变的可能。

(四)超声造影表现

附壁结节的判断目前仍是 IPMN 超声诊断中的难点,主要是一些小结节与黏液结节难以区分,超声造影可显示 IPMN 内的分隔和乳头状突起的强化,对壁结节超声造影的量化分析有助于其鉴别诊断。然而其可靠的诊断还需依据肿瘤与胰管相通,超声造影对一些病例也可更好地显示病灶与主胰管的关系。

(五)报告内容及注意事项

IPMN 的超声报告包括:病灶的位置,大小,内部有无实性乳头状突起,主胰管是否扩张,病灶与主胰管的关系,是否有周边浸润现象,彩色多普勒显示病灶内是否有血流信号,周边血管是否有受侵征象。

超声造影则应重点描述病灶的边界,囊壁是否规则,壁上有无结节状增强,病灶与主胰管的关系。

经腹超声和 CT 对于全面显示病灶有一定优势,但对于分支型的小囊性病灶和附壁结节的敏感性不及磁共振胰胆管显像(MRCP)和内镜超声;ERCP 虽然也是本病重要的诊断方法之一,但在部分病例中受黏液的干扰难以显示导管扩张及病灶全貌。因此,多种影像学方法相结合更有助于准确判断病灶的性质。

此外,IPMN 患者发生胰腺外肿瘤的比例较高(23.6%～32%),但与 IPMN 的良恶性无明显相关。因此,对 IPMN 患者应注意对其他脏器的全面检查。

(六)鉴别诊断

IPMN 的诊断需与胰腺黏液性囊腺性肿瘤相鉴别,二者均产生大量黏液,但后者常见于围绝经期妇女,多位于胰腺体尾部,具有较厚包膜,内部有分隔,通常为大囊(>2 cm)或多囊状结构,壁及分隔上可见钙化或乳头状突起,很少与胰管相通连,囊腔可因黏液或出血而透声性较差,胰管无扩张或可见受压移位。

IPMN 还需与慢性胰腺炎鉴别,因前者常伴有胰腺炎的症状,也会出现胰腺实质萎缩及导管扩张,易误诊为慢性胰腺炎。但慢性胰腺炎很少见到囊性占位及囊性占位与胰管相通的现象,同时,慢性胰腺炎可见胰腺实质的钙化和/或胰管内结石。

四、胰腺实性假乳头状瘤

(一)流行病学及病因

胰腺实性假乳头状瘤(solid-pseudopapillary tumor or neoplasm of the pancreas,SPTP or SPN)自 1959 年由 Frantz 首次报道后,曾以胰腺乳头状囊性肿瘤、胰腺乳头状上皮肿瘤、胰腺实性乳头状上皮性肿瘤、囊实性腺泡细胞瘤等命名。为充分地描述该肿瘤的主要特征,世界卫生组织(World Health Organization,WHO)于 1996 年正式将该病命名为胰腺实性假乳头状瘤。SPTP 占胰腺原发肿瘤的 0.13%～2.7%,占胰腺囊性肿瘤的 5.5%～12%。SPTP 具有明显的年龄和性别倾向,好发于年轻女性(20～30 岁)。目前,WHO 将该病中的大部分病例归于交界性或有一定恶性潜能的肿瘤,其组织学来源尚未明确。该病转移浸润倾向较低,手术切除率高,预后较好。

(二)临床表现

SPTP 的临床表现多无特异性,主要症状为中上腹不适、隐痛,部分伴恶心、呕吐。部分患者于体检时偶然发现。与其他胰腺恶性肿瘤不同,黄疸、体重减轻、胰腺炎十分少见,仅见于不到 12% 的 SPTP 患者。实验室检查包括消化道常用肿瘤标志物,如 CEA、CA19-9、CA242、CA724 等多在正常范围内。

(三)超声表现

胰腺实性假乳头状瘤可发生于胰腺的任何部位,但胰腺体尾较多见。肿瘤大多体积较大,形态较规则,边界较清晰,常伴出血坏死,由于出血坏死成分所占比例不一,肿块声像图可表现为囊性、囊实性或实性。SPTP 大多呈外生性生长,9%～15% 的病例会出现转移或局部侵犯。病变可表现为:①体积小者多以实性为主,呈低回声,边界清;②体积大者囊性坏死改变更明显,多为囊实性,部分可呈高度囊性变,仅在囊壁上残余薄层肿瘤组织。

胰腺实性假乳头状瘤可有钙化,多为粗大钙化,可发生在肿瘤的周围呈蛋壳状也可在肿瘤内部呈斑块状。肿块引起胰管及胆管扩张比例小且程度相对低。肿块多挤压周围的组织结构,而无明显侵犯。部分病灶彩色多普勒血流成像可探及肿块边缘或内部血流信号。有学者认为彩色多普勒表现与肿瘤大小、囊性变的程度、良恶性无明显联系。

(四)超声造影表现

动脉期多见造影剂不均匀充填。肿瘤的包膜呈环状增强,病灶内部呈片状等增强或低增强,部分可见分隔样强化。静脉期造影剂大多快速减退,病灶呈低增强。病灶内出血坏死的囊性区域则始终显示为无增强区。

(五)报告内容及注意事项

SPTP 的超声报告包括:病灶的位置,大小,边界是否清晰,内部是否有无回声区,是否有钙化,彩色多普勒显示病灶内是否有血流信号,周边组织或血管是否有受侵征象。

超声造影则应重点描述病灶周边是否有环状强化,病灶内是否有始终无增强的区域。

胰腺为腹膜后器官,经腹部超声检查时容易受到上腹部胃肠道气体的干扰,而且 SPTP 大多呈外生性生长,部分肿瘤的定位诊断较困难。通过胃十二指肠水窗法、改变体位,或通过脾脏做透声窗观察胰腺尾部,尽可能清晰显示胰腺结构及其与周边组织的毗邻关系,以便于更准确判断肿瘤的来源。SPTP发病率较低,目前人们对其认识仍不足,各种术前影像学检查误诊率均较高。一般对于年轻女性,具备以上超声表现者,应考虑到本病的可能。

(六)鉴别诊断

SPTP需与囊腺瘤、囊腺癌相鉴别:两者均以囊实性表现多见,相对而言,实性假乳头状瘤实性成分较多。囊腺瘤、囊腺癌多见于中老年女性,部分壁及分隔上可见乳头状突起。

SPTP还需与无功能性胰岛细胞瘤鉴别:后者多见于中老年人,实性多见,内部回声较为均匀,钙化较少见,实质成分血流较丰富,出血囊性变者与SPTP鉴别较困难。

部分以实性表现为主的SPTP需与胰腺癌鉴别:胰腺肿瘤物形态多不规则,与周围组织分界不清,较易引起胰管、胆管的扩张。鉴别要点是胰腺癌具有浸润性的生长特点。

SPTP还需与胰腺假性囊肿鉴别:后者多有胰腺炎或外伤、手术史,声像图一般为典型囊肿表现,囊壁较厚,囊内可由于出血、感染等出现回声,类似SPTP的声像图表现,但囊内实际为沉积物,而并非实性成分,超声造影可提供较可靠的鉴别信息。

五、胰腺导管腺癌

(一)流行病学及病因

胰腺导管腺癌(pancreatic ductal adenocarcinoma,PDAC,以下简称"胰腺癌")是恶性度最高、起病隐匿的肿瘤之一。在恶性肿瘤病死率中居第4位,5年生存率仅8%。

胰腺癌的早期症状不明显,且无法确诊,大部分发现时已进入晚期,仅有20%的患者适合手术,可行手术切除患者的中位生存时间为12.6个月,未行手术切除患者的中位生存时间为3.5个月,因此对胰腺癌的早期诊断显得尤为重要。

(二)临床表现

早期症状不明显,且无特异性,仅表现为上腹轻度不适或隐痛。进展期胰腺癌最常见的三大症状为腹痛、黄疸和体重减轻。

1.腹痛

腹痛是胰腺癌的常见或首发症状,早期腹痛较轻或部位不明确,易被忽略,至中晚期腹痛逐渐加重且部位相对固定,常伴有持续性腰背部剧痛。

2.黄疸

黄疸是胰头癌的突出症状,约90%的胰头癌患者病程中出现黄疸。约半数患者以黄疸为首发症状,随黄疸进行性加深,伴皮肤瘙痒、茶色尿、陶土便。

3.体重减轻

体重减轻虽非胰腺癌的特异性表现,但其发生频率甚至略高于腹痛和黄疸,故应予以重视,特别是对不明原因的消瘦。

4.消化道症状

胰腺癌患者最常见的消化道症状是食欲减退和消化不良,患者常有恶心,呕吐和腹胀,晚期可有脂肪泻。

5.其他表现

部分胰腺癌患者有持续或间歇性低热,有时出现血栓性静脉炎。

(三)超声检查适应证

(1)上腹不适或常规体检者,需了解胰腺情况。超声检查是发现胰腺肿瘤、胰腺炎的首选检查方法。

（2）胰腺局灶性病变的定性诊断，鉴别肿块的性质。

（3）临床症状疑似胰腺肿瘤或实验室相关肿瘤标志物升高的病例。

（4）黄疸查因和不明原因的胰管扩张、胆管扩张。

（5）闭合性腹部外伤，疑存在胰腺损伤者。

（6）胰腺移植，全面评估供体血管通畅性和灌注情况，以及随访中出现的异常病变。

（7）胰腺癌局部动脉灌注化疗、局部放疗、消融治疗、注药治疗后等评价疗效。

（四）超声检查观察内容

超声要注意胰腺癌的直接征象（如胰腺外形、轮廓及内部回声变化，胰腺内肿块）和间接征象（如胰、胆管扩张，血管受压移位、变窄，周围脏器移位受侵犯，淋巴结转移、肝转移）。

1.胰腺大小及外形变化

胰腺大小及外形变化是影像学最易发现的征象。胰腺局限性肿大，局部膨隆，形态僵硬。

2.胰腺内肿块

小于 2 cm 肿块超声多表现为较均匀低回声，无包膜。随肿块增大，内部回声不均匀，可合并液化、钙化。肿块轮廓不清，形态不规则，浸润生长，后方回声衰竭。CDFI：典型胰腺癌为少血供肿瘤，少数胰腺癌病灶内部或边缘可见短条状血流。

3.胰、胆管扩张

胰腺癌在发病全过程中，60%～90%的病例出现梗阻性黄疸，胰头癌则更多，胰管全程扩张。癌灶位于胰腺体尾部时，胰管可无扩张。

4.胰周血管受压或受侵

胰周血管受侵是胰腺癌不可切除的主要原因之一。胰腺周围大血管较多，肿瘤较大或外生性生长时，相邻大血管可被推移、挤压变形，或被肿瘤包绕，甚至在管腔内见实性回声。

5.周围脏器受侵

易受侵的脏器为脾、胃、十二指肠等。脏器与胰腺之间的脂肪间隙消失，脏器表面正常高回声浆膜界面连续性中断。

6.淋巴结转移

胰周见到大于 1 cm 的低回声淋巴结时，应考虑区域淋巴结转移的可能。

7.肝转移

肝脏是胰腺癌最常见的转移部位，由于肝转移瘤的诊断直接影响到治疗方案的制订和对预后的估计。因此，胰腺癌超声检查时，应同时重点检查肝脏。

（五）超声造影表现

目前超声造影多使用第二代超声造影剂声诺维，即六氟化硫微泡。欧洲医学和生物学超声协会发布的超声造影指南已经明确超声造影在淋巴结、胃肠道、胰腺、脾脏及肝胆系统疾病的诊断与鉴别诊断中的价值。

与周边正常的胰腺实质相比，多数胰腺癌呈不均匀低增强，少数呈等增强。D'Onofrio 等从 6 个中心选择了 1 439 例胰腺占位性病变患者，其中实性病变 1 273 例，将患者超声造影结果与病理诊断比较。超声造影判断胰腺癌标准为静脉注射造影剂后病灶增强程度低于周围正常组织，结果显示超声造影诊断胰腺癌准确率为 87.8%。胰腺癌病灶内的造影剂退出明显早于胰腺实质，渡越时间短于胰腺实质。这与肿瘤内部结构异常、血管迂曲及动静脉瘘形成有关。病灶内部出现液化坏死时,可出现局部造影剂充盈缺损。

(六)报告内容及注意事项

超声报告应涵盖上述胰腺癌直接及间接超声征象所涉及的方面,包括胰腺形态、大小、整体回声;胰腺肿块部位、大小、内部及后方回声、边界、形态及血流情况;胰、胆管有无扩张,判断梗阻部位;胰周大血管及脏器有无受侵;胰周、腹膜后有无肿大淋巴结;肝脏有无可疑转移灶。

经腹超声具有简便易行、经济及无创等优点,常用于筛查胰腺占位性病变。然而,经腹超声存在很多局限:①绝大多数胰腺实性占位表现为低回声或者混合回声,故对于病变良、恶性鉴别诊断价值有限;②胰腺位于后腹膜腔,解剖位置深,易受胃肠道气体、肥胖等因素影响,常规超声容易漏诊小胰腺癌(特别是直径< 1 cm 者),以及胰腺钩突、胰尾肿块。必要时可采取加压、改变体位或饮水,使胃充盈,以此作为声窗,改善胰腺的显示;③老年人胰腺萎缩,脂肪变性,胰腺体积小而回声高,因此,当老年人胰腺饱满,回声较低时,应予以注意;④部分胰腺癌仅表现为外形僵直或外形增大、局部膨隆,肿块与胰腺实质回声接近时,应高度重视,此时可行超声造影,并结合 CT 动态增强薄层扫描;⑤个别全胰腺癌可仅表现为胰腺弥散性增大、回声不均、边界不整,各部比例正常,容易漏诊;⑥胰腺癌血供较少,故彩色多普勒超声往往难以显示血流信号,但是,可以作为与其他胰腺实性占位相鉴别的手段,如胰腺神经内分泌肿瘤,因为后者多数为多血供肿瘤。

(七)鉴别诊断

1.肿块型胰腺炎

该病与胰腺癌均以胰头多见。肿块型胰腺炎典型超声表现为病灶内部为低回声,可有钙化,后方回声衰减不明显,病灶边界不清,胰管可穿过肿块,呈串珠状扩张,有时可见结石。肿块型胰腺炎超声造影动脉期表现为缓慢、弥漫增强,与周围胰腺实质增强模式及程度相似,呈"实质样"增强,静脉期造影剂退出速率与周围胰腺相似。

2.胰腺囊腺癌

当囊腺癌以实性为主时需与胰腺癌鉴别。以实性为主的囊腺癌回声较高,透声好,后方衰减不明显或增强,不伴导管扩张,病灶内血流较丰富。超声造影可见蜂窝状增强、囊壁及分隔强化或内部结节样强化。

3.胰腺神经内分泌肿瘤

胰腺神经内分泌肿瘤较少见,分为功能性与无功能性,其中以胰岛细胞瘤最常见。功能性神经内分泌肿瘤有典型的内分泌症状,但是因为肿瘤较小,经腹超声难以显示。无功能性神经内分泌肿瘤由于患者无症状,发现时肿瘤较大。神经内分泌肿瘤较小时,边界清,形态规则,内部呈较均匀低回声,病灶较大时内部回声不均,可见液化区。彩色多普勒超声显示肿瘤内部血流信号较为丰富。超声造影多表现为动脉期的高增强,静脉期的快速退出而呈轻度低增强。大的无功能性神经内分泌肿瘤因坏死和囊性变可表现为不均质高增强。

4.壶腹周围癌

由于肿瘤部位特殊,病灶较小即出现胆道梗阻,临床出现黄疸,超声表现为胆管扩张。肿瘤位于管腔内,可呈等回声或高回声。胰管无明显扩张。

5.腹膜后肿瘤

病灶位置较深,位于脾静脉后方,与胰腺分界较清晰,不伴胰、胆管扩张。

六、胰腺腺泡细胞癌

(一)流行病学及病因

胰腺腺泡细胞癌(pancreatic acinar cell carcinoma,PACC)是一种临床罕见的恶性肿瘤,来源于腺泡。虽然胰腺中 80%以上的组织由腺泡细胞构成,仅 4%的组织由导管上皮构成,但PACC 的发病率远低于导管腺癌,仅占胰腺癌的 1%~2%,于 1908 年由 Brner 首次报道,发病机制尚不明确。有研究表明,可能与 microRNA 表达的改变和胰腺腺泡的瘤性转化及恶性转变相关。大约 1/3 的腺泡细胞癌中可有散在的神经内分泌细胞标志物的阳性表达,当表达超过 30%时,则称为混合型腺泡-内分泌癌(mixed acinar endocrine carcinoma,MAED),由于其病理学和生物学行为与腺泡细胞癌相似,因此被认为是后者的一个亚型。

本病预后较差,易早期转移至局部淋巴结和肝。中位生存期约为 18 个月,1 年生存率为57%,3 年生存率为 26%,5 年生存率为 5.9%,介于胰腺导管腺癌和胰腺神经内分泌肿瘤之间,优于导管腺癌的 4%,因此早期确诊并积极手术治疗可以改善预后。

(二)临床表现

与导管腺癌的发病高峰年龄在 60~70 岁相比,PACC 平均发病年龄相对年轻,在 50 岁左右,男性多见,男女之比为 2∶1,罕见于儿童及青少年。

临床表现多为非特异性的消化道症状。因肿瘤以膨胀性生长为主,无明显"嗜神经生长"和"围管性浸润"的特点,早期症状不明显。当肿瘤较大压迫周围器官可引起相关并发症,通常有腹痛、恶心、腹泻、体重减轻等,发生胆管梗阻及黄疸的概率较低。4%~16%的患者可因脂肪酶的过度分泌而并发胰源性脂膜炎,表现为皮下脂肪坏死、多关节病等。

目前尚未发现 PACC 的特异性肿瘤标志物,AFP、CA19-9、CA125、CA72-4、CA50、CA242、CA15-3 和 CEA 升高的病例呈分散分布,即使肿瘤较大或已发生肝转移,CA19-9 升高亦不明显。

(三)超声表现

PACC 可发生于胰腺各部位,在胰腺导管内罕见,累及全胰腺更为少见。但好发部位研究结果各异,部分学者认为胰头部多见(占 42%~53%),胰体尾部次之(占 27%~47%);部分研究未发现确切好发部位。

多为单发,因症状不明显,通常发现时瘤体较大,7~10 cm,直径大于 10 cm 者不少见,明显大于导管腺癌的 3 cm。肿瘤以实性成分为主,较大时易出现囊性变,可伴出血坏死和钙化。肿瘤呈膨胀性生长,对周围器官常表现为压迫性改变,而非浸润性。因此肿瘤边界清晰,增强 CT扫描时边缘可见完整或部分性包膜,与邻近组织分界清晰,MRI 上瘤胰分界面多数存在,这是由邻近组织受压及反应性纤维组织增生所致。肿瘤较少沿胰管浸润,对胰管的影响主要是外压性,故胰胆管扩张少见。彩色血流显示,多数病灶内可探及血流信号,丰富程度不等。

虽然 PACC 肿瘤有包膜,但侵袭性仍很高,50%患者诊断时已经有区域淋巴结甚至肝转移,也可侵犯静脉发生瘤栓。

(四)超声造影表现

超声造影对于该病的认识及研究尚处于早期阶段,相关文献相对较少。2016 年 Tanyaporn对 5 例该病患者进行超声内镜检查,发现大部分(4/5)病灶表现为逐渐增强,有别于导管腺癌的低增强模式。该病的 CT 增强模式可分富血供和乏血供 2 种类型,后者居多。因肿瘤间质为血窦样结构,肿瘤内部常伴坏死、结构异质,故呈渐进性强化,强化不均匀。富血供者坏死范围小,更易于表现为均质;乏血供者坏死更多见,更倾向于不均质。虽然强化程度低于正常胰腺,但有学者认为PACC的强化比导管腺癌强,这可能与肿瘤间质富含血窦及纤维瘢痕增生较少有关。部分研究还发现延迟期肿瘤与胰腺组织强化相近,认为是由于胰腺组织在门静脉期以后强化衰减加速,而肿瘤本身持续强化的结果。

(五)报告内容及注意事项

PACC的超声报告包括:病灶的位置,大小,边界,是否有周边浸润现象,彩色多普勒显示病灶内是否有血流信号,周边血管是否有受侵征象。

PACC侵袭性很高,50%患者诊断时已经有区域淋巴结甚至肝转移。因此在工作中还需注意对肝脏及邻近脏器、血管的仔细扫查,为临床提供更全面的信息。增强CT和MRI对淋巴结的观察有一定优势,因此,多种影像学方法相结合更有助于准确判断病灶的性质。

(六)鉴别诊断

腺泡细胞癌超声表现类似于胰腺导管腺癌、无功能神经内分泌肿瘤、实性假乳头状瘤、黏液性囊腺瘤等病,均可表现为较大肿物,伴坏死和钙化,不均匀增强。需加以鉴别。

1.导管腺癌

临床上腹痛明显,胰头多见,易侵犯胰管、胆管引起黄疸。肿瘤体积多小于PACC,呈浸润性生长,无包膜,边界不清,内部血供少,强化程度明显低于正常胰腺组织。

2.无功能神经内分泌肿瘤

多见于青中年,属于富血供肿瘤,内部血流丰富。即使伴较大范围囊变、坏死区者,其实性成分动脉期仍呈明显强化。容易出现血行转移,淋巴结转移少见。动脉期明显强化的特点有别于本病。

3.实性假乳头状瘤

好发于年轻女性,表现为有包膜、边界清楚的肿块,一般不出现胰胆管扩张,恶性度低,较少出现转移。体积较大伴有囊变时难与本病鉴别,发病年龄及性别有一定鉴别意义。

4.黏液性囊腺瘤

常见于中年妇女,随肿瘤体积增大恶性度增高,直径大于 8 cm 可考虑为恶性。通常为大囊(>2 cm)或多囊状结构,具有较厚包膜,边界清,可有分隔,囊壁光滑可见钙化,易与本病鉴别。

七、胰腺神经内分泌肿瘤

(一)流行病学及病因

胰腺神经内分泌肿瘤(pancreatic neuroendocrine tumours,pNETs),是源于胰腺多能神经内分泌干细胞的胰腺肿瘤,这些细胞多分布于胰岛,曾名为胰岛细胞瘤和胰腺内分泌肿瘤。胰腺神经内分泌肿瘤包括高分化神经内分泌瘤(neuroendocrine tumours,NETs)和低分化神经内分泌癌(neuroendocrine carcinomas,NECs)。发病率为(0.25~0.5)/10 万,逐年升高。占胰腺原发肿瘤的 1%~5%,可发生在任何年龄,发病高峰年龄为 30~60 岁,无性别差异。

pNETs 分为功能性和无功能性两大类。多数为功能性 pNETs,包括胰岛素瘤、胃泌素瘤、胰高血糖素瘤、血管活性肠肽瘤,及更罕见的生长抑素瘤、胰多肽瘤、生长激素释放激素瘤、促肾上腺皮质激素瘤等,其中胰岛素瘤最常见,其次为胃泌素瘤。各类型流行病学特点不尽相同。无功能性胰腺神经内分泌肿瘤占胰腺神经内分泌肿瘤的 15%~20%,多见于青年女性。其中直径小于 0.5 cm 的无功能性神经内分泌肿瘤称为胰腺神经内分泌微腺瘤。目前认为除了胰腺神经内分泌微腺瘤是良性的以外,所有胰腺神经内分泌瘤都具有恶性潜能。

pNETs 多为散发病例,病因不明,部分为相关性家族性综合征,如多发性内分泌腺瘤病Ⅰ型、VHL(Von Hippel-Lindau,VHL)综合征和多发性神经纤维瘤病呈聚集性。

(二)临床表现

功能性 pNETs 因不同细胞来源,产生主要激素不同而表现为不同的临床综合征,无功能性 pNETs,血清激素水平无变化,早期无明显症状。肿瘤增大后临床上主要表现为梗阻性黄疸、胰腺炎、上腹痛、十二指肠梗阻、体重减轻和疲劳等。

(三)超声表现

可发生于胰腺任何部位,某些功能类型有一定分布倾向。大小不一,功能性 pNETs 一般较小,胰岛素瘤多为 1~2 cm,胃泌素瘤也多小于 2 cm。而无功能性 pNETs 可以长大至 10 cm。

1.二维超声表现

(1)胰腺神经内分泌瘤:体积小的肿瘤,内部多呈均匀的低回声,甚至为极低回声,少数为高回声;呈圆形或椭圆形,形态规则,边界清晰;肿瘤尾侧胰管无明显扩张。肿瘤较大时,形态可不规则,内部可合并出血、囊性变,表现为形态不规则,内部回声不均,出现无回声区,偶可见到钙化形成的斑块状强回声,并可出现挤压周围脏器和血管的相关征象。肿瘤可转移到周围淋巴结和肝脏,肝脏转移病灶<1 cm 为边界清晰的低回声及极低回声,病灶增大后多表现为强回声。

(2)胰腺神经内分泌癌:除了神经内分泌瘤的各种表现外,形态更加不规则,与周边分界明显不清晰,也可出现转移征象。

2.彩色多普勒超声表现

典型病灶内可探及丰富血流信号,但在小病灶和深部病灶血流探测受限。胰腺神经内分泌癌血流走向杂乱。

(四)超声造影表现

因为肿瘤的富血供,典型的超声造影表现为早期的边界清晰快速高增强或等增强。病灶较小多数为均匀增强,但病灶出现囊性变、坏死时,可表现为不均匀增强。但也有少部分肿瘤因为间质含量高,表现为低增强。

(五)报告内容及注意事项

超声报告包括病灶的位置,大小,数目,边界,内部回声是否均匀,主胰管是否扩张,彩色多普勒显示病灶内是否有血流信号,周边血管、胆管是否有受压征象,周围淋巴结是否受侵,肝脏是否有转移。

经腹超声对于病灶定位及诊断有一定帮助,但对于小病灶和深部病灶探测敏感性不及 CT、内镜超声及生长抑素受体显像(somatostatin receptor scintigraphy,SRS)。因此,多种影像学方法相结合更有助于准确判断病灶的术前定位。胰腺术中超声的检出率可高达 96%。

此外超声能很好地显示胆管、胰管和周围血管的受累情况,对于肝脏转移病灶的检出敏感性和特异性高(88%~95%),因此经腹超声检查可以比较全面评估 pNETs,利于其定性诊断。结合临床表现有助于初步判断 pNETs 的类型。

(六)鉴别诊断

1.胰腺癌

胰腺癌边缘不规则,内部多呈低回声或混合回声,胰头癌多伴有胆道或胰管扩张、周围脏器或组织受压、浸润及转移征象,超声造影多表现为低增强,与典型的 pNETs 不难鉴别。但 pNETs 出现恶性征象(或胰腺神经内分泌癌)时,二者鉴别较困难,需要结合临床信息,综合判断。

2.胰腺囊腺瘤(囊腺癌)

pNETs 以实性成分为主时,较易与囊腺类肿瘤鉴别。当囊性变区域较多较大,内部呈分隔样改变时,与呈多房大囊样表现的黏液性囊腺类肿瘤较难鉴别,但神经内分泌肿瘤囊性变后分隔往往较囊腺类肿瘤分隔厚且不规则。

3.胰腺周围脏器的肿块

无功能性 pNETs 由于体积较大,常表现为左上腹肿块,因此需要与胃、左肾、左肾上腺和腹膜后肿瘤相鉴别。胃肿瘤位于脾静脉前方,饮水后可鉴别。左肾、肾上腺和腹膜后肿瘤位于脾静脉后方。

八、胰母细胞瘤

(一)流行病学及病因

胰母细胞瘤(pancreatoblastoma,PBL)是一种罕见的恶性胰腺上皮源性肿瘤,占所有胰腺肿瘤的0.16%～0.5%,在儿童的胰腺肿瘤中占 30%～50%。由 Frable 等在 1971 年首次描述其组织学特征。肿瘤大部实性,常有包膜,质软,可有出血、坏死、钙化、囊性变,镜下可见鳞状小体和含有酶原颗粒的细胞结构。

PBL 好发于亚洲人,大多发生于婴幼儿,发病中位年龄 4 岁,男性多于女性,偶可见于成人。PBL 可以单独发生或与遗传综合征,例如 Beckwith-Wiedemann 综合征或家族性腺瘤性息肉病综合征联合发生。

PBL 的分子发病机制仍不清楚,但曾有病例报道显示,在 Beckwith-Wiedemann 综合征患者及家族性腺瘤性息肉病患者中,PBL 可联合出现,表明其可能具有独特的分子遗传学改变,有报道称先天性囊性胰母细胞瘤与 Beckwith-Wiedmann 综合征相关是由于 APC/β 联蛋白信号通路的改变。染色体 11p 上的等位基因丢失是 PBL 中最常见的遗传改变,在 PBL 的患者中约占 86%。

(二)临床表现

胰母细胞瘤可以发生在胰腺的任何部分,约 50% 的肿瘤位于胰头部。由于生长缓慢且早期无明显症状,发现时常常因体积较大而难以判断其来源。

胰腺母细胞瘤的临床表现通常是非特异性的。常见的症状和体征包括腹痛、腹部包块、体重减轻、呕吐、腹泻和贫血。当胰头部肿瘤体积较大时可压迫十二指肠及胃幽门部,导致机械性梗阻、黄疸、呕吐及胃肠道出血的发生。当肿瘤转移到腹膜时可以引起腹水。在个别病例报道中,PBL 也可引起库欣综合征和抗利尿激素分泌失调综合征。

文献报道 40%～70% 的 PBL 患者会出现血清甲胎蛋白(AFP)水平升高,因而甲胎蛋白是诊断胰腺母细胞瘤的常见肿瘤标志物。部分患者中也偶可见乳酸脱氢酶、α-1 抗胰蛋白酶和 CA19-9 升高,其他肿瘤标志物没有显示出明显的相关性。

与成人相比,PBL 在婴儿和儿童患者中具有较弱的侵袭性。PBL 可局部包绕相邻血管并浸润周围器官、网膜及腹膜,肝脏是其最常见的远处转移部位,其次是区域性淋巴结和腹膜,较少见到肺、骨、后纵隔和颈淋巴结转移。

PBL 的发生发展的过程较慢,可适用各种常见形式的肿瘤治疗,但手术治疗目前仍被认为是最有效的治疗方式。

(三)超声表现

PBL 可发生在胰腺任何部位,好发于胰头或胰尾。体积通常较大,边界清晰,以低回声为主,回声不均,内可见出血或坏死等形成的囊性部分,体积较大者常回声混杂,部分瘤体内可见钙化。发生于胰头者应常规仔细探查胆总管。

与血管关系:可包绕邻近腹膜后大血管(如腹腔干及其分支、肠系膜上动脉等)。也可在脾静脉内形成瘤栓,并向肠系膜上静脉、门脉内延伸,伴侧支形成。有时脾静脉被瘤栓充盈,并明显增粗似肿瘤样,探查时容易误认为是瘤体的一部分,因此要注意分辨。

少数巨大肿瘤可以将胰腺全部破坏,致使胰腺区域均为瘤组织占据,见不到周边残存的胰腺组织,脾静脉紧贴肿瘤后缘,可以此判断肿瘤来源于胰腺,此时也要想到胰母细胞瘤的可能。

(四)报告内容及注意事项

PBL 的超声报告包括肿瘤大小,起源器官,肿瘤边界清晰度,肿瘤内部回声,是否存在钙化、腹水、胆管和/或胰管是否扩张,是否有局部浸润,是否包绕周围重要血管,是否存在转移灶,是否形成静脉瘤栓。

超过 15% 的胰腺母细胞瘤患者在诊断时存在转移,其他的患者在疾病进展过程中发生转移。肝脏是最常见的转移部位,也可发生局部淋巴结、腹膜、骨骼和肺转移瘤等。血管浸润不常见。腹水可能是肿瘤扩散的指标。因此,在超声扫查时应注意这些部位的着重扫查。

(五)鉴别诊断

当肿瘤体积较大时,且起源不易确定,此时区分胰腺母细胞瘤与其他儿科腹部肿块可能是困难的。在这种情况下,儿童患者中的鉴别诊断应包括体积较大的腹膜内或腹膜后肿块,如神经母细胞瘤。

神经母细胞瘤常常表现为体积较大、内部回声不均、伴钙化的腹部肿块。由于该肿瘤具有尿儿茶酚胺及其代谢产物增高的特征,可根据临床信息与胰腺母细胞瘤相区分。神经母细胞瘤多位于肾上腺区,需与位于胰尾部的胰母细胞瘤鉴别,前者多边界清晰,呈分叶状,内部回声不均匀,在低回声区间有强回声光斑伴声影,肾脏有受压推移现象,较早发生转移。

当肿瘤明显来源胰腺时,鉴别诊断主要为胰腺的囊性及囊实性肿物,特别是当 PBL 发生于年龄稍长儿童,且瘤体较小、无瘤栓形成时,需与胰腺实性假乳头状瘤鉴别。

胰腺实性假乳头状瘤(SPTP)好发于年轻女性,胰腺体尾较多见。肿瘤大多体积较大,边界较清晰,常伴出血坏死,声像图多表现为囊实性或实性,可有蛋壳状或斑块状钙化。SPTP 对周围组织常无明显侵犯,病灶较大时对周边组织、血管形成推挤移位,仅少数病例出现转移。

偶发于成人的病例鉴别诊断中包括胰腺导管腺癌、腺泡细胞癌、实性乳头状上皮肿瘤、腺瘤和内分泌肿瘤等。胰腺导管腺癌多发生在老年男性的胰头区,与胰腺母细胞瘤不同,其坏死、出血和钙化罕见。腺泡细胞癌类似于胰腺母细胞瘤,可以表现为体积较大、质软、分叶状、边界清晰的肿瘤,内部可发生坏死并易转移到肝脏和淋巴结,但其缺乏钙化和肺转移的倾向可能有助于与胰腺母细胞瘤相区分。

九、胰腺淋巴瘤

(一)流行病学及病因

胰腺淋巴瘤是一种较罕见的胰腺肿瘤,占胰腺恶性肿瘤的0.16%~4.9%,病理类型多为B细胞非霍奇金淋巴瘤。胰腺淋巴瘤可以分为原发性和继发性两类。原发性胰腺淋巴瘤(primary pancreatic lymphoma,PPL)临床上极为少见,不到结外淋巴瘤的2%,仅占胰腺肿瘤的0.5%,2016年世界卫生组织(World Health Organization,WHO)框架指南将原发性胰腺淋巴瘤定义为"起源于胰腺组织的结外淋巴瘤,可浸润毗邻淋巴结及远处转移,首发临床征象位于胰腺"。继发性胰腺淋巴瘤为全身淋巴瘤胰腺受累的表现,相对多见,尸检中其在非霍奇金淋巴瘤患者中发生率可达30%。

(二)临床表现

PPL多见于中老年男性,临床表现缺乏特异性,腹痛(83%)是最常见的临床症状,随后是腹部包块(54%)、体重减轻(50%)、黄疸(37%)、急性胰腺炎(12%)、小肠梗阻(12%)、腹泻(12%)等。继发性胰腺淋巴瘤在发现前其原发部位淋巴瘤诊断多已明确。

(三)超声表现

原发性胰腺淋巴瘤胰头多见,多表现为体积较大的低回声,彩色多普勒内部多无血流信号,常伴有肾静脉下方腹膜后淋巴结肿大。内镜超声是诊断PPL的重要工具,当内镜超声发现胰腺有体积较大的低回声、无明显胰管受累及胰管扩张、胰周淋巴结肿大等特点常提示PPL可能。

(四)报告内容及注意事项

超声报告主要内容包括病灶的回声、位置、大小、胰管是否扩张,彩色多普勒显示病灶内是否有血流信号,周边血管是否有受累征象等。

PPL由于缺乏特异性临床表现且较为罕见,易误诊为胰腺癌,两者治疗方法及预后存在较大差异。内镜超声(EUS)及内镜超声引导下细针穿刺活检(endoscopic ultrasound-guided fine-needle aspiration,EUS-FNA)是诊断PPL较为可靠的方法。此外,CT、MR及PET-CT也是诊断PPL常用的影像学方法,多种影像方法的结合更有助于准确判断病灶的性质,提高PPL诊断率。继发性胰腺淋巴瘤结合病史及胰腺占位多不难诊断。

(五)鉴别诊断

PPL和胰腺癌的一些临床表现及影像学特征有相似之处,但两者治疗方法及预后存在较大差异,因此鉴别诊断十分重要。PPL肿瘤体积较大,通常无明显胰管受侵及胰管扩张表现,常伴有肾静脉下方腹膜后淋巴结肿大,而胰腺肿瘤瘤体积较小,有明显胰管受侵及胰管扩张表现,且易侵入血管导致肝内转移。两者的鉴别诊断还应结合临床表现、检验结果及其他影像学检查,明确诊断需要病理学的帮助。继发性胰腺淋巴瘤为全身淋巴瘤胰腺受累的表现,胰腺出现病变通常较晚,诊断不难。

十、胰腺转移肿瘤

(一)流行病学及病因

胰腺转移肿瘤非常罕见,其发病率为1.6%~5.9%,而超声内镜引导细针穿刺发现率为0.7%~10.7%。

最常见的转移胰腺原发性肿瘤包括肾细胞癌(RCC)、肺癌、乳腺癌、恶性黑色素瘤、胃肠道癌、前列腺癌。此外,几乎所有的造血肿瘤都可以累及胰腺,其中非霍奇金淋巴瘤是最常见。

转移可以通过不同的方式:通过直接侵袭、淋巴或血行。直接侵犯胰腺实质一般来自邻近结构如十二指肠乳头,肝外胆管,胃、十二指肠、结肠的肿瘤。继发胰腺的淋巴瘤和白血病通常源自受累的胰周淋巴结,但最常见的肾细胞癌的转移途径尚不清楚。

由于独特的肠系膜淋巴引流,结肠癌最常见的转移部位是胰头下部。但绝大多数(75%)涉及多节段。

(二)临床表现

绝大多数的患者在诊断时无症状。只有当肿瘤相当大时,才会产生具体的症状,如消化道出血、消化道梗阻、腹痛或黄疸,与原发性胰腺腺癌相似。其他一般症状包括疲劳、体重减轻、腹痛。罕见的症状包括胰腺功能不全、腹部包块和胰腺炎。血清肿瘤标志物一般在正常范围内。在一项回顾性研究的 220 名患者中,27.6%无症状,25.2%表现黄疸,11.4%表现腹痛。

(三)超声表现

通常无特征性的超声表现,可表现为单发、多发,或弥散性胰腺受累。较大肿瘤的病灶内可液化坏死和钙化。不伴有主胰管和胆总管扩张。

彩色多普勒可显示病灶内血流丰富,部分病灶内仅见少许血流。

(四)超声造影表现

肾细胞癌是最常见的胰腺转移肿瘤,超声造影可显示其胰腺转移病灶强化,有助于与低血供的胰腺导管腺癌相鉴别。然而肾细胞癌胰腺转移瘤的超声造影特征,并不能与胰腺内分泌肿瘤相区别。同时低血供的转移肿瘤,如肺癌,部分乳腺癌表现病灶未强化。

(五)报告内容及注意事项

胰腺转移肿瘤的超声报告包括病灶的位置,大小,病灶内部是否有坏死液化,钙化。主胰管和胆总管是否扩张,是否有周边浸润现象,彩色多普勒显示病灶内是否血流丰富,周边血管是否有受侵征象。

经腹超声虽然可清晰显示病灶,但 CT 和 MRI 可更加准确地诊断单个病灶,特别是多发病灶。例如,来源于高血供原发灶的转移肿瘤,如肾细胞癌转移癌,通常在动脉期迅速增强。在MRI 中,转移病灶通常是低信号,T_1 加权脂肪抑制图像表现为稍低信号,T_2 加权图像上表现为稍高信号。具有与原发肿瘤相同的增强模式。较大转移可能存在 T_2 表现为高信号中心坏死和周边强化。临床诊断主要结合临床病史,最终需要活检明确诊断。

(六)鉴别诊断

大多数胰腺转移瘤无特异影像表现,但肾细胞癌、黑色素瘤和一些乳腺癌,因其高血供,常与内分泌肿瘤混淆,但能与低血供的胰腺导管腺癌相区别。

肺癌和乳腺癌的胰腺转移瘤通常表现为低血供,但当表现为多发,并无明显的胆管或胰管扩张时,应考虑肿瘤转移。此外这些病灶往往边界清楚,可与胰腺导管腺癌区别。

如没有其他明确的影像学特征,很难区分转移和原发病变,因此,原发恶性肿瘤的病史,强烈地提示转移的可能性。同时 FNA 有助于正确诊断。

(李　松)

第十四章

女性生殖系统疾病

第一节 子 宫 疾 病

一、子宫先天性发育异常

子宫先天性发育异常是生殖器官发育异常中最常见的,临床意义亦比较大。

（一）病理与临床

女性生殖器官在胚胎发育过程中,若受到某些内在或外来因素的影响,两侧副中肾管在演化过程的不同阶段停止发育,形成各种子宫发育异常。副中肾管发育不全所致异常包括先天性无子宫、始基子宫、子宫发育不良或幼稚子宫、单角子宫、残角子宫等;副中肾管融合障碍所致异常包括双子宫、双角子宫;副中肾管融合后中隔吸收受阻所致异常为纵隔子宫。女性生殖系发育异常多于青春期后发现,患者常因原发性闭经、周期性腹痛、自然流产等就医。

（二）声像图表现

1.先天性无子宫

于充盈的膀胱后做纵向、横向扫查,均不能显示子宫的声像图。常合并先天性无阴道,不能探及阴道回声;双侧卵巢可显示正常。

2.始基子宫

于充盈的膀胱后方探及条索状呈低回声的肌性结构,长径<2 cm,难辨宫体宫颈结构,无宫腔线和内膜回声。常不能探及阴道回声,双侧卵巢可显示正常。

3.子宫发育不良

子宫发育不良又称幼稚子宫。表现为青春期后妇女子宫的各径线均小于正常,宫体前后径<2 cm,宫颈相对较长,宫体与宫颈的长径之比≤1。可显示宫腔线和内膜回声,内膜较薄。

4.单角子宫

单角子宫的二维超声表现常不明显,有时可见子宫向一侧稍弯曲,宫底横切面显示子宫横径偏小,仅见一侧宫角;三维超声上对诊断帮助较大,于三维成像的子宫冠状切面上仅可见一个宫角,并向一侧略弯曲(图 14-1)。

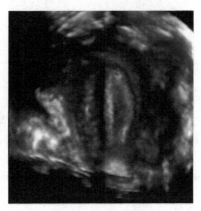

图 14-1 单角子宫

三维超声成像显示左侧宫角缺如,仅见右侧宫角

5.残角子宫

(1)无内膜型残角子宫的声像图表现:盆腔内见一发育正常子宫,其一侧可见一低回声包块,回声与子宫肌层相似,但与宫颈不相连,需与浆膜下肌瘤相鉴别。

(2)有内膜相通型残角子宫,表现为子宫一侧见与子宫相连的低回声包块,中央可见内膜回声(图 14-2)。

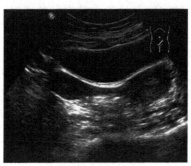

图 14-2 残角子宫

图像显示附件区见一实性低回声包块与子宫相连,其中心可见内膜回声

(3)有内膜不相通型残角子宫,月经初潮后即形成残角子宫腔积血,表现为子宫一侧见中心为无回声的囊实性包块。

6.双子宫

在动态纵向及斜向扫查时可见两个完全分开的独立子宫回声,均有完整的内膜、肌层和浆膜层。横切面观察尤为清楚,见两个子宫体完全分开,之间有深的凹陷,内部均可见内膜回声。两个子宫大小相近或其中之一稍大。常可探及两个宫颈管及阴道的回声(图 14-3)。

7.双角子宫

子宫外形异常,见两个分开的宫角,即子宫上段完全分开,子宫下段仍部分融合;子宫横切面观察,可见子宫底部增宽,中间凹陷呈 Y 形;子宫腔内膜回声也呈 Y 形。三维超声获得的子宫冠状切面显示宫底部凹陷,见两个分开的宫角,整个子宫外形呈 Y 形,内膜形态也呈 Y 形。

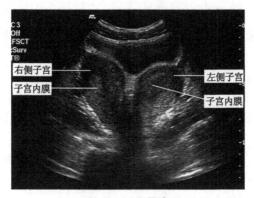

图 14-3 双子宫

图像显示两个独立完整的子宫

8.纵隔子宫

子宫底部横径稍增宽,连续横切面扫查显示宫腔中部见从宫腔下段至宫底处逐渐增厚的低回声带,将子宫内膜分隔开来。三维超声获得的子宫冠状切面显示宫底形态正常,内膜呈 V 形(完全性纵隔子宫)或 Y 形(不完全性纵隔子宫)。三维超声不仅可以清晰显示宫腔中的纵隔长度,鉴别完全性与不完全性纵隔子宫,而且还可以显示纵隔的形态、厚度等(图 14-4)。

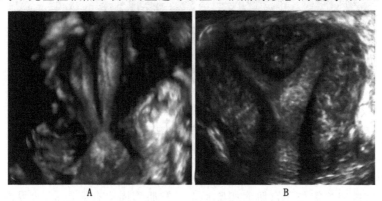

图 14-4 纵隔子宫

A.完全性纵隔子宫;B.不完全性纵隔子宫

(三)鉴别诊断

残角子宫应与浆膜下肌瘤、卵巢实性肿瘤、宫外孕包块等相鉴别。双角子宫应注意与部分性纵隔子宫相鉴别,前者子宫外形及宫腔内膜回声均呈 Y 形;后者宫腔内膜回声呈 Y 形,但子宫外形正常。

二、子宫腺肌症

(一)病理与临床

子宫腺肌症是指子宫内膜腺体及间质侵入子宫肌层,是子宫内膜异位症最常见的形式之一,多发生在 30~50 岁妇女。其发病机制尚未完全阐明。异位的子宫内膜弥散于子宫肌壁(以后壁多见),在性激素作用下发生周期性少量出血,在局部形成微小囊腔,肌纤维弥漫性反应性增生。大体病理上,于肌层组织内见增粗的肌纤维和微囊腔。局灶性的子宫腺肌症病灶称为子宫腺肌瘤。

子宫腺肌症的主要临床表现为痛经进行性加重,经期延长及月经量多。妇科检查时扪及增大而质硬的子宫。

(二)声像图表现

声像图表现如图 14-5。

(1)子宫增大,形态饱满,前后壁肌层多不对称性增厚,后壁肌层增厚较前壁多见;或仅表现为后壁或前壁的明显增厚。

(2)受累肌层回声增强、明显不均,见紊乱的点状或条索状强回声,间以蜂窝状小低回声区,有时也可见散在的小无回声区,仅数毫米。

(3)肌层内及子宫后方常伴有栅栏状细线样的声影。

(4)腺肌瘤时,可见肌层内局灶性中低回声区,单发多见,边界不清,周边无包膜回声及声晕,内部见点条状血流信号。

(5)可伴发卵巢巧克力囊肿。

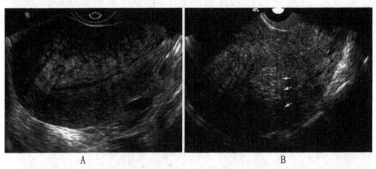

图 14-5 子宫腺肌症

A.子宫前壁肌层弥漫增厚,回声不均,可见条索状及片状中强
回声,间以蜂窝状小低回声区;B.箭头示栅栏状细线样声影

(三)鉴别诊断

局灶性的子宫腺肌瘤需与子宫肌瘤相鉴别。子宫肌瘤周边有假包膜,边界清楚,周边可见环绕或半环绕的血流信号。

三、子宫肌瘤

(一)病理与临床

子宫肌瘤是女性生殖器最常见的良性肿瘤,由子宫平滑肌组织增生而成。多见于中年妇女。大多数患者无明显症状,仅是在妇科检查时偶然发现。根据生长部位的不同分为肌壁间肌瘤、浆膜下肌瘤及黏膜下肌瘤。子宫肌瘤的临床症状与肌瘤的生长部位、生长速度、大小等有关。主要症状包括:①月经改变,如月经周期缩短、经量增多、经期延长。②压迫症状,如尿频、排尿障碍、便秘等。③疼痛,肌瘤本身不引起疼痛,一般最常见的症状是下腹坠胀、腰背酸痛等。④阴道分泌物增多。⑤贫血等。

(二)声像图表现

子宫肌瘤的声像图表现各异,取决于肌瘤的大小、部位和生长时间长短。

1.子宫的形态和大小

肌瘤为多发或位于子宫表面时,子宫体积增大、形态失常;有蒂的浆膜下肌瘤有时可清楚地观察到肌瘤与子宫相连的蒂(图 14-6A);单发的小肌瘤位于肌层内,子宫形态和大小无明显异常。

2.宫腔线位置

宫腔线可因肌瘤的压迫变形、移位,黏膜下肌瘤时内膜基底处可见内膜线中断,宫腔内见低回声或中等回声区(图 14-6B)。

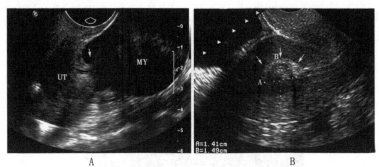

图 14-6　子宫肌瘤

A.子宫左侧实性低回声包块,箭头所指为其与子宫相连的蒂部;B.子宫黏膜下肌瘤子宫后壁内膜下方见 1.5 cm×1.8 cm×1.4 cm 低回声,约 50%的体积突向宫腔,其前方可见内膜受压弯曲(箭头所示)

3.肌瘤的回声特征

子宫肌瘤声像图以低回声为主,根据平滑肌组织及纤维组织的构成和排列不同,其回声分布有所差异。以平滑肌组织成分为主的肌瘤,回声低,后方可有声衰减;纤维组织增多时,肌瘤的回声相对增强;肌瘤较大时可发生囊性变,出现回声明显不均区域及无回声区。若肌瘤有钙化时,钙化部分呈强回声带,肌瘤内见灶状、团块状、半环状或环状强回声区,后方伴声影,肌瘤钙化更多见于绝经后。较大的肌瘤内部可呈旋涡状回声,并伴有不同程度的后方衰减。

4.彩色多普勒血流

血流信号多分布在肌瘤病灶的周边区域,病灶周边的假包膜区域常见环状或半环状血流,包绕肌瘤。

(三)鉴别诊断

1.子宫黏膜下肌瘤与子宫内膜息肉鉴别

子宫黏膜下肌瘤多为低回声,基底处可见内膜线中断。子宫内膜息肉多为中强回声,基底处内膜连续性无中断。

2.卵巢肿瘤

子宫浆膜下肌瘤突出于子宫表面,应与卵巢实性肿瘤鉴别。鉴别要点在于观察包块是否与子宫相连,包块血流来源及包块同侧是否可见正常卵巢。

四、子宫内膜增生

(一)病理与临床

子宫内膜增生症是由于子宫内膜受雌激素持续作用而无孕激素拮抗,发生不同程度的增生性改变,多见于青春期和更年期。大体病理见子宫内膜呈灰白色或淡黄色,表面平坦或呈息肉状突起,可伴有水肿,切面有时可见扩张腺体形成的腔隙。根据子宫内膜增殖的程度分为单纯型、复杂型和不典型增生。临床最常见的症状是月经紊乱、经期延长或不规则阴道出血,可伴贫血。

(二)声像图表现

(1)内膜增厚。育龄妇女的子宫内膜厚度超过 15 mm,绝经妇女的内膜厚度超过 5 mm。

(2)宫腔线清晰。

(3)内膜回声偏强,回声均匀或不均匀。

(4)服用三苯氧胺的患者,增厚的内膜中常可见到小囊状无回声区(图 14-7)。

(5)血流信号轻度增加或无明显异常。

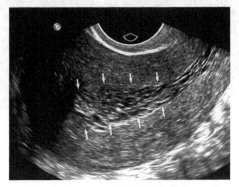

图 14-7　子宫内膜囊性增生

子宫内膜增厚,与子宫肌层分界清晰(箭头所示),内可见多个小囊状无回声区

(三)鉴别诊断

子宫内膜癌:多发生于绝经后的妇女,常有阴道不规则出血。超声检查发现宫腔内局限性或弥漫性中强回声,形态不规则,与子宫肌层分界不清,肌层局部变薄。CDFI 显示其内部可见丰富血流信号,血流形态及分布不规则,可探及低阻动脉频谱。需要注意的是,早期的内膜癌与内膜增生在声像图上很难鉴别。因此,对于有阴道不规则出血的绝经后妇女,应行诊断性刮宫以明确诊断。

五、子宫内膜息肉

(一)病理与临床

子宫内膜息肉是由内膜腺体及间质组成的肿块,向宫腔突出,是妇科常见的一种宫腔良性病变。子宫内膜息肉形成的原因,可能与炎症、内分泌紊乱,特别是体内雌激素水平过高有关。单发较小的息肉一般无临床症状,多发息肉或较大的息肉可引起月经过多、月经不规则、经间出血(月经间期出血)或绝经后出血等症状。

(二)声像图表现

声像图表现如图 14-8。

(1)宫腔内见一个或多个团状中高回声区,形态规则,边界清晰。

(2)病灶处宫腔线分开并弯曲。

(3)内部回声较均匀,少数伴囊性变者内部可见蜂窝状小无回声区。

(4)CDFI 可见滋养血管自蒂部伸入病灶中心区域内。

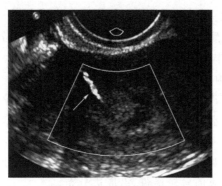

图 14-8 子宫内膜息肉

宫腔内见一形态规则边界清晰的中强回声,CDFI 显示一条状滋养血流穿入其内(箭头所示)

(三)鉴别诊断

1.子宫内膜癌

多发生于绝经后的妇女,常有阴道不规则出血。超声检查发现宫腔内局限性或弥漫性中强回声,形态不规则,边界不清,病灶内部可见较丰富血流信号。

2.黏膜下肌瘤

黏膜下肌瘤多为低回声,基底处内膜线中断。

六、子宫颈癌

(一)病理与临床

子宫颈癌是女性生殖系统常见的恶性肿瘤之一,发病年龄以 40～50 岁多见,近些年呈现年轻化趋势。子宫颈癌的组织发生可能来源于子宫颈阴道部或移行带的鳞状上皮或子宫颈管黏膜柱状上皮。子宫颈癌 80%～95% 为鳞状细胞癌,其次为腺癌。浸润型宫颈癌肉眼观主要表现为内生浸润型、溃疡型或外生乳头、菜花型。子宫颈癌的主要扩散途径为直接蔓延和经淋巴道转移,向两侧可侵犯或压迫输尿管而引起肾盂积水。宫颈癌浸润范围的判断对治疗方式的选择具有重要意义。子宫颈癌的主要症状为阴道分泌物增多、接触性出血或阴道不规则出血。

(二)声像图表现

超声不能识别和诊断早期宫颈癌,子宫颈刮片细胞学检查是发现宫颈癌前病变和早期宫颈癌的主要方法。浸润性宫颈癌声像图表现如下(图 14-9)。

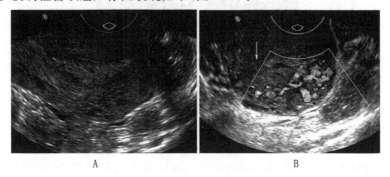

A   B

图 14-9 宫颈癌

宫颈后唇低回声(A),边界不清,彩色多普勒显示其内丰富血流信号(箭头所示),病理证实为宫颈癌

(1)宫颈结构紊乱,可见低回声区病灶。

(2)内生浸润型和溃疡型病灶常边界不清,外生型病灶则多边界清。

(3)CDFI 显示病灶内见丰富血流信号。

(4)宫旁浸润时,宫旁结构不清,呈低回声,与宫颈病灶相延续。

(5)肿瘤引起宫颈狭窄时,可见宫腔积液;肿瘤向宫旁浸润至输尿管下段受累,或肿瘤压迫输尿管时,可见一侧或双侧肾积水。

(三)鉴别诊断

与宫颈肌瘤相鉴别:多无明显临床症状,超声表现为宫颈内低回声占位,形态规则,圆形或椭圆形,边界清晰,回声不均,血流信号较稀疏,沿周边分布。

七、子宫内膜癌

(一)病理与临床

子宫内膜癌是女性生殖道常见的肿瘤之一,多发生在 50~65 岁的绝经后妇女。子宫内膜癌的发病一般认为与雌激素对子宫内膜的长期持续刺激有关,镜下最常见的病理类型为子宫内膜样腺癌。临床症状主要为阴道不规则出血或绝经后阴道出血、白带增多等。

(二)声像图表现

声像图表现如图 14-10。

(1)子宫内膜不均匀增厚:当育龄期妇女的内膜厚度>15 mm,绝经后妇女的内膜厚度>5 mm时,应视为内膜增厚。内膜厚度不均匀,形态不规则。

(2)大多数的内膜癌表现为弥漫性或局限性不规则的中等回声,少数可以是低回声。

(3)肿瘤浸润肌层时,增厚的内膜与肌层间的低回声分界消失,肌层局部变薄。

(4)宫腔内有积液、积脓时,可见无回声区或无回声区内有点状回声。

(5)彩色多普勒显示肿瘤病灶周边及内部有较多的点状或迂曲条状彩色血流信号,呈低阻型动脉频谱。

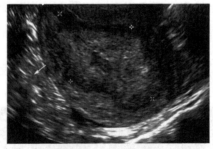

图 14-10　子宫内膜癌
宫腔线消失,宫腔内充满中等回声,局部与子宫肌层分界不清,子宫肌层变薄(箭头所示),病理证实为子宫内膜癌伴深肌层浸润

(三)鉴别诊断

子宫内膜癌需与良性子宫内膜病变相鉴别。子宫内膜增生时,内膜呈均匀性增厚,与子宫肌层分界清晰,血流不丰富。子宫内膜息肉表现为局限性中强回声,形态规则,边界清晰,中心部可见条状滋养血流。但内膜癌与局灶性内膜增生及部分表现不典型的内膜息肉在超声上仍较难鉴别,需通过诊断性刮宫获得病理诊断。

八、子宫肉瘤

(一)病理与临床

子宫肉瘤是一种罕见的高度恶性的女性生殖器肿瘤,来源于子宫肌层或肌层内结缔组织。子宫肉瘤组织学成分复杂,包括子宫平滑肌、内膜间质、结缔组织、上皮或非上皮等成分。分类繁多,且分类仍未统一。根据不同的组织发生来源主要分为:平滑肌肉瘤、内膜间质肉瘤和恶性苗勒管混合瘤。子宫肉瘤好发于围绝经期妇女,最常见的症状是不规则阴道流血,部分患者自诉下腹部包块在短时间内迅速长大。

(二)声像图表现

(1)子宫肌层或盆腔单发巨大占位:病灶位于子宫肌层,使子宫不规则增大,或取代子宫肌层结构,显示为盆腔占位。平均直径>8 cm,多呈分叶状或不规则形态,边界不清。

(2)常见的病灶内部回声呈不均匀中、低回声或不均质混合回声,内部失去旋涡状的典型平滑肌瘤样回声,可见不规则无回声区。

(3)肿瘤内部、周边血流信号显著增多,流速增快,血管形态不规则,排列紊乱,管径粗细不均。

(4)可探及高速低阻动脉频谱。

(三)鉴别诊断

子宫肉瘤主要与子宫肌瘤相鉴别,内部回声及血流丰富程度是鉴别重点。体积较大的子宫肌瘤内部回声呈旋涡状,周边可见环状或半环状血流信号,形态规则。

九、宫腔妊娠物残留

(一)病理与临床

宫腔妊娠物残留是早、中期流产后的常见并发症,是指妊娠终止后妊娠物没有完全排出,仍有部分残留在宫腔,清宫后病理检查可见绒毛。临床表现为流产后不规则或持续阴道流血。

(二)声像图表现

(1)部分宫腔线模糊或不连续。

(2)宫腔可探及团块状中高回声,以宫腔近宫角处多见,大小为1~3 cm,形态不规则,边界欠清,内部回声不均。

(3)CDFI显示中高回声内部及其附着处肌层探及较丰富血流信号,可探及低阻动脉血流。

(三)鉴别诊断

1.内膜息肉

声像图也表现为中强回声,但回声均匀,边界清晰,蒂部可见条状滋养血流,血流不丰富。

2.妊娠滋养细胞肿瘤

该类肿瘤临床表现及实验室检查与妊娠物残留有交叉。声像图表现的鉴别要点是病灶位置及血流情况,妊娠物残留的病灶位于宫腔,附着处肌层血流可较丰富,但走行规则;妊娠滋养细胞肿瘤病灶侵犯肌层,血流极其丰富且紊乱。

十、宫角妊娠

(一)病理与临床

目前,关于宫角妊娠的准确定义尚有异议,本节所讨论的宫角妊娠是指胚胎种植在走行于子宫角部的输卵管间质部的异位妊娠,即输卵管间质部妊娠。而非宫腔角部妊娠(即偏心性宫腔妊娠)。宫角妊娠发生率占所有异位妊娠的 1%～2%。临床表现为停经后不规则阴道出血及下腹痛,诊断不及时者可能发生子宫角破裂,造成失血性休克甚至危及生命的严重后果。

(二)声像图表现

宫角妊娠声像图表现可分为孕囊型及包块型。孕囊型较易诊断,超声可见妊娠囊明显偏于宫角一侧,周边无蜕膜环绕,与宫腔蜕膜之间可见肌层回声。包块型宫角妊娠见于一次或多次宫角妊娠清宫后的患者或宫角妊娠胚胎发育不良时。包块型宫角妊娠的声像图表现如下(图 14-11)。

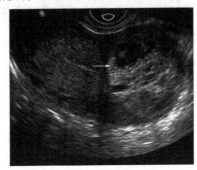

图 14-11　宫角妊娠

左侧宫角膨隆外突,可见 3.8 cm×3.2 cm 混合回声包块(箭头),
边界清晰,内回声不均。病理证实为左子宫角凝血、坏死物及破
碎的平滑肌组织呈现慢性炎性病变,其中可见退变的绒毛

(1)子宫略饱满,未清宫者内膜稍增厚,已行清宫者内膜可不厚。

(2)子宫底部横切面上可见一侧宫角增大,明显外突。

(3)一侧宫角处可见混合回声包块,以中低回声为主,内部及周边可见不规则无回声区,包块形态较规则,边界尚清。

(4)包块周边探及丰富血流信号,可探及低阻动脉血流。病灶同侧子宫动脉增粗,阻力指数降低。

(三)鉴别诊断

包块型宫角妊娠需与妊娠滋养细胞肿瘤相鉴别,包块位置、边界及血流特点是鉴别要点。宫角妊娠包块位于子宫角部,包块与子宫肌层分界较清楚,血流以周边分布为主;妊娠滋养细胞肿瘤可发生于子宫肌层的任何部位,大部分病灶与子宫肌层分界不清,血流信号丰富且极其紊乱。

十一、瘢痕妊娠

(一)病理与临床

瘢痕妊娠(cesarean scar pregnancy,CSP)是指胚胎种植于子宫前壁下段剖宫产瘢痕处。近年来,随着剖宫产率的上升,其发生率也逐渐上升。瘢痕妊娠的临床表现包括停经后不规则阴道出血及下腹痛,部分患者为早孕常规超声检查时偶然发现。

(二)声像图表现

瘢痕妊娠的声像图表现可分为孕囊型及包块型;孕囊型又分为瘢痕处孕囊型及宫腔下段孕囊型。

孕囊型的声像图表现包括:①瘢痕处孕囊全部或部分位于子宫前壁瘢痕处肌层内(图14-12A)。②CDFI于孕囊周围可探及滋养层低阻血流。③瘢痕处的肌层明显变薄。④宫腔下段孕囊型表现为孕囊大部分位于宫腔下段甚或宫腔中上段,少部分位于瘢痕处,孕囊常变形,如拉长、成角等(图14-12B)。⑤瘢痕处孕囊型较易诊断,而宫腔下段孕囊型由于孕囊大部分位于宫腔下段甚或宫腔中上段,少部分位于瘢痕处,易误诊。需引起足够重视。

包块型瘢痕妊娠常见于瘢痕妊娠误诊为宫内妊娠进行一次或多次清宫后的患者。其声像图表现如下(图14-12C):①子宫前壁下段处可见混合回声包块,以中低回声为主,内部可见不规则无回声区,包块形态多较规则,边界清或不清。②包块向子宫前方膀胱方向突出。③包块周边探及丰富血流信号,可探及低阻动脉血流。

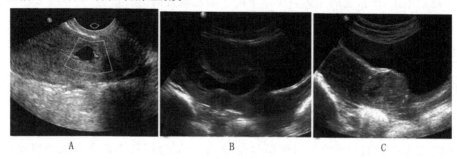

图14-12　瘢痕妊娠
A.瘢痕妊娠孕囊型:孕囊型大部分位于子宫前壁瘢痕处肌层内;B.瘢痕妊娠孕囊型;孕囊大部分位于宫腔中下段,少部分位于瘢痕处,前壁下段肌层明显变薄;C.瘢痕妊娠包块型:子宫前壁下段处可见混合回声包块,边界较清晰

(三)鉴别诊断

包块型瘢痕妊娠需与妊娠滋养细胞肿瘤相鉴别,包块位置、边界、血流特点及临床资料是鉴别要点。瘢痕妊娠包块位于子宫前壁下段,包块与子宫肌层分界较清楚,血流以周边分布为主。妊娠滋养细胞肿瘤可发生于子宫肌层的任何部位,大部分病灶与子宫肌层分界不清,血流信号丰富且极其紊乱,且临床上常有 HCG 值的明显升高等。

十二、葡萄胎

(一)病理与临床

葡萄胎亦称水泡状胎块,是指妊娠后胎盘绒毛滋养细胞异常增生,终末绒毛转变成水泡;水泡间相连成串,形如葡萄而得名。葡萄胎分为完全性葡萄胎和部分性葡萄胎两类,其中大多数为完全性葡萄胎,且具较高的恶变率,少数为部分性葡萄胎,恶变罕见。葡萄胎的真正发病原因不明。临床表现包括停经后阴道流血,子宫异常增大、变软等。目前多数患者为在无临床症状时,因停经常规行超声检查而诊断。

(二)声像图表现

(1)子宫增大,宫腔扩张,肌层变薄。
(2)宫腔内充满混合回声,以中等回声为主,其内弥漫分布大小不等的小囊状无回声,与子宫肌层分界尚清。

（3）宫腔积血征象：宫腔内可见不规则液性暗区或低回声。

（4）部分可合并双侧卵巢的黄素化囊肿。

（三）鉴别诊断

葡萄胎声像图具有特征性，较易诊断。但仅依据声像图表现较难区分完全性葡萄胎和部分性葡萄胎，需依靠清宫后的病理诊断确诊。

十三、侵蚀性葡萄胎

（一）病理与临床

侵蚀性葡萄胎是指葡萄胎组织侵入子宫肌层内，少数转移至子宫外，因具恶性肿瘤行为而命名。侵蚀性葡萄胎来自良性葡萄胎，多数在葡萄胎清除后 6 个月内发生。临床表现为葡萄胎清除后阴道不规则出血，子宫复旧延迟，HCG 下降不满意或升高。

（二）声像图表现

声像图表现如图 14-13。

（1）子宫增大，肌层回声不均。

（2）子宫肌层内见不规则中等回声或低回声区，内部回声不均，可见裂隙状或不规则状无回声区，病灶区与正常肌层分界不清。部分体积较大者病灶内部可见多个小囊状无回声区。病灶处正常肌层变薄，部分病灶可穿破浆膜层。

（3）CDFI 显示子宫肌层及宫旁血流信号增加，病灶周边探及丰富而紊乱的血流信号，病灶内部裂隙状无回声内充满血流信号，体积较大者病灶内部的小囊状无回声内无血流。频谱多普勒显示病灶侧子宫动脉阻力指数减低，病灶周边及内部血窦内均可探及低阻动脉血流。

（4）部分可合并双侧卵巢黄素化囊肿。

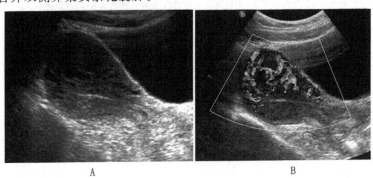

图 14-13　侵蚀性葡萄胎

A.子宫前壁增厚，肌层回声不均；B.CDFI 其内见异常丰富的血流信号，部分区域血流紊乱

（三）鉴别诊断

1.妊娠物残留

妊娠物残留病灶位于宫腔，附着处肌层血流可较丰富。

2.包块型宫角妊娠

宫角妊娠包块位于子宫角部位，包块与子宫肌层分界较清楚，血流以周边分布为主。妊娠滋养细胞肿瘤可发生于子宫肌层的任何部位，大部分病灶与子宫肌层分界不清，血流信号丰富且极其紊乱。

十四、绒毛膜癌

(一)病理与临床

绒毛膜癌是一种高度恶性肿瘤,早期就可通过血行转移至全身,破坏组织及器官,引起出血坏死。妊娠绒癌可继发于葡萄胎,也可以发生于流产或足月产后。临床表现为不规则阴道出血,以及其转移灶的相应临床表现,并伴有 HCG 显著升高。组织学上绒癌与一般癌肿有很大区别,绒癌没有固有的结缔组织性间质细胞,也没有固有的血管。镜下见增生的滋养细胞和合体滋养细胞侵犯子宫肌层和血管。在癌灶中心部,往往找不到癌细胞,为大量出血坏死。边缘部可见成团滋养细胞,但不能找到绒毛结构。

(二)声像图表现

(1)子宫增大,肌层回声不均。

(2)子宫肌层内见不规则中等回声或低回声区,内部回声不均,可见不规则无回声区,病灶区与正常肌层分界不清。部分体积较大或化疗后的病灶可与肌层分界较清晰,内部回声较均匀。病灶后方回声增强。病灶处正常肌层变薄,部分病灶可穿破浆膜层。

(3)CDFI 显示子宫肌层及宫旁血流信号增加,病灶周边探及丰富紊乱血流,病灶内部不规则无回声内充满紊乱的血流信号,体积较大者病灶中心部分可无明确血流。频谱多普勒显示病灶侧子宫动脉阻力指数减低,病灶周边及内部血窦内可探及低阻动脉血流。

(4)部分可合并双侧卵巢黄素化囊肿。

(三)鉴别诊断

1.妊娠物残留

妊娠物残留病灶位于宫腔,附着处肌层血流可较丰富。

2.包块型宫角妊娠

宫角妊娠包块位于子宫角部,包块与子宫肌层分界较清楚,血流以周边分布为主。妊娠滋养细胞肿瘤可发生于子宫肌层的任何部位,血流信号丰富且极其紊乱。

十五、宫内节育器

(一)病理与临床

我国约 70% 的妇女选用宫内节育器(intrauterine device,IUD)作为避孕方法,约占世界 UD避孕总数的 80%。IUD 一般是采用防腐塑料或金属制成,部分 IUD 附加有避孕药物(如可释放出女性激素或吲哚美辛等)。目前,国内外现有的 IUD 有 30~40 种,我国临床常用的 IUD 形态各异,有 T 形、V 形、γ 形、宫型等 10 余种形态。

(二)声像图表现

正常 IUD 位置为近宫底的宫腔中上部内,其下缘在宫颈内口之上。经阴道超声较经腹超声能更清晰地显示子宫腔与 IUD 的关系及各类型 IUD 的形态。

(1)IUD 的共同特点为强回声区,但不同类型的 IUD 回声水平不同。含金属的 IUD 回声最强,后方伴有彗星尾征或伴有声影;而塑料材质 IUD 回声强度稍减弱,无明显彗星尾征及声影。

(2)宫内节育器位置下移表现为:IUD 未位于宫腔的中上部,IUD 上缘不贴近宫腔底部,其上方可见子宫内膜线回声,IUD 下缘达宫颈内口以下(图 14-14)。

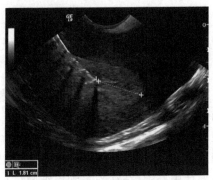

图 14-14　宫内节育器位置下移
宫内节育器主要位于宫腔下段,上端距离宫腔底部约 1.8 cm

(3)宫内节育器肌层嵌顿表现为:IUD 位置偏于一侧;IUD 周边未见内膜回声,可见肌层环绕。

(耿伏果)

第二节　卵 巢 疾 病

卵巢疾病主要包括卵巢瘤样病变和卵巢肿瘤。

卵巢瘤样病变又称卵巢非赘生性囊肿,包括卵巢生理性囊肿、黄素化囊肿、多囊卵巢综合征和卵巢子宫内膜异位症。

卵巢肿瘤种类繁多,根据其来源可分为上皮性肿瘤、性索间质肿瘤、生殖细胞肿瘤和转移性肿瘤。其中主要良性肿瘤包括卵巢浆液性/黏液性囊腺瘤、卵巢成熟性畸胎瘤、卵巢泡膜细胞瘤-纤维瘤。主要恶性肿瘤包括卵巢浆液性/黏液性囊腺癌、卵巢子宫内膜样癌、卵巢透明细胞癌、卵巢颗粒细胞瘤、卵巢未成熟畸胎瘤、卵巢无性细胞瘤、内胚窦瘤和卵巢转移癌。

各类卵巢肿瘤均可并发肿瘤蒂扭转,出现妇科急腹症。

一、卵巢生理性囊肿(滤泡囊肿、黄体囊肿)

(一)病理与临床

本病常见于生育年龄段妇女,通常无症状,少数病例可出现一侧下腹部隐痛。多数生理性囊肿可在1~3 个月内自行消失,无须特殊治疗。滤泡囊肿是最常见的卵巢单纯性囊肿,为卵泡发育至成熟卵泡大小时不破裂,且其内液体继续积聚所致,囊内液体清亮透明,直径一般小于5 cm,偶可达 7~8 cm,甚至10 cm。一般无症状,多在 4~6 周内逐渐消失。正常排卵后形成的黄体直径一般为 1.5 cm 左右。当黄体腔内积聚较多液体或卵泡壁破裂引起出血量较多而潴留于黄体腔内,形成直径达 2.5 cm 以上的囊肿时,称为黄体囊肿,也有称黄体血肿、出血性黄体囊肿等。黄体囊肿的直径可达到 4 cm 左右,一般不超过5 cm,偶可达 10 cm。较大的黄体囊肿破裂时可出现腹痛、腹膜刺激征等急腹症症状,是妇科较常见的急腹症之一。

(二)声像图表现

1.滤泡囊肿

于一侧卵巢内见无回声区,壁薄而光滑,后方回声增强,一侧或周边可见少许卵巢回声(图 14-15)。

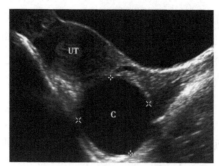

图 14-15 卵巢滤泡囊肿

纵切面显示子宫(UT)左后方无回声(C),壁薄而光滑、透声好

2.黄体囊肿

其超声表现在不同病例中变化较大,与囊内出血量的多少、残余卵泡液的多少及机化血块的大小和形成时间长短等相关。早期,急性出血可表现为强回声,可能被误认为实性肿物;此后囊内血液机化形成不规则中低或中高回声;后期血块溶解时可以见到低回声网状结构。囊肿壁塌陷时则形成类圆形实性中等或中高回声。CDFI 表现为囊肿周边有环绕血流,频谱呈低阻型。而囊内包括机化的血块等则均不显示血流信号(图 14-16)。

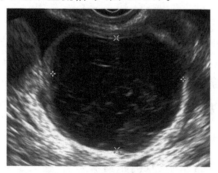

图 14-16 卵巢黄体囊肿

卵巢内见混合回声,类圆形,内见网状中等回声

(三)鉴别诊断

黄体囊肿的超声表现多样,应与卵巢肿瘤相鉴别。囊壁上有血块附着时,可能被误认为是卵巢囊性肿瘤壁上的乳头;囊内较多急性出血或囊肿壁塌陷时可能被误认为是卵巢实性肿瘤或卵巢子宫内膜异位囊肿。鉴别要点包括:①滤泡囊肿和黄体囊肿为单侧、单发囊肿,多于 1～3 个月自行消失;而巧克力囊肿可多发、双侧,不会自行消失。随诊复查,可帮助两者的鉴别。②黄体囊肿周边有环绕血流信号,走行规则,频谱呈低阻型,内部未见血流信号,而卵巢实性肿瘤的实性成分内可见血流信号,必要时进行微泡超声造影剂的超声造影检查,有助于明确诊断。

黄体囊肿破裂需与宫外孕破裂相鉴别,前者常发生在月经周期的后半段,表现为一侧卵巢增大、结构模糊,卵巢内见不规则囊性包块。后者多有停经史,超声表现为一侧附件区包块,多位于卵巢与子宫之间,形态不规则,双侧卵巢均可见。

二、黄素化囊肿

(一)病理与临床

见于促排卵治疗时出现的卵巢过度刺激综合征(外源性 HCG 过高)患者和滋养细胞疾病(内源性 HCG 过高)患者。临床症状表现为恶心、呕吐等,严重者可伴有胸腔积液、腹水,出现胸闷、腹胀症状。卵巢过度刺激综合征患者停促排卵药物后囊肿缩小、症状逐渐消失;滋养细胞肿瘤患者化疗后 HCG 水平下降、囊肿也随之缩小。

(二)声像图表现

卵巢过度刺激综合征患者双侧卵巢呈对称性或不对称性增大,内见多个卵泡回声,体积较正常卵泡大;另子宫直肠陷凹可见少量至中等量的积液。滋养细胞肿瘤的黄素化囊肿可出现在单侧,囊肿数目通常并不多。

(三)鉴别诊断

此类疾病的诊断主要依靠病史和声像图特点,多数情况下容易诊断。当因黄素化囊肿而增大的卵巢发生扭转时,患者可出现一侧下腹部剧痛等急腹症症状,此时需与其他妇科急诊相鉴别,如卵巢黄体囊肿破裂、宫外孕破裂、卵巢畸胎瘤扭转等。根据其声像图特点并结合病史,可资鉴别。

三、多囊卵巢综合征

(一)病理与临床

多囊卵巢综合征(polycystic ovarian syndrome,PCOS)由于女性内分泌功能紊乱导致生殖功能障碍、糖代谢异常,体内雄激素增多,卵泡不能发育成熟,无排卵。临床表现为月经稀发或闭经、不孕、多毛、肥胖、胰岛素抵抗等。本病常见于青春期女性,关于其发病机制至今尚不十分清楚。大体病理上,60%~70%的多囊卵巢综合征患者表现为双侧卵巢对称性增大,少数病例卵巢无增大或仅单侧增大;切面显示卵巢白膜明显增厚,白膜下排列多个卵泡,数个至数十个不等,直径 0.2~0.6 cm。

(二)声像图表现

典型病例中,子宫略小于正常水平;双侧卵巢增大,长径大于 4 cm,卵泡数目增多,最大切面卵泡数≥10 个,沿卵巢周边分布(图 14-17);卵泡直径较小,平均在 5 mm 左右,无优势卵泡;卵巢髓质部分增多、回声增强。不典型病例中,卵巢体积可在正常范围内,或仅一侧卵巢体积增大,卵泡数目、大小和分布特点同上,超声发现卵巢的卵泡数目增多时,应提示卵巢的卵泡数目增多或卵巢多囊样改变,请临床注意除外多囊卵巢综合征。

(三)鉴别诊断

根据其临床表现、实验室激素水平检测结果,结合超声声像图特点,不难对本病做出判断。但仍应注意与其他因素引起的卵巢多囊性改变相鉴别,如慢性盆腔炎时卵巢的多囊性改变等。

四、卵巢子宫内膜异位症

(一)病理与临床

卵巢子宫内膜异位症是指具有生长功能的子宫内膜组织异位到卵巢上,与子宫腔内膜一样发生周期性的增殖、分泌和出血所致的囊肿,临床上本病又称"巧克力囊肿",简称巧囊。巧克力囊肿是子宫内膜异位症最常见的类型之一。卵巢子宫内膜异位症的发生学说包括子宫内膜种植、体腔上皮化生、转移等,其中以种植学说得到最为广泛认同,认为子宫内膜及间质组织细胞随月经血通过输卵管逆流进入盆腔,种植到卵巢和盆腔腹膜上,经过反复增生、出血形成囊肿,囊内液通常呈暗褐色、黏稠。由于子宫内膜异位症导致盆腔粘连,卵巢可固定于盆壁或子宫后方。临床表现主要有继发性、渐进性加重的痛经和不孕,部分患者痛经于月经来潮前即出现,来潮后2~3天即缓解;部分患者还有月经失调的表现。约有25%的患者可无任何症状。卵巢内异症囊肿破裂或合并急性感染时亦可引起急腹症。

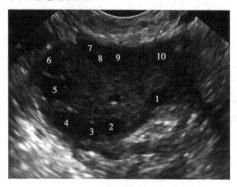

图 14-17　多囊卵巢综合征

卵巢内可见多个小卵泡,沿卵巢周边分布(数字标示 1~10 为卵泡)

(二)声像图表现

子宫内膜异位症的声像图表现多样,典型的子宫内膜异位囊肿特点包括以下几点。

(1)囊肿内充满均匀的点状低回声。

(2)有时囊内可见不规则中等回声或网状回声,为出血机化表现(图 14-18)。

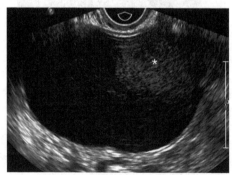

图 14-18　卵巢子宫内膜异位症

病变内见均匀点状低回声,一侧可见不规则中等回声(＊)

(3)囊肿壁较厚。有时一侧卵巢内出现多个囊肿,聚集而形成一个较大的多房性囊肿,之间有厚的分隔。

(4)1/3~1/2 的病例呈双侧性发生,囊肿出现于双侧卵巢。

(5)含有巧克力囊肿的卵巢与周围组织粘连,可固定于子宫的后方。

(6)CDFI:囊肿壁上可探及少许血流信号。

(三)鉴别诊断

卵巢子宫内膜异位症虽有较特异的超声声像图特点,多数病例诊断并不困难。但少数不典型病例的卵巢内异症囊肿内血液完全机化,可出现实性不规则的中等或中高回声,或出现厚薄不均的网状分隔,应注意与卵巢囊腺瘤、卵巢黄体囊肿等相鉴别。CDFI肿物内部是否探及血流信号是鉴别诊断的关键,巧克力囊肿内不论是否存在实性回声均不出现血流信号;鉴别困难时,可行静脉超声造影检查明确肿物内血供情况,对鉴别诊断帮助很大。经腹超声检查时,应注意调高仪器2D增益,使用仪器的谐波功能或观察囊内有无密集的点状低回声,以与卵巢的滤泡囊肿相鉴别。

五、卵巢冠囊肿

(一)病理与临床

卵巢冠囊肿并不直接来自卵巢,而是来源于卵巢系膜里的中肾管。以生育年龄妇女多见,通常囊肿直径在3~5 cm,但也可像卵巢囊腺瘤一样大。少数情况下,囊肿合并囊内出血;极少数情况下,囊内有分隔。囊肿体积较小时患者通常无明显不适症状,当囊肿长大到一定程度时,患者可出现腹部隆起、腹胀或一侧下腹隐痛的症状;当其合并囊肿蒂扭转时,则出现急性腹痛等症状。

(二)声像图特点

卵巢冠囊肿表现为一侧附件区的囊性肿物,壁薄、透声好,最主要的特点是同侧卵巢形态完整,位于其旁(图14-19)。

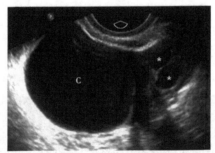

图 14-19 卵巢冠囊肿

卵巢的一侧可见薄壁无回声(C),类圆形,内部无分隔,
透声好,其旁可见卵巢回声(＊:卵巢内的卵泡)

(三)鉴别诊断

本病应与卵巢生理性囊肿和卵巢内异症囊肿等相鉴别,能够观察到卵巢的完整结构位于其旁是鉴别的关键。

六、卵巢囊腺瘤

(一)病理与临床

卵巢囊腺瘤是最常见的卵巢良性肿瘤之一,分为浆液性囊腺瘤和黏液性囊腺瘤。浆液性肿瘤大体病理上为囊性肿物,大多单侧发生,直径1~20 cm,单房或多房;囊内壁及外壁均光滑,多数囊内含清亮的浆液,少数也可能含较黏稠液;囊内壁有乳头者为乳头状囊腺瘤。黏液性囊腺瘤大体病理上为囊性肿物,多呈圆形、体积巨大;表面光滑,切面常为多房性,囊壁薄而光滑,有时因房过密而呈实性。囊腔内充满胶冻样黏稠液,但少数囊内为浆液性液;较少出现乳头。卵巢囊腺瘤早期体积小,多无症状。中等大的肿瘤常引起腹胀不适。巨大的肿瘤占据盆、腹腔出现压迫症状,腹部隆起,可触及肿块。合并感染时出现腹水、发热、腹痛等症状。黏液性囊腺瘤可发生破裂,种植于腹膜上形成腹膜黏液瘤病,肿瘤体积巨大,压迫但不侵犯实质脏器。

(二)声像图表现

浆液性和黏液性囊腺瘤超声特点有所不同。

(1)浆液性囊腺瘤:中等大小,外形呈规则的类圆形,表面光滑,内部呈单房或多房囊性,分隔薄而规则,囊内透声好。浆液性乳头囊腺瘤囊内见单个或多个内生性和/或外生性乳头,乳头形态较为规则(图14-20);CDFI乳头内可见血流信号。少数病例发生于卵巢冠,仍可见部分正常卵巢组织的回声。

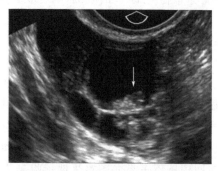

图14-20 卵巢浆液性乳头状囊腺瘤

卵巢内见无回声,内含网状分隔,隔上可见多个乳头样中高回声(箭头所指为乳头)

(2)黏液性囊腺瘤:常为单侧发生,常呈多房性囊肿,体积通常较大,直径可达15～30 cm;分隔较多而厚(图14-21),内部可见散在的点状回声,为黏液性肿瘤的特征性表现;本病较少出现乳头。

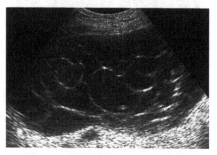

图14-21 卵巢黏液性乳头状囊腺瘤

附件区见多房性无回声,大小约20 cm×18 cm×9 cm,内含较密集的网状分隔,内部可见散在的点状回声

(3)腹膜黏液瘤病表现为腹腔内见多个病灶,回声表现与单发病变相似,分隔更多、囊腔更小。

(4)交界性囊腺瘤的表现与上述相似,但乳头可能更多、更大,CDFI可能显示乳头上较丰富血流信号。

(三)鉴别诊断

注意与卵巢生理性囊肿、卵巢子宫内膜异位症、输卵管积水及炎性包块等疾病相鉴别。

七、卵巢囊腺癌

(一)病理与临床

卵巢囊腺癌是卵巢原发的上皮性恶性肿瘤,包括浆液性囊腺癌和黏液性囊腺癌,其中浆液性囊腺癌是最常见的卵巢恶性肿瘤。浆液性囊腺癌肿瘤平均直径10~15 cm,切面为囊实性,以形成囊腔和乳头为特征,有多数糟脆的乳头和实性结节,囊内容为浆液性或混浊血性液;黏液性囊腺癌切面呈多房性,囊腔多而密集,囊内壁可见乳头及实性区,囊液为黏稠黏液或血性液,但有约1/4囊内为浆液性液。组织学可分为高、中、低分化三级。卵巢囊腺癌患者早期多无明显症状。出现症状时往往已届晚期,迅速出现腹胀、腹痛、腹部肿块及腹水。预后较差。目前筛查卵巢肿瘤的主要方法是盆腔超声和肿瘤标志物CA125的检测,两者联合应用,可提高诊断准确性。

(二)声像图特点

(1)肿物通常体积巨大,外形不规则。

(2)可双侧发生,双侧等大或一侧大而另一侧小。

(3)肿物表现为混合回声,常为一个巨大的肿物内部可见低回声及无回声与分隔。当肿物以低回声为主时,低回声内部明显不均匀、不规则(图14-22)。以囊性成分为主时,肿瘤内可见多个厚薄不均、不规则的分隔,并可见乳头样中等或中高回声,数目多、体积大、形态不规则,乳头内有圆形无回声区域。囊内有时可见充满细密光点。黏液性囊腺癌超声表现与浆液性囊腺癌相似,不同的是黏液性囊腺癌的无回声区内常见充满密集或稀疏点状回声,为黏液的回声。

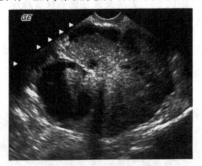

图 14-22　卵巢浆液性乳头状囊腺癌

附件区可见巨大混合回声,形态不规则,内部以不规则中等回声为主,间以不规则无回声区

(4)CDFI:分隔、乳头及肿瘤内低回声区可见较丰富条状血流信号,频谱呈低阻型(RI<0.5)。

(5)常合并腹水。

(三)鉴别诊断

超声检查通常难以在术前确定卵巢恶性病变的病理类型,主要的鉴别诊断包括良性病变与恶性病变的鉴别、卵巢肿瘤与炎性包块的鉴别。鉴别要点如下。

(1)二维形态:①有实性成分的单房或多房囊肿,乳头数目较多、不规则时要考虑到恶性病变。②以实性为主的囊实性病变,或回声不均匀的实性肿瘤则大多为恶性。恶性肿瘤较大时形态不规则、边界欠清、内部回声明显不均,可见厚薄不均的分隔,多合并腹水。③良性肿瘤多表现为囊性或以囊性为主的混合性包块,如单房囊肿、无实性成分或乳头,或多房囊肿,有分隔,但无实性成分或乳头,且分隔薄而均匀时,一般为良性;有乳头但数目少且规则,也多为良性。④盆腔炎性包块的二维及CDFI特征与卵巢恶性肿瘤有不少相似之处,是超声鉴别诊断的难点。通过仔细观察输卵管炎症的腊肠样回声,以及是否有正常的卵巢回声结构是鉴别诊断的关键,若在附件区域或病灶内见到正常卵巢结构,则首先考虑为炎性病变。当然,盆腔炎症明显累及卵巢(如输卵管-卵巢脓肿)时,单凭超声表现是很难确定的,必须密切结合临床病史、症状及体征进行综合判断。

(2)CDFI对卵巢肿瘤良恶性鉴别的帮助也是肯定的。恶性肿瘤由于其大量新生血管及动静脉瘘形成、血管管壁缺乏平滑肌,CDFI可见丰富血流信号,动脉血流多呈低阻型,多数学者认为 RI<0.4 可作为诊断恶性卵巢肿瘤的 RI 阈值。

因卵巢肿瘤组织学的种类繁多,除典型的畸胎瘤、浆液性囊性瘤和黏液性囊腺瘤外,超声检查通常无法判断其组织学类型。根据卵巢肿物二维声像图上的形态学特点,可以对一部分肿瘤的性质做出良恶性鉴别。但是非赘生性囊肿合并出血、不典型的卵巢子宫内膜异位症囊肿及盆腔炎性疾病时声像图变异很大,给良恶性肿瘤的鉴别诊断带来困难。

八、卵巢子宫内膜样癌

(一)病理与临床

卵巢子宫内膜样癌为卵巢上皮来源恶性肿瘤,大体病理上,肿物为囊实性或大部分为实性,直径为10~20 cm,囊内可有乳头状突起。部分肿瘤为双侧性。镜下组织结构与子宫内膜癌极相似。临床表现包括盆腔包块、腹胀、腹痛、不规则阴道出血、腹水等。本病可能为子宫内膜异位囊肿恶变,也可与子宫内膜癌并发,因此当发现囊实性类似囊腺癌的肿块时,若有内膜异位症病史,或同时发现子宫内膜癌,应注意卵巢子宫内膜样癌的可能性。

(二)声像图特点

本病声像图特点类似卵巢乳头状囊腺癌,呈以中等回声为主的混合回声,或无回声内见多个乳头状中等回声或形态不规则的中等回声(图 14-23)。

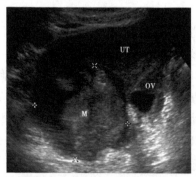

图 14-23　卵巢子宫内膜样癌

附件区可见混合回声包块,部分边界不清,形态欠规则,内见不规则中高回声(M:肿物;UT:子宫;OV:另一侧的卵巢)

(三)鉴别诊断

见卵巢囊腺癌。

九、卵巢颗粒细胞瘤

(一)病理与临床

卵巢颗粒细胞瘤为低度恶性卵巢肿瘤,是性索间质肿瘤的主要类型之一;约 75% 以上的肿瘤分泌雌激素。自然病程较长,有易复发的特点。大体病理上,肿瘤大小不等,圆形、卵圆形或分叶状,表面光滑;切面实性或囊实性,可有灶性出血或坏死;少数颗粒细胞瘤以囊性为主,内充满淡黄色液体,大体病理上似囊腺瘤。颗粒细胞瘤可分为成人型及幼年型,成人型约占95%,而幼年型约占5%。幼年型患者可出现性早熟症状。成人患者好发年龄为40~50岁妇女及绝经后妇女,主要临床症状包括月经紊乱、月经过多、经期延长或闭经,绝经后阴道不规则出血;高水平雌激素的长期刺激使子宫内膜增生,或出现息肉甚至癌变,还会出现子宫肌瘤等。其他临床症状包括盆腔包块、腹胀、腹痛等。

(二)声像图特点

(1)颗粒细胞瘤可以为实性、囊实性或囊性,因而声像图表现呈多样性。小者以实性不均质低回声为主,后方无明显声衰减。大者可因出血、坏死、囊性变而呈囊实性或囊性,可有多个分隔而呈多房囊实型,有时表现为实性包块中见蜂窝状无回声区;囊性为主包块可表现为多房性甚或大的单房性囊肿。

(2)CDFI:由于颗粒细胞瘤产生雌激素,使瘤体内部血管扩张明显,多数肿瘤实性部分和分隔上可检出较丰富血流信号。

(3)子宫:肿瘤产生的雌激素可导致子宫内膜增生、息肉甚至内膜癌表现。

(三)鉴别诊断

实性卵巢颗粒细胞瘤需与浆膜下子宫肌瘤鉴别;多房囊实性者需与其他卵巢肿瘤如浆液性囊腺癌、黏液性囊腺瘤/癌等相鉴别;囊肿型颗粒细胞瘤内含清亮液体回声且壁薄,需与囊腺瘤甚或卵巢单纯性囊肿鉴别。鉴别困难时,需密切结合临床资料综合判断。

十、卵泡膜细胞瘤-纤维瘤

(一)病理与临床

卵泡膜细胞瘤和卵巢纤维瘤均为性索间质肿瘤,为良性肿瘤。前者可与颗粒细胞瘤合并存在,分泌雌激素,出现子宫内膜增生症、月经不规律或绝经后出血等相关症状。后者不分泌激素,但有时并发腹水或胸腔积液,此时称 Meigs 综合征。卵泡膜细胞瘤与卵巢纤维瘤常混合存在,故有泡膜纤维瘤之称。病理检查前者由短梭形细胞构成,细胞质富含脂质,类似卵巢卵泡膜内层细胞;后者瘤细胞呈梭形、编织状排列,内含大量胶原纤维。卵泡膜细胞瘤好发于绝经前后,约65%发生在绝经后;卵巢纤维瘤也多发于中老年妇女。卵泡膜细胞瘤的临床症状包括月经紊乱、绝经后阴道出血等雌激素分泌引起的症状及腹部包块等。卵巢纤维瘤的主要临床症状包括腹痛、腹部包块及由于肿瘤压迫引起的泌尿系统症状等。卵巢纤维瘤多为中等大小、光滑活动、质实而沉,很容易扭转而发生急性腹痛。也有相当的病例并没有临床症状,于体检及其他手术时发现,或因急性扭转始来就诊。

(二)声像图表现

两者均为单侧实性肿物,肿物类圆形、边界清晰,内部回声均匀或不均匀。泡膜细胞瘤表现为中高或中低水平回声区,透声性尚好,后方回声可轻度增强(图 14-24)。CDFI:内可见散在血流信号。少数病例呈囊实性表现。卵巢纤维瘤特点为圆形或椭圆形低回声区(回声水平多较子宫肌瘤更低),边界轮廓清晰,常伴后方衰减,此时后方边界不清(图 14-25)。有时难与带蒂的子宫浆膜下肌瘤或阔韧带肌瘤鉴别。

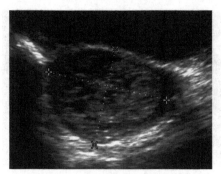

图 14-24　卵泡膜细胞瘤图像

病变呈混合回声,类圆形、边界清晰,内见中等回声及少许无回声

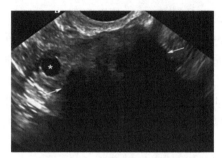

图 14-25　卵巢纤维瘤图像

病变呈低回声(箭头),后方回声衰减,其旁可见卵巢回声(＊:卵泡)

(三)鉴别诊断

应与浆膜下子宫肌瘤、卵巢囊肿等相鉴别。多数情况下,可以发现浆膜下肌瘤与子宫相连的蒂,鉴别较易;不能观察到蒂时,若见双侧完整、正常的卵巢结构,则有助判断为浆膜下子宫肌瘤,若同侧的卵巢未显示或不完整,则卵巢纤维瘤可能性大。少数质地致密的纤维瘤,声像图上回声极低,尤其经腹扫查时可表现为类似无回声样的包块,可能误诊为卵巢囊肿,经阴道超声仔细观察囊肿后方回声增强的特征及病灶内有否血流信号可帮助明确诊断。

十一、成熟性畸胎瘤(皮样囊肿)

(一)病理与临床

成熟性畸胎瘤即良性畸胎瘤,肿瘤以外胚层来源的皮肤附件成分构成的囊性畸胎瘤为多,故又称皮样囊肿,是最常见的卵巢良性肿瘤之一。大体病理上,肿瘤最小的仅 1 cm,最大可达 30 cm 或充满腹腔,双侧性占 8％～24％;肿瘤为圆形或卵圆形,包膜完整光滑;切面单房或多房。囊内含黄色皮脂样物和毛发等。囊壁内常有一个或数个乳头或头结节。头结节常为脂肪、骨、软骨,有时可见到一个或数个完好的牙齿。成熟性畸胎瘤可发生在任何年龄,但 80％～90％ 为生育年龄妇女。通常无临床症状,多在盆腔检查或影像检查时发现。肿瘤大者可及腹部包块。并发症有扭转、破裂和继发感染。由于肿瘤成分多样、密度不一,易发生蒂扭转,扭转和破裂均可导致急腹症发生。

(二)声像图表现

由于本病组织成分多样,其声像图表现也多种多样,诊断主要依靠以下特征性表现(图 14-26)。

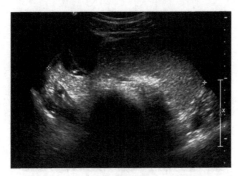

图 14-26　卵巢成熟性畸胎瘤图像

腹盆腔巨大混合回声,内部可见点状回声、线状回声、无回声及强回声光团后伴声影

(1)为类圆形混合回声,边界较清晰,外形规则。

(2)内部可见散在点状、短线样强回声(落雪征),为毛发的回声。

(3)内有多发强回声光团后伴声影,其组织学类型为毛发和油脂,有时几乎充满整个囊腔,易被误认为肠道气体造成漏诊。

(4)脂-液分层征,高回声油脂密度小而浮在上层、含有毛发和上皮碎屑的液性成分密度大而沉于底层。两者之间出现分界线,此界线于患者发生体位变化时(平卧、站立和俯卧等)随之变化。

(5)囊壁上可见强回声,后方声影明显,此为壁立结节征,其成分为骨骼或牙齿。

(6)杂乱结构征:肿瘤内因同时含有多种不同成分而同时出现落雪征、强光团和脂液分层征象。

(三)鉴别诊断

成熟性畸胎瘤的声像图表现较典型,鉴别较易。但仍需与巧克力囊肿、黄体囊肿、肠管等相鉴别。畸胎瘤内密集点状回声的回声水平常高于巧克力囊肿,且常见有后方声影的团状强回声;黄体囊肿囊内回声水平较畸胎瘤低。特别需要注意的是与肠管及肠道胀气相鉴别,应仔细观察肠管蠕动,必要时嘱患者排便后复查。此外,还应注意有无畸胎瘤恶变及畸胎瘤复发。

十二、未成熟畸胎瘤和成熟性畸胎瘤恶变

(一)病理与临床

少见的卵巢恶性肿瘤,好发于儿童和青年女性。成熟性畸胎瘤恶变发生率为 $1\%\sim2\%$,主要发生于年龄较大妇女。可出现血 AFP 升高。大体病理上,大多数肿瘤为单侧性巨大肿物。瘤体包含三个胚层来源的组织。未成熟畸胎瘤中除三胚层来的成熟组织外还有未成熟组织,最常见的成分是神经上皮。肿瘤多数呈囊实性,实性部分质软,肿瘤可自行破裂或在手术中撕裂。可见毛发、骨、软骨、黑色脉络膜及脑组织等,但牙齿少见。未成熟畸胎瘤多见于年轻患者,平均年龄为 $17\sim19$ 岁。常见症状为腹部包块、腹痛等;因腹腔种植率高,60%有腹水。血清 AFP 可升高。

(二)声像图表现

肿瘤结构杂乱,以囊实性表现为主,声像图与其他卵巢癌无特征性差异(图 14-27)。有时可见伴声影的团状强回声。

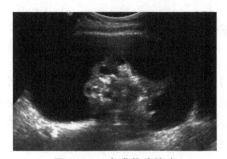

图 14-27　未成熟畸胎瘤

盆腹腔巨大混合回声,边界尚清、外形欠规则,内可见不规则中高回声、分隔及无回声

(三)鉴别诊断

本病超声表现与其他原发卵巢癌相似,鉴别依靠病理。

十三、卵巢转移癌

(一)病理与临床

卵巢转移癌的原发部位主要是胃和结肠,其次还有乳腺、肺、泌尿道、淋巴瘤、生殖器官(子宫、阴道、宫颈、对侧卵巢等)。通常发生在生育年龄妇女。60%~80%为双侧发生。库肯勃瘤(Krukenburg's Tumor)特指内部含有"印戒"细胞的卵巢转移性腺癌,原发于胃肠道,肿瘤呈双侧性、中等大小,多保持卵巢原状或呈肾形。一般与周围组织无粘连,切面实性、胶质样、多伴腹水。镜下见典型的印戒细胞,能产生黏液;周围是结缔组织或黏液瘤性间质。本病预后差。

(二)声像图表现

双侧卵巢增大,但多保持原有形状,有时外缘不规则呈结节状,有清晰轮廓。为以实性成分为主的实性包块,或间以囊性成分的囊实性包块(图 14-28),内部呈中高等或低回声,后方回声可衰减;CDFI 显示瘤内血流丰富。常伴腹水。

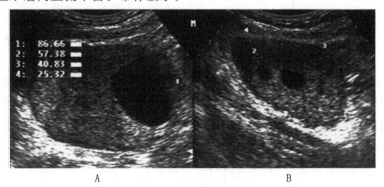

图 14-28　卵巢库肯勃瘤

右侧(A)及左侧(B)附件区混合回声,边界尚清,均呈类圆形、以中等回声为主

(三)鉴别诊断

卵巢原发肿瘤和继发肿瘤的鉴别相当重要,因为两者的临床治疗方式和预后有很大差别。本病的主要特点是双侧、以实性为主、具有一定的活动度的附件区肿物。如患者有消化道、乳腺等部位的恶性肿瘤病史或有不适症状,应考虑到转移性卵巢癌的可能。

十四、卵巢肿瘤蒂扭转

(一)病理与临床

卵巢肿瘤蒂扭转是常见的妇科急腹症,单侧常见。卵巢畸胎瘤、卵巢冠囊肿及卵巢过度刺激综合征等是造成扭转的常见病因,卵巢体积增大导致其蒂部相对变细而使卵巢易发生扭转;正常卵巢发生扭转少见。蒂由输卵管、卵巢固有韧带和骨盆漏斗韧带组成。急性扭转发生后,静脉、淋巴回流受阻,瘤内有出血,瘤体急剧增大,可导致卵巢发生坏死。慢性扭转症状不明显,间歇性或不完全扭转时,卵巢明显水肿。急性扭转的典型症状是突然发生一侧下腹剧痛,常伴恶心呕吐甚至休克。妇科检查可触及张力较大的肿块,压痛以瘤蒂处最为剧烈。卵巢蒂扭转一经确诊应立即手术。

(二)声像图表现

卵巢蒂扭转的声像图表现取决于扭转发生的时间、扭转的程度(完全性扭转、不完全性扭转)、伴发的肿瘤或卵巢内出血的情况,所以在扭转的早期声像图无特征性表现,往往给早期诊断带来困难。典型的病例声像图特征包括以下几点(图14-29)。

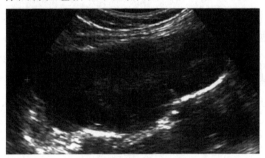

图14-29 卵巢刺激综合征合并卵巢蒂扭转

患者曾行IVF-EP,后行减胎术。患侧卵巢增大(卡尺之间),边界尚清,
形态不规则,内部多个低-无回声,边界模糊;卵巢实质回声普遍减低

(1)扭转的卵巢多位于子宫的上方、靠近中线的部位。

(2)扭转的卵巢体积弥漫性增大,并包含一个或多个出血性坏死导致的低回声或中等回声区。

(3)在蒂部有时可以见到低回声的缠绕的血管结构,由多普勒检查可以沿卵巢韧带和漏斗韧带显示卵巢血供,如果检测到高阻动脉或动静脉血流缺失,可以帮助超声做出特异性诊断。

(4)非特异性表现:附件区无回声、混合回声,壁厚,内部有出血,盆腔积液。

(三)鉴别诊断

本病多出现于妇科急诊患者,临床症状对于诊断非常有帮助。超声医师往往由于卵巢的肿瘤性疾病容易为超声所观察到,而忽略本病的存在导致漏诊。因此,应提高对本病的认识。

(耿伏果)

第三节 盆 腔 疾 病

一、盆腔炎性疾病

(一)病理与临床

盆腔炎性疾病(pelvic inflammatory disease,PID)的主要途径是上行性感染,微生物由阴道和宫颈向上蔓延,经过子宫内膜感染输卵管黏膜。微生物培养标本中发现的病原菌通常是多种的,包括淋球菌、沙眼衣原体,以及需氧和厌氧细菌。而且,病原菌的种类和数量取决于获取标本时疾病所处的不同发展阶段。子宫内膜炎常常是急性盆腔炎的一部分,炎症导致宫颈粘连闭塞后可发生宫腔积脓。病变进一步发展形成输卵管炎,是最常见、最具代表性的一类盆腔炎性疾病。病灶多位于子宫后方或阔韧带后叶与肠管间粘连处。典型症状为下腹疼痛伴发热,可以出现膀胱或直肠刺激症状。如果炎症累及卵巢并形成脓肿时,则称为输卵管-卵巢脓肿。单独的卵巢脓肿极少见。炎症消退后产生纤维粘连,造成输卵管伞端闭锁,输卵管内液体积聚,形成输卵管积水,输卵管卵巢脓肿可演变为输卵管卵巢积水。结核性盆腔炎往往继发于身体其他部位的结核,其中,输卵管结核占90%,并且多为双侧性。

(二)声像图表现

(1)子宫内膜炎时声像图无特异性表现,往往仅有非特异性的内膜增厚、不规则或有少量的宫腔积液。

(2)卵巢、输卵管病变在疾病的早期声像图表现可以完全正常。诊断必须结合临床。

(3)宫腔积脓时超声检查可见宫腔扩张,根据感染和出血程度的不同,液体的回声不同。发现宫腔积脓后,应考虑宫颈口闭塞的原因,寻找有无占位性病变。

(4)典型的输卵管积水或积脓(图 14-30):输卵管积水形成梭形或腊肠形的无回声区,内见不完整分隔(输卵管皱襞),积脓时无回声区内见点状低回声,或呈低回声表现,大小粗细在不同病例间差异较大。包块壁由输卵管形成,壁的厚薄在急慢性炎症表现不同,一般急性期输卵管壁增厚,边界不清;慢性期壁薄。有时沿着扩张的输卵管可以追踪到子宫角区域。

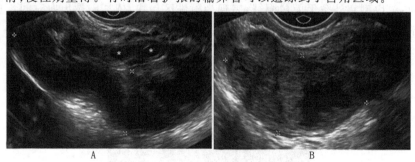

图 14-30 输卵管炎症、积水

A.附件区混合回声呈腊肠样,内有不完整分隔,卵巢位于其一侧;

B.同一患者附件区混合回声,内见低回声及不规则无回声区(＊:卵泡)

（5）输卵管卵巢脓肿时，附件区见多房囊性混合回声区，囊肿壁增厚，壁上可见多个结节样强回声突起，大小均匀，内有光点及中等回声光团，为脓液、细胞碎片和结缔组织产生的回声；包块与周围组织粘连；子宫直肠陷凹可见积液。图像与卵巢浆液性肿瘤相似。

（三）鉴别诊断

1.需与卵巢瘤样病变鉴别

黄体囊肿随诊可见变化（缩小或消失）；巧克力囊肿内见细小密集的点状回声。而输卵管积水未累及卵巢时可探及正常卵巢回声，这一点对鉴别诊断很重要。应仔细观察两侧卵巢回声、囊性包块内有无不完整分隔等，以明确输卵管积水的诊断。

2.需与卵巢肿瘤鉴别

输卵管卵巢炎、输卵管卵巢脓肿等，均表现为非特异性的囊实性包块，且有盆腔炎性疾病时CA125也可以升高，因此临床及超声上与卵巢肿瘤鉴别比较困难。若包块内或其旁见到正常卵巢回声，则炎性包块可能性很大；另外，双侧性囊实性包块，尤其是可见卵巢样结构时，为炎性包块。但是在某些病例中，特别是缺乏盆腔炎性疾病临床症状时，输卵管卵巢炎、输卵管卵巢脓肿的声像图表现不易与肿瘤，特别是有时与恶性肿瘤鉴别不易，需行穿刺或腹腔镜手术检查明确诊断。

二、异位妊娠

（一）病理与临床

孕卵在子宫腔以外着床发育称为异位妊娠，又称宫外孕。以输卵管妊娠最为多见，约占异位妊娠的95%，其中又以输卵管壶腹部妊娠最多见。异位妊娠的临床症状包括停经、阴道淋漓出血、腹痛和附件区包块等。尿HCG呈阳性及血HCG升高。异位妊娠破裂造成腹腔内出血时，可并发出血性休克，延误处理可危及患者生命。其他异位妊娠约占异位妊娠的5%，包括宫角妊娠、剖宫产瘢痕妊娠、卵巢妊娠、残角子宫妊娠、腹腔妊娠等，其中宫角妊娠和剖宫产瘢痕妊娠在本章第二节已涉及，本节主要描述输卵管壶腹部妊娠的声像图特点和诊断。

（二）声像图表现

（1）子宫腔内未见孕囊，子宫内膜增厚，有时宫腔内可出现假孕囊征（单环状无回声）。

（2）输卵管壶腹部妊娠的病灶多位于子宫与卵巢之间。根据妊娠囊是否破裂可分为孕囊型和包块型两种。孕囊型表现为附件区厚壁囊性回声，有面包圈征，内见胎芽及胎心搏动或未见胎芽及胎心搏动；包块型宫外孕无面包圈征，表现为附件区包块，依据破裂出血时间长短、出血量大小可表现为不均匀中低/中等/中高回声包块，内部回声不均（图14-31）。

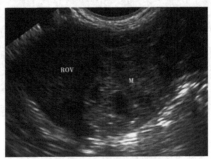

图14-31 输卵管妊娠

右侧卵巢（ROV）与子宫之间中高回声光团（M）

（3）输卵管妊娠破裂时，附件区可见形态不规则的中高回声包块，边界模糊，可将卵巢包绕其中。子宫直肠窝、子宫前方及双侧宫旁均可出现积液，内含细密点状回声。

（4）CDFI：多能够显示异位妊娠病灶周边环绕血流。

（三）鉴别诊断

宫外孕具有典型的妊娠囊特征时容易明确诊断。破裂出血型宫外孕呈不均匀回声包块，且有急腹症表现，应与黄体囊肿破裂、卵巢肿瘤蒂扭转等相鉴别。黄体囊肿破裂出血时，患者有腹痛和内出血的症状，附件区可出现不均匀中低回声包块伴子宫直肠凹内积液，临床症状及声像图表现与异位妊娠相似，但其包块位于卵巢内，有助鉴别。宫外孕合并黄体囊肿破裂出血时，鉴别困难。

三、原发性输卵管癌

（一）病理与临床

原发性输卵管癌罕见，多发生于绝经后老年女性。单侧多见，输卵管呈结节状或腊肠样增大，切面见灰白色乳头状或菜花样肿物，镜下特征为腺癌。本病早期无特异性症状，进展期出现输卵管癌三联症，即阴道排液、腹痛、盆腔包块。阴道排液是特征性症状，呈间歇性，多为浆液性、黄色、无臭液体，有时为血性液体，阴道排液前可出现一侧下腹部疼痛。

（二）声像图表现

肿物位于宫旁附件区，呈囊实性混合回声，多为腊肠形或类圆形，内见不规则实性中等或中低回声，有时可见乳头状回声；子宫宫腔可见积液。CDFI：于实性成分内可见血流信号（图14-32）。

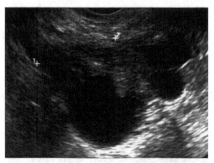

图14-32 原发性输卵管癌

（三）鉴别诊断

本病应与输卵管炎性包块和卵巢肿瘤相鉴别，临床特征是鉴别的有力帮助。但鉴别较困难，诊断依靠手术病理获得。

四、盆腔静脉淤血综合征

（一）病理与临床

盆腔静脉淤血综合征（pelvic congestion syndrome，PCS）可分为原发性和继发性两类，原发性PCS是指由于卵巢静脉瓣功能障碍导致卵巢静脉、宫旁静脉扩张迂曲、流速减低，Valsalva动作时可见反流引起的一系列不适综合征，主要有盆腔慢性钝痛、压迫感和沉重感等。继发性PCS是由于静脉以外因素造成的静脉扩张迂曲，病因包括：胡桃夹现象和盆腔血供增多等，后者包括炎症、多次妊娠和较大子宫肌瘤等；输卵管结扎术也是引起PCS的原因之一。

(二)声像图表现

超声显示盆腔静脉扩张呈串珠状、蚯蚓状、湖泊样无回声区,内径 5～10 mm(图 14-33);静脉流速低,Valsalva 动作时可出现反向血流信号;可伴有子宫肌层弓形静脉扩张。

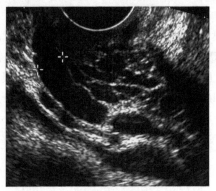

图 14-33　盆腔静脉淤血综合征
宫旁可见迂曲的静脉丛回声,呈湖泊样或串珠状,最宽 0.78 cm,内见细密光点

(三)鉴别诊断

主要与包裹性积液相鉴别,CDFI 特征结合 Valsalva 动作表现可明确诊断。

五、盆腔包裹性积液

(一)病理与临床

常见于盆腔炎性疾病、卵巢子宫内膜异位症、盆腹腔手术或创伤后,囊肿周边有间皮细胞围绕,囊肿的直径可达 20 cm,囊内液体可以是无色透明,也可以是血性的。患者出现下腹疼痛,并可扪及肿块,囊肿合并感染时有发热。包裹性积液手术治疗后复发率高,可达 30%～50%。

(二)声像图表现

常见表现为无回声区,形态欠规则,张力低,有时内部可见纤细的分隔;有时无回声区内可以见到形态正常的卵巢或输卵管伞端,居于一侧(图 14-34)。

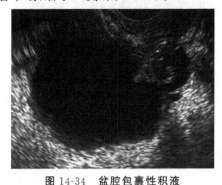

图 14-34　盆腔包裹性积液
一侧附件无回声区,形态欠规则,张力低,内可见输卵管伞端被包绕其中

(三)鉴别诊断

(1)卵巢冠囊肿:也在囊肿旁见到正常卵巢,应与包裹性积液相鉴别。卵巢冠囊肿的形态多为圆形或椭圆形,有一定张力,有助鉴别。

(2)淋巴囊肿:患者有手术史,进行淋巴结清扫手术后易出现淋巴囊肿,淋巴囊肿为圆形或椭圆形囊肿,且有特定的发生部位,即双侧的髂血管旁,而包裹性积液可发生在盆腔不同部位。

六、盆腔手术后血肿或脓肿形成

(一)病理与临床

盆腔手术后患者出现血红蛋白进行性下降或不明原因的发热时,应考虑有无活动性出血或脓肿形成。此时超声检查的主要目的是判断有无血肿、脓肿及其部位。出血可以发生在腹膜内、腹膜外(如筋膜下)、腹壁内,所以超声检查的部位应包括:腹壁手术切口处和膀胱前方。

(二)声像图表现

1.血肿

(1)筋膜下血肿:往往发生在腹直肌的深面,位于腹膜外,为无回声包块内部有点状强回声,或因血块收缩而呈囊实性包块。出血进一步增多时,包块向下延伸可达耻骨后。

(2)膀胱反折处血肿:往往发生在剖宫产术后,包块位于膀胱后方、子宫下段手术切口附近。出血进一步增多时,包块在两侧阔韧带内延伸。

2.脓肿

血肿可继发感染形成脓肿。可在超声引导下穿刺抽液等,既是诊断也是治疗。

3.肾积水

血肿或脓肿压迫输尿管,可引起同侧肾积水。手术损伤也可造成同侧肾积水。超声可帮助判断肾积水的程度和原因。

(三)鉴别诊断

患者有明确手术史,术后出现血红蛋白进行性下降、发热等临床症状,结合超声检查显示腹水、混合回声包块、同侧肾积水等,诊断并不困难。需鉴别的疾病包括手术未能切除的肿物、腹腔肿大的淋巴结、淋巴囊肿等。综合分析声像图特点、血清学检验及临床症状是鉴别的关键。

七、盆腔手术后淋巴囊肿

(一)病理与临床

本病为妇科恶性肿瘤淋巴清扫术后的并发症之一,由于淋巴管手术结扎而造成淋巴液回流障碍形成潴留性囊肿,一般发生于术后1周,单侧或者双侧均可发生,多位于双侧髂窝区域、髂血管旁及腹股沟区域。较小的未经治疗可自行缓慢消失,较大囊肿产生压迫症状或炎症、出血,引起发热、腹痛,需要治疗,可于超声引导下进行囊肿穿刺引流。

(二)声像图表现

位于髂血管旁的无回声区,体积变化较大。内部回声多为透声好的无回声,合并出血和炎症反应时出现内部透声性差、可见细密点状低回声,少数病例囊内见部分薄的分隔。CDFI:内部未见血流信号。

(三)鉴别诊断

本病应与包裹性积液、复发肿瘤和淋巴结肿大相鉴别,根据其特殊部位、内部回声特点较易鉴别。

八、妇科恶性肿瘤术后盆腔复发病灶

(一)病理与临床

妇科恶性肿瘤的恶性程度普遍较高,手术后不乏复发病例。其中卵巢癌的复发可位于腹腔脏器、肠系膜和大网膜表面,而阴道残端并不一定出现病灶,检查时应当进行全面的全腹腔扫查。而宫颈癌、子宫内膜癌及子宫肉瘤等的复发病灶主要位于阴道残端,其形态不规则,内部回声特点与原发病相似。临床症状包括下腹胀痛、腰痛、腹部扪及包块。部分患者可无明显自觉症状。

(二)声像图特点

不同组织学类型肿瘤的复发病灶具有不同的声像图特点,浆液性乳头状癌的复发病灶呈囊实性(图 14-35),而肉瘤的复发病灶可呈完全实性的病灶(图 14-36)。CDFI:实性成分内常常出现较丰富血流信号。

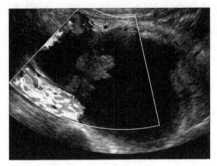

图 14-35 卵巢浆液性乳头状癌术后复发病灶

患者系低分化卵巢浆液性乳头状癌 3c 期分期术后 6 年,发现腹部包块及 CA125 升高来检查。图中可见混合回声,形态不规则,内可见乳头状中等回声及无回声。CDFI:于中等回声内可见点状血流信号

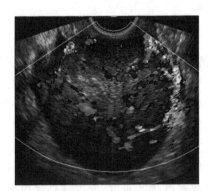

图 14-36 子宫肉瘤复发病灶

患者因子宫肉瘤两次手术,子宫、双侧附件已切除,腹痛并发现腹部包块半年来检查,图中可见盆腔中低回声,边界尚清,形态不规则;CDFI:内见条状分支血流信号

(三)鉴别诊断

囊实性病变应与盆腔术后包裹性积液或血肿相鉴别,结合临床特征、血液检查等手段可以帮助鉴别。实性病变应与盆腔淋巴结肿大相鉴别,CDFI特点和病变部位有助于鉴别。

(耿伏果)

第四节 输卵管疾病

一、子宫输卵管声学造影

正常输卵管不易显示,输卵管声学造影可用来诊断不孕症,显示输卵管通畅与否,输卵管积水及输卵管肿瘤等。

方法:在月经干净 3～8 天,适当充盈膀胱,在超声仪器监控下,按常规输卵管通水方法,将通水管放入宫腔内,再用 3% 过氧化氢 8～10 mL 通过通水管缓缓注入宫腔内,同时用超声仪器观察过氧化氢气泡沿输卵管腔移动情况,注意是否从输卵管伞端溢出,此时患者即感觉腹部不适。

二、输卵管积水及炎性肿块

(一)病理

输卵管积水是由于炎症(性病、结核、细菌感染等)致使伞端闭锁,管腔内渗出物聚集而成,管腔膨胀,形成"腊肠状"。急性感染也可形成输卵管积脓。

(二)超声表现

输卵管积水显示在附件区"腊肠样"液性暗区,清亮,囊壁薄,光滑。卵巢常可显示。如果液性暗区内有细小光点,又有发烧,血象高,脓性白带则考虑输卵管积脓(见图 14-37)。

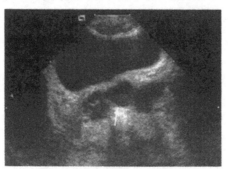

图 14-37 输卵管积水声像图

附件炎性肿块:由输卵管卵巢炎症引起渗出,纤维化增生包绕肠管、大网膜及子宫形成。超声显示不规则液性暗区,可延伸到子宫两旁及子宫直肠陷凹处,边界可清晰,亦可不规则,周围有肠管气体包绕。液性暗区内有纤维素样光带(见图 14-38)。

(三)临床价值

输卵管积水、积脓及炎性肿块,均可因部位不同而图像有区别,可结合临床做出诊断。单纯附件炎在临床及图像上无特异性,故不能诊断。

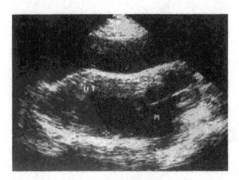

图 14-38　附件炎性肿块声像图

三、原发性输卵管癌

（一）病理

原发性输卵管癌多见于绝经前后，与不孕症及慢性输卵管炎症有关。典型症状为无任何不适的阴道大量排液，早期为清亮液体，晚期为血性。因少见，极易误诊。输卵管癌多为腺癌，常为单侧，好发于壶腹部，病变起自输卵管黏膜层，输卵管增粗呈腊肠形或梨形，实性，大小不等，常与周围组织、网膜、肠管粘连，形成肿块。早期不易诊断。

（二）超声表现

一侧附件区呈实性腊肠形或梨形肿块，与子宫紧连，向盆侧壁延伸及对侧转移，子宫常增大，边界毛糙，分界不清。伴腹腔液性暗区。如有网膜及腹膜转移，可出现小结节或下腹部实性肿块。

（三）临床价值

原发性输卵管癌较卵巢肿瘤更不易早期发现，不仅是检查手段无法早期发现，其临床症状易被忽略，一旦发现均已是晚期，预后极差，故定期体检，做阴道、宫颈涂片极为重要。

（耿伏果）

参 考 文 献

[1] 姜玉新,张运.超声医学[M].北京:人民卫生出版社,2020.

[2] 安德鲁·霍顿.超声心动图实践指南[M].郑州:河南科学技术出版社,2021.

[3] 李林泽,徐小丽,李晓青,等.实用急诊与介入超声[M].哈尔滨:黑龙江科学技术出版社,2021.

[4] 张小丽,李普楠,张中华.超声诊断学[M].北京:中国纺织出版社,2021.

[5] 周琦.甲状腺疾病超声图谱[M].北京:科学技术文献出版社,2021.

[6] 陈宝定,李嘉,邓学东.超声新技术临床应用[M].北京:科学技术文献出版社,2021.

[7] 王菲.实用超声技术与典型病例[M].哈尔滨:黑龙江科学技术出版社,2020.

[8] 叶玉泉.实用腹部疾病超声诊断[M].哈尔滨:黑龙江科学技术出版社,2020.

[9] 杨映霞.现代临床超声诊断技术与应用[M].哈尔滨:黑龙江科学技术出版社,2020.

[10] 胡晗宇,张术波,周玉堂.现代常见疾病超声诊断技术[M].汕头:汕头大学出版社,2020.

[11] 任卫东,常才.超声诊断学[M].北京:人民卫生出版社,2022.

[12] 陈桂红.超声诊断与临床[M].北京:科学技术文献出版社,2020.

[13] 葛均波.血管内超声[M].北京:人民军医出版社,2020.

[14] 张宇虹.超声科速查[M].北京:人民卫生出版社,2020.

[15] 张峰,钟经馨.基层超声医师必读丛书 血管超声解剖及临床应用手册[M].北京:科学技术文献出版社,2022.

[16] 张晟.颈部常见肿瘤超声诊断图谱[M].天津:天津科学技术翻译出版有限公司,2021.

[17] 耿京,应涛.盆底疾病超声疑难病例解析[M].北京:科学技术文献出版社,2021.

[18] 张全斌.介入性超声医学 临床医师备忘录[M].北京:科学技术文献出版社,2021.

[19] 武心萍.甲状腺及甲状旁腺结节超声诊断图谱[M].南京:江苏凤凰科学技术出版社,2021.

[20] 朱天刚,于超,周倩云.超声心动图实操手册[M].北京:科学出版社,2020.

[21] 高菊红.超声检查与诊疗精要[M].北京:科学技术文献出版社,2020.

[22] 刘平.临床超声实用技术[M].北京:科学技术文献出版社,2020.

[23] 朱强,赵玉珍,朱家安.超声医学科分册[M].北京:人民卫生出版社,2020.

[24] 卢漫.胃肠超声诊断图谱[M].北京:科学技术文献出版社,2020.

［25］杨娅,马宁,李嵘娟,等.超声心动图诊断［M］.北京:科学出版社,2021.

［26］唐军.实用妇科盆底与超声［M］.北京:中国医药科学技术出版社,2021.

［27］陈新波.超声检测技术［M］.北京:航空工业出版社,2020.

［28］颜芬.临床超声诊断［M］.汕头:汕头大学出版社,2019.

［29］轩维锋,徐晓红.乳腺超声与病理诊断［M］.北京:科学技术文献出版社,2019.

［30］隋桂玲.现代超声临床诊断［M］.北京/西安:世界图书出版公司,2019.

［31］亚历山大·N.森查.甲状腺超声进阶解读［M］.沈阳:辽宁科学技术出版社,2021.

［32］刘伊丽,宾建平,查道刚.超声造影学［M］.北京:人民卫生出版社,2021.

［33］孙医学,张顺花.医学超声影像学实验指导［M］.合肥:中国科学技术大学出版社,2019.

［34］姜玉新,李建初,夏宇.浅表器官及组织超声诊断学［M］.北京:科学技术文献出版社,2019.

［35］杨太珠.新编妇产科超声疑难病例解析［M］.北京:科学技术文献出版社,2019.

［36］孙厚坦,赵威武,陈朝旻,等.介入超声在肝癌门静脉癌栓防治中的应用［J］.甘肃医药,2022,41(5):405-408.

［37］马新泽,孔文韬.介入超声经皮穿刺活检术在乳腺肿瘤诊断中的应用价值及准确性分析［J］.中外医疗,2022,41(2):26-29.

［38］毛星星,罗杰.经颅多普勒超声和颈部血管超声在脑梗死患者诊断中的运用分析［J］.现代医用影像学,2022,31(2):370-372.

［39］许国强,章粉明.超声内镜在消化系疾病中的诊治进展及临床应用价值［J］.现代实用医学,2021,33(3):281-284.

［40］何丽丽.超声对甲状腺结节性质的诊断价值［J］.中国药物与临床,2021,21(5):744-746.